Dr. J.G. Schnitzer:

Gesundheit für unsere Jugend

Gesamtausgabe

Schnitzer

Die Merkblätter der Aktion Mönchweiler

Dr. J. G. Schnitzer
Gesundheit für unsere Jugend. Beginn einer Synthese von Zivilisation und Gesundheit.

System zur Aufklärung der Bevölkerung über die Ursachen der Gesundheit.

Gesamtausgabe.

Hier erfahren Sie, wie Sie gesunde, widerstandsfähige, intelligente Kinder zeugen und großziehen können: Durch die richtige Ernährung schon im Mutterleib, dann als Säugling, als Kleinkind und weiterhin. Und Sie erfahren, wie Sie trotz aller Gefahren der »Zivilisation« Ihre Kinder vor Umwelt-Schäden bewahren können.

Schnitzer-Verlag, St. Georgen/Schwarzwald

ISBN 3-922894-10-0

7. Auflage

27. – 29. Tausend

Der von Zahnärzten 1964 mit Dr. J. G. Schnitzer zur Wiederherstellung und Erhaltung gesunder Lebensbedingungen gegründete ARBEITSKREIS GESUNDHEITSKUNDE E. V. hat dieses Werk zu seinem offiziellen Aufklärungssystem bestimmt

Gesamtherstellung: Schnurr Druck GmbH · 7730 Villingen-Schwenningen

Inhalt

C 1 System zur Aufklärung der Bevölkerung über die Ursachen der Gesundheit . . . 7
A 1 Sehr geehrte Mitbürgerinnen und Mitbürger! . . . 19
A 2 Die wissenschaftlichen Grundlagen . . . 22
A 3 Die Zahnfäule und ihre Ursachen . . . 25
A 4 Warum Vollkornbrot? . . . 30
A 5 Die Bedeutung der Milchzähne . . . 33
A 6 Wieso können Großeltern, Onkel und Tanten gefährlich für Kinderzähne sein? . . . 36
A 7 Auf welchen Grundlagen steht unsere Aktion „Gesundheit für unsere Jugend"? . . . 38
A 8 Das Haltbarmachen von Früchten . . . 40
A 9 Diesjährige Untersuchung der Kinder und Jugendlichen . . . 44
A 10 Das Ausfüllen der Untersuchungskarte . . . 46
A 11 Die Untersuchung der Jugend (Bericht) . . . 48
A 12 Weshalb muß die Verhütung des Zahnverfalls bereits im Mutterleib beginnen? . . . 56
A 13 Maßnahmen zur Verhütung des Gebißverfalls . . . 58
A 14 Getreide . . . 61
A 15 Vier verschiedene Vollgetreidesorten in den Geschäften . . . 63
A 16 Für unsere Kinder zu Nikolaus und Weihnachten: Äpfel, Nüss' und Mandelkern . . . 66
A 17 Weihnachten . . . 68
A 18 Wonach beurteilen wir, ob ein Nahrungsmittel gut für uns ist? . . . 70
A 19 Einladung zum Hausfrauenabend . . . 73
A 20 Kinder mit unerhörter Gesundheit großziehen . . . 75
A 21 Die Forschungen Kollaths . . . 78
A 22 Krank durch Zucker? . . . 84
A 23 Die Ernährung der jungen Mutter . . . 89
A 24 Moderne Säuglingsernährung . . . 95
A 25 Gift in der Nahrung? . . . 100
A 26 Die Ernährung des Kleinkindes . . . 108
A 27 Die Untersuchung der Jugend (zur Dokumentation) . . . 116
A 28 Umfrage über Süßigkeiten in Mönchweiler . . . 118

A 29 Ergebnis der Umfrage 119
A 30 Führt die Abgabe gesundheitsschädlicher Nahrungs- und Genußmittel zu Strafe und Schadensersatzforderungen? 123
A 31 Einladung zu einem Hausfrauenabend 126
A 32 Müssen im Garten- und Landbau Gifte verwendet werden? 130
A 33 Biologischer Kreislauf – Rückstandslose Müll- und Klärschlammverwertung 137
A 34 Milch (mit Schema der Kariogenese – Entstehung der Zahnfäule – nach J. G. Schnitzer, S. 148) 143
A 35 Gesunder Land- und Gartenbau 153
A 36 Rauchen? 159
A 37 Lebendige Nahrung aus Garten und Feld 199
A 38 Der gefährlichste Augenblick – Verführung durch Werbung! 201
A 39 Wie groß ist der Wirkungsgrad vollwertiger Ernährung? Und: Die Bedeutung ausreichender Mineralversorgung 209
A 40 Wie wirtschaftet die moderne Hausfrau? Das Kursbuch der gesunden Ernährung 217
B 1 Die Möglichkeiten, als Einzelhandelsgeschäft aktiv im Sinne unserer Aktion „Gesundheit für unsere Jugend“ mitzuwirken 275
B 2 Zur Information der Geschäftsleute: Vollwertige Lebensmittel, die wir empfehlen werden 277
B 3 Zur Information der Geschäftsleute: Äpfel, Nüss' und Mandelkern . . . 278
B 4 Sehr geehrte junge Mutter! 279
C 2 Untersuchungskarte 281
C 3 Auswertungsliste 285
C 4 Beispiel einer an die Tagespresse zu gebenden Meldung zur Bekanntmachung von Untersuchungstermin und -ort 286
Informationen über das Schnitzer-System 289

System zur Aufklärung der Bevölkerung über die Ursachen der Gesundheit

„Gesundheit ist einer der Schlüssel zur Zukunft" — dieses Wort des unvergessenen amerikanischen Präsidenten John F. Kennedy trägt die Frage nach den Schlüsseln zur Gesundheit in sich.

Einer dieser Schlüssel ist das Wissen. Nur ein ausreichendes Wissen erschließt die Möglichkeit, zu handeln — richtig zu handeln. Das Wissen um die Ursachen der Gesundheit und die konsequente Anwendung dieses Wissens durch den Einzelnen und die Organe der Gesellschaft sind Schlüssel zu unserer Zukunft. Nur auf der Basis gesunder Völker mit gesundem Nachwuchs ist eine Höherentwicklung von Kultur, Wirtschaft und Politik in der Welt möglich.

Die gegenwärtige Wirklichkeit ist vom Niedergang der biologischen Kraft der zivilisierten Völker und von einer Zerstörung ihrer biologischen Lebensgrundlagen gekennzeichnet. Nur mit riesigen Medizinal- und Sozialapparaten, mit ungeheuren Aufwendungen für Verluste durch Krankheit und Invalidität, die z. B. in der Bundesrepublik Deutschland mit jährlich ca. 150 000 000 000,— DM annähernd das Doppelte des öffentlichen Haushalts ausmachen, läßt sich die heutige zivilisierte Gesellschaft funktionsfähig erhalten.

Einige wenige Zahlen aus der Bundesrepublik Deutschland beleuchten die Situation drastisch:

> 2/3 aller Rentner sind Frühinvaliden —
>
> das Durchschnittsalter der Pensionierung beträgt (wegen des Umfanges der Frühinvalidität) 55 Jahre —
>
> 60% aller Schulanfänger leiden an „Haltungsschäden" (= Skelettveränderungen) —
>
> 98% der Kinder von 3—6 Jahren sind von Zahnfäule geschädigt —
>
> 70% der Kinder und Jugendlichen leiden an Kiefermißbildungen und Zahnfehlstellungen —
>
> ebensoviele leiden an chronischer Entzündung der Mandeln oder haben diese bereits durch Operation verloren.

Ähnlich liegen die Verhältnisse in den anderen zivilisierten Ländern.

Dem Tode gehen heute in den zivilisierten Ländern (als Beispiel dient wiederum die Bundesrepublik) durchschnittlich 25 Jahre chronischer Krankheiten voraus. Das ist nicht „normal" — der natürliche Tod ist ein Erlöschen in hohem Alter ohne vorangegangene chronische Krankheit und Arbeitsunfähigkeit — aber die Regelmäßigkeit einer so langen Periode chronischer Krankheiten vor dem Ende des Lebens ist der Hauptgrund der heutigen erdrückenden sozialen Probleme der zivilisierten Länder. Gesunde Menschen können bis ins hohe Alter leistungsfähig bleiben und für sich selbst sorgen. Daher führt eine echte Gesundheitspolitik mit der Herstellung der

Grundlagen gesunden Lebens, der Beseitigung der bekannten Ursachen der Zivilisationskrankheiten und einer entsprechenden Aufklärung der Bevölkerung, wie sie mit diesen Merkblättern möglich ist, auch zu einem drastischen Abbau der unerhörten Sozialabgaben, deren drückende Last und deren preistreibenden Druck jeder Arbeitnehmer und Arbeitgeber aus eigener täglicher Erfahrung kennt. Das Ziel einer echten Sozialpolitik muß die Senkung der Sozialabgaben durch Gesundung der Bevölkerung sein, nicht immer höhere Aufwendungen aus der Tasche der arbeitenden Bevölkerung für Krankheiten, die durchaus vermeidbar sind.

Der Gebißverfall ist ein zuverlässiger Gradmesser des allgemeinen gesundheitlichen Niedergangs, und seine Ursachen sind die des allgemeinen gesundheitlichen Verfalls. Ebenso wie bei den anderen sogenannten Zivilisationskrankheiten – den Kreislauferkrankungen, dem Krebs, den Skelettschäden – haben alle herkömmlichen Bekämpfungsmethoden versagt. Karies (Zahnfäule) und Kiefermißbildungen sind ebenso wie die übrigen Zivilisationskrankheiten weiter im Ansteigen begriffen und befallen immer jüngere Menschen. Heute hat schon von den Dreijährigen kaum noch ein Kind ein gesundes Gebiß. Der Ernst der Situation wird deutlich, wenn man sich vor Augen hält, daß der Biologe beim Studium der Geschichte des Lebens auf der Erde im Auftreten des Gebißverfalls bei einer Tierart den Vorboten des Artentodes erkennt.

Die allgemeine gesundheitliche Degeneration beschränkt sich nicht nur auf körperliche Degeneration und Krankheit, sondern zeigt sich mit noch verhängnisvolleren Folgen im Bereich des Geistigen. Das ist an sich nicht anders zu erwarten; es liegt kein Grund vor, warum das Gehirn als eines unter den zahlreichen Organen des Organismus bei einer allgemeinen gesundheitlichen Degeneration als einziges stets voll funktionsfähig bleiben sollte. Die Öffentlichkeit erfährt wenig davon, daß z. B. die Anstalten für Schwachsinnige trotz laufenden großzügigen Ausbaues den steigenden Zustrom an Patienten kaum bewältigen können. Eine von amerikanischen Psychologen über acht Jahre hinweg durchgeführte Untersuchung von Menschen aus allen Gesellschaftsschichten New Yorks führte zu folgendem Ergebnis: Unabhängig vom sozialen Milieu können nur 18,5% dieser Männer und Frauen als „normal" betrachtet werden; 58,1% leiden an mehr oder minder starken „nervösen Störungen", und 23,4% sind ernsthaft psychisch krank und bedürfen eines Psychiaters. Der circulus vitiosus (Teufelskreis) ist dann geschlossen, der biologische Niedergang eines Volkes ist dann nicht mehr aufzuhalten, wenn maßgebende Persönlichkeiten entweder aufgrund dieser geistigen Teilerscheinung der Degeneration, oder aufgrund des Fehlens ausreichenden Wissens, oder wegen unzureichender Übung im systematischen Denken Fehlentscheidungen, unzulängliche Teilmaßnahmen oder überhaupt keine Entscheidungen mehr treffen – und wenn aufgrund verschiedener Umstände interessen- und machtpolitischer Art auch keine Möglichkeit besteht, solche Persönlichkeiten durch geeignetere zu ersetzen. Von diesem Stand der Dinge sind wir nicht mehr sehr weit entfernt.

Deshalb machen der lawinenartig vor sich gehende gesundheitliche Verfall im Allgemeinen und der katastrophal gewordene Gebißverfall im Besonderen rasche und konsequente Maßnahmen erforderlich – wo nicht durch die „zuständigen Stellen", dann durch private Initiative einzelner verantwortungsbewußter Persönlichkeiten. Die kausale, an den Ursachen angreifende Verhütung gesundheitlicher Schäden muß an die erste Stelle gerückt, und die bisher nahezu ausschließlich betriebene „Früherfassung" bereits eingetretener Zivilisationskrankheiten (irreführend als Vorbeugung bezeichnet) und ihre symptomatische Behandlung (ohne Beseitigung ihrer

Ursachen eine moderne Sisyphusarbeit) müssen auf den Platz sekundärer Hilfsmittel verwiesen werden.

Da die falschen Ernährungsgewohnheiten und die falschen landwirtschaftlichen Anbaumethoden die Hauptursachen des heutigen gesundheitlichen Verfalls sind, muß das Schwergewicht der Gegenmaßnahmen auf der Aufklärung hierüber und auf der Vermittlung des Wissens über eine gesunde Ernährungsweise und über gesunde landwirtschaftliche Methoden liegen.

Als praktisches Beispiel für ein solches Vorgehen habe ich in meinem Praxisort Mönchweiler, in Zusammenarbeit mit Bürgermeister G. Sick, der Gemeindeverwaltung, den Lehrern, Bäckern, Lebensmittelhändlern und Eltern im Frühjahr 1963 die Aktion „Gesundheit für unsere Jugend“ in die Wege geleitet, die inzwischen als „Aktion Mönchweiler“ bekannt geworden ist.

Das Rückgrat dieser Maßnahmen bilden aufklärende Merkblätter, die anfangs alle 2–3 Wochen, später in größeren Zeitabständen in alle Haushaltungen verteilt werden. Zu Beginn der Aufklärungsaktion werden Sammelmappen zum Aufbewahren der verteilten Merkblätter ausgegeben. Parallel zu dieser Aufklärung werden die notwendigen praktischen Schritte unternommen, damit die Bevölkerung durch ein entsprechendes Angebot in den Bäckereien und Geschäften auch die Möglichkeit hat, das erworbene Wissen praktisch anzuwenden.

Die Blätter der **A**-Reihe sind für die Bevölkerung, die der **B**-Reihe für einzelne besondere Gruppen und die der **C**-Reihe für die verantwortlichen Persönlichkeiten bestimmt. Die Aufklärung soll wegen der jahreszeitlichen Übereinstimmung mit den Merkblättern im März eines Jahres begonnen werden. Nach dem 3-jährigen Einführungskurs mündet die Aufklärung in den stetigen Wiederholungskurs mit 3-jährigem Turnus. Dies ist nötig, um das vermittelte Wissen zu vertiefen und nicht in Vergessenheit geraten zu lassen.

Zur praktischen Planung und Durchführung nimmt man einen geräumigen Kalender und trägt anhand der nachfolgenden praktischen Anleitung sowohl die Termine des Verteilens der einzelnen Blätter, als die der vorbereitend oder gleichzeitig zu treffenden Maßnahmen ein. Nach dem so geschaffenen Fahrplan kann dann vorgegangen werden.

Die Initiative zur Einleitung dieser Maßnahmen, die auf die Wiedergesundung der Jugend und der nachkommenden Generationen gerichtet sind, kann grundsätzlich von jeder Persönlichkeit ausgehen, gleich, welchem Berufsstande sie angehört. In persönlichen Gesprächen und Sitzungen können dann die sich für die Gesundheit der Bevölkerung verantwortlich fühlenden Persönlichkeiten angesprochen und für das gemeinsame Vorgehen gewonnen werden. Es ist zu empfehlen, sich dem Arbeitskreis **Gesundheitskunde (7742 St. Georgen im Schwarzwald, Saarstraße 4) anzuschließen, in welchem Experten der verschiedensten Fachgebiete und Laien in diesem Sinne zusammenarbeiten. Ein Informationsblatt über den Arbeitskreis Gesundheitskunde wird von dort auf Anfrage gerne zugesandt.**

Der gegenwärtige biologische Niedergang wird dann aufgehalten und rückgängig gemacht werden können, wenn nicht nur der Einzelne — wie Sie, lieber Leser — sich das entsprechende Wissen aneignet und für sich selbst anwendet, sondern wenn er darüberhinaus als einer, der die Gefahr erkannt hat, seiner sittlichen Verpflichtung nachkommt, diejenigen zu warnen und vor weiterem Schaden zu bewahren, die, noch unwissend um die Ursachen, von der gesundheitlichen Degeneration bedroht oder ihr bereits verfallen sind. Dazu soll das System „Gesundheit für unsere Jugend“ zur Aufklärung der Bevölkerung über die Ursachen der Gesundheit ein wirksames Hilfsmittel sein.

Die einzelnen Merkblätter des Systems sind ab 50 Stück gesondert erhältlich und dann auf verschieden getönten Papieren gedruckt, um den Anreiz zum Lesen bei Aufklärungsaktionen zu verstärken. A 36 „Rauchen?“ und A 40 „Wie wirtschaftet die moderne Hausfrau? Das Kursbuch der gesunden Ernährung“ sind auch einzeln gesondert erhältlich.

Dr. Johann Georg Schnitzer
D-7742 St. Georgen / Schwarzwald

Für die 13. Auflage wurde die Schrift A 40 ,,Das Kursbuch der gesunden Ernährung'' nach dem neuesten Stand unseres Ernährungswissens völlig überarbeitet.

St. Georgen, den 21. 5. 1982

Dr. Johann Georg Schnitzer

Papierfarbe dieser Schrift (zu der auch noch die Seiten 11 bis 18 gehören): Weiß.

Jahr des Einführungs-kurses	Zeitpunkt zur Verteilung	Blatt Nr.	Thema oder Bezeichnung des Merkblattes	Anmerkungen, Maßnahmen, die bis zum Zeitpunkt der Verteilung des betreffenden Merkblattes vorbereitet oder getroffen sein sollen
1	ca. 12. 3.	**A 1**	**Aufruf an die Bevölkerung**	**Abklärung der jährlichen Kosten** der Aufklärungsaktion. Diese setzen sich aus den Kosten für das Aufklärungsmaterial, für das Verteilen des Aufklärungsmaterials in die Haushalte, für die Untersuchung der Jugend, für die Hausfrauenabende und für etwa weiter vorgesehene Maßnahmen zusammen. Als Grundlage der Berechnungen dienen die Zahl der Haushalte, die erfaßt werden sollen (= Auflagenhöhe des benötigten Aufklärungsmaterials), und die Zahl der Kinder und Jugendlichen, die untersucht werden sollen. Die Sammelmappen zum Aufbewahren der Merkblätter und Schriften können an Interessierte gegen Unkostenersatz abgegeben werden, um die Aufklärungsaktion nicht mit den Kosten für die Mappen zu belasten. Eine Kostentabelle für die ab je 50 Stück einzeln erhältlichen Merkblätter, Schriften und Sammelmappen können beim Schnitzer KG Verlag, D-7742 St. Georgen im Schwarzwald, Bahnhofstraße 28, angefordert werden. Bei großen Gemeinden und Städten kann man zur Einsparung von Kosten die Untersuchung auf einen repräsentativen Querschnitt der Jugend beschränken. Man nimmt dazu z. B. aus jedem Jahrgang nur die Kinder oder Jugendlichen, deren Familiennamen mit einem ungeradzahligen Buchstaben des Alphabets anfängt (A, C, E, G, I, L usw.), und deren Geburtstag außerdem auf einen der ersten fünf Tage beliebiger Monate fällt (z. B. 2. Januar, 4. Mai, 5. Dezember, aber nicht 16. April usw.). Dadurch lassen sich bei gleich zuverlässigem Untersuchungsergebnis die Untersuchungskosten auf einen Bruchteil reduzieren. Die Kosten für die einzelnen Merkblätter und die Sammelmappe je nach Stückzahlen können der beiliegenden Tabelle entnommen werden. **Abklärung des Verteilerweges** für die Merkblätter (ob als Postwurfsendung, oder als Beilage zu einem vorhandenen Gemeindeblatt, oder z. B. durch Schüler, von welchen jeder die Versorgung einer Straße übernimmt – wobei Kontrollen nötig sind, ob bei allen beauftragten Schülern eine zuverlässige Verteilung erfolgt). **Abklärung der Finanzierung** der Aufklärungsaktion (durch die Gemeinde, Spenden, Landesarbeitsgemeinschaft zur Förderung der Jugendzahnpflege, Innenministerium des Landes, Gesundheitsministerium usw.). **Vorbesprechungen** mit Stadt- und Gemeinderäten, der Stadt- oder Gemeindeverwaltung wegen der ideellen und materiellen Unterstützung der Aufklärung der Bevölkerung; mit den Lehrern wegen der Behandlung der jeweiligen Themen der einzelnen Merkblätter im Unterricht und der ideellen Unterstützung der Aufklärung; mit den Bäckern, damit diese sich auf die Herstellung von Vollkorngebäck vorbereiten (der Schnitzer Verlag, D-7742 St. Georgen/Schwarzw., Bahnhofstr. 28, gibt Fernkurse „Backen mit Vollkorn" für Bäckermeister und für Hausfrauen und Hobbybäcker. Siehe Anzeigen auf den Seiten 266 – 269) mit den Lebensmittelhändlern, um diese ebenso wie die Bäcker zu bitten, keine Süßigkeiten mehr an einkaufende Kinder und Jugendliche zu verschenken; mit den Schulzahnärzten oder Zahnärzten wegen der Durchführung der Kontrolluntersuchungen.

Jahr des Einführungskurses	Zeitpunkt zur Verteilung	Blatt Nr.	Thema oder Bezeichnung des Merkblattes	Anmerkungen; Maßnahmen, die bis zum Zeitpunkt der Verteilung des betreffenden Merkblattes vorbereitet oder getroffen sein sollen
1	ca. 26. 3.	**A 2**	**Die wissenschaftlichen Grundlagen**	
1	ca. 9. 4.	**A 3**	**Die Zahnfäule (Zahnkaries) und ihre Ursachen**	Die Bäckereien, welche bereit und vorbereitet sind, Vollkornbrot zu backen, und die Geschäfte, welche bereit sind, Vollkornbrot zu führen, müssen festgestellt und um ihre Geschäftsadresse zum Abdruck im Blatt A 3 gebeten werden. Man kann sie für diese Reklame für ihr Geschäft um einen finanziellen Beitrag zu den Aufklärungsmaßnahmen bitten. Die einzudruckenden Adressen müssen spätestens 6 Wochen vor dem Einsatz des Merkblattes A 3 beim Verlag vorliegen.
1	ca. 23. 4.	**A 4**	**Warum Vollkornbrot?**	Auch für Merkblatt A 4 müssen die einzudruckenden Adressen der Bezugsquellen für Vollkornbrot 6 Wochen vor Einsatz des Merkblattes beim Verlag sein. Es wird sich weitgehend um die Adressen von Blatt A 3 handeln, die vielleicht um einige weitere Adressen erweitert sind.
1	ca. 6. 5.	**A 5**	**Die Bedeutung der Milchzähne**	Man kann Geschäftsleute auf die Möglichkeit von Anzeigen in den Merkblättern hinweisen. Es können nur solche Anzeigen aufgenommen werden, die dem vermittelten Wissen nicht zuwiderlaufen und der Aufklärung nicht entgegenarbeiten. Die Anzeigen können zu einer Verbilligung des betreffenden Merkblattes beitragen. Anzeigenpreise durch den Verlag auf Anfrage im konkreten Fall.
1	ca. 21. 5.	**A 6**	**Wieso können Großeltern, Onkel und Tanten gefährlich für Kinderzähne sein?**	Etwa 8 Wochen vor Einsatz dieses Merkblattes, also etwa zu Beginn der ganzen Aufklärungsaktion, soll schon mit Geschäftsleuten und Bäckern besprochen werden, wer Voll-Meersalz führen wird. Die Bäcker brauchen es sowieso für die Herstellung des Vollkorngebäcks und können es dann in kleine Beutel abfüllen. Weiter kommen Reformhäuser, Drogerien und Lebensmittelgeschäfte in Frage. Lieferantenadressen für Voll-Meersalz vermittelt auf Anfrage der Arbeitskreis Gesundheitskunde, 7742 St. Georgen im Schwarzwald, Saarstr. 4. 6 Wochen vor Einsatz des Merkblattes A 6 müssen die Adressen der Vollmeersalz liefernden Geschäftsleute beim Verlag vorliegen. Man kann die Geschäfte um einen Unkostenbeitrag zu den Aufklärungsmaßnahmen bitten, da die Erwähnung für sie Reklame bedeutet.
1	ca. 11. 6.	**A 7**	**Auf welchen Grundlagen steht unsere Aktion „Gesundheit für unsere Jugend"?**	Man kann die Buchhandlungen bitten, insbesondere das sehr lesenswerte Buch „Gefährdete Menschheit" (in A 7 erwähnt) in der Buchauslage hervorzuheben. Entsprechende Gespräche mit den Buchhändlern (man sucht sie hierzu auf) sind etwa 4 Wochen vorher zweckmäßig.

Jahr des Einführungskurses	Zeitpunkt zur Verteilung	Blatt Nr.	Thema oder Bezeichnung des Merkblattes	Anmerkungen; Maßnahmen, die bis zum Zeitpunkt der Verteilung des betreffenden Merkblattes vorbereitet oder getroffen sein sollen
1	ca. 18. 6.	**B 1**	**Die Möglichkeit, als Einzelhandelsgeschäft aktiv im Sinne unserer Aktion „Gesundheit für unsere Jugend" mitzuwirken**	Dieses Blatt B 1 geht nur an die Einzelhandelsgeschäfte, zusammen mit einer Einladung zu einer gemeinsamen Besprechung. Es ist sehr zweckmäßig, wenn das Bürgermeisteramt mit zu dieser Besprechung einlädt, um die Bedeutung der Besprechung für die Bevölkerung genügend erkennbar zu machen. Vielleicht kann das Rathaus auch die Versendung der Einladungen übernehmen.
1	ca. 2. 7.	**A 8**	**Das Haltbarmachen von Früchten**	Etwa 5–6 Wochen vorher bittet man die Bäcker um Versuche, aus dem Vollkornbrotteig Vollkornbrötchen zu backen. Die Brötchen sollen rund, ohne Einschnitt, und halb so hoch sein, wie ihr Durchmesser ist. Das Frischgewicht des gebackenen Brötchens soll ca. 60 Gramm betragen. 6 Wochen vor Einsatz des Blattes A 8 sollen die Adressen der Geschäfte beim Verlag vorliegen, welche diese Vollkornbrötchen anbieten. Man achte darauf, daß alle angebotenen Vollkornbrötchen echt sind; in manchen Geschäften wurden schon Vollkornbrötchen angeboten, die in Wirklichkeit einen gewissen Weißmehlanteil enthalten.
1	ca. 9. 7.	**A 9**	**Diesjährige Untersuchung der Kinder und Jugendlichen**	Dieses Blatt A 9 soll ca. 14 Tage vor Beginn der Untersuchung verteilt werden. Man bitte die Tagespresse, durch entsprechende Artikel an einer möglichst vollzähligen Beteiligung mitzuwirken. Die Untersuchung wird am besten in den Schulen in einem geeigneten Raum durchgeführt. Schulkinder kann man klassenweise untersuchen. System der Untersuchung siehe Anmerkungen zu Blatt A 1.
1	ca. 14. 7.	**A 10**	**Das Ausfüllen der Untersuchungskarte**	Verteilung ca. 3–4 Tage vor Beginn der Untersuchung, zusammen mit der Untersuchungskarte C 2.
1	ca. 14. 7.	**C 2**	**Untersuchungskarte**	Die Untersuchungskarte wird an Schüler in der Schule verteilt, wobei der Lehrer das richtige Ausfüllen mit überwachen kann. Die Schüler werden auch nach vorheriger Genehmigung durch die Schulverwaltung während der Unterrichtszeit abgerufen und untersucht. Nicht schulpflichtige Kinder und Jugendliche erhalten die Karte nach Hause zugestellt. In jedem Falle wird das Blatt A 10 beigelegt; bei Kindern unter 6 Jahren werden die Mütter noch zusätzlich durch Blatt B 4 auf die Wichtigkeit der Untersuchung hingewiesen.
1	ca. 14. 7.	**B 4**	**Besonderer Hinweis für junge Mütter auf die Untersuchung**	Verteilung zusammen mit C 2 und A 10 (siehe Anmerkung zu C 2).

Jahr des Einführungskurses	Zeitpunkt zur Verteilung	Blatt Nr.	Thema oder Bezeichnung des Merkblattes	Anmerkungen; Maßnahmen, die bis zum Zeitpunkt der Verteilung des betreffenden Merkblattes vorbereitet oder getroffen sein sollen
1		**C 4**	**Beispiel einer an die Tagespresse zu gebenden Meldung zur Bekanntmachung von Untersuchungstermin und -ort**	Ein entsprechender Text wird ca. 3–4 Tage vor Beginn der Untersuchungen gleichlautend an die verschiedenen örtlichen Tageszeitungen gegeben.
1		**C 3**	**Auswertungsliste**	In jedem Blatt C 3 lassen sich 30 Untersuchungskarten auswerten. Man soll die einzelnen Altersgruppen (0–1, 1–3, 3–6, 6–10, 10–14, 14–21 Jahre) gesondert erfassen, braucht also etwas mehr Auswertungslisten als eine pro 30 Karten. Begrenzung der Gruppen: Die Gruppe 3–6 Jahre umfaßt noch das Alter von 6 Jahren 0 Monaten zum Zeitpunkt der Untersuchung. Das Alter von 6 Jahren 1 Monat gehört in die nächste Gruppe von 6–10 Jahren.
1	ca. 20. 8.	**A 11**	**Untersuchungsergebnis**	Nach der Untersuchung wird das Ergebnis sogleich ausgewertet und an den Verlag zur Einfügung in die Tabellen in A 11 geschickt (man schickt ein Blatt A 11, in das die betreffenden Werte eingetragen sind).
1	ca. 3. 9.	**A 12**	**Weshalb muß die Verhütung des Zahnverfalls bereits im Mutterleib beginnen?**	6 Wochen vor Verteilung des Blattes sollen die Adressen der Bäckereien an den Verlag gegeben werden, die „Kunden-Vollkornbrot“ backen (nur in ländlichen Gegenden nötig).
1	ca. 24. 9.	**A 13**	**Maßnahmen zur Verhütung des Gebißverfalls**	
1	ca. 22. 10.	**A 14**	**Getreide**	
1	ca. 2. 11.	**B 2**	**Zur Information der Geschäftsleute: Vollwertige Lebensmittel**	Zu diesem Blatt, das an die Geschäftsleute (Lebensmittelhändler und Bäckereien) verteilt wird, gehören je 1 Merkblatt A 15 und 3 Schilder „Vollwertige Lebensmittel – Aktion Gesundheit für unsere Jugend“, die beim Verlag zu beziehen sind. Die angegebenen biologisch angebauten Vollgetreide können bei der Schnitzer KG Getreidemühlen, 7742 St. Georgen, Bahnhofstraße 28, bezogen werden.
1	ca. 12. 11.	**A 15**	**Vier verschiedene Vollgetreidesorten aus biologischem Anbau von dieser Woche an in den Geschäften erhältlich**	Die Liefermöglichkeiten für biologisch gebaute Getreide müssen mehrere Wochen vor Verteilung dieses Blattes abgeklärt und mit den Geschäftsleuten abgestimmt sein.

Jahr des Einführungskurses	Zeitpunkt zur Verteilung	Blatt Nr.	Thema oder Bezeichnung des Merkblattes	Anmerkungen; Maßnahmen, die bis zum Zeitpunkt der Verteilung des betreffenden Merkblattes vorbereitet oder getroffen sein sollen
1	ca. 19. 11.	**B 3**	**Zur Information für die Geschäftsleute: Äpfel, Nüss' und Mandelkern**	Zu diesem Blatt, das an die Lebensmittelhändler und Bäckereien verteilt wird, gehören je ein Blatt A 16 und ein Plakat: „Äpfel, Nüss' und Mandelkern", das beim Verlag erhältlich ist.
1	ca. 26. 11.	**A 16**	**Äpfel, Nüss' und Mandelkern**	Eine Woche vor dem Nikolaustag zu verteilen. Gleichzeitig bittet man die Bäcker, versuchsweise einige der in A 16 angegebenen Weckenmänner zu backen, damit sie diese zum Nikolaustag anbieten können; danach sollen die Bäcker (vom 10. 12. ab) Vollkornrosinenbrötchen backen, die nach dem gleichen Rezept, nur als schlanke längliche Brötchen mit ca. 60 g Vollkornteig und 20 g Rosinen gebacken werden. Man liest die äußeren Rosinen etwas ab, da sie sonst verbrennen. Nach gleichem Rezept läßt man auch große Rosinenbrote backen.
1	ca. 10. 12.	**A 17**	**Weihnachten**	
2	ca. 20. 1.	**A 18**	**Wonach beurteilen wir, ob ein Nahrungsmittel gut für uns ist?**	6 Wochen vorher sollen die Adressen der Geschäfte, die verschiedene Getreidesorten vorrätig halten, beim Verlag sein.
2	ca. 5. 2.	**A 19**	**Einladung zum Hausfrauenabend**	6 Wochen vorher sollen Ort und Zeit beim Verlag angegeben werden, damit sie eingedruckt werden können. A 19 wird etwa 5 Tage vor dem Hausfrauenabend verteilt, den man etwa auf 10. 2. legt. Man bittet die örtliche Presse, an diesem Tag selbst ebenfalls auf den Hausfrauenabend hinzuweisen.
2	ca. 3. 3.	**A 20**	**Kinder mit unerhörter Gesundheit großziehen ...**	
2	ca. 14. 4.	**A 21**	**Die Forschungen Kollaths**	6 Wochen vor der Verteilung gibt man die Adressen der Geschäfte, die sich bereiterklärt haben, eine handbetriebene oder elektrische Getreidemühle neben ihr Angebot an Vollgetreiden zu stellen, an den Verlag. Getreidemühlen in allen Größen (handbetrieben und elektrisch) liefert die Firma Schnitzer KG, Abt. Getreidemühlen, 7742 St. Georgen im Schwarzwald (Katalog anfordern).
2	ca. 19. 5.	**A 22**	**Krank durch Zucker?**	
2	ca. 9. 6.	**A 23**	**Die Ernährung der jungen Mutter**	
2	ca. 14. 7.	**A 10**	**Das Ausfüllen der Untersuchungskarte**	S. 1 / 14. 7. / A 10

Jahr des Einführungskurses	Zeitpunkt zur Verteilung	Blatt Nr.	Thema oder Bezeichnung des Merkblattes	Anmerkungen; Maßnahmen, die bis zum Zeitpunkt der Verteilung des betreffenden Merkblattes vorbereitet oder getroffen sein sollen
2	ca. 14. 7.	**C 2**	**Untersuchungskarte**	S. 1 / 14. 7. / C 2
2	ca. 14. 7.	**B 4**	**Besonderer Hinweis**	S. 1 / 14. 7. / B 4
2		**C 4**	**Beispiel Meldung Presse**	S. 1 / C 4
2		**C 3**	**Auswertungsliste**	S. 1 / C 3
2	ca. 30. 7.	**A 24**	**Moderne Säuglingsernährung**	
2	ca. 11. 8.	**A 25**	**Gift in der Nahrung?**	
2	ca. 15. 9.	**A 26**	**Die Ernährung des Kleinkindes**	
2	ca. 6. 10.	**A 27**	**Untersuchungsergebnis**	S. 1 / A 11; 6 Wochen vor Verteilung schickt man ein Blatt A 27 mit den eingetragenen Werten an den Verlag mit der Bitte um Eindruck in die benötigte Stückzahl.
2	ca. 27. 10.	**A 28**	**Umfrage über Süßigkeiten**	
2	ca. 10. 11.	**A 29**	**Ergebnis der Umfrage**	Zusammen mit Blatt A 30.
2	ca. 10. 11.	**A 30**	**Führt die Abgabe gesundheitsschädlicher Nahrungs- und Genußmittel zu Strafe und Schadensersatzforderungen?**	
2	ca. 26. 11.			Man bittet die Bäcker, auf den Nikolaustag Vollkornnikolause zu backen (S. 1 / 26. 11. / A 16), und bittet Lebensmittelhändler und Bäcker, das Plakat „Äpfel, Nüss' und Mandelkern" ins Schaufenster zu hängen (beim Verlag erhältlich) und das Angebot entsprechend zu arrangieren.
2	ca. 3. 12.	**A 31**	**Einladung zu einem Hausfrauenabend**	Verteilung ca. 4–5 Tage vor dem Hausfrauenabend selbst, den man etwa auf 8. 12. legt. Man bitte die Tagespresse um einen Hinweis, die Bäcker um das Backen der Früchtebrote für den Abend und auch nachher im Lohn oder als fertiges Angebot für das Publikum. Falls die Bäcker und Lebensmittelhändler nicht für alle Nußsorten eine Bezugsquelle kennen: Reforma-Werk Claus Weiss, 2 Hamburg 11, Ost-West-Straße 49, „Asiahaus", liefert ihnen alle Sorten.

Jahr des Einführungskurses	Zeitpunkt zur Verteilung	Blatt Nr.	Thema oder Bezeichnung des Merkblattes	Anmerkungen; Maßnahmen, die bis zum Zeitpunkt der Verteilung des betreffenden Merkblattes vorbereitet oder getroffen sein sollen
3	ca. 25. 1.	**A 32**	**Müssen im Garten- und Landbau Gifte verwendet werden?**	Man bittet die Buchhandlungen, das in A 32 erwähnte Büchlein von Prof. Seifert „Gärtnern ohne Gift“ (Wirtschaftsverlag M. Klug, 8 München 60, Floßmannstraße 30) auszulegen, ferner Caspari „Fruchtbarer Garten“, ebenda erschienen, und L. Howard „Die biologische Kettenreaktion“, Hanns Georg Müller Verlag, Krailling bei München.
3	ca. 16. 2.	**A 33**	**Biologischer Kreislauf: Rückstandslose Müll- und Klärschlammverwertung**	
3	ca. 2. 3.	**A 34**	**Milch**	Einige Wochen vor Verteilung dieses Blattes sieht man sich nach Lieferanten für rohe Vorzugsmilch um. Hinweise kann man ggf. beim örtlichen Landwirtschaftsamt bekommen, oder beim Gesundheitsamt, das ja die Rohmilcherzeuger überwacht.
3	ca. 23. 3.	**A 35**	**Gesunder Land- und Gartenbau**	
3	ca. 20. 4.	**A 36**	**Rauchen?**	
3	ca. 8. 6.	**A 37**	**Lebendige Nahrung aus Garten und Feld**	
3	ca. 1. 7.		**Das Buch „Gesunde Zähne von der Kindheit bis ins Alter, ein Gradmesser allgemeiner Gesundheit“**	Das im Bircher-Benner-Verlag, 638 Bad Homburg v. d. H. erschienene Buch von J. G. Schnitzer vermittelt einen besonders guten Überblick über die wissenschaftlichen Grundlagen und das Thema dieser Aufklärung. Seine Verteilung in alle Haushalte hat in Mönchweiler das Verständnis für die zur Diskussion stehenden Fragen in der Bevölkerung sehr vertieft. Nach dieser Verteilung läßt man das Buch – zusammen mit einer kompletten Sammelmappe „Gesundheit für unsere Jugend“, den getrauten Paaren auf dem Standesamt überreichen; dadurch ist gesichert, daß auch in den jungen Familien, bei welchen dies besonders wichtig ist, die Grundlagen der Gesundheit von vorneherein bekannt sind. Das Buch braucht dann bei der späteren turnusmäßigen Wiederholung der Aufklärung mit den Merkblättern nicht mehr in alle Haushaltungen gegeben zu werden, da es so sicher überall vorhanden ist. Die stete Wiederholung der Aufklärung mit den Merkblättern ist indessen notwendig, damit das vermittelte Wissen nicht einschläft und die Bevölkerung nicht der Verführung durch die allgegenwärtige Werbung erliegt. Der Bircher-Benner-Verlag gibt auf Anfrage besondere Vergünstigungen für diesen Verwendungszweck des Buches.
3	ca. 14. 7.	**A 10**	**Das Ausfüllen der Untersuchungskarte**	S. 1 / 14. 7. / A 10
3	ca. 14. 7.	**C 2**	**Untersuchungskarte**	S. 1 / 14. 7. / C 2

Jahr des Einführungskurses	Zeitpunkt zur Verteilung	Blatt Nr.	Thema oder Bezeichnung des Merkblattes	Anmerkungen; Maßnahmen, die bis zum Zeitpunkt der Verteilung des betreffenden Merkblattes vorbereitet oder getroffen sein sollen
3		**C 3**	**Beispiel Meldung Presse**	S. 1 / C 4
3		**C 4**	**Auswertungsliste**	S. 1 / C 3
3	ca. 5. 10.	**A 38**	**Verführung durch Werbung!**	Man regt die Buchhandlungen 2–3 Wochen vorher dazu an, zum Zeitpunkt der Verteilung dieses Blattes die darin erwähnten Bücher auszulegen.
3	ca. 6. 11.	**A 27**	**Ergebnis der Untersuchung**	S. 2 / 6. 10. / A 27
3	ca. 26. 11.			Man bittet die Bäcker, auf den Nikolaustag Vollkornnikolause zu backen (S. 1 / 26. 11. / A 16), und bittet Lebensmittelhändler und Bäcker, das Plakat „Äpfel, Nüss' und Mandelkern" ins Schaufenster zu hängen (beim Verlag erhältlich) und das Angebot entsprechend zu arrangieren.
4		**A 39**	**Wie groß ist der Wirkungsgrad vollwertiger Ernährung? Und: Die Bedeutung ausreichender Mineralversorgung**	Man informiert einige Zeit vor der Verteilung die Apotheken mit diesem Blatt und bittet sie, das darin erwähnte Mineralgemisch vorrätig zu halten. Das Gemisch wird unter dem Namen „Pulvin" von der Stadtapotheke, 773 Villingen/Schwarzwald, auch an andere Apotheken geliefert.
4		**A 40**	**Wie wirtschaftet die moderne Hausfrau? Das Kursbuch der gesunden Ernährung**	

Ständiger Wiederholungskurs

Mit A 40 ist der Einführungskurs abgeschlossen. Die Bevölkerung weiß nun über die gesunde Ernährung als Grundlage dauerhafter Gesundheit Bescheid. Trotzdem sind zahlreiche Leute noch lange nicht so weit, alles richtig zu machen, und das vermittelte Wissen würde bald wieder vergessen, nicht zuletzt auch deshalb, weil ständig alle älter werden und die nachrückenden jungen Familien wieder von vorne anfangen müssen, alles über gesunde Ernährung zu erlernen. Deshalb beginnt nach A 40 der ständige Wiederholungskurs mit A 2, nach dem gleichen Terminplan. Gegenüber dem Einführungskurs nimmt man folgende Änderungen vor: Die Untersuchung wird auch im ersten Jahr des Wiederholungskurses nur mit den Blättern A 10, C 2 und B 4 angekündigt (nicht mit A 9); und das Ergebnis wird auch im ersten Jahr nur mit A 27 veröffentlicht. Man kann daran denken, evtl. auch nur jedes zweite Jahr zu untersuchen. Zum Beginn des Wiederholungskurses gibt man wiederum eine neue Sammelmappe aus. Man kann den Verlag bitten, für den Wiederholungskurs einzelne Textstellen singgemäß zu ändern, wo dies notwendig ist. Man schickt in diesem Falle ein entsprechend korrigiertes Blatt. Die Korrekturen sollen auf ein Mindestmaß beschränkt bleiben.

Sehr geehrte Mitbürgerinnen und Mitbürger!

Der mit fortschreitender Zivilisation immer stärker um sich greifende Gesundheitsverfall hat vor allem bei der Jugend das Ausmaß einer Katastrophe angenommen, welche die weitere biologische Existenz unseres Volkes und darüber hinaus nahezu aller technisierten Völker bedroht.

Der alarmierende Verfall der Gesundheit beschränkt sich nicht auf die jedem bekannte Zahnkaries (Zahnfäule). Im Gefolge dieser Erkrankung befinden sich schwere Kieferverengungen und -mißbildungen, Mißbildungen des Knochengerüsts – an den Röhrenknochen in Form eines krankhaften Längenwachstums der Jugend, am Becken in Form einer Verengung, welche bei den Frauen teils schwere Behinderungen des Geburtsvorganges oder sogar die Unfähigkeit zur Mutterschaft zur Folge haben – und darüber hinaus das anschwellende Heer der vielfach unheilbaren Zivilisationskrankheiten, welche aus unserem Volk ein Volk von Kranken, Krüppeln und Erwerbsunfähigen machen. Immer seltener finden wir das schöne Ebenmaß der menschlichen Gestalt und des Gesichts, welche bei gesunden Völkern die Regel sind. Nachgewiesene Folge bestimmter vermeidbarer Begleiterscheinungen der Technisation ist auch der Verlust der ausgeglichenen, vertrauensvollen, vornehmen, offenen, hilfsbereiten, gast- und kinderfreundlichen Persönlichkeit, an deren Stelle ein unzufriedenes, mißtrauisches, berechnendes, ja bösartiges und egoistisches Erscheinungsbild tritt. Die geistige Auffassungsgabe der Jugend ist im Sinken begriffen.

Die rasch ansteigenden Soziallasten, welche von dem immer kleiner werdenden Kreis der Noch-Gesunden und Noch-Erwerbsfähigen getragen werden müssen und das wirtschaftliche Gleichgewicht unseres Staates gefährden, sprechen eine unmißverständliche Sprache. Der Neubau noch so vieler Krankenanstalten kann mit der Zunahme der Krankheiten nicht Schritt halten, und längst ist zu wenig Personal da, um die unzähligen Kranken zu pflegen.

Der Gebißverfall ist die erste ernste Warnung der Natur, welche den gesundheitlichen – und damit kulturellen, politischen und wirtschaftlichen – Niedergang eines Volkes ankündigt. Das Gebiß ist das gut kontrollierbare Testorgan für den gesamten gesundheitlichen Zustand eines Volkes.

Die augenblicklichen Verhältnisse sind erschreckend. 4-jährige Kinder, deren Milchzähne sämtlich bis auf das geschwürig entzündete Zahnfleisch heruntergefault sind, und welchen es nicht mehr möglich ist, normale Nahrung zu kauen, sind keine Seltenheit. Jugendliche, deren bleibendes Gebiß mit der Unregelmäßigkeit von „Kraut und Rüben" im Munde steht – die Jahre dauernde, wenn überhaupt mögliche kieferorthopädische Behandlung kostet die Eltern in jedem Falle mehrere hundert, manchmal über tausend Mark – sind häufig. Es gibt unter uns junge Menschen, die nahezu oder überhaupt keinen eigenen Zahn mehr im Munde haben und zu vollständigen Gebißkrüppeln geworden sind. Der überwiegende Teil der Erwachsenen trägt von einem gewissen Alter an Zahnprothesen in beiden Kiefern und wäre ohne die zahnärztliche Kunst zu unästhetischem Aussehen, wenn nicht zum Verhungern verurteilt.

Und wir tragen die Schuld! Aus Unkenntnis bestimmter Naturgesetze geben wir unseren Kindern mit der Nahrung aus ihrem natürlichen Zusammenhang gerissene Stoffe, welche im Körper, werden sie isoliert genossen, zu schweren Stoffwechselgiften umgewandelt werden. Es gibt Fälle, in welchen schon der Speichel eine Zusammensetzung erlangt, durch welche die eigenen Zähne allmählich aufgelöst werden, wie Salz in Wasser oder Kalk in Säure.

Wir wollen von nun an in gemeinsamer wissenschaftlich-praktischer Arbeit das Ziel verwirklichen, unsere Jugend **gesund** großzuziehen.

Wissenschaftlich – das bedeutet Gebrauch unseres **gesunden** Menschenverstandes, Verzicht auf alle Vorurteile, Heranziehung aller zur Verfügung stehenden wissenschaftlichen Erkenntnisse und alten Überlieferungen, und Zweitrangigkeit persönlicher und wirtschaftlicher Interessen und Vorteile gegenüber dem Ziel objektiver Wahrheit.

Praktisch – das bedeutet nicht nur wohlwollendes Aufgeschlossensein, sondern tätige Mitarbeit im eigenen Lebensbereich.

Hauptgegenstand unserer Bemühungen wird es sein, die Jugend wieder mit einem gesunden Kauorgan großzuziehen, wie dies viele Jahrtausende lang früher auch möglich gewesen ist. Das Kauorgan ist nach den Erfahrungen wissenschaftlicher Autoritäten ein feiner Gradmesser der allgemeinen konstitutionellen Gesundheit des Einzelnen und eines ganzen Volkes. Bedingungen, welche eine Gesunderhaltung des Kauorgans ermöglichen, garantieren so weitgehend auch die Gesundheit des gesamten Organismus, daß wir von solchermaßen ausgerichteten Maßnahmen eine generelle Wiedergesundung der nachwachsenden Jugend und allmählich der ganzen Bevölkerung erwarten dürfen.

Die Zivilisation bringt **nicht** zwangsläufig gesundheitliche Degenerationen mit sich. Ursache des gesundheitlichen Verfalls sind ganz konkrete, aus Unwissenheit entstandene durch die Technisation begünstigte Gewohnheiten, die sich ändern lassen. Unser Ziel ist die **Synthese** (Vereinigung) von **Zivilisation und Gesundheit,** die aufgrund der von der wissenschaftlichen Forschung gesammelten Kenntnisse bei genügender Bemühung durchführbar ist. Gelingen oder Mißlingen dieser Synthese bedeuten nicht weniger als unsere biologische Weiterentwicklung oder das Ende unserer biologischen Existenz.

In den nun regelmäßig erfolgenden Mitteilungen werden Sie über die Ursachen des Gesundheitsverfalls im allgemeinen und des Gebißverfalls im besonderen unterrichtet und mit den Maßnahmen vertraut gemacht, welche geeignet sind, dem weiteren Verfall Einhalt zu gebieten und eine Wiedergesundung der nachwachsenden Jugend zu garantieren. Diese Maßnahmen beruhen auf den Forschungsergebnissen der letzten Jahrzehnte aus der ganzen Welt zu diesem Problem.

Parallel dazu werden wir in unserem Gemeinwesen die praktischen Möglichkeiten schaffen, welche es Ihnen erlauben, die gewonnenen Erkenntnisse auch im täglichen Leben in die Praxis umzusetzen.

Zur wissenschaftlichen Überwachung unserer gemeinsamen Maßnahmen werden regelmäßige Untersuchungen der Jugend von 0–21 Jahren durchgeführt.

Bei der untenstehenden Adresse der Veranstalter dieser Aufklärungsaktion **können Sie per Postkarte einen** in der Größe passenden, preiswerten, **leeren Sammelordner bestellen, in welchem Sie diese gesundheitlich hochbedeutsamen Informationsschriften sammeln können.**

Sie werden dann in genau drei Jahren über ein mehrere hundert Seiten umfassendes Informationswerk verfügen, welches über alle wesentlichen Ursachen dauerhafter Gesundheit Auskunft gibt.

Legen Sie dann bitte die Blätter und Schriften so in den Ordner, daß das neueste Blatt jeweils **hinter** die vorherigen Blätter eingeheftet ist.

Mit den besten Wünschen für eine erfolgreiche Zusammenarbeit zur Wiedergesundung unserer Jugend – und allmählich der gesamten Bevölkerung –

Ihr

ARBEITSKREIS GESUNDHEITSKUNDE

Autor dieser Schrift: Dr. Joh. Georg Schnitzer, 7742 St. Georgen/Schwarzwald
Zeitpunkt zur Verteilung: ca. 12 .März
Papierfarbe dieser Schrift: Intensivgelb

Die wissenschaftlichen Grundlagen

Dr. Weston A. Price war Zahnarzt wie jeder seiner vielen tausend Kollegen in allen zivilisierten Ländern der Erde auch. Seine Tätigkeit bestand darin, die von Karies angegriffenen Zähne seiner Patienten auszubohren und zu flicken, völlig zerstörte Zähne herauszuziehen und sie durch Brücken oder Prothesen zu ersetzen und die schief stehenden Zähne seiner jugendlichen Patienten, soweit es ging, mit komplizierten Apparaturen geradezurichten. Man hatte sich in den zivilisierten Ländern resigniert damit abgefunden, daß Zahnschmerzen und Gebißverfall zu den unabänderlichen Begleiterscheinungen des zivilisierten Lebens gehören.

Dr. Price war viel zu sehr Wissenschaftler, um diese zunehmende Degeneration des Kauorgans als etwas unabänderliches hinzunehmen. Er bemühte sich in seinem Laboratorium, auf seine Frage nach den Ursachen dieser Zivilisationskrankheit eine Antwort zu erhalten. Diese Antwort blieb aus. Es gab viele Theorien über die Kariesentstehung, die aber Dr. Price nicht genügend stichhaltig zu sein schienen.

Es ist eine allgemeine wissenschaftliche Erfahrung, daß das Ausbleiben greifbarer Forschungsergebnisse nicht selten an einer falschen Fragestellung liegt. Dr. Price stellte sich nun nicht mehr die Frage: „Was sind die Ursachen des Gebißverfalls?“, sondern er setzte seinen wissenschaftlichen Untersuchungen die Frage voran: „Welches sind die Ursachen für die Gesundheit des Kauorgans?“.

Dr. Price schloß seine Praxis und begab sich zusammen mit seiner Frau auf Forschungsreisen zur Ergründung dieser Frage, die 12 Jahre seines Lebens in Anspruch nehmen sollten und ihn durch die ganze Welt führten. Er besuchte die verschiedensten Völker – die Eskimos und die Indianer des hohen Nordens, die Bewohner der Südseeinseln, die Maoris auf Neuseeland, die Ureinwohner Australiens, die Bewohner der Hebriden, die Bergbewohner in den Hochtälern der Schweiz, afrikanische Volksstämme und die alten Kulturen von Peru.

Dr. Price suchte nach Völkern mit gesunden Zähnen. Er fand unter den verschiedensten Lebensbedingungen **Völker mit vollkommener Gesundheit!** Er erweiterte sein Forschungsziel zu der Frage: Warum sind diese Völker im Gegensatz zu uns so gesund, warum besitzen sie eine so schöne und ebenmäßige Gestalt, ein so wohl gebildetes, schönes Antlitz und einen so vorzüglichen Körperbau? Warum besitzen die Angehörigen dieser Stämme einen so ausgeglichenen Charakter und eine so hochstehende moralische Haltung?

Dr. Price fand bei diesen Völkern das, was auch das Ideal und Erziehungsziel der Antike war: mens sana in corpore sano – ein gesunder Geist in einem gesunden Körper.

Bei seinen Forschungsreisen kam Dr. Price zu dem wichtigen Ergebnis, daß immer dann, wenn diese Völker ihre ursprünglichen Ernährungsgewohnheiten aufgaben und zu der in den zivilisierten Ländern üblichen Ernährungsweise übergingen, dieser jahrtausendealte Gesundheitszustand in der erschreckend kurzen Zeit von wenigen Jahren zerfiel und von gesundheitlicher Degeneration und Siechtum abgelöst wurde. Gesundheit oder Krankheit hängen also entscheidend von den **Ernährungsgewohnheiten** ab. Dr. Price kam in Gegenden, in welchen sich ein Teil der Bevölkerung von importierter Zivilisationskost, der andere Teil in der überlieferten landesüblichen Weise ernährte. Er fand einen krassen Unterschied im Gesundheitszustand der beiden Gruppen, einen Trennungsschnitt zwischen Gesundheit und Krankheit, der in vielen Fällen sogar durch die gleiche Familie ging.

So zeigt er in seinem Buch zwei Brüder von der Insel Harris. Der ältere Bruder hat die überlieferte Ernährungsweise beibehalten und verfügt über ein vollständig gesundes Gebiß. Seine Abbildung zeigt einen freundlichen und offenen Menschen. Sein jüngerer Bruder dagegen lebt von denaturierter Zivilisationskost und weist einen starken Gebißverfall auf. Sein Gesichtsausdruck ist verkniffen, es könnte die Abbildung eines Verbrechers sein.

Nachdem Dr. Price diese Zusammenhänge erkannt hatte, widmete er seine Forschungsarbeit der Untersuchung der Ernährungsgewohnheiten dieser Völker. Er kam zu dem überraschenden Ergebnis, daß diese, von uns in verhängnisvoller Überheblichkeit als „primitiv" bezeichneten Völker ihre Nahrung mit einem großen Wissen vom gesundheitlichen Wert der einzelnen Nahrungsmittel zusammenstellen. So fand er z. B., daß die Indianer des hohen Nordens die Nebenniere als Mittel gegen den Skorbut kannten, lange bevor unsere wissenschaftliche Forschung das Vitamin C erkannt hatte und wußte, daß es in den Nebennieren gespeichert wird. Diese Völker geben auch ihren Kindern in bestimmten Entwicklungsstufen ganz bestimmte, besonders hochwertige Nahrungsmittel, und die jungen Mädchen werden mehrere Monate vor der Heirat durch eine besonders zusammengesetzte Kost auf die Schwangerschaft vorbereitet, um eine gesunde Entwicklung des Kindes zu ermöglichen.

„Primitiv" sind auf diesem Gebiet in Wirklichkeit wir, das sind die zivilisierten Völker. Wir bilden uns ein, es genüge, wenn „das Zeug gut schmeckt". Wir bilden uns ein, es reiche aus, wenn wir uns genügend Kalorien zuführen. Wir geben uns der Täuschung hin, wir könnten die Minderwertigkeit unserer denaturierten, erhitzten, vitamin- und mineralstoffarmen Zivilisationskost durch den Zusatz künstlicher Vitamine wettmachen. Dieser Irrtum ist so verhängnisvoll, daß wir ihn, kommen wir nicht jetzt zur Besinnung, mit unserem biologischen Untergang bezahlen müssen.

Dr. Price fand auf seinen Reisen bei diesen gesunden Völkern sehr unterschiedliche Ernährungsweisen. Die einen ernährten sich vorwiegend von Fleisch, vor allem Fisch, andere wieder ernährten sich nahezu ausschließlich von pflanzlichen Produkten. **Gemeinsames Charakteristikum dieser Ernährungsweisen war aber immer, daß diese Nahrung aus lebendigen Naturprodukten bestand, die frisch und unerhitzt genossen werden. Diese Naturprodukte werden immer als Ganzes verwendet, so daß ihre biologische Einheit, die sowohl ein Getreidekorn als eine Obstfrucht als die Gemüsepflanzen und Wurzelgemüse darstellen, voll erhalten bleibt.** Die Ernährung dieser Völker wird nicht wie bei uns nach Gutdünken, sondern mit großem, im Laufe vieler Generationen gewonnenem Wissen gestaltet. Diesen Völkern war es möglich, sich Jahrtausende hindurch gesund zu erhalten, während wir es fertiggebracht haben, unsere Gesundheit — und die der von uns „beglückten" sogenannten „Entwicklungs"-länder — in wenigen Jahren vollständig zu ruinieren und die biologische Grundlage unserer Existenz zu verspielen.

Die von Dr. Weston A. Price gesammelten Erfahrungen wurden neben vielen anderen Forschern von Professor H. Euler, Professor F. Proell und Professor W. Kollath in experimentellen wissenschaftlichen Arbeiten in vollem Umfange bestätigt. Professor Kollath schrieb — neben vielen anderen wissenschaftlichen Veröffentlichungen — sein Buch: „Die Ordnung unserer Nahrung" (fünfte Auflage, Hippokrates Verlag, Stuttgart).

Das über 500 Seiten umfassende Buch von Dr. Weston A. Price, welches die wesentlichen Ergebnisse seiner Forschungsreisen enthält, lautet: „Nutrition and Physical Degeneration, A Comparison of Primitive and Modern Diets and Their Effects“ The American Academy of applied Nutrition, 1105 South la Brea Avenue, Los Angeles 19, California („Ernährung und körperliche Degeneration, ein Vergleich primitiver und moderner Ernährungsweisen und ihrer Auswirkungen“). Dieses Werk, welches von ausschlaggebender Bedeutung für die weitere biologische Existenz der zivilisierten Völker ist, erschien schon im Jahre 1939 und wurde leider bis heute noch nicht ins Deutsche übersetzt. Albert von Haller brachte 1956 einen gekürzten, aber ausgezeichneten Bericht in deutscher Sprache über die Forschungsarbeit von Dr. Weston A. Price, unter dem Titel: „Gefährdete Menschheit“ (Hippokrates Verlag, Stuttgart). Dieses Buch enthält ebenfalls eine große Zahl eindrucksvoller und erschütternder Abbildungen aus dem Archiv von Dr. Price.

In den folgenden Merkblättern werden wir Sie mit den Bedingungen für die Gesunderhaltung der nachkommenden Jugend und das Aufhören des gesundheitlichen Verfalls bei uns selbst – und mit den heute noch wirksamen Ursachen des gesundheitlichen Niedergangs vertraut machen.

Autor dieser Schrift: Dr. Joh. Georg Schnitzer, 7742 St. Georgen/Schwarzwald
Zeitpunkt zur Verteilung: ca. 26. März
Papierfarbe dieser Schrift: Orange

Die Zahnfäule (Zahnkaries) und ihre Ursachen

Der Gesundheitszustand des Kauorgans ist ein feiner Gradmesser für den gesamten konstitutionellen Gesundheitszustand des Einzelnen und der Bevölkerung im Ganzen. Wir haben durch die Forschungen namhafter Wissenschaftler erfahren, daß Bedingungen, welche die Gesunderhaltung des Kauorgans sicherstellen, weitgehend auch die Gesundheit des Gesamtorganismus garantieren. Deshalb richten wir unser Augenmerk und unsere Bemühungen vor allem auf die Schaffung jener Bedingungen, welche es ermöglichen, unsere Jugend wieder mit einem gesunden Kauorgan großzuziehen. Eine generelle Wiedergesundung wird die erfreuliche Begleiterscheinung sein.

Die Zähne des menschlichen Gebisses sind mechanisch außerordentlich widerstandsfähig. Jeder einzelne von ihnen erträgt einen Kaudruck von ca. 160 kg. Der Zahnschmelz, welcher die äußere, ca. 1,5 mm dicke Schicht der Zahnkrone bildet, ist härter als Stahl.

An diesem scheinbar unverletzlichen Gebilde Zahn kann plötzlich ein heller Fleck entstehen, der nach einiger Zeit braun wird und erweicht. Der Zahn bekommt ein „Loch". Wie ist so etwas möglich?

Der mechanisch so widerstandsfähige Zahnschmelz ist an dieser Stelle chemisch – durch Säuren – aufgelöst worden. Säuren kommen in dieser Stärke normalerweise nicht im Munde vor. Der Zahn ist gegen Säuren völlig ungeschützt. Säuren fressen Löcher in die Zähne. Wo kommen diese Säuren her?

Unser Körper ist, wie jeder lebende Organismus, darauf eingerichtet, die von der Natur angebotenen Nahrungsmittel wie Früchte, Wurzeln, Pflanzen, Samen aufzunehmen und in Lebensenergie umzuwandeln. Diese Nahrungsmittel enthalten jeweils Energieträger (Stärke, Zucker, Fette, Öle, Eiweiß) und die chemischen Werkzeuge (Fermente, Vitamine und Mineralstoffe), mit deren Hilfe die Energieträger zerlegt, verdaut werden können. Die Pflanze hat dies so eingerichtet, um im Bedarfsfalle die gespeicherten Reserven mit Hilfe dieser chemischen Werkzeuge wieder in Lebensenergie umwandeln zu können (z. B. wenn ein Samen keimt). Wenn wir diese Nahrungsmittel essen, benutzt unser Körper die gleichen, im Nahrungsmittel enthaltenen chemischen Werkzeuge, um die Energiestoffe abzubauen. Als wesentlichstes Endprodukt dieses Abbaues (der einer Verbrennung gleichkommt) entsteht Kohlensäure, die gasförmig ist und durch die Lunge ausgeatmet wird.

Solange wir die von der Natur dargebotenen Nahrungsmittel in ihrer natürlichen Zusammensetzung genießen, verläuft der Stoffwechsel harmonisch und ohne Störungen. Aber was tun wir in Wirklichkeit? Wir ziehen einzelne Stoffe, meist die Energieträger (Stärke, Zucker) aus den natürlichen Nahrungsmitteln heraus und werfen die ebenso wichtigen chemischen Werkzeuge (Fermente, Vitamine, Mineralstoffe) weg. Und die Folgen?

Die isolierten Energieträger (Stärke, Weißmehl, Zucker) wirken im Körper als schwere Stoffwechselgifte! Durch das Fehlen der chemischen Werkzeuge können sie nicht mehr in der richtigen Weise zu Kohlensäure verbrannt werden; z. B. fehlen die Fermente, welche Sauerstoff anlagern sollen. Der Abbau erfolgt nicht mehr durch Verbrennung, sondern durch Vergären ohne Sauerstoff. Die Endprodukte sind flüssige Säuren, vor allem in großen Mengen Milchsäure. Diese Säuren können, da sie nicht gasförmig sind, nicht ausgeatmet werden. Sie bleiben im Körper und führen zu einer allmählichen Übersäuerung des ganzen Organismus. Hier haben Sie die Quelle der Säuren, welche die Zahnfäule verursachen!

Hinzu kommt, daß im Munde Reste solcher isolierter Energieträger von Bakterien ebenfalls auf dem Wege der Gärung zu stark konzentrierten Säuren abgebaut werden. Der Speichel ist im übersäuerten Organismus selbst sauer und nicht in der Lage, solche aus Zucker- und Stärkeresten im Munde entstehende Säuren zu neutralisieren. So ist dem Zahnverfall Tür und Tor geöffnet. Ein wahrer circulus vitiosus, ein Teufelskreis, der durch den Genuß isolierter Kohlenhydrate (so heißen chemisch die genannten Energieträger) eröffnet wird!

Wie kann ich mein Kind mit Sicherheit zum Gebißkrüppel machen?

Wir wollen Ihnen die Gefahren in dieser krassen Form vor Augen führen, damit Sie sehen, wieviel Sie tatsächlich tun, um die Gesundheit Ihrer Kinder zu zerstören:

Ernähren Sie sich als Eltern möglichst schon mehrere Monate vor Beginn der Schwangerschaft nur mit denaturierten Nahrungsmitteln, Weißmehlprodukten, süßen Feinmehlgebäcken, setzen Sie Ihrer Nahrung, wo es nur irgend geht, Fabrikzucker zu, und essen und trinken Sie alle Nahrungsmittel und Getränke nur in abgekochtem Zustand. Sie sind dann sicher, daß der befruchteten Eizelle und dem Kinde im Mutterleib alle Voraussetzungen fehlen, sich gesund zu entwickeln.

Wenn das Kind dann zur Welt kommt, geben Sie ihm sogleich und regelmäßig bis ins schulpflichtige Alter einen Schoppen mit gesüßter Milch. Das „altmodische“ Stillen lassen Sie lieber bleiben, es ist so unbequem. Sollten Sie doch stillen, so behalten Sie die soeben geschilderte „Zivilisations“-Nahrung bei, um sicher zu sein, daß das Kind auch mit der Muttermilch nicht etwa die Stoffe zugeführt bekommt, die es zu einer gesunden Entwicklung bräuchte.

Ergänzen Sie zu gegebener Zeit den süßen Schoppen durch süßen Zwiebackbrei aus Feinmehlzwieback oder durch einen anderen süßen Stärkeschleim. Mit „handelsüblicher Säuglingsnahrung“ lassen sich im Tierversuch ebenso erfolgreich die Zähne zerstören wie mit eigens zur Zahnzerstörung zusammengesetzter Versuchsnahrung! (Lammers-Hafer „Biologie der Zahnkaries“ Seite 31, Dr. A. Hüthig-Verlag, Heidelberg).

Wenn das Kind schreit, füllen Sie ihm einen runden (rund, damit der Zahnbogen krumm wird) Schnuller mit einem süßen Sirup. Will das Kind etwas beißen, so geben Sie ihm Zwieback oder Weißbrot, womöglich mit Marmelade. Bitten Sie die Großeltern und Ihren Kaufmann, das Kind so oft wie möglich mit Bonbons, Keksen und Schokolade vollzustopfen (das ist eine besonders wirksame Methode). Drängen Sie auch Ihr Kind, wenn es keinen Appetit hat, zur Nahrungsaufnahme, damit aus Unlust möglichst viel Nahrung im Munde liegen bleibt und die Gärungsbakterien zum Zuge kommen. Und kochen Sie möglichst oft Weißmehlteigwaren, Stärkepuddings, süßen Grießbrei usw.

Sehen Sie, so leicht ist das. In Tierversuchen hat man bei einer solchen Ernährung schon nach wenigen Wochen beobachten können, wie die Zähne von innen her entmineralisiert und, so von innen her schon geschwächt, von außen zusätzlich von den bei einer solchen Nahrung sich ansiedelnden Gärungsbakterien angegriffen und in kurzer Zeit völlig zerstört wurden. Führt man diese Versuche in der nächsten Generation weiter, so beobachtet man schwere Mißbildungen, Fehlgeburten, und schließlich Fortpflanzungsunfähigkeit. Aber nicht nur im Tierversuch ist das erprobt worden; in allen zivilisierten Ländern wird tagtäglich an Millionen von Menschen jeden Alters ein unheimliches Massenexperiment dieser Art durchgeführt. Die erschreckenden Folgen können wir an uns und unseren Mitmenschen ebenso häufig sehen, wenn wir uns nur ein wenig von der Trägheit befreien, mit welcher wir uns bereits daran gewöhnt haben, diesen Zustand der gesundheitlichen Degeneration als „normal" anzusehen.

Die Zähnchen werden bei Ihrem Kind wegfaulen, wie sie aus dem Kiefer sprießen. Und die „bleibenden" Zähne — das Wort „bleibende" muß man hier in Anführungszeichen setzen, denn auch sie werden sehr rasch der Zahnfäule zum Opfer fallen — diese „bleibenden Zähne" werden mit nahezu völliger Regellosigkeit, wie „Kraut und Rüben", aus dem Kiefer wachsen. Manche werden auch quer im Kiefer liegen bleiben und müssen später herausoperiert werden. Und nicht nur das; parallel zur mangelhaften Ausbildung des Kiefers findet man nicht selten eine ebensolche Verengung des Beckenknochens. Mädchen, die aufgrund einer solchen falschen Ernährung ein zu enges Becken haben, müssen später mit einer oft schwerwiegenden Behinderung des Geburtsvorganges oder mit der völligen Unfähigkeit zur Mutterschaft rechnen.

Aber ist denn das alles unsere **Absicht**??

Wie kann ich mein Kind gesund großziehen?

Das Prinzip ist einfach. Ernähren Sie sich als Eltern schon mehrere Monate vor Beginn der Schwangerschaft **vollwertig.** (Auch die Ernährung des Vaters vor Beginn der Schwangerschaft ist von Bedeutung.) Wir zitieren aus dem Beschluß der Internationalen Gesellschaft für Nahrungs- und Vitalstoff-Forschung Nr. 29 über Maßnahmen zur Verhütung des Gebißverfalls (Karies):

„Nur durch eine auf vollwertigen Nahrungsmitteln aufgebaute Kost ist es möglich, dem Organismus mit Sicherheit in ausreichendem Maße die erforderlichen Haupt- und Spurenelemente und andere notwendige Vitalstoffe, z. B. Vitamine, Enzyme, hochungesättigte Fettsäuren usw. zuzuführen.

Vollwertig sind die der Natur möglichst unverändert entnommenen Nahrungsmittel, d. h. das volle Getreidekorn und die damit zubereiteten Nahrungsmittel — im Gegensatz zum Feinmehl, das seiner Vitalstoffe weitgehend beraubt ist, — ferner die natürlichen süßen Obstfrüchte und der natürlich belassene Honig — im Gegensatz zum isolierten Zucker.

Eine vollwertige Nahrung ist im wesentlichen auf Vollkornerzeugnissen, Milch und Milchprodukten, Kartoffeln und Gemüse, Obst und Nüssen aufgebaut. Eine solche

Nahrung garantiert die Versorgung des Organismus mit allem, was zur Erhaltung der Gesundheit im Allgemeinen und zur Erhaltung eines widerstandsfähigen Kauorgans im Besonderen notwendig ist. Es wird empfohlen, die Zubereitung durch die Verwendung von Kräutern schmackhaft zu gestalten und anstelle des isolierten Kochsalzes (NaCL) Voll-Meersalz zu verwenden.

Zu vermeiden sind hingegen Süßigkeiten, die besonders gefährlich sind, wenn sie an den Zähnen kleben bleiben, und Feinmehlprodukte.

Ein wesentlicher Teil der Nahrung soll aus Frischkost bestehen, weil bereits durch das Kochen wertvolle Bestandteile vernichtet werden."

Gesundheit ist nicht etwas, das man „machen" kann. Gesundheit ist gleichbedeutend mit einer ungehinderten Entfaltung gesunder Erbanlagen, wozu erstens das Vorhandensein aller notwendigen Baustoffe (aus einer vollwertigen Ernährung) und zweitens das Freisein von störenden Giften erforderlich ist. Aus diesem Grunde ist es auch notwendig, vor und während der Schwangerschaft und während der Stillzeit alle Genußgifte wie Nikotin, Alkohol, Kaffee zu meiden.

Hat Ihr Kind dann das Licht der Welt erblickt, so achten Sie auf eine möglichst lange Stillzeit (ideal sind sechs Monate; länger zu stillen, ist dann wieder weniger günstig) und achten Sie auch während der Stillzeit darauf, daß Sie als Mutter vollwertig ernährt sind. Die Ernährung der Mutter bestimmt direkt die Qualität der Muttermilch. Dem Kinde sollen daneben schon früh frisches ungekochtes Obst und rohe Gemüse gegeben und Breie aus frischen Vollkornschroten gefüttert werden. Vollgetreide ist die Grundlage jeder gesunden Ernährung. Besonders wertvoll ist das zur Stunde der Verwendung gemahlene Getreideschrot, wenn es roh, z. B. mit Milch und Obst, gegessen wird.

Geben Sie Ihrem Kind Zucker **nur** in der Form von frischen Früchten. Geben Sie Stärke **nur** in der Form von Vollkornprodukten – z. B. Brei aus frischem Schrot aus Weizen, Roggen, Gerste, Hafer, mit Meersalz (wegen der Ausgewogenheit der Mineralstoffe) leicht gesalzen und mit frischen Früchten gesüßt (nie mit Fabrikzucker oder sogenannten Kindernährzuckern!). Reichen Sie Milch immer ungesüßt; der natürliche Milchzuckergehalt ist völlig ausreichend. Und geben Sie die Milch immer ungekocht; die gründlichen Fütterungsversuche an Katzen des Wissenschaftlers Pottenger haben ergeben, daß schon geringfügiges Erhitzen der Milch, wie es beim Pasteurisieren geschieht, bei gekochter oder gar kondensierter Milch noch stärker, gesundheitliche Schäden und in der zweiten Generation Degeneration und Fehlgeburten zur Folge hat, während die mit roher Milch gefütterten Kontrolltiere völlig gesund blieben.

Vollkornbrot muß das tägliche und ausschließliche Brot sein. Butter und Frischkäse in jeder Form sind der richtige Brotaufstrich; mengenmäßig soll aber das Brot die Hauptsache sein, der Aufstrich ist eine Zugabe. Marmelade soll vermieden werden. Haben die Kinder zwischen den Mahlzeiten Lust zum „Schlecken", so geben Sie Obst, vor allem Äpfel, und Nüsse jeder Art; **niemals** Süßigkeiten wie Bonbons, Schokolade, Kekse oder ähnliches; schon **einmal** kann unter bestimmten Voraussetzungen einen Schaden am Zahn setzen. Hat das Kind zufällig etwas Süßes erwischt, so geben Sie **sofort** hinterher einen Apfel oder ein Vollkornbrot. Übrigens: auch uneingeweichte Trockenfrüchte oder Honig, der nicht stark verdünnt wird (nur als mildes gelegentliches Süßungsmittel zu verwenden), machen starke Zahnkaries aufgrund der starken Zuckerkonzentration.

Vollkornbrot: Auf unsere Anregung hin backen die Bäckereien ein sehr schmackhaftes und auch preiswertes Vollkornbrot aus jeweils ganz frisch geschrotetem Weizen und Roggen, mit Meersalz, Hefe und einem Zusatz von Sauerteig und nach einem schonenden Backverfahren. Dieses Vollkornbrot ist auch in den Lebensmittelgeschäften

zum gleichen Preis erhältlich. Das Brot ist sehr zu empfehlen; ein gutes Vollkornbrot ist die Grundlage jeder vollwertigen Ernährung. Ebenso erhalten Sie in den Reformhäusern, welche sich schon seit langen Jahren um eine Versorgung der Bevölkerung mit vollwertigen Lebensmitteln bemühen, mehrere ausgezeichnete Vollkornbrotsorten.
Bonbons und andere Schleckereien: Die Geschäftsleute sind gebeten worden, keine Süßigkeiten und Schleckwaren mehr an einkaufende Kinder zu verschenken, da dies einen großen Schaden für die Zahngesundheit der Kinder darstellen würde.

Ihr

ARBEITSKREIS GESUNDHEITSKUNDE

Autor dieser Schrift: Dr. Joh. Georg Schnitzer, 7742 St. Georgen/Schwarzwald
Zeitpunkt zur Verteilung: ca. 9. April
Papierfarbe dieser Schrift: Flieder

Warum Vollkornbrot?

Im Vollkornbrot sind Energiestoffe (Stärke), Aufbaustoffe (Eiweiß), und die zu deren richtiger Verdauung notwendigen „chemischen Werkzeuge“, Fermente, Vitamine und Mineralstoffe, die man unter dem Begriff „Vitalstoffe“ zusammenfaßt, in wohlabgewogenem Verhältnis enthalten. Die biologische Zweckmäßigkeit und Sorgfalt, mit welcher die Getreidepflanze alle zur Erhaltung und Fortpflanzung der Art notwendigen Stoffe in ihrem Samen vereinigt hat, machen wir uns im Vollkornbrot zunutze. Vollkornbrot – das bedeutet ein Brot, in welchem das volle Korn, ohne Entfernung einzelner Teile, gemahlen und verbacken worden ist. Der richtige Abbau zu unschädlichen Produkten im Körper ist hierdurch gewährleistet; schädliche, Zähne und Gesundheit angreifende Säuren können nicht entstehen. Dagegen enthält Vollkornbrot einen wesentlichen Teil der für eine gesunde Entwicklung des Kindes und die Gesunderhaltung des Erwachsenen notwendigen Nahrungsstoffe.

Der Wissenschaftliche Rat der Internationalen Gesellschaft für Nahrungs- und Vitalstoff-Forschung stellte 1966 u. a. fest:

„Das Getreidekorn mit seinem wirkstoffreichen Keimling, den dazu noch rohfaserreichen Randschichten und dem kalorienreichen weißen Mehlkern zeichnet sich neben seinem Gehalt an Eiweiß und Stärke durch ein relativ großes Angebot an lebenswichtigen Wirkstoffen aus. Fast alle Vitamine der B-Gruppe, Vitamin E, wichtige Mineralstoffe und Spurenelemente, ungesättigte Fettsäuren, Lipide, Phosphatide und verschiedene andere gehören dazu.“

„... Wenn auch Avitaminosen wie Beri-Beri in Industrieländern heute kaum noch auftreten, so sind Hypovitaminosen (Vitaminmangel) insbesondere der Vitamin-B-Gruppe auch in Ländern hoher Zivilisationsstufe noch weit verbreitet. Die Abkehr vom Vollkorn als einer wichtigen Quelle für das Vitamin B, und die Verringerung des Getreideverzehrs ließen beispielsweise den Vitamin-B-Gehalt der üblichen europäischen Kost gegenüber früheren Jahrhunderten auf etwa ein Viertel zurückgehen ...“

„Beim Vermahlen des Getreides zu kleiefreiem Mehl, beim Schleifen und Polieren des Reises zum weißen Reiskorn oder beim Schälen von Spelzgetreide (Gerste, Hafer, Hirse) werden im allgemeinen 50–90% der im vollen Korn enthaltenen Vitamine entfernt. Speziell beim Weizen hat das zur Folge, daß im 60%igen kleiefreien Mehl nur noch relativ geringe Restmengen, bezogen auf das volle Korn, verbleiben ...“

„Die sieben bekannten Vitamin-E-Formen (Tocopherole) bilden im Getreidekorn ein System dynamisch wirkender Ausgleichsfaktoren zu den hochungesättigten Fettsäuren, die sich mit ihnen im biologischen Gleichgewicht befinden ...“

„Der Einwand, daß der heutige, in vieler Hinsicht empfindliche Mensch Vollkornbrot nicht vertrage, ist von führenden Internisten, Gastroenterologen und Arbeitsmedizinern entkräftet worden. Der Übergang auf Vollgetreide kann bei Personen, die an Vollkorn nicht gewöhnt sind, zu anfänglichen Störungen der Bekömmlichkeit führen, die im allgemeinen durch Berücksichtigung optimaler Qualitätsanforderungen, geeigneter Zusammensetzung der Beikost (Vermeiden von Zucker und bei sehr Empfindlichen auch von gekochtem Obst und Säften bei der Eingewöhnung) behoben werden können."

„Namhafte Ernährungswissenschaftler und Ärzte, so Bircher-Benner, Ragnar Berg, Bruker, Brummond, Eckstein, Fleisch, Franke, Heupke, Hindhede, Hopkins, Kollath, McCay, McCollum, Proell, Scheunert, Schweigart, Stepp, Thomas, Virtanen, Wirths u. a., haben seit langem auf die hervorragenden gesundheitsfördernden Eigenschaften eines Vollgetreideverzehrs des Menschen hingewiesen. Diese Beeinflussung der Gesundheit erklärt sich in erster Linie durch die reichhaltigere Versorgung mit bekannten und möglicherweise noch unbekannten Vitalstoffen im ganzen Korn sowie durch die gegenüber kleiefreien Produkten stärkere Anregung verschiedener wichtiger Verdauungsfunktionen (Kauen, Einspeicheln, Darmtätigkeit, Darmflora u. a.), deren Unterfunktion in zivilisierten Ländern unerwartete Ausmaße angenommen hat."

„Nach verschiedenen Untersuchungen wird der Vollgetreideverzehr im Gegensatz zur Aufnahme kleiefreier (= Feinmehl-)Produkte für geeignet befunden, zur Senkung des Blutcholesterinspiegels ‚– (und damit zum Schutz vor Herzinfarkt und Arterienverkalkung) –' sowie zur Vorbeugung von Gefäßerkrankungen, nervösen Störungen, verschiedenen Stoffwechselerkrankungen u. a. beizutragen. Auf die vorbeugende Wirkung der Vollgetreide und des Vollkornbrotes gegen Auftreten und Entwicklung der Zahnkaries, besonders bei Beachtung einer sachgemäßen Vollwertkost-Ernährung der werdenden und stillenden Mutter, sei hier nochmals eindringlich hingewiesen ..."
„Der Wissenschaftliche Rat empfiehlt deshalb dringend einen erhöhten Verzehr von Vollgetreiden und daraus hergestellten Erzeugnissen, vor allem Vollkornbrot und Vollkornbrei als hochwertige Grundnahrungsmittel, und fordert die öffentlichen Stellen, die für eine gesunde Ernährung verantwortlich sind, auf, eine Umerziehung und Umgewöhnung des Verbrauchers auf Vollcerealien in der Volksernährung aller Länder der Erde anzustreben."

Meersalz wird deshalb zur Herstellung von Vollkornbrot verwendet, weil in ihm alle Mineralstoffe im gleichen Verhältnis zueinander enthalten sind wie im Blut. Durch die Verwendung von Meersalz (die auch zum täglichen Kochen zu empfehlen ist) wird die Wahrung des Mineralstoffgleichgewichts im Körper gesichert. Magnesium ist als einziger Stoff verhältnismäßig reichlicher im Meersalz als im Blute vorhanden. Magnesium wirkt anregend auf die Körperkräfte und ist ein wichtiger Bestandteil des Zahnschmelzes (0,5%), des Zahnbeins (1,2%) und des Knochens (0,9%). Mit Meersalz gewürzte Speisen sind übrigens wesentlich schmackhafter als nur mit Natriumchlorid (= Kochsalz) gewürzte.

Das Kauorgan, das sind die Zähne, der Zahnhalteapparat (die feinen Sehnenbüschel, mit welchen der Zahn im Kieferknochen aufgehängt ist), das Zahnfleisch, die Kieferknochen, die Kaumuskeln, die Speicheldrüsen – wird durch den Genuß von Vollkornbrot außerordentlich gekräftigt.

Wesentlich hierfür ist die richtige Scheibendicke des Brotes. Die Scheibe muß so dick geschnitten sein, daß beim Hineinbeißen das Brot in beiden Kiefern bis über das Zahnfleisch reicht. Wenn Sie es nicht kennen, werden Sie vom Urgenuß beim Verzehren eines solchen Brotes überrascht sein!

Bei richtiger Lagerung hält sich Vollkornbrot mindestens 14 Tage; man wickelt es dazu in ein leinenes Tuch und legt es in einen ungeheizten Raum, am besten in den Keller. In geheizten Räumen trocknet das Brot aus. In einem „Brotkasten" aus Blech, der sich für kürzere Lagerung aufgeschnittenen Brotes in der Küche eignet, würde es nach mehreren Tagen schimmeln. Schimmel ist äußerst gesundheitsschädlich, verschiedene Schimmelsorten produzieren stark krebserzeugende Stoffe.

Beim Abbeißen und Kauen solchen Brotes werden die Zähne besser und gründlicher als mit jeder Zahnbürste gereinigt. Der Ansatz von Zahnstein und Verfärbungen wird verhindert – so, wie eine Pflugschar dann blank ist, wenn damit gepflügt wird, und rostet, wenn sie ungenutzt herumliegt. Das Zahnfleisch wird massiert, seine Durchblutung wird gefördert; dies ist die wirksamste Vorbeugung gegen Zahnfleischbluten und Zahnfleischentzündungen. Es bleibt straff und fest; kommt es dagegen nur mit weicher Nahrung in Berührung, so braucht man sich nicht zu wundern, wenn es schlaff, locker und empfindlich wird. Der Zahnhalteapparat wird durch kräftige Beanspruchung stark und der Halt im Kieferknochen fester. Sogar die Zahnwurzeln werden länger und die Belastbarkeit der Zähne auf diese Weise vergrößert! Bei Kindern, die nur mit Weichnahrung aufgezogen werden, entwickeln sich nur kurze Zahnwurzeln. Aber auch beim Erwachsenen können die Zahnwurzeln, werden sie allmählich an eine stärkere Belastung gewöhnt, noch etwas länger werden. Die beiden Kiefer werden bei regelmäßigem Verzehr eines solchen Vollkornbrotes während der Entwicklung kräftiger und breiter. Die Gefahr einer Fehlstellung der Zähne aufgrund eines zu kleinen Kiefers wird hierduch verringert.

Aufgrund bestimmter Beobachtungen kann sogar vermutet werden, daß das regelmäßige Kauen eines kräftigen Vollkornbrotes die ganze körperliche und geistige Entwicklung des Kindes beeinflußt. Durch die stärkere Benutzung der Kaumuskeln wird die Schädelbasis und die in ihr eingelagerte Hypophyse, eine der wichtigsten inneren Drüsen, stärker durchblutet. Ihre Einengung bei Fehlstellung der Kiefer kann die Entwicklung des Kindes hemmen.

Die Verdauung wird durch Vollkornbrot günstig beeinflußt; es wirkt regulierend auf die Darmtätigkeit.

Zur Kräftigung der Kauwerkzeuge unserer Kleinsten: Ein Stück festes Vollkornbrot mit Rinde, 2 cm dick, 2 cm breit, 8–10 cm lang. Die Kleinen kauen mit großem Vergnügen und erstaunlicher Ausdauer daran herum. Die Kiefer werden gekräftigt. Die Zähnchen werden zum Durchbruch gereizt – als ob sie merkten, daß sie gebraucht werden.

Ein gesundes Schulvesper: Ein dickes Stück Vollkornbrot und ein Apfel, von welchen wechselweise abgebissen wird; man muß es probiert haben, um zu wissen, wie gut es schmeckt! Auch zwei aufeinandergelegte Scheiben mit Frischkäse oder Butter oder reinem Pflanzenfett dazwischen, die zusammen die richtige Dicke aufweisen, sind ein gutes und für das Kind wertvolles Vesper, das man sowohl in die Schule als auch in die Kinderschule mitgibt.

Von uns kontrolliertes und gutgeheißenes Vollkornbrot erhalten Sie jetzt in folgenden Bäckereien, Lebensmittelgeschäften und Reformhäusern:

Ihr
ARBEITSKREIS GESUNDHEITSKUNDE

Autor dieser Schrift: Dr. Joh. Georg Schnitzer, 7742 St. Georgen/Schwarzwald
Zeitpunkt zur Verteilung: ca. 23. April
Papierfarbe dieser Schrift: Braun

Die Bedeutung der Milchzähne

Warum bekommt der Mensch überhaupt Milchzähne? Weil die großen Zähne, die er als Erwachsener braucht, im kindlichen Kiefer keinen Platz hätten. Erst mit etwa 6 Jahren bekommt er die ersten bleibenden Zähne.

Das Milchgebiß besteht aus 12 Schneidezähnen und acht Mahlzähnen. Nicht nur, daß ein blendendes Milchgebiß dem Kind, ob Bub oder Mädchen, besonderen Liebreiz verleiht und davon zeugt, daß die Eltern ihr Kind mit Liebe, Sorgfalt und Verstand großziehen. Dieses Milchgebiß erfüllt außerdem wichtige Aufgaben für die ungestörte Entwicklung des Kindes.

Die naheliegendste Aufgabe ist die Zerkleinerung der Nahrung. Nur ein intaktes Milchgebiß ermöglicht es dem Kinde, kräftige und gesunde Nahrung zu kauen und sich so die Aufbaustoffe für ein ungestörtes Wachstum zu erschließen. Nur scharfes und gepflegtes Werkzeug ermöglicht es dem Handwerker, zügige und saubere Arbeit zu leisten. Mit vom Rost zerfressenen Werkzeugen ist er konkurrenzunfähig. Mit von Karies zerfressenen Milchzähnen ist das Kind im Lebenskampf konkurrenzunfähig, es „bleibt zurück". Da es harte und gesunde Kost, Vollkornbrot, rohe Gelberüben, Nüsse, Äpfel nicht mehr zerkleinern kann, wird es dann mit verfeinerter Breikost mühsam aufgepäppelt, ist appetitlos, weil ihm mit seinen angefaulten Zähnen das Kauen und Essen keinen Spaß macht, und wird so um die für sein Wachstum notwendigen Aufbaustoffe geprellt.

Gleich wichtig, aber den wenigsten Eltern bekannt ist die Bedeutung des Milchgebisses für die Entwicklung des bleibenden Gebisses, der Kiefer, eines ebenmäßigen und schönen Gesichts, ja, einer einwandfreien Sprache und einer richtigen Funktion der inneren Drüsen. Eines der wichtigsten Naturgesetze ist dies: Organe, die beansprucht werden, werden kräftiger, Organe, welche geschont werden, verkümmern (Beispiel: Muskelschwund nach acht Wochen Gipsverband).

Wird das Milchgebiß beansprucht – durch Kauen kräftiger, fester Kost – so entwickeln sich kräftige Milchzahnwurzeln, ein kräftiger und breiter Kiefer (in welchem die größeren, bleibenden Zähne genügend Platz finden), eine kräftige Kaumuskulatur (die dem Kinde ein gesundes Aussehen verleiht) und eine Schädelbasis, in welcher sich die mit lebenswichtigen Funktionen versehene Hypophyse (eine innere Drüse) ungehindert entwickeln kann. Die bleibenden Zähne, welche sich unter den Milchzähnen im Kiefer entwickeln, werden in Erwartung der ihnen zufallenden kräftigen Beanspruchung schön und voll ausgebildet.

Was geschieht aber bei ungenügender Beanspruchung? Zunächst werden die Milchzähne verspätet durchbrechen, da sie wegen des fehlenden Kaureizes nicht das „Gefühl" haben, daß sie gebraucht werden. (Deshalb ist es so wichtig, Kleinkinder auf festem Vollkornbrot kauen zu lassen.) Sind sie dann da, so setzen sie bald häßliche Beläge und schwarze Ränder an, da die natürliche Reinigung durch das Kauen fester Kost fehlt. Weil bei solchen Kindern meist auch die stoffliche Zusammensetzung der Nahrung falsch ist, werden sich durch Säurebildung auch bald die ersten Löcher einstellen, die immer größer werden, bis von den Zähnen nur noch völlig verfaulte Stümpfe übrigbleiben. Diese sind zum Kauen ungeeignet und auch meist empfindlich; eines Tages müssen sie wegen Zahnschmerzen entfernt werden. Die Folgen auch nur eines einzigen auf diese Weise zu früh verlorengegangenen Milchzahnes aber sind katastrophal. Um den Schaden durch eine Summe auszudrücken: Nur mit Aufwendung von mehreren Tausend DM ist es möglich, in einer Jahre dauernden kieferorthopädischen Behandlung diesen weitgehend rückgängig zu machen. Die Zähne haben von Natur aus die Neigung, eine durch Zahnverlust entstandene Lücke durch Aneinanderrücken teilweise zu schließen. Beim Milchgebiß ist die Folge des Zusammenrückens besonders schlimm. Der unter dem verlorenen Milchzahn in Entwicklung befindliche bleibende Zahn findet keinen Platz zum Durchbruch. Entweder, er bleibt für immer im Kiefer stecken und beschädigt evtl. die Wurzeln der Nachbarn – oder er bricht außerhalb des Zahnbogens durch. Damit ist die Stabilität des Zahnbogens, die auf dem Prinzip eines steinernen Brückenbogens beruht, zerstört. Einer der Steine ist herausgebrochen, der Brückenbogen bricht zusammen.

Auch der Kiefer entwickelt sich bei zu geringer Beanspruchung ungenügend. Teilweise ist dies die Ursache dafür, daß selbst dann, wenn beim Zahnwechsel noch alle Milchzähne vorhanden sind, die bleibenden Zähne einen zu kleinen Kiefer vorfinden und durcheinander wie „Kraut und Rüben" herauskommen. Solch ein verkümmertes Gebiß bietet einen traurigen Anblick. Das Kind kann nichts dafür, die Eltern wußten bisher nicht, wie sich so etwas vermeiden läßt; indessen gilt auch bei den Naturgesetzen der Satz: Unwissenheit schützt nicht vor Folgen.

Was ist nun die beste Pflege des Milchgebisses? Sie beginnt schon mit einer vollwertigen Ernährung der Eltern vor Beginn der Schwangerschaft und einer ebensolchen Ernährung der Mutter während der ganzen Schwangerschaft und Stillzeit. Das Kind soll ausreichend lange (etwa sechs Monate lang) gestillt und möglichst frühzeitig vollwertige Nahrung zugefüttert werden, welche aus Vollgetreideprodukten, rohem Obst und Gemüse und ungekochter, möglichst vollwertiger Milch bestehen soll. Auf keinen Fall soll in dem Kind die verhängnisvolle Sucht nach „Süß" gezüchtet werden, mit welcher bereits der Anfang für den späteren Verfall des Gebisses gemacht ist. Zum Süßen der Speisen – durchaus nicht alle Kindergerichte müssen süß sein – sollen ausschließlich frische oder getrocknete, in Wasser eingeweichte Früchte und ab und zu naturbelassener Honig (nur äußerst schwach süßen!) verwendet werden.

Entsteht beim Kind das Bedürfnis, alles in den Mund zu stecken, so gibt man so früh wie möglich ein kräftiges Stück Vollkornbrot mit Rinde (2 x 2 x 10 cm), keinen „Schnuller". Auf die Milchflasche nimmt man einen flachen, breiten Sauger, da ein runder den Zahnbogen verformen würde.

Feste, vollwertige, möglichst frische und lebendige, nicht totgekochte Kost, die zum Kauen zwingt, **keine** isolierten Kohlenhydrate (Stärke, Weißmehl, Zucker und deren Produkte, **keine** uneingeweichten Trockenfrüchte und **kein** konzentrierter Honig (z. B. Honigbrot!) – diese einfachen Maßnahmen genügen, um eine gesunde Entwicklung des Milchgebisses und einen reibungslosen Übergang zum bleibenden Gebiß weitgehend zu sichern.

Im übrigen können wir erfreut berichten: Man kann in hiesigen Lebensmittelgeschäften beobachten, wie Kinder, welche einkaufen, z. B. mit einer Haselnuß bedacht werden; wie sie, möchten sie eine Schleckerei kaufen, auf die gerade eingetroffenen schönen Äpfel oder andere Obstsorten aufmerksam gemacht werden; und wie man ihnen bereitwillig für die Pfennige, welche sie bei sich haben, dann einen einzelnen Apfel, eine Apfelsine, ein Bund Radieschen, oder z. B. für 50 Pfennige Haselnüsse, Erdnüsse oder Mandeln verkauft! Diese Maßnahme hatte man kürzlich auf einer wissenschaftlichen Tagung in Zürich gegen den Gebißverfall gefordert. Wir müssen mit großer Anerkennung feststellen, daß man bei uns, ohne davon gewußt zu haben, aus eigener Überlegung und Mitarbeit auf diese Möglichkeit des Verkaufs von Einzelstücken Obst und der Abgabe von Kleinmengen Nüsse und Mandeln an Kinder gekommen ist!

Mitteilung an die Geschäftsleute: Anzeigen über Ihr Angebot und Ihre Maßnahmen im Rahmen unserer Aktion „Gesundheit für unsere Jugend“ können in diesen Blättern veröffentlicht werden. Anzeigenpreise auf Anfrage durch den Schnitzer KG Verlag, 7742 St. Georgen im Schwarzwald, Bahnhofstraße 28.

Autor dieser Schrift: Dr. Joh. Georg Schnitzer, 7742 St. Georgen/Schwarzwald

Zeitpunkt zur Verteilung: ca. 6. Mai

Papierfarbe dieser Schrift: Hellgrün

Wieso können Großeltern, Onkel und Tanten gefährlich für Kinderzähne sein?

Wenn ein Kind mit besonders stark zerstörten Zähnen in die Praxis des Zahnarztes kommt, ist die erste Frage: Wohnen Opa und Oma oder ein Onkel oder eine Tante in der Nähe? In der erdrückenden Mehrzahl dieser Fälle wird die Frage mit „Ja" beantwortet. Wie kommt das? Was hat die Nähe von Verwandten mit schlechten Zähnen zu tun?

Je näher die Verwandten wohnen, desto häufiger wird das Kind einen Besuch machen – und da man das Kind gerne hat, möchte man ihm einen Gefallen tun. Was hat das Kind am liebsten? Eine kleine Schleckerei. Auch wenn die Verwandtschaft zu Besuch kommt, was bringt sie den Kindern in der Regel mit? Schleckereien. Häufig zum Entsetzen der Eltern, welche die Gefahr für die Gesundheit ihrer Kinder erkannt haben. Wenn das Kind Geburtstag hat, wenn Ostern ist, wenn Weihnachten ist, was bekommt das Kind von der Verwandtschaft meistens geschenkt? Schleckereien.

Liebe Großeltern, Onkel und Tanten!

Sie schenken den Kindern damit isolierte Kohlenhydrate, welche im Munde und im Körper zu Säuren abgebaut werden. Diese Säuren sorgen dafür, daß das Kind, welchem sie eine Freude machen wollen, zum Gebißkrüppel wird. Sicher wollten Sie das nicht – aber die beste Absicht ändert keine Naturgesetze, und wenn Sie dem Kinde keinen Schaden zufügen wollen, so schenken Sie ihm keinen Schleckkram – sondern Äpfel, Nüsse, Apfelsinen, Bananen, Beeren, auch z. B. Radieschen und Karotten, je nach Jahreszeit. Ersetzen Sie Ihren Vorrat an Schleckzeug durch verschiedene Sorten Nüsse, und die Versuchung ist für Sie und die Kinder beseitigt.

Betrachten wir dieses Problem einmal von einer anderen Seite:

Würde man einem Menschen ständig Stoffe seiner Nahrung beimischen oder ihm konzentriert darreichen, die zur Zerstörung einzelner Glieder oder Organe führen oder seine Gesundheit sonst gefährden oder schädigen, so wäre dies eine Angelegenheit für den Staatsanwalt. Wir selbst würden uns bewußt so etwas nicht zufügen. Wenn doch, so wäre es unsere eigene Angelegenheit.

Unsere Kinder aber sind auf das gestellt, was wir ihnen geben, und das sollten gewiß keine Stoffe sein, die ihr Vertrauen in unsere Fürsorge später erschüttern würden.

Denken Sie einmal selbst darüber nach.

Zum Schluß einen kleinen Hinweis an alle Großeltern, Onkel, Tanten und andere Erwachsene, die Kindern eine Freude machen wollen. Er stammt aus einem alten Weihnachtsgedicht (Theodor Storm):

„Äpfel, Nüss' und Mandelkern — fressen fromme Kinder gern . . ."

Ihr
ARBEITSKREIS GESUNDHEITSKUNDE

Die Geschäfte

geben bekannt, daß VOLLMEERSALZ jederzeit vorrätig ist

Autor dieser Schrift: Dr. Joh. Georg Schnitzer, 7742 St. Georgen/Schwarzwald
Zeitpunkt zur Verteilung: ca. 21. Mai
Papierfarbe dieser Schrift: Granatrot

Auf welchen Grundlagen steht unsere Aktion „Gesundheit für unsere Jugend"?

Unsere Maßnahmen beruhen auf den wissenschaftlichen Erkenntnissen der Kariesforschung und der Ernährungsforschung, wie sie unter anderem in den folgenden Büchern niedergelegt sind:

Weston A. Price "Nutrition and Physical Degeneration, A Comparison of Primitive and Modern Diets and their Effects". The American Academy of Applied Nutrition, 1105 South la Brea Avenue, Los Angeles 19, California,

A. Roos (Basel) „Kulturzerfall und Zahnverderbnis", 1962, Medizinischer Verlag Hans Huber, Bern und Stuttgart,

Lammers/Hafer „Biologie der Zahnkaries", 1956, Dr. A. Hüthig Verlag, Heidelberg (dieses Buch enthält u. a. 640 Literaturhinweise auf andere wissenschaftliche Arbeiten über die Zahnkaries),

W. Kollath „Die Ordnung unserer Nahrung", fünfte Auflage 1960, Hippokrates Verlag, Stuttgart,

A. von Haller „Gefährdete Menschheit", 1956, erhältlich im Schnitzer Verlag, 7742 St. Georgen, Bahnhofstraße 28. Dieses Buch ist eine gekürzte, sehr gute Darstellung der Arbeit von Weston A. Price in deutscher Sprache. Das obenerwähnte Originalwerk ist nur in englischer Sprache erhältlich.

Aus den Forschungsergebnissen haben wir vor allem über die **Bedeutung isolierter Kohlenhydrate (Weißmehl, Stärke, Zucker) für die Kariesentstehung** Konsequenzen gezogen. Deren Abbau im Organismus ist gestört, weil die zur ungestörten Verdauung notwendigen Fermente, Vitamine und Mineralstoffe fehlen. Im vollen Naturprodukt sind sie regelmäßig vorhanden. Eine wirksame Bekämpfung des Verfalls und die Wiederherstellung gesunder Gebißverhältnisse lassen sich nur erreichen, wenn vor allem in Bezug auf den Kohlenhydratanteil der Kost wieder die natürlichen, Jahrtausende lang üblichen Ernährungsgewohnheiten hergestellt werden, für die das menschliche Gebiß gebaut ist. Fehlen sie, so muß es degenerieren. Erst in den letzten 50—100 Jahren kam man bei uns aus Unkenntnis der Zusammenhänge von diesen Gewohnheiten ab, und in gleichem Maße setzte die Zerstörung der Gebisse ein. Ältere Leute erinnern sich noch gut an ihre Eltern und Großeltern, die teilweise noch im hohen Alter über ihre vollständigen eigenen Zähne verfügten.

Daher sind auch die alten Überlieferungen über früher übliche Ernährungsgewohnheiten und die Forschungen über die Ernährungsgewohnheiten nicht zivilisierter Völker nach kritischer Sichtung eine wertvolle Hilfe für unsere Maßnahmen.

Wessen Mitarbeit brauchen wir?

Die Eltern: Die Kinder sind auf das angewiesen, was sie von ihren Eltern gereicht bekommen. Die Eltern tragen deshalb auch die Verantwortung für die richtige Zusammensetzung der Kost. Sie können außerdem ungünstige Gewohnheiten feststellen und beseitigen und durch Gespräche mit ihren Kindern das Verständnis für die Bedeutung einer gesunden Ernährung wecken.

Die Lehrer: Es ist neben dem Elternhaus Aufgabe der Schule, den Kindern die für das Leben notwendige Bildung mitzugeben. Schon seit Jahrzehnten macht es der Lehrerschaft Sorge zu sehen, wie die Kinder weißes Brot und Schleckzeug verzehren und wie dabei die Zähne zerstört werden. Wenn die Lehrer mit ihrer Unterrichtung der Kinder über die richtige Ernährungsweise, über die Vermeidung von Schleckzeug, über die richtige Art des Zähneputzens vom Elternhaus unterstützt werden, so werden ihre Bemühungen auf sehr fruchtbaren Boden fallen.

Großeltern, Onkel, Tanten und Geschäftsleute: Sie haben den größten Einfluß auf das, was die Kinder zwischen den Mahlzeiten essen. Hier liegt – bei zwischen den Mahlzeiten genossenen Schlecksachen – die massivste Gefahr für die Zähne. Wir sind sicher, daß sich diese Erwachsenen ihrer Verantwortung bewußt sind und sich alle Mühe geben, die Kinder vor Schaden zu bewahren. Geschähe es doch bei uns nicht mehr aus Unwissenheit, würden sie einem Kinde durch Darreichung von Schleckzeug Schaden zufügen.

Welche Ziele haben wir uns mit dieser Aktion gesetzt?

Wir wollen unsere Jugend wieder gesund und mit gesunden Zähnen großziehen. Durch Wiederherstellung einer gesunden Ernährung, wie sie von der Wissenschaft gefordert wird, wollen wir erreichen, daß „von unten her" gesunde Kinder mit gesundem Kauorgan heranwachsen, und daß bei den jetzt in Entwicklung befindsichen Kindern dem weiteren Verfall des Gebisses Einhalt geboten wird. Wir wollen in 4 Jahren unsere 5–6jährigen, in 10 Jahren alle bis 12 Jahre alten Kinder, in 20 Jahren unsere ganze Jugend und die ersten Erwachsenen weitgehend kariesfrei haben. Dieses Ziel ist nicht etwa eine Utopie, sondern bei konsequenter Durchführung der Forderungen der Wissenschaft mit absoluter Sicherheit zu erreichen. Dieses Ziel lohnt schon, auch manche vorübergehenden Unannehmlichkeiten auf sich zu nehmen.

Wir wollen weiter durch unser praktisches Beispiel zeigen, daß sich die Forderungen der Wissenschaft nach einem gesunden Vollkornbrot, nach frischem Obst, Nüssen und nach einer weitgehenden Vermeidung isolierter Kohlenhydrate (Weißmehl, Stärke, Zucker) tatsächlich in die Praxis umsetzen lassen – und daß es unnötig ist, aus voreiliger Resignation heraus die Zuflucht lediglich zu vermehrter Behandlung von Kariesschäden und zur alleinigen Anwendung von Fluor zu nehmen, welches doch nur durch Umwandlung des Zahnschmelzes diesen etwas widerstandsfähiger gegen die schädlichen Säuren macht. Diese Säuren treten nur bei unrichtiger Ernährung auf; Fluor gibt keinen vollen Schutz gegen sie. Es ist auch ohne Einfluß auf die Verkümmerung des Gebisses durch mangelnde Beanspruchung und falsche Ernährung. Im übrigen enthalten Vollkornbrot und Meersalz genügend Fluor, um eine Verarmung des Organismus an diesem Spurenelement auszuschließen.

Zu eingegangenen Fragen: Der letztes Mal zitierte Reim stammt aus Theodor Storm's Gedicht „Knecht Ruprecht", welcher dort sagt: „Das Säcklein, das ist hier; denn Äpfel, Nuß und Mandelkern, fressen fromme Kinder gern." Es heißt wohl „fressen" wegen des Stabreimes; in Unkenntnis der tieferen Zusammenhänge mag daraus in manchen Schulbüchern „essen" gemacht worden sein, ähnlich, wie aus der ursprünglichen Ernährung unserer Ahnen in Unkenntnis der tieferen Zusammenhänge durch „Verfeinerung" die heutigen, in bestimmten Teilen schädlichen Kostformen gemacht worden sind.

Ihr
ARBEITSKREIS GESUNDHEITSKUNDE

Autor dieser Schrift: Dr. Joh. Georg Schnitzer, 7742 St. Georgen/Schwarzwald
Zeitpunkt zur Verteilung: ca. 11. Juni
Papierfarbe dieser Schrift: Dunkelgrün

Das Haltbarmachen von Früchten

Einmachzeit – Freude und Arbeit für die Hausfrau zugleich, die Früchte des Sommers für den Winter zu bewahren. Da es hierzu verschiedene Möglichkeiten gibt und diese von sehr unterschiedlichem Wert für die Gesundheit sind, wollen wir sie heute im einzelnen besprechen.

Das Aufbewahren in lebendem Zustand in kühlen, luftigen Räumen: Wenn die Früchte sich wie Birnen und Äpfel dazu eignen, ist dies die wertvollste Methode.

Das Gefriertrocknungsverfahren. Dieses neue Verfahren ist zwar nur industriell anwendbar, da die Anlage dazu teuer und kompliziert ist, aber die Hausfrau sollte darüber Bescheid wissen. Es ermöglicht sogar die Konservierung der lebendigen Eigenschaften, so schonend ist es. Es ist zu hoffen, daß gefriergetrocknete Lebensmittel in den nächsten Jahren zunehmend die bisherigen Büchsenkonserven (die man nur ausnahmsweise verwenden soll) ablösen werden.

Das zu konservierende Lebensmittel (Milch, Erdbeeren oder beliebige andere) wird hierbei zunächst schlagartig auf etwa minus 30° C eingefroren. Durch die rasche Abkühlung wird die Bildung von Eiskristallen im Lebensmittel verhindert. (Eiskristalle zerstören die Zellwände und teilweise Zellstrukturen, so daß das Produkt nach dem Auftauen ebenso matschig ist, als wenn es gekocht worden wäre.) Das gefrorene Lebensmittel wird sodann in einen luftleer gepumpten Raum gebracht; in diesem verdunstet das Eis, ohne vorher flüssig zu werden – es „sublimiert", wie die Fachleute sagen. Der räumliche Aufbau der Zellen und Moleküle im Lebensmittel bleibt dadurch vollständig erhalten. Zur Aufbewahrung muß nur noch der Zutritt von Luftsauerstoff verhindert werden. Das geschieht, indem in den luftleeren Raum nun statt Luft nur Luftstickstoffgas eingelassen wird (die Luft besteht zu 70% aus Luftstickstoff, zu 28% aus Sauerstoff, zu 2% aus anderen Gasen). Das Lebensmittel wird nun z. B. in luftdichte Beutel aus Aluminiumfolie eingepackt, die nur reinen Stickstoff als „Schutzgas" enthalten. Das Lebensmittel hat dabei die gleiche Größe wie in frischem Zustand – 1 l gefriergetrocknete Milch ist 1 l „Milchpulver" – da die Molekularstruktur nicht verändert wurde. Es ist nur federleicht, weil das Wasser fehlt, welches bei den meisten Lebensmitteln den größten Teil des Gewichtes ausmacht.

Zum Gebrauch gibt die Hausfrau sofort beim Öffnen soviel Wasser hinein, wie das Lebensmittel aufsaugt, damit kein Luftsauerstoff hinzutreten kann. Das Lebensmittel ist dann so frisch und lebendig wie vor dieser Behandlung. Milch z. B. hat wieder die Eigenschaften der rohen Milch, und selbst die Milchsäurebakterien leben weiter, so daß solche Milch normal sauer wird wie frische Rohmilch (im Gegensatz zum Beispiel zu pasteurisierter oder sterilisierter Milch).

Das Verfahren ist so schonend, daß z. B. Stiersamen damit konserviert wird, mit welchem man noch nach Jahren Kühe befruchten kann, die dann gesunde Kälber zur Welt bringen. Vielfach werden auch Bakterienkulturen damit konserviert, wodurch man sich das laufende, mühsame Weiterzüchten auf Nährböden erspart. Braucht man sie wieder, wird einfach Wasser zugesetzt, und sie leben weiter.

Die Hausfrau achte beim Kauf von gefriergetrockneten Lebensmitteln darauf, ob diese auch in Stickstoffgas als Schutzgas in luftdichtem Beutel zuverlässig verpackt sind (oder in stabiler Packung im luftleeren Raum = Vacuum). Der geringste Zutritt von Luftsauerstoff macht solche Lebensmittel wertlos.

Das Trocknen an der frischen Luft. Dies ist sicher das älteste Verfahren, welches schon angewandt wurde, als die Menschen noch Jäger und Sammler und Bewohner des Waldes waren. Es ist gleichzeitig eines der besten; die Früchte werden weder erhitzt noch ausgelaugt, noch mit fremdem Zucker oder anderen Stoffen versetzt. Der volle Wert der Frucht mit allen Vitaminen und Mineralstoffen bleibt erhalten; es wurde lediglich Wasser entzogen. Sie können als Beigabe zu Gerichten einige Stunden vorher eingeweicht werden – in wenig Wasser, damit nichts weggeschüttet werden muß. Das ist günstiger, als sie zu kochen – wegen der besseren Schonung der Vitamine. Sie können zu dem beliebten „Früchtebrot" verbacken werden: 500 g Vollkornbrotteig, 500 g getrocknete Früchte (ohne Zucker) – ein nicht nur an Weihnachten herrlich schmeckendes Festgebäck!

Das Verfahren eignet sich für alle Früchte, die nicht gerade soviel Wasser enthalten wie die Kirschen; schon Trauben können getrocknet werden (= Rosinen), dann Zwetschgen, Pflaumen, Aprikosen, Birnen und Äpfel (Äpfel sollte man indessen besser lebend aufbewahren). Es eignet sich auch für viele Beerensorten ausgezeichnet, z. B. für Heidelbeeren! Große Früchte schneidet man klein. Auf keinen Fall die frische Luft durch den Backofen ersetzen! Getrocknete Früchte müssen luftig, kühl und trocken lagern.

Das Einlegen in die Tiefkühltruhe ist ebenfalls wertvoll und erhält nahezu alle Bestandteile der Früchte. Nach dem Auftauen müssen sie rasch genossen werden. Das Verfahren scheint uns bei sehr wasserhaltigen Früchten zweckmäßig, wo ein Trocknen schlecht möglich ist, z. B. Kirschen. Rasches Einfrieren und rasches Auftauen (bei bis zu 40° C Wärme) sind wichtig, damit sich möglichst wenig Eiskristalle bilden, welche zellzerstörend wirken und zum Matschigwerden führen.

Das Sterilisieren: Dies entwickelte sich aus der Entdeckung von Louis Pasteur („Pasteurisieren"), daß die Zersetzung aller organischen Substanz den überall anwesenden Kleinstlebewesen, den Bakterien, zuzuschreiben ist. Erhitzt man das Nahrungsmittel in einem hermetisch verschlossenen Raum, dem Einmachglas, so werden diese abgetötet; neue können in das Glas nicht eindringen. Bei diesem Verfahren werden nicht alle Vitamine der Früchte voll erhalten; damit nicht zuviel zerstört wird, muß die vorgeschriebene Zeit und Temperatur genau eingehalten und müssen die Gläser sofort nach Beendigung der Sterilisation aus dem Kessel herausgenommen werden. Man deckt sie dann mit einem Tuch ab, damit sie bei Durchzug nicht springen. Man gebe möglichst wenig Wasser zu den Früchten, damit sie nicht „verwässert" werden. Die Früchte sollen in vollreifem Zustand eingemacht werden, so daß **kein** Zucker hinzugegeben werden muß. Es wäre ein unglückliches Vorgehen, unreife Früchte zu verwenden und diesen ersten Fehler mit einem zweiten wettmachen zu wollen, der Zuckerzugabe, die nachher im Winter, wenn unsere Kinder das eingemachte Obst essen, bei ihnen die Anfälligkeit für Zahnfäule erhöht und ihnen den Rest Vitamine, die im Eingemachten noch enthalten sind, entreißt; denn Zucker ist ein Vitaminräuber (Dr. M. O. Bruker, Der Zucker als pathogenetischer (= krankmachender) Faktor, Verlag Schwabe & Co., Bad Homburg v. d. H.).

Macht man eine Frucht ein, die trotz Vollreife durch ihren Gehalt an natürlichen Fruchtsäften sauer schmeckt, so mischt man sie im Einmachglas mit anderen, besonders süßen Früchten; im äußersten Fall kann man eine Handvoll Rosinen (dunkle, die nicht geschwefelt sind) hinzugeben. Diese natürliche Süßung ist gesundheitlich sinnvoll, da die „biologische Einheit" der getrockneten Weintrauben hierbei voll erhalten bleibt; dieser Zucker kann im Körper richtig abgebaut werden, da auch alle notwendigen Fermente, Vitamine und Mineralstoffe, die „chemischen Werkzeuge", in wohlabgestimmter Menge in der Weintraube mit enthalten sind.

Das Sterilisieren verändert Obst immerhin so ungünstig, daß es, wie auch sonst gekochtes Obst, eine der Ursachen für die Unverträglichkeit vollwertiger Nahrung besondes bei empfindlichen Leuten ist. (Die Ursachen der Unverträglichkeit von Vollkornbrot, frischem rohem Gemüse und rohem Obst sind: Alle Arten von Industriezucker, Feinmehle, gekochtes bzw. sterilisiertes Obst, und sterilisierte oder auch frische Säfte. Läßt man diese Dinge weg, vertragen auch sehr empfindliche und kranke Leute die lebendige Vollwertnahrung, die sie brauchen, um gesund zu werden).

Im modernen Haushalt wird deshalb nicht mehr „eingemacht". Es gibt genügend Obstsorten, die auch im Winter lebendig und frisch auf den Tisch gebracht werden können. Eine etwaige „Beerenschwemme" im Garten wird möglichst frisch vertilgt — wobei sich gesundheitlich wohltuende Wirkungen einer solchen Beerenkur erzielen lassen.

Das Einkochen mit Zucker zu Marmelade. Diese Methode beruht auf der Beobachtung, daß in konzentrierten Zuckerlösungen Bakterien nicht existieren können, da der ungeheure osmotische Druck des Zuckers, der mehrere Atmosphären (Atü) betragen kann, ihnen alles lebensnotwendige Wasser entzieht — dasselbe, was mit dem Trocknen der Früchte an Luft und Sonne auch erreicht wird. Das so erzeugte Produkt ist allerdings von zweifelhaftem gesundheitlichem Wert: Einmal sind durch das stundenlange Kochen viele der wertvollen Bestandteile der Früchte zerstört — außerdem werden wahrscheinlich mehr Vitamine, als dann noch darin enthalten sind, von dem in großen Mengen zugesetzten Industriezucker dem Körper entzogen; zum dritten hat dieser in Marmeladen aufs Brot gegebene Zucker allem Anschein nach einen erheblichen Anteil an der Schädigung der Kindergebisse in Form der Zahnfäule. Das Verfahren ist nicht empfehlenswert.

Das Konservieren mit chemischen Mitteln. Das Verfahren beruht auf der Feststellung, daß manche Chemikalien die Entwicklung der Bakterien unterbinden und gleichzeitig **scheinbar** beim Genuß der so konservierten Speisen dem Körper „nichts machen". Diese Ansicht hat sich aber in jüngerer Zeit gründlich gewandelt; diese Chemikalien blockieren Fermente der lebenden Zelle nicht nur beim Bakterium, sondern auch bei Tier und Mensch. Man schreibt diesen Stoffen eine Teilschuld an der Verbreitung des Krebses zu. Die Bedenken kommen auch im Lebensmittelgesetz zum Ausdruck. Von dieser Methode ist unbedingt abzuraten!

Nun, liebe Hausfrau? Mit ein wenig Überlegung werden Sie sicher die für die Gesundheit Ihrer Kinder und Ihrer Familie günstigsten Verfahren auswählen, die Früchte des Sommers in den nächsten Winter mit hinüberzunehmen. Haben Sie ruhig auch ein wenig Mut und probieren Sie, zunächst mit einer kleinen Menge, ein Ihnen noch nicht geläufiges, aber wertvolles Verfahren aus; tauschen Sie Erfahrungen mit Ihren Nachbarinnen, und fragen Sie auch alte Leute über die Methoden des Früchtetrocknens, die früher weit verbreitet waren.

Vollkornwecken.

In den Bäckereien

den Lebensmittelgeschäften

und den Reformhäusern

gibt es Vollkorn-Wasserwecken, aus frisch geschrotetem vollem Korn, mit Meersalz gewürzt und mit Hefe und Sauerteig gebacken.

Diese Vollkornwecken eignen sich bestens zum Frühstück und als Vesper und Schulvesper – und schmecken hervorragend.

Ihr
ARBEITSKREIS GESUNDHEITSKUNDE

Autor dieser Schrift: Dr. Joh. Georg Schnitzer, 7742 St. Georgen/Schwarzwald
Zeitpunkt zur Verteilung: ca. 2. Juli (zu Beginn der „Einmachzeit")
Papierfarbe dieser Schrift: Grau

Diesjährige Untersuchung der Kinder und Jugendlichen von 0 bis 21 Jahren im Rahmen unserer Aktion „Gesundheit für unsere Jugend"

Unsere Maßnahmen zur Bekämpfung des Gebißverfalls und des allgemeinen gesundheitlichen Verfalls treten nun in eine bedeutsame Phase. Zwischen den ersten praktischen Schritten und heute liegen 4½ Monate. Viele Familien haben inzwischen begonnen, ihre Kinder besser und gesünder zu ernähren.

Aus den im 1. und 2. Weltkrieg gemachten Erfahrungen weiß man, daß eine Ernährungsumstellung im Sinne einer Verringerung isolierter Kohlenhydrate (Weißmehl, Stärke, Zucker) zugunsten eines dunklen Brotes und einer natürlicheren Kost sich nach etwa 6 Monaten günstig auf die Zahngesundheit auszuwirken beginnt. Wir stehen also kurz vor den ersten praktischen Erfolgen unserer gemeinsamen Arbeit.

Jetzt ist der Zeitpunkt gekommen, zu welchem wir unsere Jugend – jedes einzelne Kind und jeden einzelnen Jugendlichen – gründlich untersuchen müssen, um für spätere Vergleiche den Zustand der Zähne und des Kauorgans zu Beginn unserer Maßnahmen festzuhalten. Würden wir es jetzt nicht tun, so könnte man später sagen: „Bei Euch waren die Zähne bei den Kindern eben schon immer so gut . . ."

Die bisher üblichen Schulzahnuntersuchungen haben nur festgehalten, welches Schulkind neue Löcher in den Zähnen hat und noch nicht beim Zahnarzt in Behandlung ist. Das gibt keinen Überblick über den tatsächlichen Zustand der Zähne und Kiefer. Deshalb ist es notwendig, jährlich eine gründliche Untersuchung des Gesundheitszustandes des gesamten Kauorgans bei der Jugend von 0 bis 21 Jahren durchzuführen.

Die Wissenschaft verfolgt unsere Arbeit aufmerksam. Wir können stolz darauf sein, im Rahmen eines ganzen Gemeinwesens dem allgemeinen Verfall der biologischen Kraft und Gesundheit der zivilisierten Völker ein energisches „Halt" entgegengestellt zu haben – indem wir mit konsequenten praktischen Maßnahmen eine Beseitigung der Ursachen dieses Verfalls in Angriff nehmen.

An **Forderungen,** wie eine Gesundung der Jugend und der Allgemeinheit erreicht werden könnte, hat es seit Jahrzehnten nicht gefehlt. Nur hatte man bisher diese Forderungen nicht konsequent in die Praxis umgesetzt. Mit Freude stellen wir fest, daß alle diejenigen Wissenschaftler, Fachleute und Laien, welche die unserer Jugend und uns drohenden gesundheitlichen Gefahren erkannt haben, uns ihren vollen Beifall und ihre Unterstützung zuteil werden lassen.

Diese Untersuchung, wie wir sie in der übernächsten Woche durchführen, ist von ebenso großer Bedeutung für jedes einzelne unserer Kinder und Jugendlichen. Sie ermöglicht uns, bei jedem einzelnen eventuell noch bestehende Ursachen für Zahnfäule herauszufinden und zu beseitigen.

Die Untersuchungskarten werden Ihnen im Laufe der nächsten Woche zusammen mit einer Anleitung zum Ausfüllen des Ernährungsteils zugestellt werden. Diese Karten bringen Sie zur Untersuchung wieder mit, so daß dort die Seite für den Zahn-, Mund- und Kieferbefund ausgefüllt werden kann. Anhand dieser Karte kann dann festgestellt werden, welche Ernährungsmaßnahmen Sie in Ihrem speziellen Fall eventuell noch für die Gesundheit Ihres Kindes treffen können.

Ihr
ARBEITSKREIS GESUNDHEITSKUNDE

Autor dieser Schrift: Dr. Joh. Georg Schnitzer, 7742 St. Georgen/Schwarzwald

Zeitpunkt zur Verteilung: ca. 9. Juli (14 Tage vor Beginn der Untersuchung)

Zeitpunkt zur Durchführung der Untersuchung: ca. 20. bis 25. Juli

Papierfarbe dieser Schrift: Chamois

Das Ausfüllen der Untersuchungskarte durch die Eltern oder größere Jugendliche selbst für die diesjährige Zahnuntersuchung der Jugend

Die Untersuchungskarte wird mit Ausnahme des dick umrandeten Gebißbefundes von den Eltern oder größeren Jugendlichen selbst ausgefüllt.

Die Karte soll zur Untersuchung ausgefüllt mitgebracht werden. Die Untersuchungszeiten entnehmen Sie bitte der Zeitung.

Das Ausfüllen ist einfach; Sie brauchen nur jeweils auszurechnen, **wieviele Male in der Woche** ein bestimmtes Nahrungsmittel gegessen wird. Beispiel: Zu jedem Frühstück Vollkornbrot = 7 mal, zu jedem Vesper vormittags und nachmittags außer Sonntag = 12 mal, das sind in der Woche 19 mal Vollkornbrot.

Wichtig ist, Folgendes zu beachten: Bei manchen Dingen, z. B. bei Salaten und Gemüsen, geht es nur darum, zu wissen, wieviele Male in der Woche Gemüse allgemein gegessen wird, dessen Art ja auch je nach Jahreszeit wechselt. Die Aufzählung der einzelnen Gemüsesorten dient nur als Gedächtnisstütze. Also: Wenn Sie in 7 Tagen 6 mal wahlweise eine der aufgezählten Gemüsesorten essen, tragen Sie in das Häuschen am Ende des Abschnittes 6 ein; gleichgültig, ob das nun 4 mal Kohlrabi und 2 mal Spinat, oder dreimal Weißkraut und dreimal Lauch sind. Sinngemäß gilt das Gleiche bei Obst, Nüssen etc.

In einigen Abschnitten muß nur angekreuzt werden; dies ist dort vermerkt.

Dies nur zur zusätzlichen Erläuterung. An sich ist alles aus der Karte leicht ersichtlich. Sollten Sie mit einer Frage nichts anfangen können, so machen Sie nur mit Bleistift ein kleines Fragezeichen; wir helfen Ihnen dann, sie richtig einzutragen.

Schicken Sie bitte die Kinder möglichst nicht allein zur Untersuchung, sondern gehen Sie selbst mit oder bitten Sie die Großmutter oder eine Nachbarin darum; denn Sie möchten sich ja informieren lassen, welche Dinge in der gewohnten Ernährung sich eventuell ungünstig auf die Zahngesundheit Ihres Kindes auswirken könnten. Es ist wertvoller, diese Ursachen gleich ausfindig zu machen und zu beseitigen, als immer wieder neue Schäden an den Zähnen festzustellen und vielleicht – ohne die Ursache zu beseitigen – diese Schäden lediglich ab und zu flicken zu lassen. Ein geflickter Zahn ist kein gesunder Zahn mehr – und „jede Füllung ist nur ein Dauerverband auf ein bleibendes Loch im Zahn“ (aus der Fernsehsendung am 15. 7. 1963 „Viel zu essen, wenig zu beißen“, Zweites Deutsches Fernsehen).

Wenn die schulpflichtigen Kinder klassenweise in der Schule untersucht werden, besteht für ihre Eltern – nachdem das Kind untersucht ist – die Möglichkeit zur Information anhand der uns vorliegenden Karte. Die Zeiten sind der Zeitung zu entnehmen.

Größere Jugendliche können auch allein zur Untersuchung gehen; sie können die ihnen gegebenen Auskünfte behalten und zuhause weitergeben. Zweckmäßig ist, etwas Papier und einen Bleistift mitzunehmen, um alles gleich zu notieren. Wegen der genauen Untersuchungstermine beachten Sie bitte die Hinweise in der Zeitung. **Wie Sie wissen, sind die Zähne der wichtigste und exakteste Gradmesser für die allgemeine Gesundheit. Versäumen Sie also nicht, Ihren Kindern diese für ihre Gesundheit so wichtige Untersuchung und Beratung zukommen zu lassen, die Sie überdies nichts kostet.**

Ihr
ARBEITSKREIS GESUNDHEITSKUNDE

Autor dieser Schrift: Dr. Joh. Georg Schnitzer, 7742 St. Georgen/Schwarzwald

Zeitpunkt zur Verteilung: ca. 14. Juli (ca. 3 bis 4 Tage vor Beginn der Untersuchung, zusammen mit der Untersuchungskarte)

Papierfarbe dieser Schrift: Maigrün

Die Untersuchung der Jugend von 0 bis 21 Jahren in

....

vom .... bis ....

Bericht

Die Ernährungsgewohnheiten wurden festgestellt, indem von den Eltern oder größeren Jugendlichen selbst auf den vorgedruckten Untersuchungskarten eingetragen wurde, wieviele Male wöchentlich die einzelnen Speisen und Getränke genossen werden.

Die Erkrankungen des Kauorgans wurden durch gründliche zahnärztliche Untersuchung, mit Spiegel, neuer Sonde und in den erforderlichen Fällen einem kieferorthopädischen Meßbesteck nach Korkhaus festgehalten (wobei die Auswertung durch einfaches Zusammenzählen der Differenzzahlen nach dem Pont'schen Index ohne Vorzeichen erfolgte). Registriert wurden nicht nur die großen, von weitem ins Auge fallenden „Löcher“, sondern auch jede beginnende kariöse Erweichung der Zahnoberfläche und der Fissuren, in welcher die Sonde hängen blieb, und welche nach den Forderungen der Kariesforschung und den Prinzipien der Zahnheilkunde mit einer Füllung versorgt werden müssen. Darüberhinaus wurden die Kiefermißbildungen, Zahnfehlstellungen, Erkrankungen des Zahnfleisches und der Mandeln festgehalten. Pro Fall wurden etwa 7 Minuten Zeit (mit Helferin) aufgewendet.

Dies ist unsere erste Untersuchung dieser Art. Im Bezug auf den Befund des Kauorgans gibt sie den Zustand vor Einleitung unserer Maßnahmen zur Wiedergesundung der Jugend wieder, welche dieses Jahr begonnen wurden. Änderungen in der Ernährung beginnen sich erst nach etwa 6 Monaten auf die Zahngesundheit auszuwirken. Die Ernährung ergibt teilweise schon ein gegen früher – vor allem in Bezug auf Vollkornbrot, Meersalz und die Reduktion von Schleckzeug – zum Gesünderen verändertes Bild.

Die untersuchten, in den Tabellen aufgeführten Positionen

Diese Aufgliederung gibt Ihnen gleichzeitig einen guten Überblick über den biologischen Wert oder auch Unwert der verschiedenen Nahrungsmittel.

1. **Vollwertige, lebende Nahrungsmittel (= Lebensmittel):** Rohes Obst; alle Sorten von Nüssen; roh genossene, frische Getreideschrote (z. B. in Obstsalat mit Milch oder Sauermilch, der ohne Zucker, aber eventuell mit Rosinen zubereitet wird); alle ohne Hitzeanwendung bereiteten Nahrungsmittel aus unerhitzten Samen, z. B. Sojabohnen, Leinsamenschrot, Vollreis usw.; rohe Rettiche, Gelbe Rüben und andere rohe Wurzelgemüse; rohe Salate; rohe Gemüse; Küchenkräuter; rohe Milch, Sauermilch, Muttermilch; frische rohe Eier (mehr als zwei bis drei

Eier insgesamt wöchentlich pro Person einschließlich der in den Speisen enthaltenen sind nicht zu empfehlen); Quell-, Grund-, Fluß- und Seewasser, auch aus der Leitung, **ohne** Zusätze und Verunreinigungen.

2. **Nicht mehr lebende, aber unter weitgehender Schonung besonders wichtiger Vitalstoffe aufbereitete Nahrungsmittel:**

   Vollkornbrot, Vollkornbrötchen (auch mit Rosinen), Knäckebrote; Vollgetreidebreie mit Wasser, rasch erhitzt und nicht länger als 30 Sekunden gekocht, sofort im Kaltwasserbad auf ca. 50 Grad Celsius abgekühlt. Milch nicht mitgekocht, sondern roh zum Brei in den Teller gegeben; roh genossenes, ohne Hitze getrocknetes und ohne chemische Zusätze (Schwefel) aufbewahrtes Trockenobst; roh getrockneter, ohne chemische Zusätze oder Räucherstoffe aufbewahrter, roh genossener Fisch oder ebensolches Fleisch (z. B. Bündner-Fleisch, Schweiz); naturbelassener (nicht erhitzter), geschleuderter Blüten- und Tannenhonig, in einer nicht an den Zähnen klebenden Form genossen (in Milch, mit Strohhalm getrunken, damit er möglichst wenig mit den Zähnen in Berührung kommt), Voll-Meersalz.

3. **Nicht mehr vollwertige Nahrungsmittel (ein Teil der Vitalstoffe durch die Behandlung zerstört, der Eiweißanteil denaturiert, die löslichen Mineralstoffe aber noch weitgehend erhalten):**

   Schalenkartoffeln; gekochtes Trockenobst, Vollkornteigwaren, Salzkartoffeln, gekochte Gemüse, **wenn das Kochwasser verwertet wird;** Soßen mit Vollgetreideschroten; pasteurisierte und gekochte Milch, Kondensmilch; Vollkornbreie, Milch mitgekocht (ohne Fabrikzucker!); Käse, wenn auch die Molke hineinverarbeitet wurde; gekochter Fisch, gekochtes Fleisch, wenn das Kochwasser verwertet wurde; Fisch und Fleisch gebacken und gebraten, gekochte und gebackene Eier, lang erhitzte Vollkornbrote (z. B. Pumpernickel). Die Katzenversuche Pottengers ergaben Degeneration und Fehlgeburten bei erhitzter Milch und erhitztem Fleisch, die roh gefütterten Tiere hingegen pflanzten sich gesund fort.

4. **Teilwertnahrung (wesentliche Bestandteile des natürlichen Nahrungsmittels sind entfernt, die ursprüngliche biologische Einheit des Naturproduktes ist zerstört):** Salzkartoffeln, Vollkornteigwaren, gekochte Gemüse, gekochtes Trockenobst, gekochter Fisch und gekochtes Fleisch, **wenn das Kochwasser weggeschüttet wurde;** Käse, wenn die Molke weggeschüttet wurde, Butter und andere Fette, Obst- und Gemüsesäfte (alle diese Dinge stellen einen Extrakt aus Naturprodukten dar, wichtige Stoffe bleiben im Rückstand; so gewonnene Produkte können also nicht mehr als vollwertig bezeichnet werden). Kochsalz, Jodsalz und andere Salzarten außer Vollmeersalz (alle Salze wurden in der Auswertung mit siebenmal pro Woche berücksichtigt); ungezuckerter Tee und Kaffee.
   Die Gruppen fünf, sechs, sieben werden aus wissenschaftlich-statistischen Gründen nochmals gesondert herausgezogen:

5. **Fischgerichte**

6. **Fleisch (Muskeln und innere Organe) außer Schweinefleisch**

7. **Schweinefleisch und Schwein enthaltende Produkte;** Wurst, Schinken, Speck. Das Schwein und seine Produkte haben wir gesondert aufgeführt, um eventuell im Laufe der Zeit feststellen zu können – der Verdacht wird von einigen Wissenschaftlern ausgesprochen – ob Beziehungen zum Gesundheitszustand bestehen.

8. **Kariogene (Zahnfäule verursachende) Nahrung:**

Hier sind alle stärkehaltigen Nahrungsmittel aufgeführt, die nicht mehr die Zusammensetzung des vollen Naturproduktes haben (aber noch nicht mit Zucker versetzt sind). Durch solche Nahrungsmittel werden tiefgreifende Veränderungen des Stoffwechsels verursacht und die Entstehung der Zahnfäule begünstigt. Dies sind im einzelnen: Wecken und Brezeln aus Feinmehlen, Mischbrot, Schwarzbrot (auch Schwarzbrot = Graubrot ist kein Vollkornbrot, wenn es auch weniger kariesbegünstigend wirkt als z. B. Weißbrot); Weißbrot, Feinmehl-Teigwaren, Feinmehl-„Spätzle", Feinmehl-Nudelsuppen, Mehlspeisen, Pfannkuchen und Knödel mit Weißmehl; Feinmehl-Soßen an Gemüse und Fleisch, geschälter und polierter Reis. Auch Fertigsuppen enthalten in der Regel Feinmehle. Ferner Breie aus Grieß (außer Vollkorngrieß), Stärke, Weißmehl und geschältem oder poliertem Reis, Zwiebackmehl, stärkehaltige Fertignahrung für Säuglinge; alles ohne Zucker.

9. **Stark kariogene (stark Zahnfäule verursachende) Nahrung:**

Dies sind alles Dinge, die mit isoliertem Fabrikzucker, auch „Kindernährzucker" zubereitet wurden und teilweise gleichzeitig noch isolierte Stärke oder Weißmehl enthalten:

Kuchen, Torten, süße Feinmehlbrötchen, Bonbons, Schokolade, Pralinen, Feinmehlkekse, Eis, welches zumeist mit großen Mengen Fabrikzucker hergestellt ist, Puddings; Haferflocken roh mit Milch, wenn Zucker hinzugefügt wurde; Breie mit Zucker auch aus Vollkornschrot und Hafermehl, Haferflocken, Breie mit Zucker aus Grieß, Stärke, Weißmehl, Reis, Zwiebackmehl (Fabrikzucker macht auch Vollkorngerichte stark kariogen). Stärkehaltige Säuglingsnahrung mit Zucker. Marmelade; Honig in klebriger Form, erhitzter Honig generell (naturbelassener Honig ist zwar für den Organismus gesund und beim Zahngesunden unschädlich, wenn er so verwendet wird, daß er nur kurz und nicht in klebriger Form mit den Zähnen in Berührung kommt, also Honig in Milch, am besten mit einem Strohhalm getrunken. Für bereits kariesgeschädigte Zähne kann Honig besonders gefährlich sein, da in den Belägen auf solchen kranken Zähnen jene Bakterien vorhanden sind, welche auch aus Honig die gefährlichen Säuren produzieren, welche Zahnsubstanz auflösen. Naturbelassener Honig enthält Fermente, welche einen relativ raschen Abbau des Honigzuckers, also eine relativ kurze Einwirkungszeit auf die Zähne bewirken; wurde der Honig aber zum Umfüllen oder bei der Gewinnung erhitzt, so sind diese Fermente zerstört, und er wirkt ebenso lange und schädlich wie Zuckerlösungen oder Zuckersirupe). — Tee und Kaffee mit Zucker, sterilisiertes, gekochtes oder rohes Obst und Salate mit Zucker, rohe, pasteurisierte oder gekochte, durch Zucker oder sonst einen zuckerhaltigen Zusatz gesüßte Milch; Sirupverdünnungen, süße Limonaden und Cola-Getränke. Alle diese Dinge sind, einmal durch Verschiebung des Stoffwechsels in den sauren, anaerob-glykolytischen Bereich, zum anderen durch Schaffung eines günstigen Nährbodens für Gärungsbakterien im Munde, im Bezug auf die Entstehung von Zahnfäule stark wirksam.

10. **Gewohnheiten, die neben denaturierter Kost ebenfalls die Gefahr von Kiefermißbildungen in sich bergen:**

Lutschen auf Finger und Schnuller (F oder S); die Gewohnheit, den Mund offenzulassen (o), und das Schlafen auf dem Rücken (R) wobei sich ebenfalls durch Erschlaffung der Muskeln im Schlaf der Mund öffnet: Die Zunge entfällt als

Stütze des Zahnbogens im Oberkiefer, die Wangen- und Lippenmuskulatur preßt den Zahnbogen zusammen (2 g Dauerdruck genügen!) und verformt ihn so, daß einzelne Zähne aus der Zahnreihe herauswandern, oder sich beim Zahnwechsel schon nicht in die Zahnreihe stellen können, weil der Platz hierfür viel zu klein wird. Bei Rückenlage sinkt im Schlaf außerdem der Unterkiefer zurück; dadurch wird der Distalbiß begünstigt, bei welchem der Unterkiefer zu weit hinten in den Oberkiefer eingreift.

Schäden am Kauorgan:

11. **Von Karies befallen:**

Prozentsatz der von Karies befallenen Jugendlichen in den einzelnen Gruppen.

12. **Auf jeden Befallenen kommen Karieseinheiten insgesamt:**

Jede Zahnfläche mit Karies (Zahnfäule) oder Füllung (der Zahn hat 5 Flächen) zählen als 1 Einheit, Kronen als 4 Einheiten, verlorengegangene Zähne als 5 Einheiten.

13. **Verlorene Zähne Einheiten:**

Jeder verlorene Zahn zählt mit seinen 5 Flächen = 5 Karieseinheiten. Ab 8 Jahren werden fehlende Milchmolaren nicht mehr als fehlend registriert.

14. **Zahnflächen (= Einheiten) ungefüllt.**

15. **Zahnflächen (= Einheiten) gefüllt.**

16. **Zahnbeläge:**

s = schmierige, weiche; R = Ränder, die meistens schwarz sind; Z = Zahnstein. Diese Beläge sind meist auf zu weiche Nahrung zurückzuführen, welche die Zähne beim Kauen nicht scheuern kann – und – bei zu weicher Kost – auf nicht ausreichend gründliches und regelmäßiges Putzen der Zähne.

17. **Zahnfleischerkrankungen:**

a = aufgelockert, leicht blutend; s = stark chronisch entzündet.

18. **Mandeln:**

d = dick; e = entfernt.

19. **Kiefermißbildungen Einheiten:**

Vom Alter von 7 Jahren an, wenn die bleibenden 1er und 2er des Oberkiefers durchgebrochen sind und man die genaue Breite dieser Zähne messen kann, wurden beim Vorliegen von Kiefermißbildungen in jedem Kiefer an 3 Meßstrecken die Abweichungen von der Norm (Pont'scher Index) in Millimetern registriert und ohne Berücksichtigung der Vorzeichen zusammengezählt. Die unter dieser Rubrik notierten Zahlen bedeuten die Summe der Abweichungen von der Norm in mm (= kieferorthopädische Einheiten). Engst. = Engstand der Zähne; notiert, wenn Messen noch nicht möglich war.

20. **Distalbiß** = D, der Unterkiefer liegt gegenüber dem Oberkiefer zu weit zurück, ausgedrückt als D oder in Prämolarenbreiten (1, 1/2, 1/4), das ist die Breite der kleinen Mahlzähne. **Progenie** = P bedeutet Vorbeißen des Unterkiefers vor den Oberkiefer. S = **Seitbiß;** Z = **Zwangsbiß** (wenn z. B. ein einzelner Zahn der oberen Frontzahnreihe innerhalb der unteren Reihe beißt, während alle anderen außerhalb beißen). **Kreuzbiß** = K: Die Zahnreihen überkreuzen sich.

21. **Offener Biß und offener Lutschbiß:** Verformung der Zahnreihen so, daß sie sich an der geschädigten Stelle nicht mehr berühren („offen"); rührt meist von runden Flaschenschnullern, Dauerschnullern oder anderen Lutschgewohnheiten (Finger, Zunge, Lippe), aber auch der ebenfalls ernährungsbedingten Rachitis her. Ein Schnuller darf nur auf der Flasche und dort nur ein **flacher** Schnuller verwendet werden. Vor jeder Art von „Beruhigungsschnullern" muß dringend gewarnt werden; man beachte die hohe Zahl von offenen Lutschbissen im Untersuchungsergebnis!

22. **An Kiefermißbildungen leiden insgesamt**
Prozentsatz der an Kiefermißbildungen (Pos. 19, 20, 21) erkrankten Jugendlichen. Dies ist **nicht** die Summe der Positionen 19, 20, 21, da manche Jugendliche an zwei oder drei Formen gleichzeitig erkrankt sind.

Die Auswertung der Untersuchungskarten ergab folgendes Bild:

Von 100 Malen Nahrungsaufnahme sind

Alter	1. Vollwertige, lebende Nahrung	2. Weitgehend vollwertige Nahrung *)	3. Nicht mehr vollwertige Nahrungsmittel	4. Teilwertnahrung	5. Fisch	6. Fleisch außer Schwein	7. Schweinefleisch und -produkte	8. Kariogene (Zahnfäule erzeugende) Nahrung	9. Stark kariogene Nahrung	10. Gewohnheiten mit der Gefahr von Kiefermißbildungen
0– 1										
1– 3										
3– 6										
6–10										
10–14										
14–21										

Dagegen z. B. die Fälle mit bereits begonnener Nahrungsumstellung:

*) Nicht mehr lebende, jedoch unter Schonung besonders wichtiger Vitalstoffe aufbereitete Nahrung.

Es geht daraus hervor, daß in **allen** Altersgruppen ein erheblicher Teil der Nahrungsaufnahmen im Genuß von Nahrungsmitteln besteht, welche die Entstehung von Zahnfäule begünstigen oder sogar stark fördern, wobei wiederum die stark kariesfördernden Nahrungsmittel das Übergewicht haben. Auffallend ist – dies geht nur aus unseren ausführlichen Tabellen hervor, wo die einzelnen Fälle aufgeführt sind – daß bei den Kindern im Alter von 2–8 Monaten die vollwertige lebende Nahrung fast völlig fehlt.

Viele haben, als Folge der regelmäßigen Aufklärung, sich entschlossen, ihre Ernährung vernünftiger zu gestalten. Einige besonders eindrückliche Fälle einer Nahrungsumstellung zum Besseren sind in der untersten Zeile der Tabelle zusammengefaßt. Der Durchschnitt dieser Fälle auf 100 bezogen sieht wesentlich anders aus; die kariogene Kost ist auf einen Bruchteil des sonst üblichen geschrumpft, während vollwertige lebende Nahrungsmittel und Vollkornbrot auffallend vermehrt sind. Es geht also ohne weiteres auch anders – gesünder! Diese Fälle mögen den anderen, die bis jetzt noch nicht so konsequent waren, Mut machen. Wären diese Kinder und Jugendlichen schon immer so ernährt worden, so hätten sie aller Wahrscheinlichkeit nach nicht die hohe Zahl von Schäden an ihrem Kauorgan, wie dies jetzt der Fall ist. Indessen betreiben sie diese vernünftigere Ernährung zum großen Teil erst seit einigen Monaten, weil sie vorher von niemand darin unterrichtet wurden. Auf diese Weise können sie wenigstens erwarten, daß der weitere Verfall ihres Gebisses langsamer wird und schließlich weitgehend aufhört. Vollkornbrot als Grundlage einer gesunden Ernährung spielt dabei eine maßgebende Rolle.

Die Folgen der falschen Ernährung:

In der gleichen Regelmäßigkeit, wie wir soeben eine immer noch hohe Häufigkeit des Verzehrs denaturierter, kariogener und stark kariogener Nahrungsmittel festgestellt haben, finden wir in der nachfolgenden Tabelle die **Wirkungen** dieser Ernährungsweise: Die mit 2½ Jahren beginnende kariöse Erweichung der Fissuren, die in einen erschreckend regelmäßigen und starken Verfall des Kauorgans schon vor Erreichung des 10. Lebensjahres ausmündet:

Alter	11. Von Karies befallen %	12. Auf jeden Befallenen kommen Karieseinheiten insgesamt	13. Verlorene Zähne Einheiten	14. Zahnflächen ungefüllt	15. Zahnflächen gefüllt	16. Zahnbeläge %	17. Zahnfleischerkrankungen %	18. Mandeln dick oder entfernt %	19. Kiefermißbildungen % außer 20, 21	20. Distalbiß, Progenie %	21. Offener Lutschbiß %	22. An Kiefermißbildungen leiden insgesamt %	23. Durchschn.-P_H der Speichelm.
0– 1													
1– 3													
3– 6													
6–10													
10–14													
14–21													

Schon die Gruppe von 1–3 Jahren ist an Karies erkrankt; über 3 Jahre ist praktisch die ganze Jugend von Karies befallen!

In Spalte 12 auf der zweiten Tabelle sehen wir das regelmäßige Ansteigen der Schäden am einzelnen Gebiß (Durchschnittswerte) mit zunehmendem Alter. Nur ein Teil dieser Schäden wurde, wie wir in den Spalten 13 (entfernte Zähne, Einheiten) und 15 (gefüllte Zahnflächen) sehen, von zahnärztlicher Behandlung berührt. Der Prozentsatz unbehandelter Schäden ist bemerkenswert.

.... Prozent der Jugendlichen von 0 bis 21 Jahren leiden an Kiefermißbildungen.

Die Ursachen sind:

1. Eine falsche Ernährung auch schon der Eltern und des Kleinkindes mit denaturierter Teilwertnahrung,
2. Als eine Folge der falschen Ernährung ein zu früher Verlust von Milchzähnen, auch Rachitis,
3. und schlechte Gewohnheiten: Finger- und Schnullerlutschen, runde Flaschenschnuller – man beachte die vielen offenen Lutschbisse.

Überraschend häufig ist auch die chronische Erkrankung der Mandeln. .... Prozent der Jugend von 2½ bis 21 Jahren – vorher kann man es schlecht feststellen, da die Kleinen noch nicht gerne „Aa" sagen – leiden darunter. Bei einem Teil von ihnen sind die Mandeln entfernt worden. Die Mandeln sind nach neuerer Auffassung Ausscheidungsorgane für Stoffwechselgifte. Die hohe Häufigkeit der Erkrankung muß demnach ebenfalls als eine, durch falsche Ernährung verursachte, krankhafte Veränderung des Stoffwechsels gedeutet werden. Wir werden in den nächsten Jahren abklären können, ob diese Erkrankung mit einer besseren Ernährung der Kinder ebenfalls zurückgeht und ob sich spezielle Ursachen in der Ernährung dafür herausstellen.

Die Untersuchung bringt als Nebenergebnis, daß die Bekämpfung des Gebißverfalls in seinem heutigen Ausmaß schon rein arbeitsmäßig nicht allein durch vermehrtes Bohren und Flicken und eine vermehrte Regulierung von Kiefermißbildungen zu schaffen ist; wir müßten die Zahl der Zahnärzte allein in der Bundesrepublik um vierstellige Zahlen erhöhen, was zumindest kurzfristig nicht möglich ist. Außerdem hält die oft unbegründete Angst vor dem Zahnarzt einen wesentlichen Teil der Bevölkerung davon ab – dies betrifft gerade die Jugend besonders – die an ihrem Kauorgan aufgetretenen Schäden behandeln zu lassen.

Wir haben uns deshalb für einen einfachen, sinnvollen, rationellen Weg entschieden: Durch Beseitigung der eigentlichen Ursachen des Gebißverfalls reduzieren wir diesen allmählich auf ein Mindestmaß. Dem Zahnarzt wird dadurch die Möglichkeit geschaffen, sich durch Entlastung auf dem Gebiete des Bohrens, Zähneziehens usw. seiner eigentlichen, weit erfreulicheren ärztlichen Aufgabe zuzuwenden: Der Pflege und Überwachung der Gesunderhaltung des Organismus im allgemeinen und der des Gebisses als Testorgan der Gesundheit im besonderen.

Das Untersuchungsergebnis weist uns auch die Richtung für unsere weiteren Maßnahmen. Neben der allgemeinen Aufklärung, die wir wie bisher weiterbetreiben, werden wir außerdem jung verheiratete Frauen, verheiratete Frauen, die noch Kinder haben möchten, werdende Mütter und Mütter kleiner Kinder vorläufig bis zu 3 Jahren auf das genaueste mit der richtigen Ernährung der Familie, der werdenden Mutter (die Zahnanlagen bilden sich schon während der Schwangerschaft; konsequenterweise muß daher die Mutter schon längere Zeit vor der Schwangerschaft so richtig ernährt sein, daß sie über einen gesunden, oxydativen, nach der basischen Seite tendierenden Stoffwechsel verfügt), der Säuglinge, Kleinkinder und Kinder vertraut machen, und hierzu auch abendliche Koch- und Ernährungskurse abhalten. Die Kinder werden wir regelrecht „unter Naturschutz" stellen und unsere Mitbürger und Verwandten bitten, ihnen absolut nichts an Nahrungsmitteln „zuzustecken". Ihre Ernährung soll ausschließlich Angelegenheit ihrer Eltern sein.

Die Eltern werden wir über die richtige Kost auf dem Laufenden halten. Auf diese Weise wird bei der nachkommenden Jugend ein drastischer Bruch mit dem bisher regelmäßigen Verfall der Gebisse vom 3. Lebensjahr an möglich sein.

Die Untersuchung wurde ausgeführt von:

Die rechnerische Auswertung erfolgte durch:

Ihr
ARBEITSKREIS GESUNDHEITSKUNDE

Autor dieser Schrift:	Dr. Joh. Georg Schnitzer, 7742 St. Georgen/Schwarzwald
Zeitpunkt zur Verteilung:	ca. 20. August
Zeitpunkt zur Durchführung der Untersuchung:	ca. 20. bis 25. Juli
Papierfarbe dieser Schrift:	Altgold

Weshalb muß die Verhütung des Zahnverfalls bereits im Mutterleib beginnen?

Die primäre Zahnanlage des ungeborenen Kindes ist bereits im dritten Schwangerschaftsmonat abgeschlossen!

Es leuchtet deshalb ein, daß die Ernährung der jungen Mutter zumindest von Beginn der Schwangerschaft an, möglichst aber noch früher, vollwertig sein muß, soll ihr Kind während der Schwangerschaft alle Stoffe erhalten, die zum Aufbau eines gesunden Kauorgans mit gesunden Zähnen notwendig sind.

Eine gesunde, vollwertige Ernährung besteht aus Vollkornbrot und Vollkorngerichten, die durch meist roh zubereitete Gemüsesalate, grüne Salate, rohe Milch, Nüsse und rohes Obst ergänzt werden.

Ebenso wichtig ist es, zu vermeiden, was schadet.

Schädlich für die Zahngesundheit von Mutter und Kind sind vor allem alle Industriezucker und Feinmehle und damit hergestellte Produkte. Sie müssen ganz vermieden werden. Auch Honig und Trockenfrüchte sollen nicht konzentriert (z. B. Honigbrot!) bzw. uneingeweicht gegessen werden.

Aus den Forschungen Dr. Pottengers und der heutigen enormen Verbreitung von Kiefermißbildungen und Zahnfehlstellungen muß man schließen, daß die Hauptursache solcher Degenerationserscheinungen in pasteurisierter oder sterilisierter Milch und erhitztem (gebratenem, gegrilltem, gekochtem) Fleisch liegt, welche die Eltern so geschädigter Kinder getrunken und gegessen haben. Die Erhitzung verändert das tierische Eiweiß so, daß es offenbar nicht mehr geeignet ist, den Organismus des Kindes ohne recht erhebliche Schäden auch am übrigen Skelettsystem und an verschiedenen Organen aufzubauen.

Man soll sich also bemühen, rohe Milch zu erhalten, und Fleisch nur gelegentlich und dann als Beefsteak tartar zu essen.

Prof. Kollath konnte aufzeigen, daß die Schäden durch erhitzte Milch wesentlich durch rohes Vollgetreide (Frischkorngericht, „Kollath-Frühstück") verringert werden können; eigene Beobachtungen lassen aber darauf schließen, daß trotzdem noch Zahnfehlstellungen auftreten können und es besser ist, auf alle Fälle für rohe Milch zu sorgen.

Ebenso wie schädliche Nahrungsmittel müssen auch Gifte vermieden werden. Es gibt z. B. zahlreiche Gifte, die am keimenden Leben „Hemmungsmißbildungen" machen. Allgemein bekannt wurde dieser Wirkungsmechanismus am Beispiel des Contergans. Es gibt aber noch zahlreiche weitere, so wirkende Stoffe. Schon ein kurzdauernder Sauerstoffmangel des keimenden Lebens, z. B. durch Gifte verursacht, welche die sauerstoffübertragenden Fermente hemmen oder schädigen, kann z. B. zu „Wolfsrachen" (Gaumenspalten) und Lippenspalten führen, weil die Entwicklungsvorgänge in der betreffenden Phase gestört wurden.

Man meide also vor allem Alkohol, Nikotin, Coffein und mit Schädlingsbekämpfungsgiften angebaute Gemüse- und Obstsorten, außerdem alle irgend entbehrlichen Medikamente.

Zeugt ein Vater unter Alkoholwirkung ein Kind, so kann leichte geistige Behinderung bis vollständige mongoloide Verblödung des Kindes auf Lebenszeit die Folge sein.

Raucht eine Mutter einige Zeit vor Beginn und während der Schwangerschaft, oder muß sie während dieser Zeit den Rauch ihres rauchenden Mannes einatmen, so ist das Kind im höchsten Grade krebsgefährdet. Der von Präsident Kennedy veranlaßte „Terrybericht" über die Wirkungen des Rauchens ergab mit Sicherheit die krebsverursachende Wirkung dieser Gewohnheit (vor allem Lungenkrebs). Ein namhafter deutscher Krebsforscher fand nun heraus, daß schon der vierzigste Teil der Menge eines Krebsgiftes, die beim Erwachsenen Krebs macht – wird dieser Bruchteil von der Mutter während der Schwangerschaft eingenommen – dazu führt, daß das Kind früher oder später mit großer Wahrscheinlichkeit an Krebs sterben muß. Wer möchte das seinem Kind antun?

Es ist offensichtlich, daß alle Eltern schon vor Beginn einer Schwangerschaft eine große Verantwortung für die Gesundheit ihrer Nachkommen tragen. Diese Verantwortung wird in unserer heutigen Welt zunehmender schädlicher Einwirkungsmöglichkeiten auf das Leben sogar immer größer. Besonders schwer wiegt dabei, daß die schlimmsten Folgen schädlicher Einwirkungen oft erst nach 20 und 30 Jahren zutage treten, während im Augenblick der Einwirkung keinerlei Beschwerden verspürt werden. Die Verantwortung der Eltern gegenüber ihren Nachkommen kann daher nicht ohne erhebliches Wissen um diese Zusammenhänge und nicht ohne erheblichen Weitblick und ausreichende Intelligenz erfüllt werden.

Übrigens tragen alle Eltern auch zu ihrem eigenen Glück bei, wenn sie diese Verantwortung ernst nehmen. Denn wer möchte Gleichgültigkeit und Sorglosigkeit in solchen wichtigen Dingen mit der bösen Überraschung eines lebenslang körperlich oder geistig geschädigten, kranken Kindes büßen, anstatt das Glück gesund heranwachsender Kinder zu erleben?

* * *

Hinweis für Landwirte: Kunden-Vollkornbrot

Für Landwirte, welche selbst Getreide anbauen und dieses bisher gegen Mehl umtauschten, welches dann zum Backen des Kundenbrotes in Bäckerei gegeben wurde, besteht in folgenden Bäckereien die Möglichkeit, Vollkorn-Kundenbrot aus ihrem gereinigten Getreide backen zu lassen:

Vollkornbrot läßt sich noch besser und länger lagern als anderes Brot. Man muß es nur sehr luftig in einem ungeheizten Raum lagern und so legen, daß es nirgends mit einer größeren Fläche anliegt (auf den Rücken legen, auf einem Draht-Kuchenrost lagern).

Ihr
ARBEITSKREIS GESUNDHEITSKUNDE

Autor dieser Schrift: Dr. Joh. Georg Schnitzer, 7742 St. Georgen/Schwarzwald
Zeitpunkt zur Verteilung: ca. 3. September
Papierfarbe dieser Schrift: Azurblau

Die Internationale Gesellschaft für Nahrungs- und Vitalstoff-Forschung befaßte sich auf ihrem 9. internationalen Konvent in Lindau und Bregenz (Bodensee) vom 16. bis 22. September 1963 neben anderen Zivilisationskrankheiten mit dem zunehmenden Gebißverfall, welchem auch wir den Kampf angesagt haben. Die Gesellschaft kam zu folgender Entschließung:

Beschluß Nr. 29, Maßnahmen zur Verhütung des Gebißverfalls (Karies)

„Unter Bezugnahme auf die Beschlüsse Nr. 16 ‚Schutz der Kinder- und Jugendernährung' (1957), Nr. 21 ‚Verhütung von Zahnschäden' (1958), Nr. 25 ‚Makrobiotik – Anticarieskost für werdende Mütter und Kinder' (1961), ferner basierend auf den Vorschlägen des Komitees ‚Caries und Parodontopathien' und nach eingehenden gemeinsamen Beratungen zwischen Zahnärzten, Ärzten, Ernährungsphysiologen und Toxikologen nimmt der Wissenschaftliche Rat der Internationalen Gesellschaft für Nahrungs- und Vitalstoff-Forschung zum Cariesproblem wie folgt Stellung:

I.

Es steht heute durch eine große Reihe von Untersuchungen fest, daß der Gebißverfall in erheblichem Maße ernährungsbedingt ist, nämlich durch den Ersatz der Naturkost durch die Zivilisationskost, charakterisiert durch verfeinerte Nahrungsmittel, besonders Feinmehl- und Zuckerprodukte. Deshalb muß die Verhütung der ernährungsbedingten Caries in erster Linie von Ernährungsmaßnahmen ausgehen. Nur durch eine auf vollwertigen Nahrungsmitteln aufgebaute Kost ist es möglich, dem Organismus mit Sicherheit in ausreichendem Maße die erforderlichen Haupt- und Spurenelemente und andere notwendige Vitalstoffe, z. B. Vitamine, Enzyme, hochungesättigte Fettsäuren usw. zuzuführen.
Vollwertig sind die der Natur möglichst unverändert entnommenen Nahrungsmittel, das heißt das volle Getreidekorn und die damit zubereiteten Nahrungsmittel – im Gegensatz zum Feinmehl, das seiner Vitalstoffe weitgehend beraubt ist – ferner die natürlichen süßen Obstfrüchte und der natürlich belassene Honig – im Gegensatz zum isolierten Zucker.
Eine vollwertige Nahrung ist im wesentlichen auf Vollkornerzeugnissen, Milch und Milchprodukten, Kartoffeln und Gemüse, Obst und Nüssen aufgebaut. Eine solche Nahrung garantiert die Versorgung des Organismus mit allem, was zur Erhaltung der Gesundheit im allgemeinen und zur Erhaltung eines widerstandsfähigen Kauorgans im besonderen notwendig ist. Es wird empfohlen, die Zubereitung durch die Verwendung von Kräutern schmackhaft zu gestalten und anstelle des isolierten Kochsalzes (NaCl) Voll-Meersalz zu verwenden.
Zu vermeiden sind hingegen Süßigkeiten, die besonders gefährlich sind, wenn sie an den Zähnen kleben bleiben, und Feinmehlprodukte.

Eine vollwertige Nahrung enthält ausreichend:

Fluor in Vollkorn aller Art, wie Roggen, Weizen, Gerste, Hafer, Mais, Reis, Hirse, ferner in Sojabohnen sowie in Kartoffeln, besonders wenn sie mit der Schale (frühe Kartoffeln) verzehrt werden; schließlich in Seefischen und Voll-Meersalz –

Magnesium in Nüssen, Frischgemüse, Seefischen, Voll-Meersalz –

Molybdän und **Vanadium** in Bohnen, Linsen, Erbsen, Leber, Nieren, Frischfleisch und Vollgetreide –

Calcium in Milch, Soja, Hafer, Vollreis –
Eisen in Vollkorn, Möhren, Nüssen, in verschiedenen grünen Gemüsen, Citrusfrüchten, Bananen, Erdbeeren –
hochungesättigte Fettsäuren in Nüssen, Mandeln, Leinsamen, Erdnüssen, Mais und in dem Keimling des vollen Korns –
Vitamin A und Provitamin A, ersteres in Milch, Molkereierzeugnissen und Eiern, letzteres in allen grünen Gemüsen, besonders in Möhren –
alle **B-Vitamine,** vor allem in Vollkornbrot und den sonstigen Vollkornerzeugnissen, in Vollmilch- und Magermilcherzeugnissen, Fleisch, Fisch und Eiern –
die äußerst wichtigen **Vitamine C** und **P,** die sich so gut wie ausschließlich in grünen Gemüsen, Kartoffeln und frischem Obst befinden –
die natürlichen **Phosphorverbindungen** in Vollgetreiden, Samen aller Art, Nüssen, Gemüsearten (Erbsen, Bohnen, Linsen), ferner in Fleisch, Fisch und Milch.

Eine ausreichende Versorgung mit weiteren Vitaminen, z. B. mit den Vitaminen E und D, ist bei vollwertiger Nahrung stets gegeben, wenn in Bezug auf Vitamin D noch eine genügende Belichtung der Haut hinzukommt.

Auch die Aufrechterhaltung der Funktion des Kauorgans und der Mundhöhle ist durch die zum Teil harte Konsistenz der natürlichen vollwertigen Nahrung gesichert. Ein wesentlicher Teil der täglichen Nahrung soll aus Frischkost bestehen, weil bereits durch das Kochen wertvolle Bestandteile vernichtet werden.

II.

Der Aufbau einer wirksamen Prophylaxe des Gebißverfalls beginnt primär am aussichtsreichsten bei der **jungen Frau** und **werdenden Mutter.**

Die Bildung der primären Zahnanlage ist beim Embryo bereits im dritten Schwangerschaftsmonat abgeschlossen. Zur ungestörten Entfaltung der Erbanlagen ist also eine Normalisierung des Stoffwechsels der Mutter schon vor Beginn der Schwangerschaft durch Umstellung auf eine vollwertige Ernährung erforderlich.

Die **zweite Phase** der **Prophylaxe** besteht in der richtigen **Säuglingsernährung,** zunächst durch die mit vollwertiger Kost ernährte Mutter und parallel dazu einer frühzeitigen Versorgung des Säuglings mit frischem Obst, Gemüse und Vollgetreideprodukten. Auf eine frühzeitige und kräftige Betätigung des Kauorgans ist Wert zu legen.

Bei der **dritten Phase** der **Prophylaxe,** welche die **Kleinkinder, Jugendlichen** und **Erwachsenen** umfaßt, soll vor allem darauf geachtet werden, daß die beschriebene vollwertige Nahrung nicht zu weich ist. Das Kauorgan muß nämlich betätigt werden, um beim Heranwachsenden eine Unterentwicklung und beim Erwachsenen eine mangelhafte Funktion des Kauorgans zu vermeiden. Ungenügende Betätigung bei gleichzeitig nicht vollwertiger Nahrung fördert auch Kiefermißbildungen und Zahnbetterkrankungen.

Eine regelmäßige und richtige Zahnpflege, die Überwachung der Cariesanfälligkeit und eine fachkundige Behandlung jeder Caries im Anfangsstadium sollten ausgeübt werden.

III.

Nachdem es den Gesundheitsbehörden nicht gelungen ist, auf dem bisherigen Wege die Jugendzahnpflege erfolgreich durchzuführen, und nachdem die Ausbreitung der Caries in frühester Jugend immer mehr zunimmt, hält es der Wissenschaftliche Rat der Internationalen Gesellschaft für Nahrungs- und Vitalstoff-Forschung für notwendig, daß endlich durchgreifende **praktische** Maßnahmen ergriffen werden, die der Behebung des jetzigen Zustandes dienlich sind.

Es wird empfohlen:

a) im ärztlichen und zahnärztlichen Studium mehr Nachdruck auf den Unterricht in echten cariesprophylaktischen Maßnahmen zu legen. Hierzu gehört die Ausbildung in praktisch-pädagogischer Aufklärungsarbeit –
b) Haushaltslehrerinnen, Kinderschwestern, verantwortliche Personen in Kindergärten und in der Mütterberatung gründlich zu unterweisen –
c) den Biologieunterricht in den Grundschulen und höheren Schulen zum Hauptfach zu erheben und die Jugend in gesunder Lebens- und Ernährungsweise zu unterrichten –
d) die Bevölkerung über die Vorzüge einer gesunden Lebens- und Ernährungsweise zu unterrichten –
e) eine besondere Beratung der jungverheirateten Frauen, werdenden und jungen Mütter hierüber durchzuführen –
f) die heranwachsende Jugend viermal im Jahr auf Cariesanfälligkeit zu untersuchen –
g) eingeleitete diätetische Gegenmaßnahmen auf ihre Befolgung und Wirksamkeit in geeigneter Weise zu überprüfen –
h) bei den Schulspeisungen keine cariesfördernden Nahrungs- und Genußmittel abzugeben.

Die Zähne bilden einen Teil der organischen Ganzheit des Körpers. Ihre Erkrankung ist ein frühes Zeichen für eine Gefährdung der Gesamtgesundheit, und ihr Zerfall wirkt wiederum als ernste Gefährdung auf den ganzen Organismus zurück.

Die WHO, die Gesundheitsministerien aller Länder sowie die Gesundheitsämter der Städte werden gebeten, diese Vorschläge in die Tat umzusetzen."

Wir empfehlen Ihnen, diesen von maßgebenden Wissenschaftlern des In- und Auslandes in intensiver, mehrtägiger Beratungsarbeit gefaßten Beschluß eingehend und mehrmals durchzulesen. Er enthält alle wesentlichen Voraussetzungen, welche das Heranwachsen einer am ganzen Organismus und insbesondere am Kauorgan gesunden Jugend ermöglichen.

Ihr
ARBEITSKREIS GESUNDHEITSKUNDE

Autor dieser Schrift: Internationale Gesellschaft für Nahrungs- und Vitalstoff-Forschung, 3 Hannover-Kirchrode

Zeitpunkt zur Verteilung: ca. 24. September

Papierfarbe dieser Schrift: Intensivgelb

Getreide

Körnerfrüchte bilden seit Jahrtausenden einen Grundpfeiler der menschlichen Ernährung: Roggen, Weizen, Hafer, Gerste, Buchweizen, Hirse, Reis, Emer, Dinkel, Einkorn, Mais.

Prof. Dr. Werner Kollath setzt dem Kapitel „Getreide“ in seinem Werk „Die Ordnung unserer Nahrung“ (5. Auflage, Hippokrates Verlag Stuttgart; das beste und umfassendste Buch über die Nahrung) einen Satz von McCann voran:

> „Alle wissenschaftlichen Bibliotheken der Welt können nicht um die Wunder herumkommen, die in einen Tropfen Milch oder in ein Getreidekorn hineingelegt sind.“

Professor Kollath schreibt: „Wenn die Milch als das wichtigste tierische Lebensmittel zu bezeichnen ist, muß **das Getreide als das wichtigste pflanzliche Lebensmittel** herausgestellt werden. Getreide und Milch haben gemeinsam, daß sie nicht nur mengenmäßig am wichtigsten, sondern auch am vollwertigsten und gleichzeitig auch am billigsten sein können . . .“

„Es ist verständlich, wenn sich mit dem Getreidebau kultische Handlungen verbanden und wenn das „tägliche Brot“ der Begriff der Tageskost schlechthin geworden ist. Umso bedenklicher ist es, daß diese uralten geistigen Bindungen des Menschen an seine Lebensmittel jetzt vollkommen geschwunden sind und daß an deren Stelle chemische Analysen dem Konsumenten eine Vorstellung davon geben sollen, was er ißt. Unverständlich ist die Unterschätzung, wenn man nicht sagen will, Mißachtung, die die heutigen weißen Völker dem Getreide und daraus hergestellten Gerichten entgegenbringen. Von den vollkommenen Eigenschaften, die die Getreidekörner im Verlauf von Jahrtausenden erhalten haben, benutzt man nur einige wenige . . .“

Wir treffen zurzeit Vorbereitungen, um der Hausfrau diese Quelle der Gesundheit für ihre Familie wieder zu erschließen. In Besprechungen mit den Geschäftsleuten, mit Lieferanten, in praktischen Versuchen werden die Wege freigemacht, um das volle Korn der verschiedenen Getreidearten in der Küche wieder verfügbar zu haben. Die von der deutschen und schweizerischen Lebensreform seit Jahrzehnten geleistete Vorarbeit muß lobend hervorgehoben werden.

Eine Vielzahl gesunder, wertvoller Gerichte läßt sich daraus herstellen: Vollkornpfannkuchen, Vollkornnudeln, Kuchen und Gebäcke aus Vollkornmehlen (die wohlschmeckender sind als solche aus gewöhnlichem Feinmehl), Frischkorngerichte (bei welchen das gemahlene Korn zur Schonung der wertvollen Bestandteile nicht erhitzt wird), und Vollkornbreie. Der aus Hafer gekochte Vollkornbrei, das sogenannte „Hafermus“, das jahrhundertelang das Frühstück der Schwarzwaldbauern war, ist älteren Leuten noch in bester Erinnerung; man hört sie gelegentlich davon schwärmen.

Das Rezept:

Hafermus. Die erforderliche Menge Hafer ohne Spelzen (man wird ihn neben anderen Getreidesorten in Kürze in den Geschäften kaufen können) wird durch eine Kaffeemühle gelassen (Vollkornschrot verdirbt noch schneller als Milch, deshalb wird es erst unmittelbar vor der Weiterverarbeitung gemahlen), mit kaltem Wasser und einer Prise Voll-Meersalz aufgesetzt und unter Umrühren möglichst rasch zum Kochen gebracht. Sobald es zu kochen beginnt, ist das „Hafermus" fertig. Es wird in den Suppenteller gegeben und kalte rohe Milch darübergeschüttet. (Woher wußte man früher, daß die Milch so viel wertvoller ist, als wenn sie mitgekocht worden wäre?) Man kann nach Laune noch einen Apfel oder Zwiebeln hineinschneiden. Dieses Hafermus ist so überraschend nahrhaft, daß es von morgens bis mittags ohne Vesper „anhält"!

Ihr
ARBEITSKREIS GESUNDHEITSKUNDE

Autor dieser Schrift: Dr. Joh. Georg Schnitzer, 7742 St. Georgen/Schwarzwald
Zeitpunkt zur Verteilung: ca. 22. Oktober
Papierfarbe dieser Schrift: Rosa

Vier verschiedene Vollgetreidesorten aus biologischem Anbau (ohne Kunstdünger oder chemische Mittel) in den Geschäften erhältlich!

Letzte Woche konnten wir den Geschäftsleuten die Einkaufspreislisten einer ganzen Reihe biologisch wertvoller und vollwertiger Lebensmittel übergeben. Aus dem umfangreichen Angebot sind für uns zunächst besonders interessant:

Vollweizen

Vollroggen

Sprieskornhafer (spelzenlose Sorte)

Sprieskorngerste (spelzenlose Sorte)

Diese wertvollen Vollgetreide sind in hübschen Tüten mit Fenster, durch welches man den schönen Inhalt erkennen kann, erhältlich. In den Geschäften finden Sie das Angebot unter dem Hinweis:

— Vollwertige Lebensmittel —

Aktion

„Gesundheit für unsere Jugend“

Eine ganze Skala von köstlichen, wertvollen, aromatischen, gesunden Gerichten steht der Hausfrau damit wieder zur Verfügung. Wieder — denn die Hausfrauen der vergangenen Jahrhunderte wußten sehr wohl den gesundheitlichen Wert und Wohlgeschmack zahlreicher und vollwertiger Getreidesorten zu schätzen, während die Phantasielosigkeit der heutigen Zeit die ganze Skala auf den Weizen hat zusammenschrumpfen lassen — und selbst da wird nicht mehr das volle Korn, sondern nur die „tote“ Stärke genossen. Warum denn? Essen wir etwa an Obst das ganze Jahr nur Birnen? Oder an Gemüsen immer nur Rotkohl? Also — lassen Sie uns auch wieder nicht allein Weizen, sondern auch Roggen, Hafer und Gerste essen.

Selbstverständlich, daß wir nach den in den letzten Monaten erworbenen Kenntnissen jeweils das Schrot aus dem vollen Korn zu den Gerichten verwenden, nicht etwa nur die Stärke — und daß wir es erst direkt vor der Weiterverarbeitung in der Küche mahlen, damit alle die wertvollen Fermente, Vitamine und Mineralstoffe erhalten bleiben, welche zur Erhaltung der Gesundheit notwendig sind.

Hier eine kurze prinzipielle Anleitung zum Umgang mit Vollgetreiden in der Küche:

Das wichtigste Küchengerät seit altersher — und das älteste, das der Mensch besaß — **ist die Mühle.** Es gibt sie in unzähligen Formen und Variationen; jahrtausendelang bestand sie aus einem flachen Stein, auf welchem man mit einem runden Stein die Körner zerquetschte. Tatsächlich ist die Getreidemühle mit echten Mahlsteinen am besten geeignet, denn Mahlsteine mahlen am schonendsten und gründlichsten und ergeben das feinste, das lockerste und das beste Mehl.

Eine elektrische Kaffeemühle mit Schlagmessern ist für das Mahlen von Getreide nicht zu empfehlen. Denn sie mahlt das Korn nicht, sondern zerschlägt es. Bei jedem Aufprall der Messer auf dem Korn entstehen so hohe Temperaturen, daß sofort wesentliche Teile der Vitalstoffe zerstört werden. Deshalb sollte jede Hausfrau darauf achten, daß sie eine Getreidemühle mit Mahlsteinen — mit der richtigen Leistung für den Bedarf ihrer Familie — in der Küche hat.

Die wertvollste Zubereitungsart sind die Frischkorngerichte – bei welchen die Getreideschrote ungekocht verwendet werden, wie wir das von den Haferflocken her schon gewohnt sind. Das Grundrezept mit unendlichen Variationsmöglichkeiten:

Rohe Milch oder Sauermilch oder Bioghurt, dahinein Apfelschnitze, geschnittene Apfelsinen, Bananen, ganze Trauben oder irgendeine andere gerade erhältliche Obstsorte, oder auch getrocknetes Obst; dazu eine Handvoll Rosinen – und pro Person zwei Eßlöffel voll frisch gemahlenes Vollgetreide einer beliebigen Sorte. Auf die interessante Beobachtung, daß ein Säugling Frischkorngerichte bei weitem lieber ißt als gekochte Breigerichte, kommen wir später bei der Besprechung der Kleinkinderernährung noch zurück.

Vollkornbreie: Aus einer beliebigen Getreidesorte wird frisches Schrot mit Wasser und Vollmeersalz (nie Zucker verwenden!) zu einem Brei gekocht (das Schrot in wenig kaltem Wasser glattrühren, in das kochende Wasser einrühren – bestmögliche Schonung der Vitalstoffe – nach dem ersten Aufkochen sofort abstellen). Zum Essen wird dann kalte rohe Milch darangeschüttet, evtl. etwas frisches Obst oder rohe Zwiebeln hineingeschnitten. Diese Gerichte sind uns in Form des Schwarzwälder „Hafermus" noch teilweise bekannt; sie sind in allen Variationen mit den anderen Getreidesorten auch möglich, und man ist von dem charakteristischen Wohlgeschmack der einzelnen Getreidesorte sehr überrascht, wenn man einen solchen Brei zum erstenmal ißt.

Vollkornküchlein: Aus frischem Vollkornmehl, pro Kopf ein Ei und Meersalz wird ein Pfannkuchenteig gemacht – man kann das Eiweiß schaumig schlagen und darunterziehen, wenn man will – und Küchlein von 3–4 mm Dicke in der Pfanne gebacken. Je nach Getreidesorte lassen sich auch große Pfannkuchen auf diese Weise machen. Man verwendet ein kaltgepreßtes Pflanzenfett zum Backen und achtet darauf, daß sie nur gar, aber nicht braun werden; stark gebräunte Lebensmittel sind gesundheitlich nicht günstig – daher auch die helle Rinde bei unserem Vollkornbrot.

Diese überraschend wohlschmeckenden Vollkornküchlein kann man in Anlehnung an das Gericht „Kartoffelpuffer" auch nennen: Weizenpuffer, Roggenpuffer, Haferpuffer . . .

Vollkorngebäck: Mit einigen der Vollkornmehlsorten oder auch Mischungen lassen sich ausgezeichnet schmeckende und gesunde Gebäcke herstellen. Man gehe dabei immer so vor, daß der Grundteig, welchen man mit Hefe macht, ganz leicht gesalzen ist (mit Vollmeersalz). Nie Zucker verwenden! Wünscht man ein süßes Gebäck, so kommen zum Süßen frische oder in Wasser eingeweichte getrocknete Früchte oder beides hinzu. Durch isolierten Zucker würde das natürliche Gleichgewicht der Vitamine und Mineralstoffe zu den Energieträgern zerstört.

Nun, liebe Hausfrau – genießen Sie mit Ihrer Familie die Entdeckerfreuden!

Und denken Sie daran: Je kürzer vor der Mahlzeit Sie mit der Zubereitung beginnen müssen, je weniger am Essen gekocht, je mehr roh zubereitet wird, desto mehr haben Sie für die Gesundheit Ihrer Familie getan, desto vollwertiger sind die von Ihnen auf den Tisch gebrachten Gerichte. Dies ist das Küchenprinzip Nr. 1, welches Ihrer Familie viel Ungemach und Leiden sparen und Lebensfreude schenken kann.

Ihr
ARBEITSKREIS GESUNDHEITSKUNDE

Autor dieser Schrift: Dr. Joh. Georg Schnitzer, 7742 St. Georgen/Schwarzwald
Zeitpunkt zur Verteilung: ca. 12. November
Papierfarbe dieser Schrift: Gelb

Für unsere Kinder zu Nikolaus und Weihnachten

Äpfel, Nüss' und Mandelkern

Wenn Sie in diesen Tagen der Vorfreude auf den Nikolaustag und auf Weihnachten zum Einkauf für Ihre Kinder in die Geschäfte gehen, so werden Sie dort ein Plakat mit dem Wortlaut dieser Überschrift finden.

Wir haben dieses eigens für Sie drucken lassen und die Geschäftsleute gebeten, es in ihren Schaufenstern anzubringen — um Ihnen in die Erinnerung zu rufen, welche vollwertigen und köstlichen Dinge Sie Ihren Kindern zu diesen Festtagen schenken können.

Nikolaustag und Weihnachten können nämlich auch schwarze Tage für die Gesundheit Ihrer Kinder werden. Kaum zu einer anderen Jahreszeit werden an Orten, wo man noch nichts über die Ursachen des Gebißverfalls gehört hat, soviel Schleckkram und soviel Produkte, die mit Industriezucker und Feinmehl hergestellt sind, gekauft und an Kinder verschenkt.

Im gleichen ungewöhnlichen Ausmaß zeigen sich an solchen Orten dann kurz nach Weihnachten die Folgen: Mit einer Flut von Zahnschmerzen und Tränen müssen diese Kinder, welchen man mit solchem Schleckkram „nur eine Freude" machen wollte, die „einmal bestimmt nichts macht", diese folgenschwere Gedankenlosigkeit der Erwachsenen bezahlen. Darüberhinaus entsteht dabei ein Schaden an Leib und Leben, der nie wieder gutgemacht werden kann; denn ein von Zahnfäule befallener Zahn läßt sich nicht mehr gesund machen, sondern nur noch flicken.

In unserer Gemeinde aber haben sicherlich die meisten Erwachsenen diesen direkten Zusammenhang zwischen Schleckkram und Zahnfäule erkannt und machen von den reichlichen Möglichkeiten Gebrauch, ihren Kindern eine **wirkliche** Freude zu machen und ihnen die Dinge zu schenken, welche seit Jahrtausenden zu diesem Zweck üblich sind und dazu einen gesundheitlich hohen Wert besitzen:

Äpfel, Nüss' und Mandelkern

Gerade Nüsse enthalten viele Stoffe, welche das Gehirn zur einwandfreien Funktion benötigt, vor allem Phosphor (der auch für die Zähne wichtig ist) — und welche Mutter wünscht nicht ihren Kindern ein möglichst leichtes Fortkommen in der Schule und ein gutes Zeugnis. Äpfel sind, wie man treffend gesagt hat, „die Zahnbürste der Natur"; darüberhinaus hat man durch Untersuchungen festgestellt, daß nach dem Genuß eines Apfels im Munde für mehrere Stunden ein für die Gesundheit der Zähne besonders günstiges, mineralstoffreiches Milieu entsteht.

Zu Nikolaus sind in den Bäckereien

Weckenmänner aus Vollkornschrot und Rosinen

erhältlich. Diese über alles Erwarten wohlschmeckenden Nikolause empfehlen wir Ihnen zum Nikolaustag. Das Rezept: Ca. 180 g Vollkornbrotteig, ca. 60 g Rosinen. Solche Weckenmänner wird auch der Nikolaus persönlich – wenn alle Kinder bis dahin brav sein werden – in der Kinderschule und Schule an unsere Kinder verschenken, wie er in einem Interview verlauten ließ.

Ihr
ARBEITSKREIS GESUNDHEITSKUNDE

Autor dieser Schrift: Dr. Joh. Georg Schnitzer, 7742 St. Georgen/Schwarzwald
Zeitpunkt zur Verteilung: ca. 26. November (8 Tage vor Nikolaus)
Papierfarbe dieser Schrift: Orange

Weihnachten

Seit altersher ist es üblich, hohe Feste auch mit besonderen Tafelfreuden zu verbinden. Auf den alten flämischen Gemälden, besonders aus der Zeit Pieter Brueghels, ist zu sehen, wie man es schon früher verstand, einen solchen Festschmaus zu feiern.

Diese Genüsse kann man sich gesundheitlich auch ohne weiteres leisten, wenn man das Jahr hindurch von einer einfachen, natürlichen Kost gelebt hat, wie dies in früheren Zeiten fast durchweg üblich war. Der Organismus hat dann genügend Reserven, um auch mit ausnahmsweise genossenen „verfeinerten" Nahrungsmitteln, die nicht mehr alle lebensnotwendigen Stoffe enthalten, ohne Schaden fertigzuwerden. Ein Mensch, der über ein vollständiges, naturgesundes Gebiß verfügt, kann also an Weihnachten ohne Schaden auch einmal Weißmehlgebäck essen, wenn er darauf achtet, daß nicht die Reste dieser Genüsse stundenlang zwischen den Zähnen hängen bleiben.

Verfügt aber jemand **nicht** mehr über ein vollständiges, naturgesundes Gebiß — weil aus einmaligen Genüssen ständige Gewohnheiten gemacht wurden — so muß er an solchen Festtagen für seine das Jahr hindurch begangenen Ernährungssünden büßen. Jeder Lebkuchen, jedes Weihnachtsbrötchen aus Zucker und Weißmehl bewirken unabwendbar die chemische Auflösung eines kleinen Teils seiner Zahnhartsubstanz, bringen seine Zähne ein kleines Stück dem völligen Verfall näher. **Er hat** in seinem Munde die Bakterienflora, die von solchem Naschzeug und verfeinerter Kost lebt und daraus aggressive Säuren produziert, welche seine auch von innen durch eine unkluge Ernährung schon geschwächten Zähne rasch zerstören. Auch wenn ein solchermaßen kranker Mensch — als gesund kann er gewiß nicht bezeichnet werden — regelmäßig die in den Zähnen entstandenen kariösen Höhlen vom Zahnarzt hat ausflicken lassen — so kann er sich diese weihnachtlichen Genüsse, die dem Zahngesunden wenig anhaben können, gesundheitlich nicht leisten. Denn seine Zähne haben wenig Widerstandskraft gegen Säuren, und sie sind überdies von Bakterien dicht besiedelt, welche nur auf Schleckzeug warten, um ihr Zerstörungswerk fortsetzen zu können. Sein Speichel hat durch eine falsche Ernährung die natürliche Fähigkeit zum Abpuffern schädlicher Säuren eingebüßt. Und gerade die Grenze zwischen Füllung und Zahn ist die anfälligste Stelle, an welcher der Verfall schon bei relativ geringen Ernährungssünden rasch weitergeht.

Was tun? Da wir leider heute noch zum überwiegenden Teil zu der zweiten Gruppe gehören, müssen wir uns mit einigen Raffinessen bemühen, unsere Zähne einigermaßen ohne weiteren Schaden über die Festzeit hinwegzuretten. Dazu tun wir folgendes:

Wenn wir Dinge gegessen haben, die aus Zucker, Weißmehl oder mit beidem gemacht sind, essen wir **sogleich** hinterher einen Apfel. Der Apfel — die Zahnbürste der Natur — entfernt einen großen Teil der süßen und klebrigen Reste von den Zähnen und regt darüberhinaus die Speicheldrüsen zur Produktion eines besonders mineralstoffreichen, alkalischen Speichels an, der schädliche Säuren abpuffert. Das hilft aber nur ausnahmsweise. Wird das Schlecken zur Gewohnheit, so kann auch der gleich hinterher gegessene Apfel den Schaden nicht ganz verhindern.

Klebrige Dinge, die im Munde nur langsam vergehen, essen wir lieber auch an Weihnachten nicht.

Zum Ausgleich für Dinge, die für die Zähne gefährlich sind, essen wir besonders oft Obst und Nüsse.

Vollkornbrot wird nach zu vielen süßen Dingen meist instinktiv besonders gerne gegessen.

Festgebäcke aus Vollkornschroten oder Vollkornmehlen und einem Zusatz von Honig oder getrockneten Früchten (ohne Zusatz von Fabrikzucker) schmecken nicht selten besser und würziger als Gebäcke aus Feinmehlen.

Auf alle Fälle schadet es nichts, wenn wir in den „gefährlichen" Festtagen auch die Zahnbürste häufiger als sonst zur Hand nehmen, um **sogleich** nach kleinen oder größeren Ernährungssünden die Zähne gründlich zu reinigen.

Diese Maßnahmen sind übrigens auch für den völlig Zahngesunden zu empfehlen. Man weiß nie sicher, wo bei einem selbst die Grenze liegt, und kann sich so die sonst vielleicht doch fällige Überraschung des ersten Loches in einem Zahn einige Zeit nach den Festtagen ersparen.

Außerdem soll an den Festtagen den ganzen Tag eine große Schale mit verschiedenen Sorten Obst und Nüssen auf dem Tisch stehen, so daß jeder, vor allem die Kinder, danach greifen kann, wann er möchte.

Im Laufe der Jahre werden wir immer mehr auch Festgebäcke zur Verfügung haben, die aus vollwertigen Naturprodukten zusammengesetzt sind, so daß die Festtage ihre Gefährlichkeit für die Zähne und die sonstige Gesundheit allmählich verlieren werden.

Rosinenbrötchen. In den Bäckereien

sind von dieser Woche an Rosinenbrötchen aus Vollkornteig und Rosinen erhältlich. Sie haben eine ähnliche Zusammensetzung wie die nicht nur von der Jugend begeistert begrüßten Vollkornnikolause und sind an ihrer länglichen, einem kleinen Brotlaibchen ähnlichen Form zu erkennen.

Auf Weihnachten besteht in den Bäckereien außerdem die Möglichkeit, nach dem gleichen Rezept Vollkorn-Christstollen beliebiger Größe zu bestellen. Versuchen Sie die Rosinenbrötchen, dann werden Sie wissen, wie die Stollen schmecken!

Ihr
ARBEITSKREIS GESUNDHEITSKUNDE

Autor dieser Schrift: Dr. Joh. Georg Schnitzer, 7742 St. Georgen/Schwarzwald

Zeitpunkt zur Verteilung: ca. 10. Dezember

Papierfarbe dieser Schrift: Flieder

Wonach beurteilen wir, ob ein Nahrungsmittel gut für uns ist?

Die Hausfrau trägt die Verantwortung für die richtige Ernährung der Familie. In ihrer Hand liegt es, ob die Familie gesund bleibt und die Kinder gesund aufwachsen, oder ob häufige Krankheiten und Gebißverfall ihren Einzug halten. Deshalb muß sich die Hausfrau darüber im klaren sein, nach welchen Gesichtspunkten sie die Nahrung für ihre Familie aussucht. Wir wollen deshalb einmal die verschiedenen Beurteilungsmöglichkeiten mit ihrem Für und Wider betrachten:

Nach dem Aussehen? Es ist sicher wichtig, daß die Lebensmittel und die daraus bereiteten Speisen, wenn sie auf den Tisch kommen, appetitlich aussehen. Aber genügt das? Auch Tollkirschen sehen appetitlich aus, und trotzdem stirbt man, wenn man sie gegessen hat. Auch Weißbrot oder Bonbons sehen appetitlich aus; trotzdem schaden sie dem Körper und zerstören die Zähne. Auch mit Schädlingsbekämpfungsgiften gespritzte Früchte schauen hübsch aus; wir sehen ihnen das Gift, welches in ihnen sitzt, nicht an. Das appetitliche Aussehen allein genügt also nicht.

Nach dem Wohlgeschmack? Der Wohlgeschmack der Speisen ist die Voraussetzung dafür, daß sie gerne gegessen werden. Aber er garantiert uns nicht ihre Zuträglichkeit für die Gesundheit. Auch ein Pilzgericht, in welchem der giftige Knollenblätterpilz verarbeitet ist, schmeckt gut; es hat nur den kleinen Nachteil, daß wir einige Stunden nach seinem Genuß tot sind. Speisen, welche aus Feinmehl, Stärke und mit Industriezucker bereitet sind, schmecken gut; trotzdem fügen sie uns einen Schaden an Leib und Leben zu, führen zur Zerstörung unserer Zähne, zur Schädigung des Knochensystems, zur Entgleisung des Stoffwechsels. Wohlgeschmack allein genügt also auch nicht.

Nach der Verdaulichkeit? Natürlich sollen Nahrungsmittel gut verdaulich sein. Trotzdem gibt es manche Dinge, die zum Teil sogar „leicht verdaulich" sind, und dennoch unsere Gesundheit untergraben: Feinmehlprodukte und Industriezucker.
Nach dem Nährwert? Man glaubte lange Zeit, daß die Zufuhr einer genügenden Anzahl von Kalorien genügen würde, um Leben und Gesundheit zu erhalten („Kalorienära" in der Ernährungswissenschaft). Aber gerade die kalorienreichen Konzentrate, wie Fett, Fabrikzucker, Feinmehle und aus diesen Dingen hergestellte Nahrungsmittel könhen, wie die Erfahrung gezeigt hat, die Gesundheit beeinträchtigen.

Liebe Zeit! – werden Sie sagen, wonach soll ich mich dann richten?

Wichtigste Eigenschaft eines Nahrungsmittels, nach welcher wir zunächst entscheiden, ob wir es kaufen oder nicht, **ist die Fähigkeit, die Gesundheit der Familie zu erhalten.** Ncht nur für den Augenblick, für vier Wochen oder ein halbes Jahr; sondern für das ganze Leben und darüberhinaus auch für die nächsten Generationen. Erst wenn diese Voraussetzung erfüllt ist, nehmen wir die zusätzliche Prüfung nach den aufgezählten Gesichtspunkten vor. Wir zählen deshalb die verschiedenen Bedingungen, die erfüllt sein müssen, in der Reihenfolge ihrer Bedeutung auf:

1. **Vollwertigkeit.** Das Nahrungsmittel muß alle lebensnotwendigen Stoffe, das sind Vitamine, Fermente, Mineralstoffe, Energiestoffe und bei einem wesentlichen Teil

der täglichen Nahrung L e b e n besitzen, also l e b e n d (roh) gegessen werden (ca. $^2/_3$ der täglichen Nahrung).

2. Das Nahrungsmittel muß **giftfrei** sein. Es darf keine chemischen Gifte, keine künstlichen Zusätze und Farben enthalten. Es darf keine bakteriellen Verunreinigungen tragen („Kopfdüngung") oder durch Anbau auf kranken Ackerböden selbst krank sein.

3. Es soll **wohlschmeckend** sein.

4. Es soll **appetitlich** aussehen.

Sind diese Voraussetzungen erfüllt, so ergeben sich Verdaulichkeit und „Nährwert" von selbst. Übrigens ist bei uns in den letzten 15 Jahren niemand verhungert, wohl haben sich aber Unzählige zu Tode gegessen.

Wie diese einzelnen Gesichtspunkte bei den Lebensmitteln und bei der Zubereitung der Speisen berücksichtigt werden, das wissen Sie zu einem Teil schon aus den früheren Merkblättern selbst; wir werden uns aber in nächster Zeit außerdem besonders bemühen, Ihre Kenntnisse in diesen Dingen, die von vitalem Interesse für die Gesunderhaltung Ihrer Familie sind, weiter zu vertiefen. Deshalb werden wir, wie schon angekündigt, ab und zu einen Hausfrauenabend halten, an welchem wir diese Fragen in zwanglosen Gesprächen behandeln und auch praktisch Gerichte zubereiten werden, die diesen Forderungen im Interesse der Gesundheit der Familie neben Wohlgeschmack, appetitlichem Aussehen usw. entsprechen. Der erste Abend findet statt:

Besonders herzlich sind dazu eingeladen die Mütter kleiner Kinder, werdende Mütter, jung verheiratete Frauen, junge Mädchen, aber auch die Ehemänner, welchen die Gesunderhaltung ihrer Familie ein Anliegen ist.

Bitte, bringen Sie zu diesem Abend womöglich einen Teller und einen Löffel mit.

Die Schule hat auf unsere Bitte eine Reihe von Exemplaren des ausgezeichneten Kinderbuches „Karius und Baktus" (Blanvalet-Verlag, Berlin-Wannsee) angeschafft. Diese Bücher können zu einigen angenehmen Lesestunden jeweils in einer Klasse ausgeteilt werden und eignen sich besonders, die Jugend mit den Fragen der Gesunderhaltung der Zähne und der Zahnpflege vertraut zu machen.

In Kürze werden in einigen Geschäften Getreidemühlen stehen, mit welchen es möglich ist, die Getreidekörner zu quetschen, so daß sie in der gleichen Weise wie Haferflocken zu rohen Milch-, Getreide-, Obstgerichten verwendet werden können. Frisch gequetschte und roh genossene Getreidekörner haben sich bei den Forschungen von Prof. Kollath als ganz besonders wertvoll für die Gesundheit erwiesen.

Prof. Dr. med. W. Kollath „Zivilisationsbedingte Krankheiten und Todesursachen", Karl F. Haug Verlag, Ulm/Donau 1962; „Die Ordnung unserer Nahrung", Hippokrates Verlag Stuttgart 1960; „Der Vollwert der Nahrung" Band I 1950 und Band II 1960, Wissenschaftliche Verlagsgesellschaft m. b. H. Stuttgart; „Getreide und Mensch, eine Lebensgemeinschaft", erhältlich beim Schnitzer Verlag, 7742 St. Georgen, Bahnhofstraße 28, 1964; Lehrbuch der Hygiene Band I und II, S. Hirzel Verlag Stuttgart 1949; Herbert Warning: Werner Kollath, Wissenschaftliche Arbeiten, Verlag Schwabe & Co., Bad Homburg v. d. H. 1963 („Warning-Verzeichnis").

Der Genuß solcher frischer Getreideflocken zusammen mit reichlich Milch und Obst während der Schwangerschaft verhindert z. B. die bisher oft als unvermeidlich angesehenen Schäden am Gebiß der werdenden Mutter und garantiert einen einwandfreien Aufbau des Knochen- und Zahnsystems, ja des ganzen Organismus des Kindes im Mutterleib und während der Stillperiode. Auch die bedenkliche, heute so verbreitete Stillunfähigkeit der jungen Mütter wird dadurch in vielen Fällen behoben. Wesentlich ist dabei, daß das Getreide von gesunden, biologisch sinnvoll bearbeiteten Ackerböden stammt.

Verschiedene Getreidesorten sind in ausgezeichneter Qualität in folgenden Geschäften erhältlich:

Ihr

ARBEITSKREIS GESUNDHEITSKUNDE

Autor dieser Schrift:	Dr. Joh. Georg Schnitzer, 7742 St. Georgen/Schwarzwald
Zeitpunkt zur Verteilung:	ca. 20. Januar des zweiten Jahres
Zeitpunkt für den Hausfrauenabend:	ca. 11. Februar
Papierfarbe dieser Schrift:	Intensivgelb

Einladung zum Hausfrauenabend

Ort:

Tag und Zeit:

Wie bereits angekündigt, werden wir nun einen Hausfrauenabend abhalten, um praktische Beispiele für gesundheitlich wertvolle Gerichte zu geben und über die Fragen einer gesunden Ernährung zwanglos zu plaudern.

Folgende Gerichte werden praktisch vorgeführt (die angegebenen Mengen sind jeweils für 1 Person bestimmt):

1. Ein Frischkorngericht (Kollath-Frühstück):

Grundrezept A mit Früchten:

30 bis 45 g Frischkornschrot (2 bis 3 Eßlöffel frisch geschroteter Weizen) werden abends mit 2 bis 3 Eßlöffeln Wasser (nie mit Milch) eingeweicht. Im Winter weicht man gleichzeitig noch, aber getrennt mit wenig Wasser, evtl. 15 g Trockenfrüchte ein.

Am Morgen mischt man unter den steifen Brei ½ bis 1 Eßlöffel Zitronensaft und nach Belieben Verfeinerungszutaten wie: 1 bis 3 Eßlöffel frische rohe Vollmilch oder 1 Eßlöffel frische Sahne, im Winter evtl. eingeweichte Trockenfrüchte mit dem Einweichwasser, oder 1 Teelöffel Honig (nicht regelmäßig).

Unmittelbar vor dem Servieren reibt man einen reifen Apfel über den Brei (Edelstahl-Raffel benutzen) unter sofortigem Verrühren. Apfel und Speise müssen weiß und duftig bleiben. Neben Äpfeln verwendet man das frische Obst der Jahreszeit wie Beerenobst, Pfirsiche, Aprikosen, Birnen, frische Feigen usw.

Das fertige Gericht wird mit frischgemahlenen Haselnüssen oder Mandeln überstreut. Man kaue diese wohlschmeckende Speise gründlich.

Grundrezept B mit Milch:

Vorbereitung wie Grundrezept A.

Morgens fügt man frische rohe Vollmilch, Sauermilch oder Bioghurt zu und verrührt zu einem steifen Brei, den man nach Bedarf mit zuvor eingeweichten Trockenfrüchten oder Honig (mit letzterem nicht regelmäßig) süßt.

Das Kollath-Frühstück soll als erste feste Frühstücksmahlzeit genommen werden.

2. Vollkornbrei aus Sprießkornhafer und Sprießkorngerste (spelzenfreie Züchtungen; dadurch entfällt der Arbeitsgang der Spelzenentfernung in der Mühle, bei welchem die Keime teilweise beschädigt würden):

25 g Sprießkornhafer (1 stark gehäufter Eßlöffel) und

25 g Sprießkorngerste (1 stark gehäufter Eßlöffel) werden gemischt und in einer Kaffeemühle frisch geschrotet.

$^1/_4$ l Wasser wird abgemessen, ein Teil davon zum Anrühren des geschroteten Getreides verwendet, der andere Teil zum Kochen gebracht. Das angerührte Getreideschrot wird hineingerührt; unter weiterem kräftigem Umrühren läßt man den Brei nicht länger als $^1/_2$ bis 1 Minute kochen. Gleichzeitig werden

2 g Voll-Meersalz (1 Messerspitze) hinzugegeben. Der Brei wird sogleich auf den Tisch gebracht (er soll nicht länger heiß herumstehen), auf den Teller geschöpft und dort mit

$^1/_8$ l roher kalter Milch übergossen. Brei und Milch werden zusammen gelöffelt, aber nicht untereinandergerührt.

Zur Abwechslung können auch jeweils andere Getreidesorten als die angegebenen verwendet werden; nur das „Kollath-Frühstück" soll vorwiegend mit Weizen gemacht werden. Man kann aber hie und da etwas Roggen, Sprießkorngerste oder Sprießkornhafer beimischen.

Auf solche Weise hat die Hausfrau schon mit diesen zwei Grundrezepten ein abwechslungsreiches Küchenprogramm, in dessen Mittelpunkt die Vollgetreide stehen – mit welchen der Mensch vor 7000 Jahren eine für ihn so segensreiche Lebensgemeinschaft einging (Werner Kollath, „Getreide und Mensch, eine Lebensgemeinschaft", Verlag Schwabe & Co., Bad Homburg v. d. H. 1964). Die leichtfertige Auflösung dieser Lebensgemeinschaft in den letzten 200 Jahren führte, begleitet von der Denaturierung anderer Lebensmittel, zu dem lawinenartigen Anschwellen der chronischen sogenannten „Zivilisationskrankheiten" auf das heutige verheerende Ausmaß.

Sie knüpfen an eine segensreiche und ehrwürdige Tradition an, wenn Sie die Lebensgemeinschaft mit den Getreiden wieder in den Mittelpunkt Ihrer Küchenkunst stellen.

Besonders wichtig ist dieser Abend für Hausfrauen jeden Alters und alle, die es werden wollen; denn das Fundament der Gesundheit der Familie ist eine vollwertige Ernährung. Aber auch die Ehemänner (und solche, die es werden wollen) sind herzlich willkommen und werden den unterhaltsamen Abend mit Gewinn verbringen. Und schließlich – vergessen Sie nicht, Teller und Löffel mitzubringen, um die zubereiteten Gerichte auch zu kosten.

Ihr
ARBEITSKREIS GESUNDHEITSKUNDE

Autor dieser Schrift:	Dr. Joh. Georg Schnitzer, 7742 St. Georgen/Schwarzwald
Zeitpunkt zur Verteilung:	ca. 5. Februar des zweiten Jahres
Zeitpunkt zur Durchführung des Hausfrauenabends:	ca. 10. Februar. An diesem Tag sollte auch in der örtlichen Tagespresse auf den Hausfrauenabend hingewiesen werden.
Papierfarbe dieser Schrift: Orange	

Kinder mit unerhörter Gesundheit großziehen . . .

„Wir sind heute in der Lage, Kinder mit unerhörter, früher nicht gekannter Gesundheit großzuziehen“ – dies sind die Worte eines unserer bekanntesten Kinderärzte.

Jede Mutter, jeder Vater möchte gesunde, fröhliche, wohlgestaltete Kinder haben. Warum haben wir dennoch so viele kränkliche, traurige Kinder, mit von Zahnfäule angegriffenen Zähnen, mit Zahnfehlstellungen und Kiefermißbildungen, mit verbogener Wirbelsäule, mit zu langem und zu dünnem Körperbau, mit Plattfüßen, mit Sehfehlern, mit Kreislaufschäden, mit kranken oder herausgeschnittenen Mandeln, mit mangelhaftem geistigem Auffassungsvermögen, mit Schwierigkeiten in der Schule und später im Beruf?

Weil der Weg zu gesunden Kindern nur einigen Naturvölkern aus jahrtausendalter Überlieferung und einigen Wissenschaftlern aus den durchgeführten Forschungen bekannt ist. Die Bevölkerung der zivilisierten Länder kennt den Weg nicht mehr, oder noch nicht wieder – es wurde bisher versäumt, sie darin zu unterrichten.

Wenn wir heute auf den alten Überlieferungen und Erfahrungen aufbauen und sie mit den Möglichkeiten der modernen Wissenschaft sichten, ordnen und ergänzen, so haben wir tatsächlich die Bedingungen in der Hand, eine Jugend mit sturmfester, zäher, fröhlicher und schöpferischer Gesundheit von Körper, Seele und Geist heranzuziehen.

Die Natur hält alles Notwendige bereit, wir brauchen es nur zu erkennen und anzunehmen. Um den richtigen Weg zu finden, wollen wir uns das Wesen der Gesundheit vergegenwärtigen:

Gesundheit ist die volle, ungehinderte Entfaltung des in den Erbanlagen verankerten Bau- und Funktionsplanes des lebenden Organismus.

Hierzu sind drei Voraussetzungen notwendig:

1. **Das Vorhandensein aller Aufbau-, Austausch- und Energiestoffe,** die eine solche volle Entwicklung der Erbanlagen und die Gesunderhaltung des entwickelten Organismus und seiner Funktionen ermöglichen. Diese Voraussetzung wird durch eine vollwertige, lebendige, aus weitgehend unveränderten Naturprodukten von gesunden Böden zusammengesetzte Ernährung sichergestellt. Die vollwertige Ernährung muß schon bei den Eltern vor Beginn der Schwangerschaft bestehen. Eine ca. 6 Monate dauernde Stillung des Säuglings durch die vollwertig ernährte Mutter ist von großer Bedeutung.
2. **Das Fehlen von Giften,** welche die Entfaltung der Erbanlagen stören und vorübergehend oder dauernd in das dynamische Fließgleichgewicht des lebenden Organismus schädigend eingreifen. Das wird erreicht durch Meiden von Sucht- und „Genuß“giften, von mit Schädlingsbekämpfungs- oder Konservierungsmitteln gespritztem Obst und Gemüse, von chemisch konservierten, gefärbten oder auch radioaktiven Speisen. Hierzu gehört außerdem die Reinhaltung von Luft, Wasser und Erde von Verunreinigungen und chemischen oder Strahlungsgiften. Es ist wichtig, daß diese Gifte schon vor Beginn der Schwangerschaft von den Eltern gemieden wurden.

3. **Die Betätigung des Organismus und aller Organe in den natürlichen Funktionen.** Die stetige Wiederholung der funktionellen Reize ist neben vollwertiger Ernährung und dem Meiden von Gifteinwirkungen die dritte Voraussetzung, um eine volle Entwicklung des Organismus zu sichern. Muskeln, Kreislauf und Skelett müssen durch körperliche Arbeit und Sport, das Kauorgan und der Verdauungsapparat durch eine kräftige, lebendige Nahrung, das Gehirn durch stetige geistige Auseinandersetzung mit der Umwelt, den auftretenden Problemen, der täglichen Arbeit – und die Seele durch Liebe zur Schöpfung und Ehrfurcht vor dem Leben (Albert Schweitzer) g e ü b t werden, sollen sie nicht verkümmern, sondern sich voll entfalten und beim Erwachsenen erhalten bleiben.

Woran erkennt man den Grad der konstitutionellen Gesundheit?

Feinster Gradmesser der Gesundheit sind die Zähne und das Knochengerüst.

Wenn die Mutter während der Schwangerschaft Zahnfleischbluten oder Zahnschäden bekommt, so ist dies ein ernstes Warnzeichen eines durch falsche Ernährung bedingten Mineral- und Vitalstoffmangels für Mutter und Kind. Schon im dritten Schwangerschaftsmonat ist z. B. die primäre Zahnanlage fertig; zu diesem Zeitpunkt können bereits nicht wieder gut zu machende Schädigungen des Kindes erfolgt sein. Ist die Schwangerschaft mit keiner Zahnschädigung für die Mutter verbunden, so hat auch das Kind mit großer Wahrscheinlichkeit alle notwendigen Aufbaustoffe zur Verfügung.

Beim Säugling sind es gerade Beinchen, eine gerade Wirbelsäule, ein schlanker Körper, ein wohlgeformter Kopf und eine vorwiegend zufriedene und freundliche Seelenlage, welche uns anzeigen, daß das Kind richtig ernährt wird. Falsch ernährte Säuglinge und Kleinkinder werden zu dick, im Gesicht oft direkt unförmig, nehmen zu rasch an Gewicht zu, sind oft unzufrieden und weinerlich.

Brechen die Milchzähne durch, so sind diese fortan neben einer wohlproportionierten Gestalt und einem wohlgeformten Gesicht der wichtigste Gradmesser für die Gesundheit. Bleiben sie blank und gesund, so ist die Ernährung in Ordnung und eine gesunde Entwicklung des Kindes zu erwarten. Werden sie grau und bekommen schwarze Beläge oder Zahnfäule, so sind schwerwiegende Fehler (manchmal ist die Verwandtschaft schuld) in der Ernährung gemacht worden und müssen sofort ausgemerzt werden. Die gleichen Ernährungsfehler erhöhen auch die Anfälligkeit für Viruserkrankungen (z. B. Industriezucker – Kinderlähmung, siehe M. O. Bruker, „Der Zucker als pathogenetischer Faktor", Schwabe-Verlag, Bad Homburg v. d. H. 1962). Mit 3–4 Jahren müssen zwischen den Milchzähnen, vor allem an den Schneidezähnen, Lücken entstehen, weil der Kiefer in diesem Alter wachsen muß, um die größeren bleibenden Zähne aufnehmen zu können, welche mit 6 Jahren durchzubrechen beginnen. Bilden sich diese Lücken nicht, so ist die Gefahr von Zahnfehlstellungen und Kiefermißbildungen im Verzuge, weil die Kiefer durch eine falsche Ernährung nicht genügend Mineralstoffe für ausreichendes Wachstum zur Verfügung hatten. Gleichzeitig ist die Gefahr von Knochenverformungen an anderen Stellen des Skeletts gegeben. Eine sofortige Einstellung auf strikt vollwertige Ernährung ist die einzig mögliche Abhilfe.

Haben wir es unter Beachtung dieser Dinge dann erreicht, unser Kind mit 21 Jahren mit blendendem, naturgesundem Gebiß seiner eigenen Verantwortung zu übergeben so haben wir ihm gleichzeitig das wertvollste Geschenk seines Lebens überreicht:

Eine sturmfeste, zähe, fröhliche und schöpferische Gesundheit von Körper, Seele und Geist – und das Wissen, wie sie weiter erhalten werden kann!

Dieses kostbare Gut erschließt unserem Kinde ein glückliches Leben und Erfolg in jedem gewünschten Beruf – aufgrund ausgezeichneter körperlicher und geistiger Leistungsfähigkeit, der ausgesprochenen Lust, schwierige Aufgaben mit Schwung in Angriff zu nehmen, und nicht zuletzt wegen der wohlproportionierten, schönen, freundlichen und moralisch hochstehenden Erscheinung, die jedem gesund aufgewachsenen Menschenkinde eigen ist.

Wünschen Sie dies Ihrem Kinde nicht auch?

Ihr
ARBEITSKREIS GESUNDHEITSKUNDE

Autor dieser Schrift: Dr. Joh. Georg Schnitzer, 7742 St. Georgen/Schwarzwald
Zeitpunkt zur Verteilung: ca. 3. März des zweiten Jahres
Papierfarbe dieser Schrift: Hellgrün

Die Forschungen Kollaths

Hunderttausend weiße Blütenblätter trug der Wind vom Baume,
leuchtend in des Frühlings Mythenzeiten schwebten sie im Raume.
Träumend blickt ich in das Gleiten, in das Flimmern, das Versinken,
sah verschwinden sie im Weiten, letzten Gruß nachsendend, blinken.
Reiche Knospen brachen spendend auf, entfaltend sich in Fülle
sprengten, Wintersenge endend, ihrer Jugend harz'ge Hülle,
und entschwebten, sich verschwendend, mit dem Wind in Sonnenstille.

(„Der blühende Birnbaum", aus dem Gedichtband „Die Fahrt ins Leben" von Werner Kollath, Selbstverlag des Verfassers. Druck: Rombach & Co. GmbH, Freiburg/Brsg.)

Werner Kollath, geb. 11. 6. 1892 in Pommern, Professor für Hygiene und Bakteriologie, Inhaber internationaler wissenschaftlicher Ehrungen, ist einer unserer großen Ärzte, die für die weitere Entwicklung der Heilkunde und Gesundheitskunde richtungsweisend sind. Neben seiner ungeheuren wissenschaftlichen Arbeitsleistung (allein das Titelverzeichnis seiner wissenschaftlichen Arbeiten und Bücher umfaßt dreißig Druckseiten) steht eine starke künstlerische Begabung, die in vielen Aquarellen, Radierungen, in zahlreichen Gedichten, Aphorismen und anderen Aufzeichnungen ihren Niederschlag gefunden hat. („Medica Mente, Kleine Heilkunde in Aphorismen", Verlag Der Greif, Wiesbaden; „Schulerinnerungen" mit fünf Zeichnungen des Verfassers, Kessler Verlag, Mannheim-Sandhofen; und eine ernste Auseinandersetzung mit den Atomgefahren aus der Sicht des Biologen: „Der Mensch oder das Atom?" Hyperion-Verlag, Freiburg i. Br. Ein Verzeichnis der wissenschaftlichen Arbeiten Professor Kollaths findet sich in dem Buch von Dr. med. Herbert Warning „Werner Kollath, Wissenschaftliche Arbeiten", Verlag Schwabe & Co., Bad Homburg v. d. H.). Die künstlerische Begabung scheint eine gute Voraussetzung des genialen Arztes und Gelehrten zu sein; man findet beides nicht selten beisammen.

Eine der wichtigsten Erkenntnisse Professor Kollaths ist die Entdeckung der **Mesotrophie** (= unterwertiges Dasein; Ursache: Halbernährung), deren Ursachen in einem überreichlichen Genuß von isoliertem tierischem Eiweiß (z. B. Casein) und einem gleichzeitigen Mangel an den zum Aufbau notwendigen Vitalstoffen (z. B. durch Fabrikzucker- und Feinmehlgenuß) liegen. Bei dieser, der heutigen Zivilisationskost entsprechenden Ernährungsweise treten auch im Tierversuch die „Zivilisationsschäden" auf, deren erschreckende Zunahme unsere biologische Existenz bedroht. Die Gebißschäden stehen dabei an erster Stelle. **Professor Kollath konnte zeigen, daß wir im vollen Getreidekorn das wichtigste Mittel haben, die Mesotrophie zu verhüten; es wird sinnvoll ergänzt durch Milch und Obst.**

In unserem kürzlichen Hausfrauenabend zeigten wir schon ein solches Frischkorngericht; heute geben wir die verschiedenen Originalrezepte von Professor Kollath. Kollath sagt über die Aufgabe der Frau:

„Die Frau muß lernen, daß ihre natürliche Aufgabe die Gesunderhaltung der Kinder und der Familie ist. Und der Mann sollte ihr diese Aufgabe erleichtern. Nur so kann die Familie die Keimzelle der Volksgesundheit werden.

In den Küchen werden wichtigere Entscheidungen getroffen als auf den Sportplätzen und am grünen Tisch.

Das Schicksal der Völker liegt in der Tat weit mehr in den Händen der Frauen, als man bisher erkannt hat."

und an anderer Stelle über die Gesundheit:

„Es muß als Zeichen von Klugheit gelten, gesund zu sein. Krankheit entsteht meist aus Dummheit, auch durch die Dummheit anderer."

Die Zubereitung der Frischkorngerichte nach Professor Kollath

(Die folgenden Ausführungen und Rezepte sind mit freundlicher Genehmigung des Verfassers dem Buch von Werner Kollath „Die Ordnung unserer Nahrung", 5. Auflage, Hippokrates Verlag, Stuttgart entnommen.)

1. **„Kollath-Frühstück" – mit Frischkorn-Schrot und Früchten**
Grundrezept Nr. 1 (für eine Person)
30–40 g (2 Eßlöffel) Frischkorn-Schrot
3–5 Eßlöffel Wasser
1–2 Eßlöffel Zitronensaft
15 g Trockenfrüchte (ungeschwefelt!), fein zerschnitten
100 g Äpfel oder anderes frisches, reifes Obst nach Jahreszeit
1 Eßlöffel frisch gemahlene Mandeln oder Nüsse zum Überstreuen.

a) **Abends** weiche 30–40 g Frischkorn-Schrot mit 3–5 Eßlöffeln Wasser (nie mit Milch) unter Umrühren ein und lasse über Nacht bei Zimmertemperatur zu einem steifen Brei quellen *). Getrennt davon weiche je nach Geschmack 15 g süße, feinzerschnittene Trockenfrüchte (Feigen, Rosinen, Datteln) ebenfalls ein.

b) **Morgens** vermische beides (Einweichwasser verwenden), gib 1–2 Eßlöffel frischen Zitronensaft hinzu und eventuell eine der unter d) angegebenen Verfeinerungszutaten.
Vervollständige das Gericht durch Zugabe von etwa 100 g frischen, reifen Früchten **je nach Jahreszeit,** die du hineinreiben (Apfel), kleinschneiden (Birne, Pfirsich), sahnig schlagen (Banane) oder (wie die Beerenfrüchte) unzerkleinert zufügen kannst (siehe e).

c) Überstreue die fertig angerichtete Portion (etwa 3 gehäufte Eßlöffel) mit 10 g frisch gemahlenen Nüssen oder Mandeln. **Gewöhne** dich daran, dieses schmackhafte **Rohkostgericht** stets zu **Beginn** deines Frühstücks zu genießen. **Beende** dein Frühstück nach Bedarf (warmes Morgengetränk, Vollkornbrot).

---

*) Durch das Einweichen über Nacht in Wasser werden anscheinend chemische Wirkungen ausgelöst, die auf dem Fermentgebiet liegen und auf die zum Teil die günstigen Einflüsse auf dem gesundheitlichen Gebiet zurückgeführt werden können.

d) **Verfeinerungszutaten** (vor den Früchten zuzufügen!)
1–2 Eßlöffel frische Sahne
oder 1 Teelöffel Nußmus
oder 1 Teelöffel Honig (unerhitzter naturreiner; nicht regelmäßig verwenden)
oder 1 Stück sahnig geschlagene Banane (eine ganze reicht für 4 Personen).

e) **Zubereitungsform einzelner Fruchtsorten:**
Der Apfel wird immer die ideale Ergänzung zum Korn bleiben, und man wähle ihn solange und sobald es ihn gibt. Seine Verwendung beansprucht aber der raschen Oxydation wegen besondere Fürsorge. Man reibe ihn **unmittelbar** vor dem Servieren rasch über den Brei unter sofortigem Verrühren (rostfreie Chromstahl-Raffel benutzen!). Apfel und Speise müssen weiß und duftig bleiben. Der Brei soll saftig munden, er darf aber keine wäßrige Flüssigkeit absetzen.

Beerenobst: Geeignet sind Erdbeeren, Himbeeren, Johannisbeeren, vollreife Stachelbeeren, Brombeeren und Heidelbeeren. Säuerliche Beeren, wie z. B. Johannisbeeren, werden am Abend zuvor mit etwas Honig versetzt. Die Beeren werden bei Bedarf zerschnitten, einen Teil zerdrückt man mit der Gabel, um die Speise saftig zu gestalten. Nimmt man mehrere Beerenarten, so lasse man **eine** Beerenart vorschmecken.

Steinobst: Die Früchte werden bei Bedarf geschält, entsteint und großzügig in Stücke geschnitten. Ein Teil wird mit der Gabel zu Mus gedrückt, damit die notwendige Saftfülle erreicht wird. Es empfiehlt sich, unter die Grundmasse einen Apfel zu reiben. Geeignet sind Kirschen, sehr delikat Pfirsich, Aprikosen, Mirabellen, Reineclauden. Bei Pflaumen und Zwetschgen Zurückhaltung der Gärung wegen! Vorsicht bei Magenschwachen!

Zur Traubenkur: Eingeweichten Frischkorn-Schrot vermischt man mit frisch gepreßtem Traubensaft, gibt saubere, reife, bei Bedarf geschälte und entkernte Trauben hinzu und überstreut mit Nüssen.

2. **„Kollath-Frühstück" mit Milch**
Grundrezept Nr. 2 (einfach, gesund, zeitsparend, billig).
30–40 g Frischkorn-Schrot, eingeweicht wie unter a), verrühre mit Bioghurt, Sauermilch oder bester Vollmich zu einem herzhaften, steifen Brei. Süße bei Bedarf mit Honig.

3. **„Kollath-Frühstück" mit Milch und Früchten**
30–40 g Frischkorn-Schrot, wie unter a) eingeweicht,
50 g frische, reife Früchte
oder
20 g eingeweichte, fein zerkleinerte Trockenfrüchte
½ Tasse Sauermilch, Bioghurt oder beste Vollmilch.
Behandle die Zutaten wie unter a), b) und e) angegeben und vermische mit Milch, süße eventuell mit Honig, überstreue mit Nüssen oder Mandeln nach Belieben.

4. **„Verdauungs-Frühstück"**
2 Eßlöffel Frischkorn-Schrot
1 Eßlöffel frischer Leinsaatschrot
5–6 Eßlöffel Wasser
45 g Trockenfrüchte, fein zerschnitten, Backpflaumen und Feigen bevorzugt,
1 Eßlöffel Zitronensaft
1 Apfel nach Belieben
½ Tasse Sauermilch oder Bioghurt
1 Eßlöffel Leinsaatschrot zum Überstreuen.

Frischkorn-Schrot, Leinsaatschrot und die Trockenfrüchte werden wie unter a) eingeweicht. Morgens verfahre wie unter b) und füge die Sauermilch hinzu.

5. Weitere Ratschläge für die Verwendung

Für Magenschwache: Man lasse den eingeweichten Schrot am Morgen 15 Minuten lang auf einem Suppenteller über Wasserdampf „dextrinieren". Durch die Erwärmung findet eine „Aufschließung" statt, die Umwandlung der Stärke in Zucker beginnt, die Verdaulichkeit wird erhöht, weil vorbereitet.

Obst und Korn – Korn und Milch

Die Kombination von **Korn** und **Obst** ist eine sehr glückliche. Der würzige, nußartige Geschmack des frischen Getreides geht mit den ätherischen Aromen der Früchte eine belebende, erquickende Vereinigung ein. Bei liebevoller Zubereitung kann das „Kollath-Frühstück" zur Delikatesse gesteigert werden, und durch die Variationen, die die verschiedenen Geschmackswerte der einzelnen Obstsorten liefern, kann es das ganze Jahr hindurch abwechslungsreich gestaltet werden. Das Obst gibt dem Korn seine saftige Frische, und das Korn hilft die Werte des Obstes erschließen. Die Vitamine des B-Komplexes im Getreide (Vitamingruppe II) lassen die Vitamine des Obstes (Vitamingruppe I) erst zur Wirkung kommen. Ferner werden die organischen Säuren des rohen Obstes, die empfindlichen Mägen, besonders bei nüchterner Verabfolgung, Beschwerden machen können, durch die Kohlehydrate und Quellstoffe des Getreides gebunden und dadurch verträglicher.

Insgesamt ist die Zubereitung einfach und bequem. Unerläßlich ist, daß man **keine denaturierten oder naturfremden Zutaten** verwendet; weder eingeweckte Kirschen noch Pflaumenkompott würden dem Sinn des Gerichtes entsprechen.

Korn und Milch ergänzen sich ebenfalls aufs beste, wenn auch in anderer Weise. **Durch ihren Kalkreichtum vervollständigt die Milch das kalkarme Getreide und ist so ein guter Ausgleich.** Das Kornmus der Alten ist wohl meist mit Milch gegessen worden. Es ist eines der billigsten, einfachsten und vollwertigsten Gerichte.

Unterschied zum „Bircher-Müesli"

Das „Kollath-Frühstück ist ein **Getreide-Gericht,** bei dem frischer Weizen-Schrot den Grundstoff bildet und bei dem das Obst dazu dient, das Gericht zu ergänzen und geschmacklich zu bereichern. Das Obst bekommt eine zusätzliche Rolle. Das „Bircher-Müesli" ist eine **Obstspeise,** die vorzugsweise aus geriebenem Apfel und Zusatz von Kondensmilch, Honig und Zitronensaft besteht und der zur Milderung der Obstsäuren ein **schwach-gestrichener** Eßlöffel Haferflocken zugeführt wird. Der Obstgeschmack soll in keiner Weise durch den Getreidegeschmack verdeckt werden; und den Werten des Obstes, Aromastoffen, Vitaminen, gilt die Beachtung, nicht aber den Werten des Getreides, die zudem bei der Haferflocke durch die notwendige fabrikatorische Behandlung ohnehin gering sind. Beim „Kollath-Frühstück" wird der Hauptwert auf die Zellerneuerungsstoffe (Auxone) des Getreides gelegt. Beide Gerichte sind ähnlich, aber doch verschieden. Beide Darreichungsformen sind ausgesprochene Rohkostgerichte und können die Durchschnittsnahrung entscheidend aufwerten.

Dieser Tage werden **Schnitzer-Getreidemühlen** in den Geschäften aufgestellt, welche auch die empfohlenen verschiedenen Getreidesorten vorrätig halten:

Die Hausfrauen lassen zweckmäßigerweise die gekauften Tüten Vollgetreide im Geschäft stehen und mit ihrem Namen beschriften, so daß sie immer nur die benötigte Menge mahlen müssen; diese Möglichkeit ist bereits mit den Geschäftsleuten abgesprochen. Man rechnet bei gemahlenem Vollgetreide mit der gleichen Empfindlichkeit wie bei der Milch; es ist am wertvollsten, wenn es erst direkt vor der Weiterverarbeitung gemahlen wird (wie dies auch bei der Herstellung echten Vollkornbrotes geschieht). Am besten mahlt man das Getreide gegen Abend, um es dann sogleich nach den vorstehenden Rezepten für das Kollath-Frühstück einzuweichen. Man kann es ausnahmsweise (am Wochenende) auch für zwei Tage mahlen.

Wer morgens noch nichts essen kann (obwohl es zweckmäßig ist, gerade morgens am reichlichsten zu essen, um für den Tag leistungsfähig zu sein), der kann das Kollath-Frühstück ebenso gut am Abend essen; es wird dann eben am Vormittag eingeweicht.

Wer nicht gerne jeden Tag die benötigte Menge Getreideschrot im Geschäft holen möchte, kann auch **eine Getreidemühle käuflich erwerben.** Die gleichen Getreidemühlen, wie sie in den Geschäften aufgestellt wurden, sind erhältlich bei:

Es ist für die Hausfrau sehr praktisch, die Mühle zuhause an ihrem Küchentisch zu haben. Sie kann dann die verschiedenen Tüten mit den Vollgetreiden danebenstehen haben und während der Zubereitung der Speisen rasch die hier und dort für eine Suppe, eine Soße, einen Brei oder die beliebten Schrotpfannkuchen benötigte Menge der jeweiligen Getreidesorte durchlassen. Die Mühlen sind robust und leistungsfähig. „Samen sind natürliche Konserven", sagt Professor Kollath. Die Getreidemühle ist der Öffner dieser natürlichen Konserven, und sie sind alsbald nach dem Öffnen zu verbrauchen. Die Getreidemühle ist das älteste Küchengerät der Menschheit und sollte in keinem Haushalt fehlen.

Warnung für junge Mütter!

Wie berichtet wurde, ziehen von Zeit zu Zeit Vertreter durch die Lande und versuchen, den Müttern einen Kaufvertrag für „Nährzucker" zu einem Geldbetrag aufzureden, der z. B. ausreichen würde, eine der erwähnten Getreidemühlen anzuschaffen. Trotz unserer stetigen Bemühungen, die Mütter über die Auswirkungen industriell hergestellter isolierter Zuckerarten aufzuklären, soll es den Vertretern gelungen sein, eine ganze Reihe von Müttern zur Unterschrift unter den Vertrag zu überreden. *Wer unterschrieben hat, ist geliefert* und hat keine Rücktrittsmöglichkeit. Die Warentest-Zeitschrift „Die DM" behandelte – ohne auf das Problem der isolierten Zucker generell einzugehen — dieses Thema unter der Überschrift „Junger Mütter liebe Not". Einige Zitate aus diesem Artikel mögen näheren Aufschluß geben: „Wer unterschreibt, ist geliefert. Juristen können nichts machen ... Junge Mütter klagen über Vertreterinnen. Sie reden vom Gesundheitsamt. Sie verkaufen Nährzucker der Firma ... Frau Dr. Vera Gaupp, Kinderklinik Stuttgart: ‚Wir sind der „DM" dankbar, daß sie uns die Not mit dem Zucker abnimmt.' ... Gesundheitsamt Stuttgart: ‚Sagen Sie den Leuten doch bloß mal, wir empfehlen grundsätzlich keine Präparate. Wir haben auch keine Vertreter.' ... Windeln statt Zucker ... Äußerstes Zugeständnis: Der Kunde darf andere Babywaren kaufen ... ZUCKER FÜR 90 MARK (teilweise sollen es sogar 150 Mark sein) „ ... Preislich sehr übertrieben ... Gewöhnlicher Zucker ist eher besser als ... - Zucker."

Wer sich näher interessiert, kann diesen Artikel vielleicht bei einem DM-Abonnenten (Heft Nr. 2 vom 11. 1. 1963) nachlesen.

Wenn Säuglingsnahrung gesüßt wird, so soll dies mit einem naturreinen, nicht erhitzten Bienenhonig geschehen, nicht mit isolierten Zuckersorten. Wir haben Herrn Dr. M. O. Bruker, Facharzt für innere Kankheiten, Chefarzt des Eben-Ezer-Krankenhauses in Lemgo/Lippe, um eine grundsätzliche Stellungnahme zu dem Problem der isolierten Fabrikzucker in einem unserer nächsten Merkblätter gebeten. Dr. Bruker ist einer der besten Kenner des Zuckerproblems.

Ihr
ARBEITSKREIS GESUNDHEITSKUNDE

Autoren dieser Schrift: Prof. Dr. Werner Kollath
Dr. Joh. Georg Schnitzer, 7742 St. Georgen/Schwarzwald

Zeitpunkt zur Verteilung: ca. 14. April des zweiten Jahres

Papierfarbe dieser Schrift: Braun

Das Zuckerproblem

Wie schon angekündigt, bringen wir heute einen Beitrag von Dr. M. O. Bruker, Facharzt für innere Krankheiten, Chefarzt des Eben-Ezer-Krankenhauses in Lemgo. In der Schwachsinnigen-Anstalt dieses Krankenhauses, die 1500 Betten hat, wird kein Zahnarzt gebraucht!! Der Grund liegt in der vollwertigen Ernährung, die seit nun mehr als 15 Jahren gereicht wird, wobei Chefarzt Dr. Bruker besonders auf das Vermeiden von Industriezucker und Feinmehlen und auf einen möglichst hohen Anteil an rohen Salaten, rohem Obst und rohem Gemüse Wert liegt. Vor allem aber werden täglich Vollkornbrot und Vollkorngerichte gereicht.

Die Warnungen vor den Gefahren des Fabrikzuckers trugen Dr. Bruker die Prozeßdrohung der Zuckerindustrie ein. Dr. Bruker berief sich indessen auf den § 1 der ärztlichen Berufsordnung, der den Arzt zum Dienst an der Gesundheit des Einzelnen und der Allgemeinheit verpflichtet; gleichzeitig veröffentlichte Dr. Bruker das inzwischen weithin bekannt gewordene Büchlein: „Der Zucker als pathogenetischer (krankmachender) Faktor“, Schwabe-Verlag, Bad Homburg v. d. H. 1962, das die Forschungsergebnisse aus der ganzen Welt über die gesundheitsschädigenden Wirkungen der Fabrikzucker zusammenfaßt. Dr. Bruker möchte bei der Behandlung dieser Probleme den Fabrikzucker als den exponierten Vertreter der isolierten Kohlenhydrate verstanden wissen, zu welchen weiter die Feinmehle und isolierte Stärke gehören. Letztere haben auf den Stoffwechsel weitgehend die gleichen Einflüsse wie die isolierten Fabrikzucker, denn ihr Hauptbestandteil, die Stärke, besteht chemisch aus zusammengelagerten Zuckermolekülen. Der Abbau im Körper erfolgt zunächst durch eine Zerlegung der Stärke in diese Zuckermoleküle, und von da an sind die Wirkungen die gleichen.

Krank durch Zucker?

von Dr. M. O. Bruker

Ob der Schein trügt, daß die modernen Menschen in zunehmendem Maße an Fragen interessiert sind, die mit Gesundheit und Krankheit zusammenhängen? Vielleicht ist es nicht nur dieser Gruppe interessierter Menschen aufgefallen, daß sich in jüngster Zeit ein Kampf entsponnen hat über das Für und Wider des Zuckers. „Zucker ist Gift“, sagen die einen, „Zucker zaubert“, sagen die anderen. Eine Wahrheit kann es nur geben. Wer hat recht? Nicht nur in der Presse, sondern auch in der täglichen ärztlichen Sprechstunde stoßen wir auf diese Widersprüche.

Wäre der Zucker nicht süß und könnte man mit seiner Hilfe nicht jedes beliebige Nahrungsmittel in ein süßschmeckendes verwandeln, wäre also mit dem Zucker nicht die Möglichkeit gegeben, auf dem Gebiet der Ernährung das Genießen willkürlich zu steigern, bliebe die Frage, ob Zucker gesundheitsschädlich ist, völlig uninteressant. Niemals könnte sich um Spinat oder Blumenkohl eine solche die Gemüter erregende Streitfrage entwickeln. Da aber der Zucker sowohl als Nahrungsmittel wie als Genußmittel verwendbar ist, liegt natürlich die Gefahr besonders nahe, daß Zucker zur Befriedigung der Genußsucht mißbraucht wird. So ist es erklärlich, daß viele nichts davon hören wollen, daß Zucker auch schaden könnte, etwa nach dem unzutreffenden Motto: „Was gut schmeckt, kann nie schaden.“ Nach diesem Rezept dürften ja auch die anderen Genußgifte wie Tabak, Alkohol, Kaffee und Rauschgifte niemals schaden.

Die Erzeugung von Lustgefühlen gab schon immer eine bequeme Begründung für die menschliche Schwäche, Genußmitteln zu frönen. Wenn es aber um die ernste Frage geht, ob wirklich Zucker unter bestimmten Bedingungen Krankheiten hervorrufen oder unterhalten kann, ist es nicht mehr erlaubt, diese Fragen nach Gefühl und Neigung zu entscheiden, sondern hier müssen die Ergebnisse objektiver wissenschaftlicher Forschung entscheiden.

Um es vorweg zu nehmen: Das Problem ist längst gelöst. Streng genommen steckt überhaupt kein Problem dahinter, sondern wie so oft im Leben, bei Streitigkeiten kommen die verschiedenen Ansichten dadurch zustande, daß der eine unter einem bestimmten Wort etwas ganz anderes versteht als der andere. In unserem Falle heißt das: Zucker ist nicht gleich Zucker. Derjenige, der sagt, „Zucker ist Gift", meint damit den in der Zuckerfabrik chemisch rein hergestellten Zucker, der herausgenommen ist aus seinem ursprünglichen Verband, in den er im natürlichen Lebensmittel hineingewoben war. Derjenige, der sagt, „Zucker zaubert", meint damit den natürlichen Zuckernährstoff, wie er als sogenanntes Kohlenhydrat in den natürlichen, von Gott gegebenen Lebensmitteln vorkommt. Denn der Zucker entsteht im grünen Blatt der Pflanze durch die Lichtkraft der Sonne.

Es handelt sich hier also um zwei ganz grundverschiedene Dinge. Wenn ihr grundlegender Unterschied nicht erkannt wird, kann dies böse Folgen haben. Da die Schlußfolgerungen aus diesen Erkenntnissen von so ungeheurer Tragweite für die Gesundheit der Menschen sind, ist es dringend notwendig, das Volk darüber aufzuklären, wie völlig verschieden die Wirkung von zuckerhaltigen natürlichen Lebensmitteln gegenüber dem Industriezucker ist, der aller Vitalstoffe beraubt ist.

Um das Wesentliche dieses Unterschiedes auch dem Nichtchemiker klarzumachen, ist das Wissen der folgenden Grundtatsachen nötig. Der Organismus des Menschen braucht bekanntlich Eiweiß, Fett und Kohlehydrate. Früher glaubte man, daß der Mensch gesundbleiben könne, wenn er von diesen Grundstoffen sich täglich so viel zuführe, daß der Brennwert ca. 2000–4000 Kalorien betrage und wenn diese Grundstoffe in einem bestimmten Verhältnis zueinander stünden. Die wissenschaftlichen Forschungen der letzten Jahrzehnte haben aber eindeutig ergeben, daß die Gesundheit nur erhalten werden kann, wenn diese drei Grundstoffe durch die lebensnotwendigen Vitalstoffe ergänzt werden. Diese Vitalstoffe sind die Vitamine, Fermente, Enzyme, Mineralstoffe, Spurenelemente und Aromastoffe. Natürliche Lebensmittel, wie sie die Natur uns darreicht (z. B. das ganze Getreidekorn, rohes Obst, Gemüse, Kartoffeln, Milch), enthalten immer genug von diesen Vitalstoffen. Die Grundnährstoffe werden im Körper einem Abbau und einer Verwandlung unterzogen. Die Summe all dieser chemischen Umsetzungen wird als Stoffwechsel bezeichnet. In den natürlichen süßen Lebensmitteln (Obst, Zuckerrohr, Zuckerrübe usw.) kommen verschiedene Zuckerarten vor, Rohrzucker, Fruchtzucker und Traubenzucker. Der Industriezucker, der aus dem Zuckerrohr oder der Zuckerrübe hergestellt wird, also der Zucker in der Zuckerdose, ist – chemisch ausgedrückt – Rohrzucker. Alle Kohlehydrate, also auch der Rohrzucker, werden im menschlichen Körper über Traubenzucker zu Kohlensäure und Wasser abgebaut. Bei diesem Abbau werden Energien frei, von denen der Mensch lebt. Nun ist es aber von entscheidender Wichtigkeit, daß dieser chemische Abbau von Rohrzucker und Traubenzucker zu den erwähnten Endprodukten nur möglich ist bei Anwesenheit von fünf Vitaminen, die zum Vitamin-B-Komplex gehören (Aneurin = Vitamin-B_1, Laktoflavin = Vitamin-B_2, Nikotinsäure, Pantothensäure und Biotin). Da also bei dem Abbau von Zucker Vitamin-B gebraucht bzw. verbraucht wird, kann man den Zucker auch als „Vitamin-B-Räuber" bezeichnen. So wird z. B. für den Abbau von 1 g Zucker, 4,1 Gamma Aneurin benötigt (1 Gamma = 1 Millionstel Gramm).

Nun enthalten aber die natürlichen süßen Lebensmittel zugleich auch Vitamin-B, so daß bei deren Genuß keine Vitamin-B-Verarmung auftritt. Besonders deutlich lassen sich die Verhältnisse am Beispiel des Getreidekorns zeigen. Ein Getreidekorn enthält gerade so viel Vitamin-B wie notwendig ist, um die Stärke des Getreidekorns abzubauen.

Ganz anders aber liegen die Verhältnisse beim Genuß isolierten Fabrikzuckers, da er ja von allen Zusatzstoffen befreit ist, also auch kein Vitamin-B und keine Mineralstoffe enthält. **Unter „Fabrikzucker" oder „Industriezucker" sind alle isolierten Zucker zu verstehen. Das sind:**

1. **der am häufigsten verwendete tägliche Verbrauchszucker;**
2. **der reine Traubenzucker;**
3. **der reine Fruchtzucker;**
4. **der reine Milchzucker;**
5. **alle Präparate, die diese isolierten Zuckerarten in verschiedenen Mischungen enthalten, wie z. B. der sogenannte „Nährzucker".**

Je mehr Fabrikzucker der Mensch genießt, umso größer wird seine Vitaminverarmung bzw. umso höher ist sein Vitamin-B-Bedarf. Diese Nachteile könnten also nur durch den Zusatz von Vitamin-B ausgeglichen werden. Da der Vitamin-B-Komplex nicht nur eine Schlüsselstellung im Kohlehydrat-, sondern auch im Eiweiß-, Fett- und Mineralstoffwechsel einnimmt und außerdem eine wichtige Rolle für die Funktion des Nervensystems spielt, ist es leicht erklärlich, **weshalb der Genuß von reichlich Industriezucker zahllose Krankheiten verursachen kann.** Diese Gefahr wird noch dadurch erhöht, daß der größte Teil der Bevölkerung durch Genuß von Grau- und Weißbrot ungenügend mit Vitamin-B versorgt ist. Der Getreidekeim, der der Hauptlieferant für das wichtige Vitamin-B ist, ist nur im Vollkornbrot enthalten und fehlt im Grau- und Weißbrot fast vollständig. So wird der durch Grau- und Weißbrot hervorgerufene Vitaminmangel noch durch den Zuckergenuß erhöht. Dies ist auch einer der Gründe, weshalb Kuchen besonders gesundheitsschädlich ist.

Die durch den Vitalstoffmangel entstehenden Schäden gehören zu den sogenannten Zivilisationskrankheiten. Es sollen hier natürlich nicht alle Zivilisationskrankheiten im einzelnen aufgezählt werden. Nur die wichtigsten Gruppen seien erwähnt: **Der Gebißverfall, Verdauungsstörungen, Stoffwechselstörungen, Leber- und Gallekrankheiten, Fettsucht und Magersucht, manche rheumatischen Erkrankungen, Zuckerkrankheit, manche Hautkrankheit, viele Herz- und Kreislauferkrankungen und besonders das Heer der sogenannten nervösen Störungen,** hinter denen sich häufig ein Vitalstoffmangel verbirgt. Der Gebißverfall kann wiederum der Ausgangspunkt für rheumatische Erkrankungen des Bewegungsapparates werden, wodurch das lawinenartige Anwachsen der Bandscheiben- und Wirbelsäulenschäden und Gelenkveränderungen erklärbar ist. Besonders eindrucksvoll berichtet Albert von Haller in seinem Buch „Gefährdete Menschheit" (Hippokrates-Verlag, Stuttgart 1956) von dem Zusammenhang zwischen dem Gebißverfall und dem Verzehr von Industrienahrungsmitteln. In demselben Maße, in dem in den einzelnen Völkern der Genuß von natürlichen Lebensmitteln abnimmt und der Anteil an Zivilisationsprodukten, wie Weißmehl und Zucker, zunimmt, treten Zivilisationsschäden auf. Am Gebiß sind sie am deutlichsten erkennbar, so daß der Zustand der Zähne geradezu als Maßstab für den Grad des Zivilisationsschadens des einzelnen Menschen und ganzer Völker dienen kann.

Aber auch die Abwehrkraft gegen Infektionen mit Bakterien und Viren wird herabgesetzt. So berichtet Dr. Sandler in seinem Buch: „Sonderernährung verhütet Kinderlähmung" (Hanns Georg Müller Verlag GmbH., Krailling bei München) von der wichtigen Rolle, die der Zucker bei der Entstehung dieser Krankheit spielt. Auch in

Zeiten der Virusgrippe empfiehlt sich eine Enthaltung von Industriezucker und der Verzehr einer vitaminreichen Kost, um die Ansteckungsfähigkeiten zu verringern. Jeder Anfällige kann sich durch einen Selbstversuch leicht von diesen Zusammenhängen überzeugen.

Die gesundheitlichen Nachteile, die der Genuß von reinem Zucker bringt, liegen aber auch noch auf einem anderen Gebiet. **Der Zucker ist bei manchen Kranken, vor allem bei Magen-, Darm-, Leber- und Gallekranken die Ursache dafür, daß diese Menschen bestimmte Lebensmittel nicht vertragen können, die sie zur Erreichung oder Erhaltung ihrer Gesundheit nötig hätten.** So ist es eine interessante, aber noch wenig bekannte Erscheinung, daß gerade die so notwendigen vitamin- und mineralstoffreichen Lebensmittel, wie Vollkornbrot, Obst und Frischkost, von vielen Magen-Darmempfindlichen und Leber-Gallekranken nicht vertragen werden, wenn diese Zucker zu sich nehmen. Vermeiden diese Menschen Speisen, die Fabrikzucker enthalten, so stellen sie zu ihrer Verwunderung fest, daß sie die erwähnten anderen Nahrungsmittel, die sie unter Umständen jahrelang wegen Unverträglichkeit meiden mußten, nun plötzlich vertragen. Diese Erscheinung, daß Zucker für die Unverträglichkeit gerade der lebenswichtigen vitaminreichen Lebensmittel so ausschlaggebend verantwortlich ist, konnte durch jahrzehntelange klinische Erfahrungen eindeutig bewiesen werden. Natürlich sind diese Beobachtungen jederzeit leicht nachprüfbar. Wie sich diese für die ganze Diätetik fast revolutionär auswirkende Entdeckung erklären läßt, ist für die Praxis weniger wichtig als die Tatsache an sich. Wahrscheinlich hängt die Erzeugung von Unverträglichkeiten mit der Einwirkung auf die Darmflora zusammen, vielleicht beruht sie aber auch auf der oben erwähnten Störung des Stoffwechsels, der sich zum größten Teil in der Leber abspielt. Von einer aufschlußreichen Ermittlung berichtet in diesem Zusammenhang z. B. die englische Zeitschrift „Lancet". In England wurde z. B. nachgewiesen, daß alle Magengeschwürskranken mehr Süßigkeiten zu sich nahmen als Kontrollpersonen gleichen Alters und Geschlechts. Daß auch eindeutige Beziehungen des Zuckerstoffwechsels zur Krebsentstehung bestehen, hat in sehr gründlichen 30jährigen Forschungen Prof. Leupold nachgewiesen (E. Leupold, „Die Bedeutung des Blutchemismus, bes. in Beziehung zu Tumorbildung und Tumorabbau", Gg. Thieme Verlag, Stuttgart 1954). Natürlich spielen dabei auch noch andere Faktoren eine Rolle.

Ganz besonders tiefgreifend sind die Schädigungen durch den Zucker beim Kind und Jugendlichen. Die direkten Schäden durch Störungen des Kalk- und Vitaminhaushalts werden wie in einem Teufelskreis noch dadurch vergrößert, daß der Zucker zur Sucht führt wie andere Genußmittel. Der Zuckerhunger wird durch den Genuß von reinem Zucker nicht gestillt, sondern gesteigert. Da aber dieses Verlangen nach Süßigkeiten weder als Sucht noch als Zeichen eines Vitalstoffmangels erkannt wird, ziehen die Erwachsenen den falschen Schluß, daß das Kind viel Zucker nötig habe. Schließlich trägt die durch den Zuckergenuß bedingte Appetitlosigkeit noch zusätzlich zur Verstärkung der Schäden bei. Dazu kommt, daß gerade in der scheinbaren Harmlosigkeit des Zuckers und in der Vorstellung, er sei ein wichtiger Nährstoff, seine besondere Gefahr liegt. So kann man sagen, daß der Zucker im Kindesalter „wie Gift" wirkt. Er ist imstande, nicht wiedergutzumachende Schäden fürs Leben zu erzeugen.

Um die Aufdeckung dieser Beziehungen zwischen Krankheit und verfeinerter Zivilisationskost haben sich im Laufe der letzten Jahrzehnte zahlreiche namhafte Ärzte und Forscher bemüht. Der erste, der vor der Entdeckung der Vitamine auf die Entstehung von Krankheiten durch Denaturierung der Nahrung und deren Heilung durch naturbelassene Frischkost hingewiesen hat, war bekanntlich Bircher-Benner. Die spätere Vitaminforschung hat lediglich die Bestätigung und wissenschaftliche

Erklärung für die Heilerfolge durch eine biologisch vollwertige Kost gebracht. So bleibt unsere Aufgabe, dafür zu sorgen, daß diese Erkenntnisse zum Segen der Menschheit größte Verbreitung finden.

Anschrift des Verfassers: Chefarzt Dr. med. M. O. Bruker, Facharzt für innere Krankheiten, Krankenhaus der Anstalt Eben-Ezer, 492 Lemgo / Lippe.

Welche Konsequenzen haben diese Ausführungen Dr. Brukers für unsere tägliche Nahrung?

Wir müssen in unserer täglichen Kost die isolierten Kohlenhydrate, die Fabrikzucker und die Feinmehle, weitgehend vermeiden und statt dessen diese Stoffe im Verband der natürlichen Lebensmittel verwenden.

Wollen wir also ein Gericht süßen, so verwenden wir dazu frische süße Früchte, oder auch Rosinen oder naturreinen, unerhitzten Bienenhonig (dieser soll nicht mitgekocht oder miterhitzt, sondern nachträglich den Speisen zugesetzt werden; konzentriert — z. B. als Brotaufstrich — soll er nicht genossen werden, da er so den Zähnen schaden kann. Auch sonst ist er nur sparsam und nicht regelmäßig zu verwenden).

Wollen wir Mehlgerichte, Mehlspeisen oder Mehlgebäck herstellen, so verwenden wir frisches Vollkornmehl von einer der verschiedenen erhältlichen Vollgetreidesorten, das wir je nach Verwendungszweck einmal gröber, einmal feiner mahlen.

Nach den Erfahrungen einer Reihe namhafter Wissenschaftler und nach dem, was wir selbst an uns und unseren Kindern beobachten können, sind die isolierten Kohlenhydrate, voran der Fabrikzucker und damit hergestellte Nahrungs- und Genußmittel, eine der Hauptursachen des heutigen Gesundheitsverfalls — während im Vollgetreide und in den natürlichen Früchten die wichtigsten Fundamente unserer Gesundheit ruhen. Dies gilt sowohl für die Ernährung der werdenden Mutter, als für die des Kleinkindes, der heranwachsenden Jugend und der Erwachsenen.

Über die Ernährung der werdenden Mutter werden wir in Kürze einen Beitrag von Frau Dr. G. Schmidt aus Hannover bringen.

Eine für die Lehrer geschriebene Broschüre „Süßigkeiten und Gesundheit“ von Dr. Bruker (Sonderdruck aus „Fastenerziehung als pädagogische Aufgabe“, Hoheneck-Verlag, Hamm / Westfalen 1964) haben wir allen Lehrern mit der Bitte um Behandlung dieser Probleme im Unterricht ausgehändigt. Wir raten der Jugend, alle sie in diesen Dingen bewegenden Fragen an ihre Lehrer zu richten.

Wir weisen noch darauf hin, daß **Speiseeis** durch seinen hohen Anteil an Fabrikzucker und durch den Genuß zwischen den Mahlzeiten ganz besonders schädlich für die Zähne ist.

Frisches Obst ist in der warmen Jahreszeit für die Kinder weitaus besser und gesünder.

Ihr
ARBEITSKREIS GESUNDHEITSKUNDE

Autoren dieser Schrift: Dr. M. O. Bruker, 492 Lemgo/Lippe
Dr. Joh. Georg Schnitzer, 7742 St. Georgen/Schwarzwald

Zeitpunkt zur Verteilung: ca. 19. Mai des zweiten Jahres

Papierfarbe dieser Schrift: Hellblau

Die Ernährung der jungen Mutter

von Dr. Gertrud Schmidt

Wie muß ich mich ernähren, wenn ich gesunde, kräftige Kinder haben möchte?

Liebe Mutter!

Wenn ich ab und zu auf der Straße verkrüppelte Menschen sehe, schwächliche, blasse Kinder mit schlechten Zähnen und entstellten Gebissen, wenn ich von jungen Müttern höre, die sehr unter ihrer Schwangerschaft leiden, oder ihre Kinder nicht stillen können, dann kann ich mich einer tiefen Trauer nicht erwehren. Wie anders könnten die armen Menschen aussehen, wenn sie von ihrer Mutter richtig ernährt worden wären, wie glücklich und gesund könnte jede Mutter und jedes Kind sein, wenn sie nur richtig ernährt würden! Die früheren Generationen wußten es nicht besser, und wir können ihnen keine Vorwürfe machen, aber heute sind wir durch die Erkenntnisse unserer großen Ärzte und Wissenschaftler in der Lage, viele Fehler der Vergangenheit wieder gut zu machen. Jede junge Mutter kann eine leichte Schwangerschaft und Geburt und auch gesunde Kinder haben, sofern sie sich nur richtig ernährt. Besonders tröstlich ist es nun, daß diese gesunde Ernährung weder besonders teuer noch schwierig ist, sondern nur eine einzige, für den verwöhnten Menschen unserer Zeit oft schwer zu erfüllende Bedingung stellt: nämlich die Rückkehr zur einfachen und naturnahen unverfälschten Nahrung.

Aber jede junge Mutter, besser sogar jedes junge Ehepaar, das sich seiner Verantwortung gegenüber der kommenden Generation bewußt ist, wird den Entschluß, von der gewohnten, denaturierten bürgerlichen Küche zur gesunden, vollwertigen Ernährung überzugehen, mit Freuden fassen, und sie werden dabei feststellen können, daß sie für das vielleicht nur für ihre Kinder gebrachte Opfer selbst mit Gesundheit und Leistungsfähigkeit und ungeahnter Frische belohnt werden. Ein mit natürlichen, unverfälschten Speisen ernährter Mensch hat auch kein Bedürfnis mehr nach den Genußgiften (Alkohol, Nikotin, Kaffee, Tee, Schokolade und Süßigkeiten), die auch einen großen Teil zu dem gesundheitlichen Niedergang unseres Volkes beitragen. Mit einer richtigen vollwertigen Ernährung wird unendlich viel gewonnen. Der wichtigste Punkt dabei ist das volle Korn. **Professor Kollath hat behauptet und auch bewiesen, daß die Degeneration des heutigen Menschen, den er unterwertig nennt, zum größten Teil darauf zurückzuführen ist, daß er das volle Korn zerstört hat,** daß er gerade seine wichtigsten Bestandteile: die Randschichten und den Keim, entfernte. Diese enthalten diejenigen Substanzen und Vitamine, die zum Aufbau eines gesunden Körpers und zur Erhaltung seiner Gesundheit, d. h. zur täglichen Regeneration der Zellen unbedingt erforderlich sind.

Eine andere wichtige Erkenntnis für unsere Ernährung wurde schon vorher von Dr. Bircher-Benner gemacht: Er entdeckte die große Wirkung, die ungekochte, unbehandelte Nahrung (rohes Obst, Gemüse, Nüsse etc.) auf unseren Körper hat und den verderblichen Einfluß, den Fleisch, Eier, tierische Fette und Genußgifte (besonders wenn sie, wie es heute üblich ist, im Übermaß genossen werden) auf unsere Gesundheit haben. **Dr. Bircher-Benner heilte viele als unheilbar angesehene Krankheiten bei Erwachsenen und Kindern mit roher Nahrung.** Aus der Erkenntnis heraus, daß das, was uns gesund macht, uns auch gesund erhält, verlangte er, daß auch für den

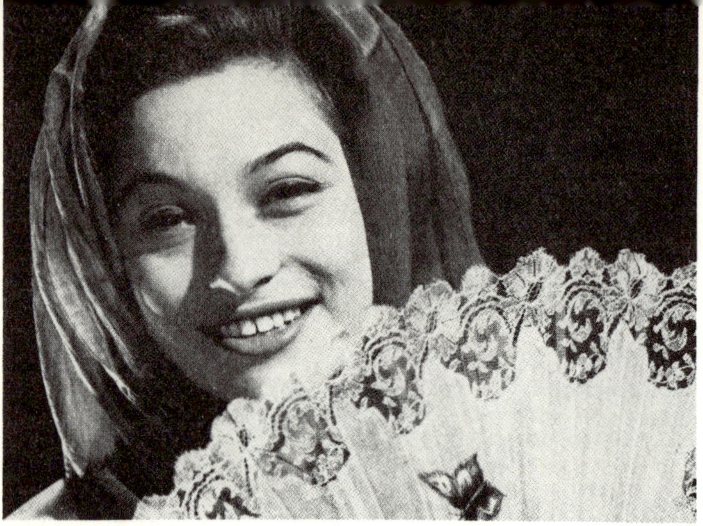

Schöne, gesunde Zähne: ein froher, harmonischer Mensch

gesunden Menschen ein Drittel bis zur Hälfte jeder Mahlzeit aus rohem Gemüse oder Obst bestehen müsse. Er hat damit **vielen Müttern zu einer gesunden Schwangerschaft und leichten Geburt verholfen.**

Diese beiden großen Ärzte: Dr. Bircher-Benner und Professor Kollath, haben der Menschheit einen unschätzbaren Dienst erwiesen, denn sie haben dem heutigen Menschen die Möglichkeit gegeben, die verlorene Gesundheit wieder zu gewinnen. Selbst eine schwächliche Mutter mit schlechten Zähnen, empfindlichen Augen, geschwächtem Leber-Gallensystem usw. kann ganz gesunde Kinder haben und imstande sein, diese Kinder selbst zu stillen, sofern sie sich nur richtig ernährt.

Woraus muß diese vollwertige Ernährung bestehen?

Wie vorher gesagt, ist der wichtigste Anteil dieser Ernährung das volle Korn und viel rohes Gemüse, Obst und Milch. Der Speisezettel für die werdende Mutter muß etwa so aussehen:

Morgens:

Etwas frisch gepreßter Obstsaft oder Möhrensaft, eventuell mit warmem Wasser verdünnt, und eine Tasse Kräutertee (Leber-Gallentee oder Schwangerschaftstee), $^1/_2$ bis 1 Stunde später Kollath-Frühstück, mit reichlich frischem Obst der Jahreszeit zubereitet, mit 1 Eßlöffel frisch geschrotetem Leinsamen. (Das Kollath-Frühstück wird aus frisch z. B. in einer Kaffeemühle geschrotetem Weizen, der über Nacht mit wenig Wasser eingeweicht wurde, und mit Sauermilch oder Milch, einem geriebenen und sofort untergemischten Apfel, Rosinen, frischem Obst und eventuell etwas Nüssen zubereitet.) Danach, falls dies nicht genügt, am besten mit Wasser und Voll-Meersalz kurz gekochter Schrotbrei aus frischem Weizenschrot, mit frischer Vorzugsmilch bzw. daraus hergestellter Sauermilch (die Milch wird erst an den Brei geschüttet, wenn dieser bereits auf den Teller herausgeschöpft ist). Auch im Winter kann man in 24 Stunden Sauermilch aus roher Milch (in Städten Vorzugsmilch, auf dem Lande rohe Milch aus TBC-freien Ställen) herstellen, indem man etwas Buttermilch hinzugibt und die Milch im warmen Raum (18—20°) aufstellt. Es kann auch etwas Vollkornbrot mit dünn Butter genommen werden; oder etwas Obst und danach der gekochte Schrotbrei mit Milch. Keine Zwischenmahlzeiten, nur rohes Obst (nicht zu sauer!) oder rohe Möhren sind erlaubt, falls Hunger verspürt wird.

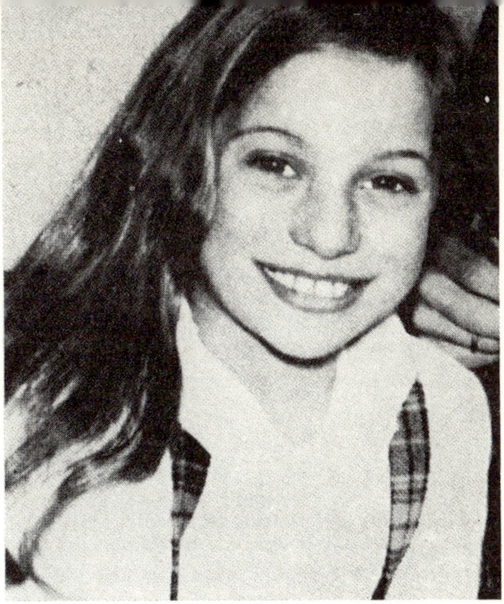

Gesunde Zähne,
vollausgebildeter Kiefer;
ein gesundes, fröhliches Kind

Mittags:

Reichlich grüner Salat (im Winter Endivien- oder Rapünzchensalat) und ein rohes Wurzelgericht (Möhren oder rote Rüben mit etwas Apfel gerieben und einer guten Salatsoße gemischt), danach Pellkartoffeln oder ein Vollkornbrei mit rohen Gemüsesalaten, oder Sauermilch oder Bioghurt mit einem Eßlöffel frisch gequetschtem Leinsamen und Würzkräutern oder mit grünem Salat.

Die Salatsoßen werden mit Sauermilch oder Bioghurt oder Buttermilch und besten kalt geschlagenen Ölen (Leinöl oder Sonnenblumenöl oder Walnußöl) hergestellt. Da das Leber-Gallensystem der werdenden Mutter sehr beansprucht ist, darf sie es nicht unnötig belasten. Sie muß daher jeden Fett- und Eiweißüberschuß vermeiden und darf nur biologisch hochwertige Fette und Eiweiße zu sich nehmen. Da es sich um geringe Mengen handelt, spielt der höhere Preis keine Rolle. Fleisch, Fisch und Eier, gekochte Milch sowie alles Gebratene und fette Soßen müssen in dieser Zeit unbedingt gemieden werden; selbstverständlich auch die für die Galle ebenso schädlichen Süßigkeiten, schweren Backwerke und alle Genußgifte!

Abends:

Ein Obstsalat mit Getreideflocken, oder am besten mit selbst frisch geschrotetem Getreide (Weizen, Roggen, Sprießkornhafer, Sprießkorngerste). Diese Getreide können roh gegessen werden und sind in dieser Form gesundheitlich am wertvollsten; man kann das frische Getreideschrot auch einige Stunden vor dem Essen einweichen, indem man es mit wenig Wasser zu einem Brei anrührt. Sollte das Getreideschrot roh nicht vertragen werden, so kann man es mit Wasser und Meersalz kurz kochen. Besser ist es aber noch, den oft an einer solchen Unverträglichkeit schuldigen Fabrikzucker gänzlich aus der Nahrung zu verbannen, worauf meist nach wenigen Tagen Vollwertnahrung wieder vertragen wird (M. O. Bruker „Der Zucker als pathogenetischer Faktor", Verlag Schwabe & Co., Bad Homburg v. d. H.). Dieser Obstsalat ist mit etwas frischer Milch oder Sauermilch oder Möhren und mit einem guten Vollkornbrot besonders zu empfehlen.

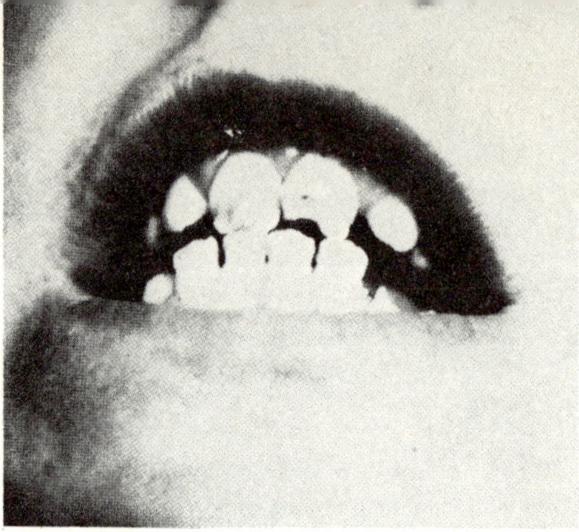

Durch falsche Ernährung
als Kleinkind und falsche Ernährung
der Mutter in der Schwangerschaft
schlecht ausgebildete Zähne im
verbogenen Kiefer dieses Kindes

Gegen Ende der Schwangerschaft sollte abends möglichst nur Obst oder ein roher Möhrensalat oder grüner Salat mit Tomaten, frisches Sauerkraut mit frisch gemahlenem Leinsamen oder Nüssen gegessen werden. (Man achte darauf, ungespritztes und biologisch angebautes Obst und Gemüse zu verwenden. Gerade Möhren können besonders stark verseucht sein.) Auch morgens und mittags sollte möglichst weder Brot noch Kartoffeln, sondern mehr Rohes und Nüsse oder Leinsamen gegessen werden.

Seit Jahren ist diese Ernährung bei werdenden Müttern erprobt worden, und dabei wurde festgestellt, daß die Beschwerden der Schwangerschaft auf ein Minimum herabgemindert wurden oder ganz ausblieben. Die Geburten verlaufen, da die Kinder nicht so groß und schwer werden, viel leichter und in gleichem Grade auch das Wochenbett. Infektionen oder ungünstiger Verlauf der Geburt sind so gut wie ausgeschlossen. Da überdies nur durch eine solche Ernährung der kindliche Körper voll ausgebildet wird und eine gesunde Erbanlage, sowie gesunde Zähne, Knochen und Organe erhält, wird sich jede junge Mutter, die mit der selbstverständlichen Liebe zu ihrem Kind auch das Verantwortungsgefühl für sein späteres Schicksal verbindet, nach diesen Erkenntnissen ernähren, auch wenn es ihr zuerst ungewohnt sein und daher schwer fallen sollte.

Leider ist die Ernährung in den meisten Entbindungsheimen noch außerordentlich rückständig, so daß sogar Brustentzündungen auftreten und die Verdauung nicht richtig arbeitet. Beides kann durch richtige, vollwertige, viel Rohkost enthaltende Ernährung vermieden werden. Ein Wandel kann da nur geschaffen werden, wenn die Wöchnerinnen selbst eine gesunde Ernährung, d. h. Kollath-Frühstück, Vollkornbrot und reichlich Frischkost verlangen, denn die zuständigen Stellen wenden immer wieder ein, daß die Patientinnen dann nicht zufrieden seien und fortbleiben würden.

Die Ernährung der stillenden Mutter ist ungefähr die gleiche wie die der werdenden Mutter, nur muß das Schwergewicht ganz besonders auf das volle Korn und frische, rohe Vorzugsmilch gelegt werden.

Hierzu kommen vor allem Weizen, Roggen, Sprießkornhafer, Sprießkorngerste, Hirse und Buchweizen in Frage (zusammen oder abwechselnd). Die im Keim so reichlich enthaltenen Wuchsstoffe regen die Tätigkeit der Milchdrüsen an, und zwar ist dann die Wirkung am stärksten, wenn ein mit Wasser und Voll-Meersalz nur ca. 30 Sekunden gekochter Schrotbrei gegessen wird. Das Schrot muß immer frisch hergestellt werden. Dieser Schrotbrei kann sehr wohlschmeckend zubereitet werden mit geriebener Zitronenschale (von nicht mit Insektiziden gespritzten Zitronen), Rosinen,

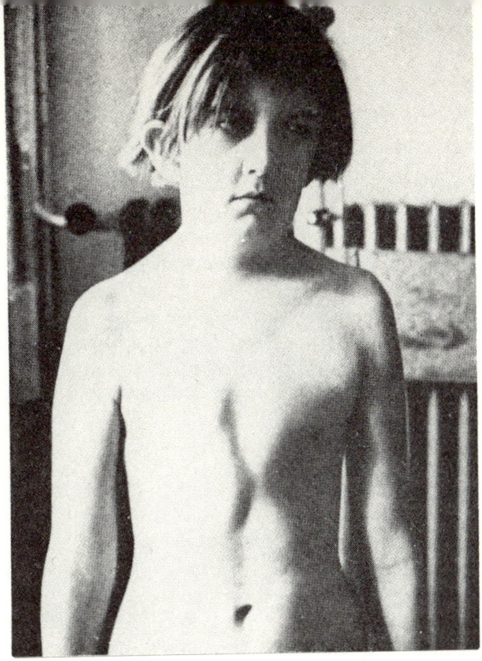

Ein falsch ernährtes, trauriges Kind

Feigen oder Datteln oder auch nur mit wenig Honig; er wird mit frischer Milch oder Sauermilch gegessen und schmeckt warm oder kalt als Pudding ausgezeichnet. Er gibt der jungen Mutter auch sehr schnell wieder Kraft, erhöht ihre körperliche Leistungsfähigkeit und bewirkt, daß sie auch trotz körperlicher Arbeit ihr Kind stillen kann. Glücklicherweise ist ja die Erkenntnis, daß die Muttermilch durch nichts zu ersetzen ist, allmählich wieder Allgemeingut geworden, aber leider ist unsere Degeneration schon soweit fortgeschritten, daß nur die wenigsten Mütter ihre Kinder noch die Zeit von 6 Monaten, die notwendig ist, damit das Kind eine gute Zahnanlage bekommt, stillen können.

Aber auch, wenn eine junge Mutter genug Milch hat, und nun glaubt, sie könne getrost zur gewohnten bürgerlichen Kost zurückkehren, so irrt sie sich und müßte im Gegenteil alles daran setzen, sich so vollwertig und frischkostreich wie möglich zu ernähren. Die Qualität der Milch hängt sehr von der Nahrung der Mutter ab, die Milch kann reich oder arm an Vitaminen und Wuchsstoffen sein. Ja, jedes Genußgift, das die Mutter zu sich nimmt, geht auch in die Milch über und kann mit Leichtigkeit darin nachgewiesen werden. Das Wohlbefinden von Mutter und Kind hängt gleicherweise von der Nahrung ab, die die Mutter zu sich nimmt, und darüber hinaus bestimmt sie die gesunde Entwicklung des Kindes. Auch können Brustentzündungen durch Rohkosttage geheilt werden. Daher soll die stillende Mutter neben den Genußgiften (Zigaretten, Alkohol, Kaffee, Tee, Schokolade, Cola) Süßigkeiten, Feinmehlgebäcke und -speisen und Industriezucker meiden und nur Vollkornbrot bzw. Vollkorn- oder Schrotspeisen (zu einem Teil roh) sowie reichlich Rohsalate und Obst zu sich nehmen.

Sollte nun die Konstitution der Mutter so schlecht sein, daß sie auch mit der oben angegebenen Ernährung ihr Kind nicht stillen kann, dann muß sie die Erkenntnisse, nach denen sie sich ernährt, auch für ihr Kind anwenden, d. h. auch das Kind sollte nur Vollkornerzeugnisse und schon ganz früh frisch gepreßte Obst- und Gemüsesäfte erhalten. Ein wertvolles Vollkornkindermehl ist das Kindermehl nach Professor Kollath.

Jedes junge Ehepaar, das eingesehen hat, daß von der vollwertigen Ernährung nicht nur die Gesundheit des Kindes, sondern auch das eigene Wohlbefinden abhängt, wird seine Ernährung gerne umstellen. Aber wenn sie auch im Anfang sicher mit großer Selbstüberwindung auf manchen gewohnten Genuß verzichten mußten, so werden sie beide doch bald den Segen spüren, den ihr Entschluß nicht nur dem Kinde, sondern auch ihnen selbst gebracht hat. Je früher bei beiden Eltern schon vor der Empfängnis mit der Ernährungsumstellung begonnen wird, desto gesünder wird die Nachkommenschaft; ja auch Unfruchtbarkeit wird durch die im vollen Korn enthaltenen Wuchsstoffe und Vitamine geheilt.

Anschrift der Verfasserin:

Dr. Gertrud Schmidt, Hannover

Zeitpunkt zur Verteilung: ca. 9. Juni des zweiten Jahres

Papierfarbe dieser Schrift: Weiß

Moderne Säuglingsernährung

von Prof. Dr. med. H. Mommsen

Im Mutterleib befindet sich das werdende Kind in einem Ernährungsparadies. Es bekommt alle notwendigen Aufbaustoffe unmittelbar aus dem mütterlichen Blut – vorausgesetzt, die Mutter ernährt sich vollwertig, wie dies in einem vorausgegangenen Merkblatt Frau Dr. G. Schmidt erläuterte. Die Geburt, und als Schlußstrich die Abnabelung, bedeutet die Vertreibung aus diesem Paradiese. Die Natur, die bestrebt ist, Härte zu mildern und auszugleichen, stellt für die erste Lebenszeit eine Nahrung zur Verfügung, die auch unmittelbar aus dem Blute der Mutter herausgefiltert wird, die arteigene Frauenmilch. Da das Eiweiß dieser arteigenen Milch unmittelbar der menschlichen Art angepaßt ist, und sie auch die anderen Nährstoffe in einer idealen Zusammensetzung enthält, werden an die verdauenden Funktionen und die aufbauenden Kräfte, die den Stoffwechsel bestreiten und zum Ansatz führen, die niedrigsten Anforderungen gestellt. Dem Säugling verbleibt also noch ein wenig von dem verlorenen Ernährungsparadies, wenn die Mutter ihr Kind stillt.

Es sollte alles daran gesetzt werden, um die natürliche Ernährungsquelle, die mütterliche Brust, zu erschließen. Es gehört zu den Seltenheiten, daß eine Frau überhaupt nicht stillen kann. Es müssen nur die Anfangsschwierigkeiten durch liebevollen Zuspruch einer willensstarken Persönlichkeit, daß das Stillen durchführbar ist, überwunden werden. Ebenso gehört dazu die eigene unerschütterliche Überzeugung, daß hierdurch das Bestmögliche für das Kind geschieht. Eine wichtige Voraussetzung ist wiederum die vollwertige Ernährung der Mutter (siehe Dr. G. Schmidt, „Die Ernährung der jungen Mutter"). Es sollte auch mit dem Märchen aufgeräumt werden, daß Stillen besonders anstrengend ist und an den Kräften der Mutter zehrt. Das Gegenteil ist richtig. Viele Mütter blühen während des Stillens gesundheitlich auf. Man stillt im Anfang sechsmal, gelegentlich auch zusätzlich nachts noch einmal, wenn der junge Säugling im Anfang die längere Nachtpause nicht durchhalten kann. Entgegen dem heute üblichen Brauch, erst nach 12–24 Stunden anzulegen, ist es empfehlenswert, mit dem Anlegen des Neugeborenen an die Brust der Mutter schon einige Stunden nach der Geburt zu beginnen. Häufig meldet der Säugling seinen Hunger schon bald nach der Geburt. Diesem Verlangen des Säuglings soll nachgegeben werden. Nur wenn die Mutter durch die Anstrengungen der Geburt stark erschöpft ist, darf mit dem Anlegen länger gezögert werden. Grundsätzlich ist zu sagen, daß das Stillgeschäft um so besser in Gang kommt, je früher der Saugreiz des Kindes auf die mütterliche Brust einwirkt. Wenn mit dem Stillen begonnen ist, erfolgt das weitere Anlegen in dem üblichen Rhythmus. Wenn das Kind schläft, muß es zum Anlegen geweckt werden.

Wenn ein Säugling nicht das Glück hat, Muttermilch zu erhalten, wird Tiermilch zur Ernährung herangezogen. Man spricht dann ganz allgemein von „künstlicher" Ernährung. Ich halte diesen Ausdruck für unglücklich und geradezu falsch. Nach allem, was wir wissen, gibt es keine „künstliche" Ernährung, die im Gegensatz zu einer „natürlichen" Ernährung stünde. Jede Form der Ernährung baut auf natürlichen Lebensvorgängen in irgendeiner Form auf. Es können nur die Grade der Natürlichkeit unterschiedlich sein. Ich spreche daher von arteigener (Frauenmilch) und artfremder

(Kuhmilch, Ziegenmilch usw.) Ernährung. Auch die „artfremde" Ernährung sollte möglichst nach den Grundsätzen der Natürlichkeit ausgerichtet sein.

Nicht bestreitbar ist die Tatsache, daß auch die artfremde Ernährung heute dank den Erkenntnissen der medizinischen Wissenschaft dem Säugling eine große Sicherheit des Gedeihens bietet. Während über die Güte der Muttermilchernährung bei den Kinderärzten aller medizinischen Richtungen Einigkeit herrscht, unterscheiden sich die Meinungen über das, was bei artfremder Ernährung als das beste zu gelten hat, in manchen Punkten. Es ist wichtig, über das Augenblicks-Gedeihen auch in die Zukunft zu schauen und Ernährungsformen zu wählen, die auch für die spätere Entwicklung einen tragfähigen Unterbau an Gesundheit am besten sichern. Der Säugling an der Mutterbrust beweist am anschaulichsten die Richtigkeit der Kollathschen Vollwertlehre, die auf dem Grundsatz fußt: „Laßt die Nahrung so natürlich wie möglich". Dieses Prinzip ist daher auch auf die artfremde Ernährung zu übertragen. Der ideale Ersatz für die fehlende Muttermilch ist die rohe Kuhmilch. Leider steht sie in dieser Form nur in begrenztem Maße zur Verfügung. Voraussetzung für den Genuß roher Milch ist ihre Gewinnung von einer gesunden Kuh. Die Gefahr, ein Kind durch Tbc-Bazillen zu gefährden, ist heute weitgehend gebannt, da die meisten Ställe tuberkulosefrei sind. Wer also rohe Milch erhalten kann, soll sie zur Ernährung des Säuglings heranziehen.

Der Großteil der Verbraucher ist auf Molkereimilch angewiesen, die nur in pasteurisierter (= Kurzerhitzung auf ca. 80 Grad) Form zur Verfügung steht. Wenn die Milch aus Tbc-freien Ställen stammt, ist ein Aufkochen der Milch im Haushalt zu vermeiden. Durch diese nochmalige Erhitzung der Milch werden weitere Veränderungen in ihrem biologischen Gefüge verursacht, die für den Ernährungserfolg auf lange Sicht gesehen nicht gleichgültig sind.

In den ersten 8–12 Wochen wird die Milch wegen ihres gegenüber der Frauenmilch wesentlich höheren Eiweißgehaltes **zur Hälfte mit einem Getreideschleim,** am besten mit Haferschleim, **verdünnt.** Das Getreide, welches der Säugling erhält, soll alle Teile des vollen Korns in seiner natürlich gewachsenen Einheit enthalten, also auch Randschichten und Keimling, nicht nur den Weißmehlanteil. Es sind genügend Produkte auf dem Markt, die diesen Anforderungen genügen (Babyschrot nach Professor Kollath, Demeter-Erzeugnisse, Kölln-Flocken u. a.).*)

Das Vollgetreideschrot wird mit Wasser kurz zu einem Schleim aufgekocht und dann mit der ungekochten Milch (roh oder pasteurisiert) vermischt. Die mit Schleim verdünnte Milch muß mit Einfach- oder Zweifachzucker angereichert werden, die aber nur in ihrem natürlichen Verband gegeben werden dürfen, da sie sonst zum Kalk- und Vitamin-B-Räuber würden. Am besten wählt man dazu Bienenhonig (keinen Tannenhonig, sondern Blütenhonig), auf 200 Gramm Nahrungsgemisch einen gestrichenen Teelöffel Honig.

Nach 8–12 Wochen wird eine 2/3-Milch (2/3 Milch, 1/3 Schleim) **hergestellt.** Honigzusatz wie oben. Häufig kann die Mutter im Anfang noch einen Teil der notwendigen Nahrung als Brustmilch spenden. Es wird der Säugling dann zunächst angelegt und anschließend die Flasche gereicht.

Ich halte es nicht für richtig, genaue Trinkmengen vorzuschreiben. Vorgeschrieben wird die Häufigkeit der Nahrung und ihre Zusammensetzung (1/2-Milch, 2/3-Milch usw.). An Menge trinkt das Kind soviel, wie es mit Lust und Freude aufnimmt. Hunger und

---

*) Gesundheitlich am wertvollsten sind selbst frisch gemahlene Vollkornmehle und -schrote. Gute Haushalt-Getreidemühlen stellt die Firma Schnitzer KG, D-7742 St. Georgen / Schwarzwald her.

Sättigungsgefühl ist das einzig richtige Maß für die Menge, die zu trinken ist. Zähflüssigere Nahrungsgemische (höherer Zusatz an Flocken oder Schrot) geben ein länger anhaltendes Sättigungsgefühl. Als ungefährer Mengenanhalt diene folgende Tabelle:

Ende des 1. Monats	120–140 Gramm
Ende des 2. Monats	140–160 Gramm
Ende des 3. Monats	160–200 Gramm

Zufüttern von Beikost:

Von der 6. Woche an erhält das Kind außer den Milchmahlzeiten 10–30 Gramm frisch gepreßten Gemüse- oder Obstsaft.

Mit 2–3 Monaten erlernt das Kind das Essen mit dem Löffel durch Füttern von etwas zerquetschter Banane.

Mit 4–5 Monaten wird eine Flaschenmahlzeit durch eine Gemüsemahlzeit ersetzt. Aus frischem Gemüsegut selbst hergestelltes Gemüse ist den heute mit viel Reklame und moderner Verkaufstechnik an den Verbraucher herangebrachten Gemüsekonserven für Säuglinge haushoch überlegen. Es ist auch völlig abwegig, der Hausfrau zu suggerieren, daß ein älterer Säugling zusätzlich Fleischnahrung benötige. Alle diese Manipulationen dienen im wesentlichen der Umsatzsteigerung und nützen den herstellenden Firmen mehr als den kleinen Konsumenten, unseren Säuglingen. Es ist vorteilhaft, etwa 1/3 des Gemüsegutes roh beiseite zu legen und es nach dem Kochen und Abkühlen des anderen Teils fein zu zerkleinern (Mixer, Edelstahlraspel, Glasreibe) und unterzumischen. Der rohe Anteil ist besonders wertvoll; man achte darauf, daß er zerkleinert nur kurz mit der Luft in Berührung kommt, da gerade die wertvollsten Bestandteile sonst sogleich vom Luftsauerstoff oxydiert werden. Ein so zubereitetes Kindergemüse mundet vorzüglich und macht weitere Zusätze von Geschmackskorrigentien völlig überflüssig. Man verwende so wenig Kochwasser, daß es im Gemüse „aufgeht" und keines weggeschüttet werden muß (wertvolle Mineralsalze und Vitamine!).

Mit 5–6 Monaten wird eine weitere Flaschenmahlzeit ersetzt und zwar durch einen Vollkornbrei. Dieser wird so zubereitet: Frisch gemahlenes Vollgetreide (Weizen oder Roggen, Hafer, Gerste) wird mit wenig Wasser zu einem sehr steifen Brei kurz aufgekocht. Wenn dieser etwas abgekühlt ist, wird die rohe Vollmilch darunter gerührt. Man kann abwechselnd mit etwas Voll-Meersalz oder Honig würzen.

Auch das **Kollath-Frühstück** eignet sich für diese Breimahlzeit, und es ist besonders wertvoll, weil auch das Korn roh zugeführt wird, wodurch die Fermente erhalten bleiben. Zubereitung hierzu: Zwei Eßlöffel Weizenkörner werden fein gemahlen und das erhaltene Schrot mit wenig kaltem Wasser zu einem steifen Brei zusammengerührt. So bleibt es einige Stunden stehen (eventuell über Nacht). Dann wird ein roh geriebener Apfel oder eine zerdrückte Banane oder beides zur Hälfte zugefügt und alles mit roher Vollmilch oder frischer Sauermilch zu einem saftigen „Mus" gerührt. Bei Bedarf kann wenig Bienenhonig zugefügt werden.

Spätestens mit der Einführung dieser Breimahlzeit, also mit ebenfalls 5–6 Monaten, wird auf vier Mahlzeiten übergegangen. Nach Bedarf wird eine milchfreie Zwischenmahlzeit eingelegt, die aus gequetschtem oder geriebenem Obst und eingeweichtem Vollkornzwieback oder Knäckebrot besteht. Auch dies richtet sich nach dem Hungergefühl des Säuglings. Es gibt gelegentlich Säuglinge, die vorübergehend besser mit drei Mahlzeiten gedeihen, bis sich wieder mehr Hunger einstellt.

Die Saugerfrage: Die Brusternährung beansprucht die Tätigkeit der Kiefer des Säuglings in ganz anderer und viel intensiverer Weise als das Nuckeln an der Flasche. Moderne Zahnärzte haben festgestellt, daß die heute so häufigen Fehlbildungen der Kiefer auch dadurch mitbedingt sind, daß das Kiefertraining, welches die Saugarbeit an der Brust fordert, im jungen Säuglingsalter fehlt. Durch das Saugen an der Mutterbrust wird der Kiefer geformt und der bei der Geburt vorhandene physiologische „Überbiß" beseitigt. Um die Verhältnisse der Brusternährung bei der Flaschenernährung nachzuahmen, sind besondere Formen von Saugern entwickelt worden, die unter dem Namen „Nuk-Sauger" im Handel sind. Sie stellen an die Tätigkeit der Kiefer ähnliche Anforderungen wie das Herausholen der Milch aus der Brust. Ihre Anwendung ist zu empfehlen. Man sieht an diesem kleinen Beispiel, daß im Bereich des Lebendigen immer Zusammenhänge bestehen und Abweichungen von den natürlichen Wegen Folgen bedingen, die häufig nicht unmittelbar erkennbar sind.

Die Pulver- oder Trockenmilchen (Alete, Pelargon, Nektarmil, Humana u. a.) haben sich einen breiten Markt erobert. Durch die Trocknung wird die Milch zu einem handelsüblichen, lagerfähigen Produkt mit allen daraus sich ergebenden Vorteilen und Nachteilen. Jeder Pulvermilchproduzent möchte erklärlicherweise möglichst viele seiner Dosen verkaufen. Er macht es daher der verbrauchenden Mutter so einfach wie möglich. Auflösen eines Pulvers in Wasser ergibt eine trinkfertige Nahrung mit allen Zusätzen. Das ist bestechend bequem für die vielbeschäftigte Mutter. Obwohl kein Trockenmilchhersteller in seiner Propaganda behauptet, eine Nahrung zu bieten, die das Stillen voll ersetzt, ist der Appell an die Bequemlichkeit doch gefährlich und trägt dazu bei, dem Stillen Abbruch zu tun. Dazu kommt der Personalmangel in den Entbindungsanstalten, wo die Mehrzahl der Kinder heute geboren werden. Sicher ist es weniger zeitraubend, aus Pulvermilch eine trinkfertige Nahrung zu zaubern, als mit allen Mitteln und persönlichem Einsatz die natürliche Ernährungsquelle, die mütterliche Brust, zu erschließen.

Es ist nicht zu bestreiten, daß die Pulvermilchen infolge ihrer gleichmäßigen Zusammensetzung eine gewisse Sicherheit des Gedeihens bieten bei einem Säugling, der nicht das Glück hat, gestillt zu werden. Man soll einen artfremd ernährten Säugling in den ersten 3–4 Monaten nicht ohne zwingenden Grund auf eine andere Nahrung umsetzen, wenn er gedeiht. Säuglinge, die nicht gestillt werden können, werden von den Entbindungsanstalten meist mit Trockenmilchernährung entlassen. Man läßt sie auf dieser Nahrung in den ersten 3 Monaten und setzt dann erst auf Frischmilch um. Die bisher auf dem Markt befindlichen Trockenmilchen genügen nicht dem Prinzip der Ernährung, das ich schlagwortartig als die „Lebendigkeit" der Nahrung bezeichnet habe. Diese wird u. a. durch Bakterien vermittelt. Die rohe Milch ist ein guter Nachschubträger von bestimmten Kokkenarten (= Bakterien), die zur physiologischen (normalen) Bakterienbesiedlung des Verdauungskanals gehören. Ein Zusammenleben in Mundhöhle und Darm mit normalen, der menschlichen Art angepaßten Bakterien, die am treffendsten als „Gesundheitserreger" bezeichnet werden, ist der beste Schutz der Schleimhäute gegen den Befall mit krankheitserregenden Bakterien.

Um bei einem mit Trockenmilch ernährten Säugling diesen Mangel auszugleichen, ist es empfehlenswert, dreimal täglich 5 Tropfen „Symbioflor I" zu geben, das physiologische lebende Kokken (= Bakterien) enthält. Durch diese einfache Maßnahme werden auch dem mit Trockenmilch ernährten Säugling lebende Substanzen zugeführt. Symbioflor I ist in Apotheken erhältlich.

Die flüssigen Milchkonserven (evaporierte Milch) **lehne ich für den gesunden Säugling ab.** Eine leichte Verdaulichkeit der „Büchsenmilch“ mag für vorübergehende Ausnahmezustände beim kranken oder geschwächten Säugling notwendig sein. Niemals dürfen diese mehr als fragwürdigen „Erleichterungen“ einem gesunden Kind gewährt werden oder gar aus solchen Situationen Rückschlüsse auf die Beschaffenheit einer optimalen Normal-Ernährung gezogen werden. Das führt zu völlig schiefen Beurteilungen. Hilfen für Kranke und Geschwächte geben keine Hinweise, wie man das Gesunde gesund erhält und in seinen Leistungen steigert. Es genügt nicht, wenn ein Säugling am Leben bleibt, ausreichend an Gewicht zunimmt und normale Verdauung aufweist. Zur echten Gesundheit gehört sehr viel mehr. Wer seinen Blick dafür geschult hat, sieht es dem Kinde schon an. Die Gesundheitsforschung, eine Wissenschaft, die erst in der Idee geboren ist (Professor Kötschau), muß objektiv feststellbare Maßstäbe schaffen, um echte Gesundheit von der heute so verbreiteten Scheingesundheit zu unterscheiden. Aus der Scheingesundheit folgt die Halbgesundheit. Ihr anschaulicher Ausdruck ist im späteren Kindesalter die so weit verbreitete Zahnfäule.

Bei richtiger Beachtung und sinnvoller Anwendung der gegebenen Hinweise aber ist es möglich, die Kinder in der Regel mit unerhörter, robuster Gesundheit großzuziehen, deren sicherstes Zeichen zwei blendende, wohlgeformte, gesunde Zahnreihen sind. Dazu zeigen diese Kinder meist eine heitere und zufriedene Gemütsverfassung. Nach diesen Ausführungen über die Ernährung des Säuglings werde ich in absehbarer Zeit noch auf die Ernährung des Kleinkindes eingehen.

Anschrift des Verfassers:
Professor Dr. H. Mommsen, 6 Frankfurt/Main, Baseler Straße 21

Zeitpunkt zur Verteilung: ca. 30. Juli des zweiten Jahres

Papierfarbe dieser Schrift: Rosa

Gift in der Nahrung?

Schon 1957 warnte die Internationale Gesellschaft für Nahrungs- und Vitalstoff-Forschung in ihrem Beschluß Nr. 17:

„Chemische Giftstoffe, die allgemein zur Schädlingsbekämpfung angewandt werden, stören das biologische Gleichgewicht und hinterlassen in den behandelten Erzeugnissen, insbesondere im Obst und Gemüse, mit Ausnahme verschiedener Begasungsgifte, in gesundheitlicher Beziehung nicht selten bedenkliche Rückstände.

Aufgrund dieser Erkenntnisse werden die Regierungen der Länder sowie die FAO und WHO gebeten, ihren Einfluß dahingehend geltend zu machen,

a) daß die biologische Schädlingsbekämpfung im Hinblick auf Vogelschutz, Vermehrung natürlicher Schutzinsekten als Vertilger der Schadinsekten stärkstens gefördert wird,

b) daß Viren, Bakterien und Mikroorganismen gegen Schadinsekten bevorzugt angewandt werden, soweit sie für andere Tiere und Menschen unschädlich sind,

c) daß die Produktion natürlicher pflanzlicher Insektizide, welche für Warmblütler sowie für den Menschen unschädlich sind, z. B. Pyrethrum, Derriswurzel und dergleichen, verstärkt wird,

d) daß die Züchtung resistenter Nutzpflanzensorten und die Anwendung zweckentsprechender Kulturmaßnahmen und Düngungsmethoden sowie die Erforschung der Resistenz gefördert werden."

Man glaubte, diese Warnung in den Wind schlagen zu können. 1962 gelang es der amerikanischen Biologin Rachel Carson mit ihrem Buch „Der stumme Frühling", die amerikanische Öffentlichkeit wachzurütteln, auf die drohende Giftgefahr und die bereits bestehende chronische Verseuchung weiter Bevölkerungskreise mit Spuren dieser Stoffe aufmerksam zu machen. Der amerikanische Präsident John F. Kennedy veranlaßte die Einberufung einer Untersuchungskommission, die aus höchsten amerikanischen Wissenschaftlern zusammengesetzt wurde. Die Kommission bestätigte die von Frau Carson gemachten Angaben in vollem Umfange.

Die Konsequenzen wurden nicht rasch genug gezogen; im Frühjahr 1964 starb plötzlich der gesamte Fischbestand des Mississippi, eines der größten Flüsse der Erde. Ursache: Die keineswegs über das normale Maß hinausgehenden, routinemäßigen Spritzungen in der Landwirtschaft und Forstwirtschaft mit Insektenbekämpfungsmitteln.

Über landwirtschaftliche Methoden, welche einen Verzicht auf diese hochgiftigen Substanzen ermöglichen, werden wir noch berichten.

Mit freundlicher Genehmigung von Herrn Prof. Dr. Werner Schuphan, des Direktors der Bundesanstalt für Qualitätsforschung pflanzlicher Erzeugnisse in Geisenheim / Rheingau, bringen wir zunächst nachfolgend seinen am Sonntag, den 10. 5. 1964 über den Süddeutschen Rundfunk gehaltenen Vortrag:

Die Qualität von Obst und Gemüse in ernährungsphysiologischer und hygienischer Sicht

von Prof. Dr. Werner Schuphan

Die Entwicklung vom Agrar- zum Industriestaat hat einschneidende Umwälzungen mit sich gebracht. Neben Änderung des Sozialgefüges ergibt sich dabei eine Fülle ernster Probleme, die dem Menschen als Nutznießer des zivilisatorischen Fortschritts auch Nachteile und Leiden auferlegen. Als Beispiel sollen hier aktuelle Pflanzenschutzprobleme dienen. Die unerwünschten Nachteile sind oft Folgen eines rücksichtslosen Erfolgsstrebens. Sie umfassen die für unser Leben auf der Erde notwendigen Bereiche „Luft, Wasser, Boden" und betreffen Pflanze, Tier und Mensch. Alle drei Gruppen der Lebewesen sind schicksalhaft miteinander verbunden, denn „Die Pflanze – ganz gleich, ob primitiver Einzeller oder hochentwickelte Nutzpflanze – ist schlechthin die Voraussetzung für das Leben von Mensch und Tier auf unserer Erde". Ihre Qualität – genauer ihr ernährungsphysiologischer und ihr gesunderhaltender Wert – ist daher lebenswichtig.

In den letzten 40 Jahren haben sich Obst und Gemüse mit Recht den Ruf erworben, unentbehrliche Lebensmittel zu sein. Dazu trugen zunächst bahnbrechende empirische Arbeiten des Züricher Arztes Dr. Bircher-Benner bei, dann experimentelle Bestätigungen dieser empirischen Befunde und umfassende Forschungsergebnisse über den Reichtum von Gemüse und Obst an Vitaminen, an Mineralsubstanzen, an Spurenelementen sowie an stoffwechselregelnden und antimikrobiell-wirkenden Inhaltsstoffen.

Ist nun die Höhe des Gehalts an diesen Inhaltsstoffen schon maßgebend für die Qualitätsbewertung, z. B. in unseren Handelsklassen? Was ist überhaupt „Qualität" bei Gemüse und Obst im landläufigen Sinne?

Bei pflanzlichen Nahrungsmitteln der landwirtschaftlichen und gärtnerischen Erzeugung ist „Qualität" mehr und mehr ein Begriff geworden, an dem sich gegensätzliche Meinungen entzünden. Dies scheint sonderbar. Man fragt sich, ob der Begriff „Qualität" nicht – etwa wie die genau wäg- und meßbare „Quantität" (= Menge) – etwas Absolutes, Unteilbares und im wissenschaftlichen Sinne Objektives darstellt. Das ist leider nicht der Fall; Qualität stellt bisher noch immer einen komplexen Begriff in der landwirtschaftlichen und gärtnerischen Praxis dar. Jeder Interessent, sei er Erzeuger, Händler oder Verbraucher, legt diesen Begriff in seinem Sinne aus. Jeder versucht, ihm allgemeine Anerkennung zu verschaffen, wobei naturgemäß diejenige Interessentengruppe, deren Finanzkraft, Führung und Organisation überragt, ihren Wünschen am ehesten nachdrücklich Geltung verschaffen kann. Dies trifft kaum für die Erzeuger und schon gar nicht für die Verbraucher zu.

Wie definiert man nun objektiv den komplexen Begriff „Qualität"?

Experimentelle Arbeiten und eingehende Überlegungen führten uns dazu, bei Nahrungspflanzen ein dreigeteiltes Schema für die Qualität aufzustellen. Es wurde 1955 auf der 1. Internationalen Qualitätstagung in Rüdesheim auch international eingeführt. Das Schema unterscheidet bei Nahrungspflanzen zwischen „Äußere Beschaffenheit", „Gebrauchswert" und „Biologischer Wert".

Die **„Äußere Beschaffenheit"** entspricht unseren „Handelsklassen", im Ausland den „standards", und beruht vornehmlich auf Sinneswahrnehmungen. Hier entscheiden als Qualitätskriterien ansprechendes Aussehen der Ware und der Verpackung, Gleichmäßigkeit der Größe, der Form, der Farbe sowie Fehlerfreiheit, theoretisch auch Geschmack und Geruch.

Der **„Gebrauchswert“** dient dagegen Spezialzwecken in Hauswirtschaft und Verarbeitungsindustrie. Werden z. B. an Speise-Tomaten – neben den erwähnten allgemeinen Forderungen an die äußere Beschaffenheit – auch noch solche wie „Schnittfestigkeit“ und optimaler Reifezustand gestellt, begnügt man sich bei Industrietomaten zur Herstellung von Tomatenmark hauptsächlich mit zwei Qualitätskriterien: hohem Trockensubstanz- und hohem farbgebendem Lycopingehalt. Alle anderen Qualitätsmerkmale der Speisetomate entfallen hier.

Der **„Biologische Wert“** umfaßt den Nährwert einer Nahrungspflanze, ihre Bekömmlichkeit und ihren Wert für die menschliche Gesundheit. Als komplexer Begriff läßt er sich nicht allein durch die Gehalte weniger chemischer Inhaltsstoffe festlegen. Nur durch Ernährungsversuche kann man ihn genügend charakterisieren. Er stellt gewissermaßen die Addition aller positiv wirkenden chemischen Inhaltsstoffe dar, wobei die negativ wirkenden pflanzeneigenen und pflanzenfremden Schadstoffe die Höhe des Endresultats begrenzen. Als pflanzenfremde Schadstoffe müssen zunächst diejenigen angesehen werden, die – durch den zivilisatorischen Fortschritt bedingt – zufällig auf oder in unsere Nahrungspflanzen gelangen. Es sind z. B. staub- und gasförmige Industrieexhalationen (= Abgase) sowie Blei und carcinogene (= krebserzeugende) Substanzen der Auspuffgase von Motorfahrzeugen. Nach jüngsten amerikanischen Untersuchungen ist es z. B. sehr bedenklich, Nahrungspflanzen an viel befahrenen Autostraßen anzubauen. Noch in einer Entfernung von mehr als 150 m vom Straßenrand enthielten die Pflanzen Bleigehalte bis zu 200 mg im Kilogramm Frischmasse. Kopfschließende Gemüse, wie Salat, dürften hierbei besonders gefährdet sein.

Zur Gruppe der zufällig auf die Nahrungspflanzen kommenden Fremdstoffe sind auch die häufig in Lebensmittelgeschäften ausgiebig gebrauchten Fliegensprays zu zählen, von denen einige die sehr giftigen, langanhaltenden Insektizide Aldrin oder Dieldrin enthalten.

Bewußt werden hingegen Konservierungsstoffe, z. B. Diphenyl auf Citrusfrüchte, vor allem aber Pflanzenschutzmittel auf unsere Nahrungspflanzen gebracht. Auf dieses Problem ist noch zurückzukommen.

Es ergibt sich daher die kritische Frage, ob man bei der Qualitätsbewertung der „Äußeren Beschaffenheit“, also den „Handelsklassen“, gegenüber dem „Biologischen Wert“ Vorrang einräumen sollte.

Obst und Gemüse genießen wir wegen ihres gesundheitlichen Wertes. Daher kann nicht das schöne Äußere, die Kosmetik, qualitätsentscheidend sein, sondern der Gehalt an bestimmten gesunderhaltenden Inhaltsstoffen und die Freiheit von giftigen Fremdstoffen.

Wählen wir ein Vergleichsobjekt aus dem Wirtschaftsleben, um die logische Richtigkeit des Primats wertgebender Inhaltsstoffe gegenüber dem schönen Äußeren darzulegen:

Bei einer Maschine spricht man von Qualität dann, wenn ihr Nutzungswert hoch und ihre Nutzungsdauer lang ist. Eine schön aussehende, aber leistungsschwache Maschine von nur kurzer Nutzungsdauer wird sich gegenüber Qualitätsfabrikaten nicht durchsetzen.

Dasselbe gilt auch für die Faktoren, die die Nutzungsleistung einer Maschine mitbedingen, für den Treibstoff und für das Schmieröl. Schönes Aussehen ist hier nicht gefragt. Beim Treibstoff entscheiden Leistungsfähigkeit, beim Schmieröl z. B. Wirksamkeit gegenüber vorzeitigem Maschinenverschleiß.

Hier ergeben sich Parallelen zum Gemüse und Obst, denn wir genießen diese Erzeugnisse in erster Linie, um Gesundheit und Leistungskraft zu erhalten. Daraus folgt, daß beim Gemüse und Obst der Biologische Wert gegenüber der „Äußeren Beschaffenheit" Vorrang besitzen muß. Zum Beispiel gibt es einige Apfelsorten verschiedener Geschmacksrichtung von hohem Anbau- und Marktwert, die als zusätzliches Geschenk der Natur über gute Vitamin-C-Gehalte verfügen und die in dieser wichtigen Eigenschaft andere heute propagierte Spitzensorten weit übertreffen. Werden Vitamin-C-haltige Früchte miteinander verglichen, wobei wir einen täglichen Vitamin-C-Bedarf des Erwachsenen von 50 mg Ascorbinsäure zugrundelegen wollen, so ergibt sich, daß bei richtiger Sortenwahl dem Apfel durchaus Bedeutung als Vitamin-C-Träger beizumessen ist; zum anderen kann man folgern, daß bei richtiger Wahl des „Pausenapfels" für das Schulkind eine einzige große Frucht, z. B. der lagerfähigen Apfelsorten „Freiherr von Berlepsch" und „Ontario", den Tagesbedarf an Vitamin C zu decken in der Lage ist, während von der heute so beliebten Spitzensorte „Golden Delicious" erst rund 5–6 Äpfel dazu ausreichen würden.

Bei Möhren ergeben sich zwischen einzelnen Sorten ebenfalls sehr starke Unterschiede, allerdings im Gehalt an dem Provitamin A Carotin. So überragen die für Säuglings- und Kleinkindernahrung wichtigen Carotingehalte noch nicht im Handel befindlicher Neuzüchtungen die Carotingehalte marktgängiger Massensorten um rund 100%. Die Neuzüchtungen bestechen außerdem durch intensive Farbe und guten Geschmack.

Mit der Feststellung, der „Biologische Wert" eines Erzeugnisses habe gegenüber der „Äußeren Beschaffenheit" Vorrang, brechen wir in die heutige Qualitätsvorstellung des Obst- und Gemüsehandels ein. Der Händler setzt „Qualität" mit Handelsklasse" gleich und vergißt dabei, daß keine positive Korrelation (= Beziehung) zwischen gutem Aussehen – also den Merkmalen der Handelsklassen – und dem Biologischen Wert besteht. Am besten läßt sich dies an einem Möhrenbeispiel zeigen. Werden in Gegenden, wo die Möhrenfliege endemisch ist, die sehr giftigen Pflanzenschutzmittel Aldrin oder Dieldrin angewendet, so kann man zwar Möhren erstklassiger Handelsklassen-Ware erzielen, in Bezug auf den Biologischen Wert können diese Erzeugnisse aber völlig minderwertig sein, da Inhaltsstoffe der Möhre, sogenannte ätherische Öle, diese Gifte im Wurzelkörper speichern können. Andererseits sind Möhren aus Gebieten der Bundesrepublik, wo die Möhrenfliege nicht vorkommt, also auch nicht chemisch bekämpft werden muß, in Bezug auf die Äußere Beschaffenheit" und auf den „Biologischen Wert" einwandfrei.

Aldrin- und Dieldrinmittel werden übrigens in der bundesdeutschen Praxis auch heute noch vielfach angewendet, obwohl diese Mittel bei Möhren wegen ihrer oft bedenklich hohen, giftigen Rückstände seit Jahren in der Bundesrepublik nicht mehr amtlich empfohlen wurden. In Holland erfolgt dagegen die Anwendung dieser Mittel in der Praxis bei Möhren unter ausdrücklicher amtlicher Empfehlung. Ende März dieses Jahres wurde dagegen in Großbritannien vom „Minister of Agriculture" die Anwendung von Aldrin- und Dieldrinmittel in Feld und Garten verboten. Die Mittel seien wegen ihrer Persistenz, ihrer Langlebigkeit zu gefährlich.

Damit kommen wir zu einem schwerwiegenden Qualitätsproblem beim Gemüse und Obst, zum Pflanzenschutz. Hier können Spritzungen mit giftigen Pflanzenschutzmitteln gesundheitsschädliche Rückstände in Nahrungspflanzen hinterlassen.

So stellten wir in dreijährigen Untersuchungen – in Übereinstimmung mit amerikanischen und anderen europäischen Befunden – fest, daß die Möhrenwurzel ein auffallendes Speicherungsvermögen für fettlösliche Insektenbekämpfungsmittel, sogenannte Insektizide besitzt. Offenbar auch durch Witterungsverhältnisse bedingt, übersteigen Rückstände an chlorierten Kohlenwasserstoffen (Aldrin, Dieldrin, Chlordan, Heptachlor, chloriertes Inden) mehr oder minder stark die US-Toleranzen. Bei Möhren wurden bis über das 20-fache der Toleranz an Dieldrin-Rückständen nach einer Kulturzeit von 16 Wochen gefunden. Die Rückstände bei importierten Möhren lagen in der gleichen Größenordnung. In weiteren Untersuchungsreihen gelang uns der Nachweis, daß sich Aldrin – weniger leicht Dieldrin – im ätherischen Möhrenöl löst.

Bei Säuglingen wurden in der Universitäts-Kinderklinik Kiel nach Verabreichung größerer Mengen handelsüblicher Spätmöhren der Sorte „Bauers Kieler Rote" mit unbekannter Insektizid-Behandlung in mehreren Fällen toxische Symptome leichterer Art, wie Gewichtsabnahme, Vitamin-A-Blutspiegelabfälle, beobachtet. Da diese Symptome nach Verabfolgung garantiert Aldrin-Dieldrin-freier Möhren nicht auftraten, andererseits (in etwas später gekauften Möhren der gleichen Sorte und gleichen Bezugsquelle wie die toxischen) Rückstände gefunden wurden, die etwa die US-Toleranzen erreichten bzw. leicht überschritten, war ein Zusammenhang zwischen den toxischen Erscheinungen bei Säuglingen und den Aldrin / Dieldrin-Rückständen in Kieler Möhren nicht ganz von der Hand zu weisen. Die Kieler Kinderärzte weisen auf die relativ großen Mengen von Möhren bei Verabfolgung an Säuglinge, aber auch darauf hin, daß Milchfett nicht nur dem Carotin zur besseren Resorption verhilft, sondern auch den fettlöslichen Pflanzenschutzmitteln. Unsere neuzeitlichen Insektizide sind fast ausnahmslos fettlöslich. Wenn eine Beteiligung von Insektiziden ausgeschlossen sein sollte, bliebe nur die Möglichkeit einer Giftwirkung der Möhren selbst. Unseres Wissens wäre dies ein einmaliger Fall.

Unsere dreijährigen Rückstandsbefunde mit Aldrin / Dieldrin in Möhren konnten 1960 auch durch schweizerische Befunde bestätigt werden. 90% der im Kanton Zürich untersuchten Möhrenproben des Erwerbsanbaues wiesen Insektizidgehalte auf, die die eidgenössischen Toleranzwerte von 0,1 ppm überschritten. 1960, also im gleichen Jahr, konnten wir dagegen in Geisenheim nur ganz unbedeutende Rückstandsmengen in Möhren ermitteln.

Daß Möhren nicht nur fettlösliche chlorierte Kohlenwasserstoffe in ihrem Wurzelkörper über längere Zeiträume zu speichern vermögen, sondern auch fettlösliche Phosphorsäureester (eine andere Gruppe von Insektiziden), von denen man bisher annahm, sie würden spätestens 14 Tage nach der Behandlung in der Pflanze abgebaut sein, zeigte 1960 eine Veröffentlichung aus der Biologischen Bundesanstalt in Braunschweig. In Bündelmöhren wurden nach einer Vegetationsdauer von 104 Tagen – 21 Tage nach der zweiten Gießbehandlung – noch Parathion- also E 605-Rückstände von 3,8 ppm gefunden. Nach 139 Tagen Vegetationsdauer – 56 Tage nach der zweiten Behandlung – konnten in Möhren mit einem Durchschnittsgewicht von 50 g immer noch Parathion-Rückstände in Höhe von 3,3 ppm nachgewiesen werden. Diese Rückstände überstiegen somit die US-Toleranzen, die bei 1 ppm liegen.

Es ergibt sich nun die berechtigte Frage: „Werden heute die Gefahren durch die Anwendung giftiger Pflanzenschutzmittel nicht zu stark dramatisiert? Wurde nicht auch schon früher, z. B. zwischen den beiden Weltkriegen, das stark giftiger Sublimat zur Bekämpfung der Kohlfliege eingesetzt?

Hierzu ist zunächst zu sagen, daß die früher angewandten, obenerwähnten giftigen Pflanzenschutzmittel – im Gegensatz zu den heute angewandten Mitteln – nicht in die Blätter, Früchte und Wurzeln der Nahrungspflanzen eindrangen. Die früher angewanden Gifte konnten somit schon durch gründliches Waschen restlos vom Erntegut entfernt werden.

Die Befürworter der heute oft rücksichtslos durchgeführten, ausschließlich chemischen Pflanzenschutzmaßnahmen stellen immer wieder die für Nicht-Sachverständige überzeugend wirkende Frage: Nennen Sie mir Todesfälle, die eindeutig durch Genuß von Nahrungspflanzen aufgetreten sind, die mit giftigen Pflanzenschutzmittel-Rückständen behaftet waren. Dabei wird als Vergleich gern die große Zahl der Verkehrstoten bzw. der Toten durch Leuchtgas-Vergiftungen angeführt. Diese Vergleiche sind weder sachgerecht, noch im wissenschaftlichen Sinne fair. Unsere heute angewendeten giftigen Pflanzenschutzmittel – vor allem die chlorierten Kohlenwasserstoffe – sind nicht deshalb gesundheitsbedenklich, weil ihre Rückstände auf Nahrungspflanzen eine akut toxische Wirkung, etwa wie das Leuchtgas oder das Sublimat, haben. Die Wirkung der chlorierten Kohlenwasserstoffe, auch die des Arsens, ist heimtückisch. Erst nach Jahren, oft nach Jahrzehnten, wenn die langjährig in kleinen Mengen mit den Nahrungspflanzen genossenen Rückstände sich in einer genügenden Menge im Körper angehäuft haben, löst sich die gesundheitsbedrohende Wirkung aus.

So wurde die Verwendung des krebserregenden Arsens als Pflanzenschutzmittel im Weinbau 1942 verboten, als man erkannt hatte, daß betagte Winzer, infolge jahrelangen Genusses ihres aus Trestern bereiteten Haustrunks, der Arsen-Rückstände enthielt, in steigendem Maße an Leberkrebs erkrankten und starben.

Im Südbadischen war eine als „Kaiserstuhlkrankheit" bezeichnete pathologische Erscheinung bei älteren Winzern bekannt geworden, die man später als chronische, zum Leberkrebs führende Arsenvergiftung identifizierte. Sie hatte ihre Parallele im Arsenkrebs der Moselwinzer. Der Arsenkrebs manifestierte sich nach einer Latenzzeit von 12–20 Jahren. Winzer und Weinbergarbeiter sterben auch heute noch in der Bundesrepublik laufend an chronischen Arsenvergiftungen. In einem einzigen deutschen Weinbaugebiet wurden für 1959 = 33, 1960 = 27, 1961 = 34, 1962 = 30 und 1963 = 47 diesbezügliche Erkrankungen und Todesfälle gemeldet.

Bei dieser Sachlage ist es alarmierend, daß zwar im Weinbau seit 1942 das Arsen als Pflanzenschutzmittel verboten ist, nicht aber im Obstbau. Eine altrenommierte Pflanzenschutzmittelfabrik im Bundesgebiet kann auch noch 1963 in ihrer Preisliste Arsenmittel gegen Obstschädlinge anbieten und vertreiben. Die Praxis wendet diese Arsenpräparate als Pflanzenschutzmittel in bestimmten bundesdeutschen und außerdeutschen Obstbaugebieten im Apfelbau laufend an, und zwar auch zur zweiten Obstmadenbekämpfung Mitte August – also auf schon entwickelte Apfelfrüchte. Auch dies kennzeichnet die verfahrene und für den Verbraucher höchst bedenkliche Situation im Pflanzenschutz. Ferner wissen wir heute, daß giftige Rückstände persistenter (dauerhafter) Pflanzenschutzmittel – z. B. bestimmte chlorierte Kohlenwasserstoffe – nicht nur in und auf Nahrungs- und Futterpflanzen über Wochen und Monate in unzulässig hohen Mengen verbleiben, sondern daß sie auch über Nahrungspflanzen im menschlichen Organismus, über Futterpflanzen im Tierkörper gespeichert werden. Als Rückstände in Schlachtfetten und Fleisch kommen sie zum Verzehr, wobei von Interesse sein dürfte, daß beispielsweise der chlorierte Kohlenwasserstoff Dieldrin, ein sehr persistentes Pflanzenschutzmittel, durch Kochen praktisch nicht zerstört wird. Durch Untersuchung der Fettdepots und anderer Körperteile von Leichen konnten in den USA nachgewiesen werden, daß mehr DDT im

Körper von Personen mit überwiegend tierischem Nahrungsmittelverzehr als im Körper von Vegetariern gespeichert wurde. Die gespeicherten DDT-Mengen waren übrigens in Leichen der USA viel höher als in Leichen der Bundesrepublik.

Die Lipoidlöslichkeit chlorierter Kohlenwasserstoffe, z. B. von DDT, Heptachlor, Aldrin und Dieldrin, bewirkt, daß diese Pflanzenschutzmittel in das Milchfett der Mutter- und der Kuhmilch dringen und hierdurch direkt Säuglinge, Kleinkinder sowie das Jungvieh gefährden. So führte in den Jahren nach der Währungsreform Verfütterung DDT-behandelten Futters in den USA und in der Schweiz nicht bei Kühen selbst – aber über die Milch dieser Kühe – bei ihren Kälbern zu schweren Gesundheitsstörungen mit zum Teil tödlichem Ausgang. In den ersten Jahren des 2. Weltkrieges hatte man das DDT zur vorbehaltlosen Anwendung bei Nahrungs- und Futterpflanzen empfohlen. Es sei für den Warmblüter völlig ungefährlich.

Für ein jahrzehntelang angewandtes chemisches Unkrautbekämpfungsmittel, das sogenannte 2,4 D haben sich 1960 nach Verfütterung behandelter Produkte an Ratten, bereits in der 2. Generation, noch deutlicher in der 3. Generation, verminderte Reproduktionsfähigkeit der Tiere, also Nachkommenschaftsschäden ergeben.

Hier ergeben sich Fragen nach dem Schutz des Verbrauchers. Das Deutsche Lebensmittelgesetz bot theoretisch schon in seiner alten Fassung gewisse Ansätze, gegebenenfalls Gemüse und Obst mit hohen Rückständen giftiger Pflanzenschutzmittel vom Verkehr auszuschließen, sofern der berechtigte Verdacht vorlag, „daß ihr Genuß die menschliche Gesundheit zu schädigen geeignet ist". Unabdingbare Voraussetzung war dann aber das Vorliegen zuverlässiger Grenzwerte, sogenannte Toleranzen, zur Festlegung der noch duldbaren, giftigen Pflanzenschutzmittelrückstände.

Erst mit der Novelle zum Lebensmittelgesetz wurde erstmals 1959 zum Fragenkomplex „Pflanzenschutzmittel" direkt Stellung genommen. Der neue § 5 a, Absatz 1, Nr. 5 ermächtigte die Regierung zu Ausführungsvorschriften, die dem Erzeuger, dem Händler, der Lebensmittelüberwachung und der Rechtssprechung klar sagen sollen, was im Interesse des Verbraucherschutzes beachtet werden muß. An einer solchen Ausführungsverordnung arbeiten z. Z. Bundesregierung, Bundesgesundheitsamt und Biologische Bundesanstalt.

Zweifellos muß die Einführung verbindlicher Toleranzen für die Höhe duldbarer Rückstandsmengen bei Pflanzenschutzmitteln als bedeutender lebensmittelrechtlicher Fortschritt angesehen werden. Der Sachkenner muß hier allerdings vor einigen grundsätzlichen Fehlschlüssen und Mängeln warnen. Sie betreffen die Lebensmittelüberwachung und somit indirekt den Verbraucher.

Ein maßgeblicher Fachmann auf dem Gebiet der Analytik von Pflanzenschutzmittelrückständen in einer bedeutenden deutschen Produktionsstätte für Pflanzenschutzmittel schrieb 1963 in einem Aufsatz unter anderem:

> „Wir sind leider noch weit davon entfernt, an einer Probe unbekannter Herkunft gleichzeitig qualitative und quantitative Aussagen über die Rückstände machen zu können, die sie möglicherweise enthält. Anders ist es, wenn zumindestens bekannt ist, welcher Art die Rückstände sind."

Diese in aller Deutlichkeit von seiten der Pflanzenschutzmittelhersteller ausgesprochenen Tatsachen unterstreichen die problematische Situation des Augenblicks. Bei der enormen Zahl empfohlener Wirkstoffe und Pflanzenschutzmittel ist eine für den Verbraucher wirksame Lebensmittelüberwachung durch einwandfreie Rückstandsanalysen vorläufig illusorisch, und zwar trotz guter lebensmittelgesetzlicher Vorschriften. Die 16. Auflage des amtlichen Pflanzenschutzmittelverzeichnisses 1963 der Biologischen Bundesanstalt weist über 1400 Wirkstoffe und Mittel auf. Wie kann bei dieser Situation überhaupt eine sinnvolle Lebensmittelüberwachung funktionieren?

Man muß deshalb immer wieder betonen, daß der Verbraucher nur durch eine sehr drastische Einschränkung der Zahl der Pflanzenschutzmittel und ihrer Wirkstoffe geschützt werden kann. Diese Maßnahmen allein ermöglichen auch eine wirksame Lebensmittelüberwachung, insbesondere von Gemüse und Obst. Erst dann kann sich eine vertrauensvolle Basis ergeben zwischen den Interessenten am chemischen Pflanzenschutz und den Verbrauchern im Sinne der Devise „Pflanzenschutz tut not, Verbraucherschutz nicht minder".

Anschrift des Verfassers:

Prof. Dr. Werner Schuphan,
Direktor der Bundesanstalt für Qualitätsforschung pflanzlicher Erzeugnisse,
Geisenheim/Rheingau

Zeitpunkt zur Verteilung: ca. 11. August des zweiten Jahres
Papierfarbe dieser Schrift: Chamois

Die Ernährung des Kleinkindes

von Prof. Dr. med. H. Mommsen

Ernähren heißt nicht nur Zufuhr einer richtig zusammengesetzten Nahrung in bekömmlicher und zuträglicher Menge. Der Vorgang der Ernährung bedeutet etwas viel Umfassenderes: Ein lebendiges Zusammenspiel des aufgenommenen Nahrungsgutes mit dem Organismus, der die Nahrung verzehrt. Man kann die Ernährung von der Seite des Nahrungsgutes (Zusammensetzung, Menge usw.) oder von der Seite des Menschen, der ernährt wird (Bereitschaft zur Nahrungsaufnahme), betrachten. Erst wenn diese b e i d e n Seiten berücksichtigt werden, können wir vollgültige Aussagen über Ernährung machen. Das dem menschlichen Körper zunächst völlig fremde Vielerlei an genossenen Speisen, wie Getreide, Milch, Obst, Gemüse usw. soll solche Wandlungen und Veränderungen durchmachen, daß es im körpereigenen Betrieb Verwendung finden kann und zum Teil zu menschlichem Fleisch und Blut wird. Dieses W u n d e r d e r A n g l e i c h u n g geschieht in zahllosen komplizierten chemischen Abbau- und Aufbauprozessen, die von zentralen Stationen im Nervensystem gelenkt werden. Das Nervensystem spielt auch beim Vorgang der Ernährung eine entscheidende Rolle.

Den Anstoß zur Ernährung gibt die Psyche, die Seele, die dem Lebewesen den Trieb des Hungers schenkt, der unter den Verhältnissen der menschlichen Kultur auch als Appetit bezeichnet wird, andererseits auch das Gefühl der Sättigung, um die Mahlzeit zu beenden. Diese nur dem lebendigen Bereich eigenen seelischen Regungen sind die eigentlichen Herren des Vorgangs der Ernährung, welche die notwendigen Befehle auf dem Wege des Nervensystems erteilen. Die Seele gibt in Form des Hungers die Zuflüsterung: „Nimm Nahrung auf!“ und in Form der Sättigung die Bremsung dieses Vorgangs.

Wer eine begehrte Speise betrachtet, spürt, daß ihm „das Wasser im Munde zusammenläuft“. Es ist der Speichel, der notwendigerweise den zu verschluckenden Speisebrei schlüpfrig macht und auch schon den Abbau der Nahrung einleitet. Es sind also sinnvolle Vorgänge, die der Verarbeitung des Nahrungsgutes dienen und ein anschaulicher und spürbarer Ausdruck des Zusammenspiels von Nahrung und Organismus sind, von dem ich zu Beginn sprach. Wir wissen weiter, daß auch die Absonderung des zur Verdauung notwendigen Magensaftes in reichlicher und ausgiebiger Form nur dann erfolgt, wenn der Mensch sich auf die Nahrung freut, gerne essen möchte, kurzum Hungergefühl und Appetit empfindet. Auch hier wird uns klar, daß ein nützlicher Zusammenklang zwischen aufgenommener Nahrung und reaktivem Geschehen des Körpers nur dann vorhanden ist, wenn die Zufuhr der Nahrung von einem warmen, tief empfundenen und wohltuendem Gefühl begleitet ist. Der Hunger gehört zur Nahrungsaufnahme wie das Kauen, Schlucken und Verdauen der Nahrung. Er beherrscht diese Vorgänge und ist den materiell faßbaren Vorgängen übergeordnet.

Vieles ist über die Vorgänge der Ernährung unerforscht. Manches wissen wir noch nicht. Gefährlich wird die Situation nur dann, wenn wir so tun, als ob wir alles wüßten und mit dem Allwissen eines Papstes über die Vorgänge der Ernährung bestimmen. Die Qualle, die im Weltmeer segelt, der Wurm in der Erde, das Häslein im Felde, das werdende Kind im Mutterleib, sie ernähren sich richtig, eingebettet in ihre natürliche Umwelt. Erst der Mensch, sich lösend von der tierischen Stufe, vertrieben aus dem Paradies, als forschendes Subjekt der Natur gegenübertretend, wissend um Gut und Böse, kann seine Ernährung bewußt gestalten und vermag, Fehler zu machen. Wir haben dies in ausgiebiger Weise getan. Der anschauliche Ausdruck unserer Ernährungssünden ist die Ausbreitung der Zahnfäule. Wir haben so getan, als ob wir alles über die Ernährung wüßten, und müssen nun bekennen, daß wir Irrtümern zum Opfer gefallen sind und falsche Ernährungssitten sich eingeschlichen haben, die auf den Weg der Ungesundheit führten. Da wir nicht alles in der Ernährung wissen, müssen wir, um uns wirklich umfassend zu ernähren, das P r i n z i p d e s N a t ü r l i c h e n in den Vordergrund stellen. Erst dann haben wir diejenigen Regionen in die Ernährung eingeschlossen, die noch nicht völlig erforscht und erklärbar sind. Wenn wir das natürliche Prinzip mit unserem gesicherten Wissen von der Ernährung koppeln und verbinden, werden wir unsere Kinder auch im Raume der Hochzivilisation viel besser ernähren können, als es unter primitiven Verhältnissen je möglich gewesen wäre.

Aus den vorstehenden Ausführungen folgern wir zunächst, daß Kinder nicht zum Essen gezwungen werden dürfen. Die Grundlage einer sinnvollen Ernährung ist der Appetit. Die Ernährung eines appetitschwachen Kindes wird später in einem gesonderten Beitrag behandelt. Es ist auch nicht richtig, das Kind von den Unlustgefühlen, die bei dem Anblick des gefüllten Tellers entstehen, abzulenken, z. B. durch Vorlesen, Erzählen von Geschichten u. a. Auch das Aussetzen von Belohnungen für den leergegessenen Teller verfehlt seinen Zweck. Es genügt nicht, wenn die Nahrung in den Magen hineingemogelt wird. Es fehlt dann der freudige Widerhall des Organismus, der zum richtigen Zerlegen und Verdauen der Speisen notwendig ist. Es ist besser, einmal zu fasten, nur ein Glas Saft zu trinken oder etwas rohes Obst zu essen, als mit Zwang, Ablenken und Versprechungen kompaktere Nahrung in den Magen ohne Appetit hineinzupraktizieren!

Auch ein sonst normal essendes Kind hat einmal weniger Hunger. Dem kann ohne Bedenken nachgegeben werden. Das heißt nun nicht, daß in der Nahrungsaufnahme eine völlige Regellosigkeit einsetzen soll und nur das Kind bestimmt, wann es ißt. Das ist nicht gemeint. Die Mahlzeiten werden eingehalten, und zwischen den Mahlzeiten gibt es nichts. Auch bei Speisen, die erfahrungsgemäß vom Kinde weniger gern genommen werden, hat es eine kleine Portion aus erzieherischen Gründen zu sich zu nehmen. Man kann sehr wohl Ablehnung der Nahrung aus Appetitschwäche oder aus Mißfallen an der betreffenden Speise unterscheiden.

Die Grundlagen der Nahrung des Kindes sind Vollgetreide, Milch, Obst und Gemüse, gelegentlich auch Eier. Fleisch und Fisch sind ebenso wie Eier Zukost; sie sind für eine vollwertige Ernährung nicht erforderlich, ein Übermaß schadet. Brot ist ausschließlich als Vollkornbrot zu reichen. Die Getreidekörner enthalten in den Randschichten und dem Keim Vitamine, Mineralsalze usw., die zu einer vollwertigen Ernährung unentbehrlich sind. Es ist immer anzustreben, die Nahrungsmittel in dem natürlich gewachsenen und gewordenen Zustand zu geben, also im Falle des Getreidekorns nicht das aus dem weißen Mehlkern gewonnene Feinmehl, aus dem die Feinbackwaren, wie Weißbrot, Kuchen, Plätzchen usw. hergestellt werden, sondern Speisen und Backprodukte zu reichen, in denen alle Teile des Korns, einschließlich Randschichten und Keimling, verarbeitet sind. Wenn wir diesem Prinzip folgen, können wir sicher sein, daß der Körper auch die zur vollwertigen Ernährung notwendigen Vitalstoffe in Gestalt von Vitaminen, Mineralsalzen, Eigenfermenten usw. erhält. Neben dem weißen Mehl wirkt der aus der Zuckerrübe isolierte weiße Küchenzucker schädlich im Stoffwechsel, da er ein völlig vitalstoffreies Produkt darstellt, das dem Körper nur isolierte, chemisch reine Zuckermoleküle zuführt, die wertlos, ja sogar schädlich sind, wenn nicht die zur Verarbeitung im Stoffwechsel notwendigen Vitalstoffe mitgeliefert werden. Diese muß der Körper sich dann aus anderen Quellen besorgen, zumeist aus seinen eigenen Vorräten. Es ist schon eine sehr anschauliche und sachlich richtige Bezeichnung, wenn man den Zucker als „Kalk- und Vitaminräuber" bezeichnet. Die Hauptfehler unserer modernen Ernährung im Industriezeitalter liegen im Verzehr von Weißmehlprodukten (Weißbrot, Feingebäck, Plätzchen, Nudeln, Kuchen, Feinmehlspeisen usw.), Zucker und Süßigkeiten. Sie führen nur Kalorien zu, ohne die notwendigen Begleitstoffe zu liefern, und brauchen dadurch die körpereigenen Vitalstoffreserven auf, so daß der Stoffwechsel entgleist. Das Denken in Kalorien ist als überholt und veraltet zu bezeichnen und muß ersetzt werden durch das Denken in Vollwerten. Einen solchen Vollwert stellt das Getreidekorn dar.

Ein hervorragendes Vollkornprodukt ist das Knäckebrot, die uralte Form des Fladenbrotes, die sich bis in unsere Tage in Europa in Schweden erhalten hatte und heute wieder in großen Betrieben vorbildlich hergestellt wird. Knäckebrot ist außerordentlich leicht verdaulich und für Kinder ganz besonders geeignet. Durch seine Härte verschafft es dem Kauorgan die notwendige und erwünschte Betätigung. Wegen seiner leichten Verdaulichkeit kann es überall dort eingesetzt werden, wo man früher aus diätetischen Gründen den Weißmehlzwieback verabreichte. Zur Behandlung von Durchfallstörungen ist z. B. Knäckebrot ebenfalls bestens geeignet.

Besonders wertvoll ist rohes Vollgetreide in Form des Kollath-Frühstücks; es soll dem Kleinkind täglich einmal zugeführt werden.

Manche Speisen müssen, um schmackhaft zu sein, gesüßt werden. Zum **Süßen** sind rohe süße Früchte, Trockenobst (ungeschwefelt, unparaffiniert), z. B. Rosinen, und hie und da sparsam etwas Honig zu verwenden. Zucker in isolierter Form als Küchenzucker, Traubenzucker, Fruchtzucker, Milchzucker usw. ist ganz zu vermeiden. Man darf auch nicht den Fehler machen, Zucker durch chemische Süßungsmittel, wie Saccharin usw. ersetzen zu wollen; diese sind noch schädlicher als die isolierten Zucker.

Es ist ein Irrtum, zu behaupten, daß Kinder grundsätzlich ein großes Bedürfnis nach süßen Speisen haben. So etwas kommt wohl gelegentlich vor. Meist ist das Süß-Verlangen jedoch anerzogen und in die Gruppe der Süchte einzureihen. Ein Kind, das von vornherein kaum gesüßte Speisen erhielt, ist zufrieden und keineswegs darauf begierig, viel Süßes zu erhalten.

Ein Kleinkind soll täglich 1/2 Liter **Vollmilch** erhalten, am besten rohe, molkereimäßig nicht bearbeitete Milch. Die Milch ist ein ideales Nahrungsmittel, da sie alles, was ein stark wachsender Organismus zum Aufbau benötigt, enthält. Unter den Verhältnissen unserer technisch bestimmten Zivilisation ist es nicht immer möglich, rohe Kuhmilch zu erhalten. Wohl gibt es heute in fast allen Gemeinden eine Milch, die aus tbc-freien Ställen stammt, die aus hier nicht zu erörternden Gründen vorsichtig erhitzt (pasteurisiert) ist, jedoch in dieser Form unbedenklich ohne nochmaliges Aufkochen getrunken werden kann. Das Aufkochen würde weitere wertvolle Milchbestandteile zerstören und gesundheitliche Nachteile für das Kind haben.

Eine besonders wertvolle Form der Milch ist die Sauermilch. Ein besonderes Forschungsgebiet in der Ernährungswissenschaft schenkt den im Verdauungskanal lebenden Bakterien und ihrem Nachschub, der im Raume der Hochzivilisation mit ihren vielen sterilisierten Produkten nicht immer gesichert ist, erhöhte Beachtung. Sauermilch ist ein hervorragender Nachschubträger gesundheitsfördernder Bakterien. Wenn rohe Milch aus biologisch orientierten Betrieben zur Verfügung steht, kann die Hausfrau die Sauermilch selbst herstellen. Die große Menge der Verbraucher ist auf käufliche Sauermilch angewiesen, da mit pasteurisierter Milch eine gute Sauermilch sich nicht herstellen läßt. Eine Sauermilch, die ausschließlich mit körpereigenen, im Darm des gesunden Menschen lebenden Bakterien hergestellt ist, ist Bioghurt (nicht Joghurt). Es ist anzuraten, jedem Kinde wöchentlich 3—4 mal ein Glas Bioghurt zu verabreichen. Hierdurch werden laufend Schäden an den bakteriellen Floren des Verdauungskanals ausgeglichen, deren Einwirkung sich in unserer Hochzivilisation niemand ganz entziehen kann. Ein Glas Bioghurt, nach Bedarf mit Rosinen gesüßt und mit zwei bis drei Scheiben zerbröckeltem Knäckebrot verrührt, dazu Vollkornbrot mit wenig Butter bestrichen und Obst nach Jahreszeit ist ein vorzügliches Abendessen für ein Kleinkind. Manche Kinder haben sehr gern den mild-säuerlichen Geschmack von Bioghurt ohne zusätzliche Süßung. Bioghurt eignet sich auch gut als Zusatz zum Kollath-Frühstück anstelle der rohen Milch.

Kinder vertragen **alle Arten von Gemüse einschließlich Hülsenfrüchte und Sauerkraut.** Man soll diese Gemüse teilweise roh geben, da roh die Vollwerte des Gemüsegutes am reichlichsten dem Kinde zugeführt werden. Wenn Gemüse erhitzt wird, soll man es im eigenen Saft dünsten, und mindestens $1/3$ des Gemüsegutes roh, nur durch eine Küchenmaschine zerkleinert, der Gemüsemahlzeit wieder zusetzen. Appetitschwäche und Stuhlverhaltung, die bei weitgehend gekochter Nahrung auftreten können, verschwinden so bald. Nur im rohen Gemüsegut sind auch die Duft- und Aromastoffe erhalten. Sie gehen durch Kochen verloren. Nur deshalb ist Zusatz von Salz und Würzmitteln in gekochtem Gemüse erforderlich. Wenn mindestens $1/3$ roh zugesetzt wird, gibt das einen hervorragenden Geschmack, der weiteres Würzen meist überflüssig macht. Neben rohen Gemüsen sind reichlich grüne Salate, wie sie die Jahreszeit bietet, zu reichen.

Die Rohkost, auch Obst, ist zu Beginn der Mahlzeit zu füttern. Würde man mit einer gekochten Speise beginnen, so hätte dies ungünstige Reaktionen in den Blutgefäßen der Darmwand zur Folge. Apfelsinen soll man auf die Jahreszeit beschränken, zu welcher es kein heimisches frisches Obst gibt. Reichliche Gaben von Obst als Vorkost und als Zwischenmahlzeit sind für Kinder sehr wertvoll, ebenso rohe Tomaten und rohe Gurken, die auch sehr zweckmäßig als Belag von Brot Verwendung finden können. Mit rohem Sauerkraut und Äpfeln lassen sich sehr schmackhafte Salate herstellen, die mittags und auch abends gereicht werden können.

Fett (Butter, Margarine, Öl) wird in der Kinderkost im allgemeinen viel zu reichlich verabreicht. Diese Unsitte resultiert noch aus der Zeit, in der das Denken in Kalorien beherrschend war. Nicht daumendick auf die Brote gestrichene Butter, sondern dünn gekratzter Aufstrich ist gesund. Je appetitschwächer ein Kind ist, umso weniger darf an Fett in jeder Form zugeführt werden. Von Margarinen sind die Reform-Margarinen zu verwenden, die nur milden Härtungsprozessen ausgesetzt wurden. Tierische Depotfette (Schmalz, Talg) sind ungesund und bleiben Notzeiten vorbehalten. Eine vollwertige Nahrung enthält im allgemeinen von sich aus genügend Fett, z. B. in der Milch (3—4%) und im Vollgetreide (ca. 2%). Gerade der Fettanteil des Vollgetreides, der vorwiegend aus dem Keim stammt, ist sehr hochwertig. Ein Fettmangel ist bei vollwertiger Ernährung auf keinen Fall zu befürchten, auch wenn nur geringe Mengen in Form von Öl, Butter usw. zugeführt werden.

Eine gesunde Form der Fettzufuhr sind die Pflanzenöle, die ebenso wie das im Getreidekeim enthaltene Öl einen hohen Anteil an ungesättigten Fettsäuren haben. Leinöl und Quark, in entsprechender Form schmackhaft zubereitet, ist ein wohlschmeckendes Abendessen für Kinder. Noch besser aber ist es, anstelle der Teilprodukte Leinöl und Quark die Vollprodukte Leinsamen (selbst frisch geschrotet) und Bioghurt zu genießen. Man kann dazu noch Schnittlauch oder Petersilie geben und Pellkartoffeln dazu essen.

In der Kost kann weiter von Brotaufstrichen auf Sojabasis und von Hefebrotaufstrichen Gebrauch gemacht werden. Ein einfaches und billiges Rezept zur Selbstherstellung eines gesunden und schmackhaften Brotaufstrichs ist folgendes:

100 g Bierhefe, Bäckerhefe oder Nährhefe, 20 g Fett, 1 Zwiebel oder Lauch, 1–2 Eßlöffel Vollkornbrotbrösel (altes, trockenes gemahlenes Vollkornbrot), 1 Tassenkopf Wasser, Vollmeersalz, Majoran oder Thymian. Man gibt Fett und die feingehackte Zwiebel in den Kochtopf und läßt die Zwiebel dünsten. Dann gibt man die anderen Zutaten dazu und läßt alles zusammen aufkochen. Der Brotaufstrich ergibt eine leberwurstartige Paste.

Marmelade ist wegen des darin enthaltenen Fabrikzuckers schädlich für die Zähne und soll nicht gegeben werden.

Wir brauchen unsere Kinder nicht vegetarisch zu ernähren — **Fleisch ist** aber andererseits auch **nicht nötig für eine vollwertige Ernährung.** Vor dem Fleisch steht an Wert für das Kind noch der **Fisch,** der 1–2 mal in der Woche mittags gereicht werden kann (frisch zubereitet, leicht gebacken oder auch gekocht, wobei das Kochwasser mit Vollkornschrot zu einer Soße zubereitet wird; nicht aber in Form von Fischkonserven). Dank der hervorragenden Kühlvorrichtungen steht der billige Seefisch auch im Binnenland in bekömmlicher Form zur Verfügung. Von Fleischspeisen sind innere Organe, wie Leber, Lunge, Niere, Bries, Hirn wertvoller als Muskelfleisch. Gegen gelegentlichen Genuß von einem Stück Bratenfleisch oder Geflügel ist bei einem appetitfreudigen Kinde nichts einzuwenden. Man soll sich nur vor der Meinung hüten, daß eine solche Nahrung „besonders kräftig" sei. Wurst, Schinken, Speck und Schweinefleisch einschließlich der vom Schwein stammenden Organe (Leber usw.) sind in der Kinderernährung unerwünscht.

Gestaltung der Mahlzeiten: Es sollen nur rahmenartig einige Anregungen gegeben werden, die durch eigene Phantasie, eventuell auch mit Hilfe entsprechender Kochbücher, ausgebaut werden können.

Zum Frühstück wird zunächst ein Kollath-Frühstück gereicht (Zubereitung: abends werden zwei Eßlöffel Weizenkörner fein gemahlen und das erhaltene Schrot mit wenig Wasser zu einem steifen Brei zusammengerührt. So bleibt es einige Stunden stehen (über Nacht). Gleichzeitig weicht man einige Rosinen und eventuell andere Trockenfrüchte (getrennt vom Schrot, in einem anderen Gefäß) ebenfalls mit wenig Wasser ein. Morgens wird beides zusammengeschüttet, ein roher Apfel gerieben und so rasch untergerührt, daß er nicht braun werden kann, und etwas rohe Milch oder Bioghurt oder Sauermilch dazugemischt. Je nach Jahreszeit und Laune kann man noch andere rohe Früchte darunterschneiden oder -reiben oder eine Banane zerdrücken und beimischen. Will man es besonders fein machen, kann man noch frisch geriebene Nüsse oder Mandeln darüberstreuen. Es soll nie Zucker und in der

Regel kein Honig zugesetzt werden. Anschließend gibt man nach Appetit Vollkornbrot oder Vollkornbrötchen und eine Tasse rohe Milch.

Man kann eventuell auch das Kollath-Frühstück abends geben und statt dessen morgens den Vollkornbrei (siehe unter „Abends").

Mittags gibt es erst einen Rohgemüsesalat, eventuell rohes Obst. Dann kommen Blattsalate, eventuell Salate aus rohen Rüben (Möhren, Rote Beete = Rote Rahnen, gelbe Feldrüben = Bodenkohlrabi), rohes Sauerkraut; dazu Vollkornküchlein aus einer beliebigen Getreidesorte, über die Wochentage abwechselnd aus Weizen, Roggen, Gerste, Hafer, Hirse, Buchweizen (schroten, mit Vollmeersalz, Wasser oder Milch, eventuell hie und da mit einem Ei anrühren, in Pflanzenöl in der Pfanne leicht backen, nicht bräunen), ab und zu Pellkartoffeln (in der Schale gekocht). Gelegentlich kann ein Bioghurt-Vollreisauflauf gemacht werden (Vollreis mit so wenig Wasser und etwas Voll-Meersalz weichkochen, daß kein Wasser übrig bleibt – man gibt sehr wenig und gießt eventuell nach – dann den Vollreis mit einer handvoll Rosinen und Bioghurt in die Auflaufform geben und leicht überbacken). Manchmal kann Fisch oder Fleisch gegeben werden.

Eine gute Salatsoße: Etwas von der im Haushalt vorrätigen Milch abgeschöpfter Rahm, oder auch Milch selbst, und etwas Vollmeersalz. Die Salatsoße hat die Aufgabe, gerade roh zu Salaten geriebene Gemüse und Wurzelgemüse vor dem Luftsauerstoff zu schützen, der schon in wenigen Minuten einen wesentlichen Teil der Fermente und Vitamine zerstört. Deshalb soll die Salatsoße zuerst gerichtet werden, so daß man das geriebene Gemüsegut sofort, noch während des Reibens, damit benetzen oder hineindrücken kann.

Zum Nachtisch werden auch bei den übrigen Mahlzeiten Früchte gereicht, zumeist ein roher Apfel, der die Zähne am besten von Speiseresten reinigt. Puddings oder „Süßspeisen" sind unerwünscht, sie wirken auf Zähne und allgemeine Gesundheit nachteilig.

Als Zwischenmahlzeit zwischen Frühstück und Mittagessen rohes Obst und Knäckebrot, eventuell mit dünn Butter (Honig als Brotaufstrich ist zu vermeiden; in dieser Form ist er gefährlich für die Zähne).

Nachmittags: 1–2 Tassen rohe Milch, Vollkornbrot mit einem beliebigen Aufstrich.
Abends: Bioghurt, Obst, Knäckebrot mit Aufstrich, eventuell auch mal ein weichgekochtes Ei (nicht öfters als 1–2 mal in der Woche) oder Bioghurt mit Leinsamen, Schnittlauch usw.

Besonders wertvoll ist es, jeden Abend von einer anderen Vollgetreidesorte einen Vollkornbrei zu kochen. Das Korn wird frisch geschrotet, und nur kurz mit Wasser und Voll-Meersalz zu Brei aufgekocht, der auf dem Teller mit roher kalter Milch übergossen wird. Brei und Milch werden zusammen gelöffelt.

Die Verwendung von Konserven ist auf das Notwendigste zu beschränken. Gegen einen gelegentlichen Verzehr von Konserven ist nichts einzuwenden, aber sie sollten nur dann genossen werden, wenn es kein frisches Gemüsegut gibt. Eine wertvolle Form der Konservierung ist die Tiefkühlung. Hier werden die Frischwerte weitgehend erhalten. Tiefgekühlte Gemüse können ohne Bedenken reichlich verwandt werden. Wer selbst eine Tiefkühltruhe hat, kann das Gemüse seines eigenen Gartens lange Zeit frisch erhalten. Auch die im Haushalt selbst hergestellten Konserven in Gläsern können eine Hilfe für solche Zeiten sein, in denen frisches Gemüsegut nicht auf dem Markt ist. In der gemüsearmen Zeit soll man außerdem vorwiegend auf die Wurzelgemüse, wie Karotten, rote Beete und Rüben zurückgreifen, die sich lange im frischen Erntezustand halten. Die Haltbarkeit ist besonders gut, wenn das Gemüse im Rahmen eines biologischen Anbaus gezogen wurde. Außerdem ist dadurch der gesundheitliche Wert wesentlich erhöht. Es ist immer daran zu denken, diese Gemüse auch in Form frischer Salate zu reichen.

Getränke: Unerwünscht sind alkoholische und Cola-Getränke. Man hat ganz vergessen, daß reines Quellwasser oder gutes Leitungswasser zum Löschen des Durstes verwandt werden kann und soll. Gute Getränke sind deutsche Tees (Pfefferminz, Kamille u. a.). Die Tees sollen nur schwach gesüßt werden (Honig), besser ungesüßt, mit wenig roher Milch versetzt, getrunken werden.

Wenn der Organismus Durstempfinden hat, ist es ein Zeichen, daß er nach Flüssigkeit Verlangen hat, die frei von gelösten Nahrungsstoffen ist und nur wenige Mineralien enthält, wie das Quellwasser. Ersatz für Quellwasser sind auch Mineralwässer, wie Fachinger Wasser oder Apollinaris. Die stärker mit Kohlensäure versetzten Wässer soll man zunächst stehen lassen, damit die Kohlensäure entweicht. Durch Umrühren wird das Entweichen der Kohlensäure begünstigt.

Ein wertvolles Getränk sind auch die Süßmoste, von denen der Apfelsaft, am besten in naturtrüber Form, billig und bekömmlich ist. Süßmoste sind allerdings keine reinen Getränke, sondern führen auch gleichzeitig Nahrungsstoffe in flüssiger Form zu. Süßmoste können sehr vorteilhaft mit Mineralwässern verdünnt werden. Süßmoste allein löschen den Durst nicht so gut, wie Quellwasser oder Mineralwässer. Der Apfel, in den hineingebissen wird und der auf diese Weise verzehrt wird, rangiert im Vollwert vor dem aus dem Apfel hergestellten Süßmost. Das Beißen in das Fruchtfleisch des Apfels entfaltet eine starke Reinigungswirkung auf die Zähne. Kinder mit schwarzen Rändern an den Zähnen können diese verlieren, wenn sie in der geschilderten Weise Äpfel essen, d. h. kräftig in den Apfel hineinbeißen.

Manche Kinder haben viel Durst. Man soll sie gewähren lassen und ihnen zu trinken geben. Quellwasser, auch Mineralwasser oder Süßmoste mit Mineralwasser gemischt, und nicht immer die Kinder bedrängen, daß sie nicht so viel trinken sollen. Wenn es zur Sucht ausartet, ist naturgemäß eine gewisse Beschränkung notwendig. Aber es gibt sicher Kindertypen, die mindestens vorübergehend ein erhöhtes Flüssigkeitsbedürfnis haben, das befriedigt werden sollte.

Die Eltern sollen sich strikt dagegen verwahren, daß die Verwandtschaft, Großeltern, Onkel, Tanten und die Nachbarschaft die Kinder mit allem Möglichen füttern und ihnen gar Schleckzeug zustecken. Das kann, wenn z. B. durch geschenkte Bonbons Zahnfäule entsteht, als fahrlässige Körperverletzung angesehen und als solche gerichtlich verfolgt werden; ein entsprechendes Rechtsgutachten liegt uns vor. Auf diesen Umstand muß mit aller Deutlichkeit hingewiesen werden, denn oft sind es nicht die Eltern, sondern die weitere Umgebung, welche die Gebisse und die sonstige Gesundheit der Kinder ruiniert. Oft kann man sogar bei der Untersuchung eines Kindes den Eltern anhand des Zustandes der einzelnen Zahngruppen genau sagen, ob den Kindern vorwiegend „Schlotzer am Stiel“ (Frontzahnschäden) oder gewöhnliche Bonbons (Schäden an den Mahlzähnen) verabreicht wurden. Schützen Sie Ihre Kinder davor! Die Ernährung der Kinder ist ausschließlich Angelegenheit der Eltern. Kinder, die in der beschriebenen Weise ernährt sind, werden ihre Eltern durch eine strahlende, weiße Kette von Zähnen erfreuen, als Aushängeschild einer fundierten Gesundheit. Man wird nicht nötig haben, ihnen mit dem Teller nachzulaufen, und sie darum zu bitten, nun doch endlich der Mutter „etwas abzunehmen“, sondern es wird eher gelegentlich notwendig sein, zu sagen: „Nun hast du aber endlich genug gegessen, mehr gibt es nicht!" Die Beschränkung der Nahrungszufuhr aufgrund eines allzumächtigen Appetits ist gesund, das Gegenteil, wie es heute leider sehr häufig zu beobachten ist, dagegen ein sehr sicheres Zeichen von Ungesundheit. Ihr Ausdruck sind die kariösen Zähne, die wir in Mönchweiler zuerst, und nach dem Mönchweiler Beispiel auch an anderen Orten ausmerzen werden.

Die hier beschriebene Nahrung ist übrigens in der gleichen Form geeignet, auch dem erwachsenen Menschen größte körperliche und geistige Leistungskraft und Lebensfülle und eine dauernde, bis ins hohe Alter reichende überschäumende Vollgesundheit zu verleihen.

Anschrift des Verfassers:

Prof. Dr. med. H. Mommsen, 6 Frankfurt/Main, Baseler Straße 21

Zeitpunkt zur Verteilung: ca. 15. September des zweiten Jahres

Papierfarbe dieser Schrift: Grau

Die Untersuchung der Jugend von 0 bis 21 Jahren in

....

vom .... bis ....

Der Vergleich dieses Untersuchungsergebnisses mit den Ergebnissen der vorhergehenden Jahre gibt Aufschluß über den Stand der Ernährungsgewohnheiten und der Gesundheit des Kauorgans – als empfindlichstem Gradmesser der allgemeinen Gesundheit.

Ihr
ARBEITSKREIS GESUNDHEITSKUNDE

Zur Dokumentation

Die Auswertung der Untersuchungskarten ergab folgendes Bild:

Von 100 Malen Nahrungsaufnahme sind

Alter	1. Vollwertige, lebende Nahrung	2. Weitgehend vollwertige Nahrung	3. Nicht mehr vollwertige Nahrungsmittel	4. Teilwertnahrung	5. Fisch	6. Fleisch außer Schwein	7. Schweinefleisch und -produkte	8. Kariogene (Zahnfäule erzeugende) Nahrung	9. Stark kariogene Nahrung	10. Gewohnheiten mit der Gefahr von Kiefermißbildungen
0– 1										
1– 3										
3– 6										
6–10										
10–14										
14–21										

Die Befunde des Kauorgans:

Alter	11. Von Karies befallen %	12. Auf jeden Befallenen kommen Karieseinheiten insgesamt	13. Verlorene Zähne Einheiten	14. Zahnflächen ungefüllt	15. Zahnflächen gefüllt	16. Zahnbeläge %	17. Zahnfleischerkrankungen %	18. Mandeln dick oder entfernt %	19. Kiefermißbildungen % außer 20, 21	20. Distalbiß, Progenie %	21. Offener Lutschbiß %	22. An Kiefermißbildungen leiden insgesamt %	23. Durchschn.-P der Speichelm.
0– 1													
1– 3													
3– 6													
6–10													
10–14													
14–21													

Zeitpunkt zur Verteilung: ca. 6. Oktober, vom zweiten Jahr an. Zur Auswertung der ausgefüllten Untersuchungskarten C 2 werden die Auswertungslisten C 3 benutzt.

Papierfarbe dieser Schrift: Azurblau

Umfrage über Süßigkeiten in Mönchweiler

Im Rahmen der Aktion „Gesundheit für unsere Jugend" der Gemeinde Mönchweiler im Schwarzwald, aus welcher diese Merkblätter hervorgegangen sind, wurde eines Tages die nachfolgende Umfrage gehalten. Bitte, machen Sie sich den Spaß, die nachfolgenden Fragen anzukreuzen. Wir berichten im nächsten Merkblatt, was damals in Mönchweiler dabei herausgekommen ist, und Sie können dann vergleichen, was Sie aus der bisherigen Aufklärung gelernt haben.

1. Wußten Sie, daß Bonbons, Schokolade und andere konzentrierte Süßigkeiten (z. B. Marmelade, Speiseeis) die Zähne **besonders rasch** zerstören?

   Ja O Nein ☐

2. Wußten Sie, daß diese Zuckerkonzentrate deshalb besonders schädlich sind, weil sie von einer 50-prozentigen Konzentration an in der Lage sind, den Kalk der Zähne direkt chemisch an sich zu binden und ihn so in eine wasserlösliche Kalk-Zuckerverbindung zu verwandeln – so daß der Zahn sich dann im Speichel direkt auflöst?

   Ja O Nein ☐

3. Wußten Sie, daß Kinder beim Einkaufen eventuell Bonbons und anderen Schleckkram **erbetteln** (Schlecksucht, krankhafter Zustand, entstanden durch Genuß von Süßigkeiten) **und dann erhalten?**

   Ja O Nein ☐

4. Wußten Sie, daß den Kindern in einzelnen Geschäften immer noch Schleckzeug angeboten wird, auch wenn sie es nicht verlangen?

   Ja O Nein ☐

5. Wußten Sie, daß die Abgabe von gesundheitsschädlichen Nahrungs- und Genußmitteln an Kinder als fahrlässige Körperverletzung gerichtlich verfolgt und der Schuldige, der z. B. Süßigkeiten ausgehändigt hat, auf Schadenersatz (Zahnarztrechnungen und Arztrechnungen für alle Folgen) und auf Schmerzensgeld verklagt werden kann?

   Ja O Nein ☐

6. Wünschen Sie – obwohl Sie nun um die Schädlichkeit wissen –, daß Ihre Kinder trotzdem beim Einkaufen oder von Verwandten und Besuchern Schleckwaren geschenkt erhalten?

   Ja O Nein ☐

7. Wußten Sie, daß Kinder häufig Taschengeld oder das für den Einkauf eines Schulvespers mitgegebene Geld **in schädliches Schleckzeug** umsetzen?

   Ja O Nein ☐

8. Wünschen Sie, wenn Ihr Kind mit ein paar Groschen beim Kaufmann Schleckwaren verlangt, daß er ihm abrät und den Kauf von Vollkornbrötchen, Vollkornrosinenbrötchen, Obst oder Nüssen empfiehlt?

   Ja O Nein ☐

Autor dieser Schrift: Dr. Joh. Georg Schnitzer, 7742 St. Georgen/Schwarzwald
Zeitpunkt zur Verteilung: ca. 27. Oktober des zweiten Jahres
Papierfarbe dieser Schrift: Intensivgelb

Ergebnis der Umfrage über Süßigkeiten in Mönchweiler

Diese Umfrage wurde im Oktober 1964 in Mönchweiler im Schwarzwald gehalten, jener Gemeinde, welche als erste dem allgemeinen gesundheitlichen Niedergang konkrete, praktische Maßnahmen entgegengestellt hat. Das Einsammeln und Auswerten der Antworten wurde von der 7. und 8. Volksschulklasse unter ihrem Lehrer Wolfgang Mitter besorgt. Neben der Arbeit gab es dabei auch einigen Spaß, wie Sie gleich weiter unten sehen werden.

Den Anstoß zu dieser Umfrage gaben einige Kleinkinder im Alter von 3–4 Jahren. Sie mußten sich in zahnärztliche Behandlung begeben, obwohl die Eltern sich größte Mühe gegeben hatten, sie richtig zu ernähren. Sie hatten ihnen auch keine Süßigkeiten gegeben, sondern statt dessen Nüsse und Äpfel. **In jedem einzelnen Fall** stellte sich dann heraus, daß **Nachbarsleute, Verwandte oder andere** diesen Kindern regelmäßig **Bonbons, Schokolade, Kekse oder andere Schleckwaren** zugesteckt hatten. Das ist schade. Diese Kinder könnten noch heute völlig gesunde Zähne haben. Jetzt haben sie geflickte.

Die Ernährung der Kinder ist ausschließlich das Recht der Eltern. Selbst im zoologischen Garten ist anderen als dem Wärter das Füttern der Tiere streng verboten. Niemand anders ist berechtigt, Kindern Nahrungs- oder Genußmittel zuzustecken. Kann es jemand doch nicht lassen – dann bitten wir sehr darum, wenigstens nichts zu geben, von dem wir nun alle wissen, daß es das Kind an seiner Gesundheit schädigen muß. Man schenkt einem Kind doch auch keine Zigaretten oder Alkohol? Es gibt in jedem Geschäft ein reichliches Angebot an unschädlichen, gesunden Dingen, die Kindern Freude bereiten: Haselnüsse, Erdnüsse, Paranüsse, Walnüsse, Äpfel, anderes Obst, Vollkornbrötchen, Rosinenbrötchen, Knäckebrot und vieles mehr.

Und wie wäre es, möchte man einem Kind Freude bereiten, man schenkte ihm ein Spielzeug, oder z. B. eine kleine Zimmerpflanze, oder Blumensamen? Haben Sie einmal erlebt, mit welcher Spannung ein Kind das Keimen eines Samens und das Werden der Pflanze verfolgt? Kinder haben an vielen Dingen Freude. Wenn Sie auch den Eltern der beschenkten Kinder keinen Kummer machen wollen, dann denken Sie bitte bei der Wahl Ihrer weiteren Geschenke an Kinder daran, ihnen auf jeden Fall nicht zu schaden.

Ergebnis der Umfrage:

Abgegeben wurden 261 Blätter, von welchen 167 ausgefüllt waren und zu folgenden Antworten kommen (die restlichen Prozent bis zu 100 waren jeweils nicht eindeutig angekreuzt):

1. 82,7% wußten, daß Bonbons, Schokolade und andere konzentrierte Süßigkeiten (z. B. Marmelade, Speiseeis) die Zähne besonders rasch zerstören. 15,6% wußten es nicht.

2. 36,5% wußten, daß Zuckerkonzentrate von über 50% deshalb besonders schädlich sind, weil sie (neben dem Weg der Vergärung und Säurebildung und dem Weg über den Stoffwechsel, wo schon weit geringere Konzentrationen schädlich wirken) direkt wasserlösliche Kalk-Zuckerverbindungen herstellen, also den Zahn im Speichel auflösen. 61,1% wußten es nicht (jetzt wissen sie es).

3. 56,3% wußten, daß Kinder beim Einkaufen eventuell Süßigkeiten und Schleckzeug erbetteln und erhalten; 41,9% wußten es nicht.

4. 68,3% wußten, daß Kindern in einzelnen Geschäften immer noch Schleckwaren angeboten werden, auch wenn sie dies nicht verlangen. 30,6% wußten es nicht; diese sollten in den Geschäften darum bitten, es bei ihrem Kind nicht mehr zu tun.

5. 15% wußten, daß die Abgabe von Schleckwaren an Kinder gerichtlich verfolgt werden kann; 82,1% wußten es nicht. Wir bringen deshalb im Anhang ein **Rechtsgutachten** über diese Frage, das den Eltern die Möglichkeit größerer Bestimmtheit gegenüber uneinsichtigen Nachbarn, Verwandten oder anderen Mitmenschen gibt.

6. 32,4% wünschen, daß ihren Kindern Schleckwaren geschenkt werden, obwohl sie nun um die Schädlichkeit wissen. Was wohl ihre Kinder darüber denken werden, wenn sie einmal selbst erwachsen sind, ihre Gesundheit aber unwiderbringlich zerstört ist? 64,1% wünschen es nicht; sie sind sich der Verantwortung bewußt, welche sie für die Gesundheit ihrer heranwachsenden Kinder tragen.

7. 55,1% wußten, daß Kinder Taschengeld oder Geld für Schulvesper häufig in schädliche Schleckwaren umsetzen. 41,3% wußten es nicht.

8. 69,5% wünschen, daß der Kaufmann ihrem Kind von Schleckwaren abraten soll, wenn es diese verlangt, und statt dessen zu Vollkornbrötchen, Vollkornrosinenbrötchen, Obst oder Nüssen rät. 26,4% wünschen dies nicht. Es ist also zu empfehlen, daß Vater oder Mutter gelegentlich eines Einkaufs ausdrücklich sagen: „Bitte, wenn mein Kind Schleckwaren kaufen möchte, händigen Sie keine aus, sondern geben ihm wahlweise Obst, Vollkorngebäck oder Nüsse." Sonst weiß das Geschäft nicht, wie es sich bei Ihrem Kind verhalten soll.

Fazit:

Der überwiegende Teil der Eltern wünscht **nicht,** daß an ihre Kinder von Dritten Süßigkeiten und Schleckwaren abgegeben werden.
Wir bitten alle Großeltern, sonstigen Verwandten, Nachbarn und Geschäftsleute, diesen berechtigten Wunsch der Eltern im Interesse der Gesundheit der Kinder zu respektieren.

Einige besondere Fragen,

teils aus berechtigter Sorge, teils zum Spaß, teils aus noch zu geringem Wissen (manche haben die Merkblätter nicht immer gelesen) waren auf den Blättern notiert, und wir wollen versuchen, auf sie einzeln einzugehen:

Frage a): „Wußten Sie, daß die Kinder während des Krieges kaum Schleckzeug noch genügend Zucker erhielten und trotzdem schlechte Zähne hatten? Was war damals der Grund? Alles was im Übermaß genossen wird ist meiner Ansicht nach schädlich."

Antwort: In beiden Weltkriegen trat in Deutschland ein Rückgang der Zahnfäule (Karies) um ca. 50% ein. Der Zuckerkonsum ging z. B. in Norwegen von 1941 an zurück, das Kariesminimum (niedrigster Stand der Zahnfäule) wurde 1945 erreicht (Rückgang der Zahnfäule um 50–70%!). Ab 1944 wurde die Nahrung wieder „normal", ab 1947 nahm der Kariesbefall wieder zu. (Lammers/Hafer, Biologie der Zahnkaries, Hüthig-Verlag Heidelberg).

Hätten die Kinder noch weniger Zucker (genau: Fabrikzucker) bekommen, wäre die Zahnfäule noch mehr zurückgegangen. Völker, die keinen Fabrikzucker kennen (und gleichzeitig auch kein Feinmehl), haben durchschnittlich 0,0 bis 3% Zahnfäule (Price, Kollath, Roos).

Frage b): „Solange Süßwaren, Marmelade usw. in Geschäften gehandelt werden, wird der Kauf solcher Waren nicht zu umgehen sein. Wenn die Schäden daher so groß sind, sollte von höherer Stelle die Herstellung und der Verkauf untersagt werden. Bis dahin muß es jedem einzelnen überlassen bleiben zu handeln."

Antwort: Der Kauf solcher Waren ist schon zu umgehen; für jeden persönlich, der Bescheid weiß und statt dessen gesündere Waren kauft. Allerdings wird die persönliche Entscheidungsfreiheit bedrohlich eingeengt durch eine raffinierte, mit großen Mitteln betriebene Reklame, die nicht selten sogar mit gesundheitlichen oder pseudoärztlichen Ratschlägen arbeitet und tiefenpsychologische Tricks anwendet. Der Gesetzgeber hat dies für das Gebiet der Arzneimittelwerbung in jüngster Zeit erkannt und bereitet entsprechende Gesetze vor, um solche Reklame einzudämmen. Auf dem Gebiet der Stoffe, die **zwischen** den Arzneimitteln und den Lebensmitteln liegen, nämlich den chemisch reinen, isolierten Substanzen wie z. B. Fabrikzucker aller Arten und Stärke (z. B. Feinmehle) wurden diese Zusammenhänge schon diskutiert, aber noch nicht ernsthaft im Parlament behandelt.

Vorerst muß es daher, wie Sie richtig schreiben, jedem einzelnen überlassen bleiben, die auf den Umsatz gerichtete raffinierte Reklame der Hersteller zu durchschauen und selbst zu handeln. Das braucht zuweilen einen scharfen Verstand: denn den Millionenbeträgen, die jährlich für diese Reklame ausgegeben werden, um die persönliche Entscheidung des Käufers zugunsten des Herstellers solcher Produkte zu beeinflussen, steht sehr wenig Geld für Gegenreklame durch die Hersteller der eigentlichen **Lebens**mittel gegenüber. Der Landwirt hat keinen Reklameposten in seiner Buchführung. Eine unabhängige Aufklärung gar, wie wir sie hier mit diesen Blättern glücklicherweise haben, muß mit den sparsamsten Mitteln auskommen. Es lohnt daher, sie besonders gründlich zu studieren.

Man hört die Frage oft: „Warum greift nicht der Staat ein?" Der Staat vertritt eine Vielzahl von Interessen des Volksganzen, und er vertritt vor allem einmal die, welche ihm die größten Steuereinnahmen bringen. Deshalb tritt der Staat nicht nur für das Interesse des Einzelnen an seiner Gesundheit ein, sondern auch für die Gesundheit der Wirtschaft; und manchmal stehen sich dann eben beide diametral gegenüber. Das sieht man z. Z. deutlich bei der Frage Rauchen – Lungenkrebs. Obwohl die Zusammenhänge endgültig geklärt sind und ab 1965 in den USA auf allen Zigarettenpackungen eine entsprechende Warnung aufgedruckt werden muß, sind bei uns in Deutschland noch keine ähnlichen Schritte in Sicht.

Frage c): „Wenn man einem Kind den Zucker entzieht, und es dadurch Ernährungsstörungen bekommt, kann man dann den Zahnarzt verklagen? Ich glaube ja! M."

Antwort: Sehen Sie, lieber M., Sie sind der Fabrikzuckerreklame aufgesessen. Der Spruch „Zucker sparen, grundverkehrt, der Körper braucht ihn, Zucker nährt" ist ein Werbespruch der Reklame für Fabrikzucker. Wenn der Körper nämlich wirklich **Fabrik**zucker aller Sorten bräuchte, so hätte der liebe Gott bei der Schöpfung zunächst einmal eine Zuckerfabrik gemacht, und dann Adam und Eva. Was gab's aber wirklich im Paradies? Früchte!

In Wirklichkeit kamen die Zuckerfabriken sehr viel später, und mit ihnen kam der Gebißverfall. Ernährungsstörungen lassen sich gerade dann am schnellsten beseitigen, wenn der Fabrikzucker aus der Nahrung **völlig weggelassen** wird. Das hat Chefarzt Dr. Bruker, Facharzt für innere Kankheiten (Lemgo) an über 15 000 Patienten nachgewiesen und in seinem Büchlein geschildert: Der Zucker als pathogenetischer (krankmachender) Faktor (Schwabe-Verlag Bad Homburg v. d. H.). Lesen Sie einmal darin nach, es lohnt.

Zucker ist in den Früchten genügend vorhanden, und er ist dort deshalb unschädlich, weil er genau mit der richtigen Menge an Begleitstoffen (Vitaminen, Fermenten, Mineralstoffen, Spurenelementen) versehen ist, die für eine **ungestörte** Verdauung sorgen.

Vor allem aber wird die im Vollkornbrot und Vollkorngerichten zu 60% enthaltene Stärke bei der Verdauung völlig in verschiedene Zuckersorten (Traubenzucker, Fruchtzucker usw.) aufgespalten, bevor sie weiterverdaut wird, und auch im Vollkorn sind alle notwendigen Begleitstoffe genau im richtigen Verhältnis enthalten, damit die Verdauung ungestört und reibungslos arbeitet. Haben Sie schon einmal probiert, **wieviel besser** die Verdauung mit Vollkornbrot funktioniert?

Nur Säuglinge brauchen, wenn sie nicht gestillt werden können, etwas löslichen Zucker, aber keinesfalls isolierten Fabrikzucker, der ihnen die Vitamine und den Kalk entziehen würde, sondern ein wenig Honig. Außerdem enthält die Milch schon selbst Milchzucker.

Frage d): „Ich esse was mir paßt. Hat einen Vogel."

Antwort: Lieber Spaß-Vogel, natürlich dürfen Sie essen, was Ihnen paßt. Jeder ißt, was ihm paßt. Manche machen sich zwar Gedanken, ob es vielleicht doch falsch sein könnte, einen Automotor mit Petroleum anstelle von Öl zu schmieren. Andere führen ihrem Körper vor allem Lebensmittel zu, die sein gesundes Funktionieren sichern. Und wieder andere essen einfach alles und sagen: „Sell isch guet gnue für in sell fiischter Loch nab." (Auf Hochdeutsch: „In diesen finsteren Schlund hinab ist es gut genug.")

Damit wünschen wir dem geneigten Leser Gewinn beim Studium des anliegenden Rechtsgutachtens —

Ihr
ARBEITSKREIS GESUNDHEITSKUNDE

Autor dieser Schrift: Dr. Joh. Georg Schnitzer, 7742 St. Georgen/Schwarzwald
Zeitpunkt zur Verteilung: ca. 10. November des zweiten Jahres, zusammen mit Blatt A 30
Papierfarbe dieser Schrift: Rosa

Führt die Abgabe gesundheitsschädlicher Nahrungs- und Genußmittel zu Strafe und Schadensersatzforderungen?

Rechtsgutachten von P. Kopp, Rechtsanwalt

Wenn der Jurist sich mit dieser Frage beschäftigt, so muß er unterstellen, daß ein konkreter Fall gegeben sei, in welchem die Abgabe eines Nahrungs- oder Genußmittels medizinisch nachweisbar zu einer Gesundheitsschädigung führt oder geführt hat. Die juristische Beurteilung geht also davon aus, daß ein bestimmter Vorgang – etwa die Verabreichung eines Stückes Schokolade durch A an B – Ursache einer Gesundheitsschädigung ist. Die Folgen eines solchen Vorganges stellen sich rechtlich folgendermaßen dar:

1. In § 223 Strafgesetzbuch wird der Grundtatbestand der strafbaren Körperverletzung dahin umschrieben, daß ein Mensch einen anderen Menschen „körperlich mißhandelt oder an der Gesundheit beschädigt". Bei unserer Fragestellung haben wir es nur mit der Begehungsform der „Gesundheitsbeschädigung" zu tun. Diese ist pathologisch gemeint. Es geht hier um Schädigungen, die man als Krankheit im Sinne eines Defektkomplexes zusammenfassen kann. Die Handlung wirkt sich in irgend einer Art auf das Funktionieren des inneren Organismus aus. Die Schädigung umfaßt sowohl die Herbeiführung als auch die Verstellung eines pathologischen Zustandes (RGSt 19, 226; 75, 165). Als Krankheit in diesem Sinne kommen alle Beeinträchtigungen in Frage, die eines Heilungsprozesses bedürfen. Wenn etwa der Genuß von Nahrungsmitteln, die weitgehend aus isolierten Energieträgern bestehen, zu Zahnerkrankungen führt, die eine ärztliche Heilbehandlung erfordern, so ist objektiv die Verabfolgung von derartigen Nahrungsmitteln (Weißbrot, Süßigkeiten usw.) als Beeinträchtigung anzusehen, die eine Gesundheitsbeschädigung im Sinne der §§ 223, 230 StGB darstellt. Ein Schmerzempfinden braucht durch die Gesundheitsbeschädigung nicht hervorgerufen zu werden. Maßgeblich ist allein der objektive Befund (RGSt 56, 64). Der Begriff Gesundheitsbeschädigung erfordert auch nicht einen durch die Handlung unmittelbar und sofort eintretenden Schaden. Es genügt vielmehr, daß durch die Handlung, nämlich das Überlassen von Süßigkeiten usw., Stoffe in den Körper gelangen, die erst allmählich zu einer Gesundheitsbeschädigung führen.

Von besonderer Bedeutung ist die Frage, ob die objektiv vorliegende Gesundheitsbeschädigung als rechtswidrig im Sinne der §§ 223, 230 StGB zu beurteilen ist. Ein Eingriff in das absolut geschützte Rechtsgut der körperlichen Unversehrtheit ist aber grundsätzlich rechtswidrig. Die Rechtswidrigkeit kann allenfalls dadurch entfallen, daß ein besonderer Rechtfertigungsgrund im Einzelfalle vorliegt. Es kommt hier etwa die Einwilligung des Verletzten in Frage, welche in § 226 a StGB ausdrücklich als Rechtfertigungsgrund anerkannt wird, mit der Ausnahme, daß die Handlung, welche eine Körperverletzung herbeiführt, trotz der Einwilligung strafbar ist, wenn sie gegen die guten Sitten verstößt. Die Einwilligungserklärung setzt nicht Geschäftsfähigkeit im Sinne des bürgerlichen Rechts voraus. Es können deshalb theoretisch auch Kinder und Jugendliche zu einer an sich strafbaren Körperverletzung ihre Einwilligung erteilen. Eine Einwilligung kann aber nur dann als wirksam angesehen werden, wenn das Kind oder der Jugendliche über die nötige Urteilskraft zur Erkenntnis der Tragweite der Rechtsverletzung und seiner Einwilligungserklärung verfügt. Kindern wird praktisch in allen Fällen die zutreffende Beurteilung eines solchen Sachverhaltes abgehen, während Jugendliche je nach ihren persönlichen Fähigkeiten in der Lage sein können, in die Körperverletzung durch die Annahme und den Verzehr etwa von Süßigkeiten wirksam einzuwilligen. Voraussetzung für die Wirksamkeit der Einwilligung ist aber auch bei Jugendlichen – selbstverständlch auch bei Erwachsenen –, daß dem Einwilligenden bewußt ist, daß er einer Gesundheitsbeschädigung seiner Person zustimmt. Kennt der Betreffende die mit dem Genuß von Süßigkeiten verbundene Gefahr nicht, dann kann auch eine mutmaßliche Einwilligung nicht angenommen werden. Wird die Einwilligung aber wirksam, also in Kenntnis ihrer Tragweite erklärt, so ist die Tat – die Abgabe von Genußmitteln usw. – nicht als sittenwidrig im Sinne von § 226 a StGB zu betrachten. Die Einwilligung eines Kindes kann im allgemeinen durch die Einwilligung des gesetzlichen Vertreters, also in der Regel der Eltern, ersetzt werden. Eine Einschränkung der Befugnisse eines gesetzlichen Vertreters ergibt sich aber aus seiner Pflicht der „Personensorge" für das Kind. Während die Einwilligung von Eltern zu einem ärztlichen Heileingriff, welcher vom Arzt als erforderlich bezeichnet wird, selbstverständlich wirksam ist, wird man die Einwilligung von Eltern zu Körperverletzungen, welche dem Kind nur Nachteile bringen können, als unwirksam bezeichnen müssen.

Eine Körperverletzung durch Abgabe von Nahrungs- und Genußmitteln kann sicher nicht unter dem Gesichtspunkt des gesellschaftlichen oder sozialadäquaten Verhaltens gerechtfertigt sein. Voraussetzung wäre hier, daß es sich um Rechtsverletzungen handeln würde, die im Rahmen des ungestörten „Funktionierens" des sozialen Verhaltens unvermeidlich wären. Solange aber der Mensch nicht-gesundheitsschädliche Nahrungsmittel zur Verfügung hat, kann die Verabreichung von gesundheitsschädlichen Nahrungsmitteln nicht als sozial adäquat und deshalb gerechtfertigt angesehen werden.

Eine weitere Voraussetzung der Strafbarkeit ist das „Verschulden", und zwar, da Nahrungs- und Genußmittel wohl kaum einmal in der **Absicht** verabfolgt werden, daß eine Gesundheitsschädigung eintreten soll, die Fahrlässigkeit desjenigen, welcher gesundheitsschädliche Nahrungs- oder Genußmittel einem anderen zuführt. Fahrlässig handelt derjenige, der die Sorgfalt, zu der er nach den Umständen und nach seinen persönlichen Fähigkeiten und Kenntnissen verpflichtet und im Stande ist, außer acht läßt und daher den Eintritt eines Schadens nicht vorhersieht. Ob im Einzelfall Fahrlässigkeit zu bejahen ist, ist weitgehend Tatfrage. Es mag viele Fälle geben, in welchen die Ursächlichkeit der Abgabe eines Nahrungsmittels für eine Schädigung nicht bekannt ist. Dies hängt weitgehend davon ab, in welchem Umfange der Einzelne oder auch die Öffentlichkeit durch Sachkundige über die Schädigungsmöglichkeiten gewisser Nahrungs- oder Genußmittel aufgeklärt wurden.

Festzuhalten ist jedenfalls, daß in der – auch einmaligen – Überlassung gesundheitsschädigender Nahrungs- oder Genußmittel eine strafbare Körperverletzung im Sinne der §§ 223, 230 StGB liegen kann. Die strafrechtliche Verfolgung der Körperverletzung ist dann nur noch davon abhängig, daß der Verletzte einen Strafantrag stellt oder die Staatsanwaltschaft das besondere öffentliche Interesse an der Strafverfolgung von Amts wegen bejaht.

2. Liegen die Voraussetzungen einer Bestrafung nach den §§ 223, 230 StGB vor, so ist damit praktisch in jedem Falle auch schon die Frage bejaht, ob der Geschädigte vom Schädiger Schadenersatz verlangen kann. Nach § 823 BGB ist derjenige, welcher auch nur fahrlässig den Körper oder die Gesundheit eines anderen widerrechtlich verletzt, diesem zum Ersatz allen daraus entstehenden Schadens verpflichtet. Als Schadensersatz kommt nicht nur die Forderung auf Ersatz einer Arzt- oder Zahnarztrechnung in Frage, sondern es kann darüberhinaus nach § 847 BGB ein Schmerzensgeld gefordert werden. Diese Schadensersatzpflichten können praktisch durchaus fühlbar werden. Man denke etwa daran, daß Kinder, welche von ihren Eltern gesund ernährt werden, von einer „lieben Tante“ oder in den Geschäften freigiebig mit Schokolade und Bonbons versorgt werden. Die billige Freude, die man ohne Rücksicht auf die Gefahren solcher Genußmittel einem Kinde bereitet hat, kann zu durchaus teueren und berechtigten Schadensersatzforderungen des Kindes bzw. dessen Eltern führen.

Anschrift des Verfassers:

Peter Kopp, Rechtsanwalt, 78 Freiburg/Brsg., Weiherhofstraße 12

Wir bitten alle Großeltern, Onkel, Tanten und Geschäftsleute, sich dieses Rechtsgutachten zu Herzen zu nehmen und den Kindern keine süßen Schleckereien mehr zu schenken. Spielzeug, Nüsse, ungespritztes Obst sind willkommenere Geschenke.

Ihr
ARBEITSKREIS GESUNDHEITSKUNDE

Zeitpunkt zur Verteilung: ca. 10. November des zweiten Jahres, zusammen mit Blatt A 29 (Ergebnis der Umfrage über Süßigkeiten in Mönchweiler)

Papierfarbe dieser Schrift: Grau

Einladung zu einem Hausfrauenabend

Tag und Zeit:

Ort:

Dieses Mal zeigen wir die Ausführung und geben Kostproben von drei Rezepten:

1. Das **Kollath-Frühstück,** ein Frischkorngericht; unerhitztes Getreide in wohlschmeckender Kombination mit Obst, Milch und einigen weiteren Zutaten sichert eine blühende Entwicklung der Jugend, verhütet Degenerationskrankheiten bei den Erwachsenen und ist ein Jungbrunnen für die ältere Generation; das ist das Ergebnis 40jähriger Forschungen Professor Dr. Kollaths.

2. Ein **Rohgemüsesalat** mit drei Wurzelfrüchten: gelbe Rüben, Sellerie und rote Rahnen (rote Beete). „Der Mensch muß Ordnungen in sich aufnehmen", war einer der Leitsätze des großen Schweizer Arztes Dr. Max Bircher-Benner, der die tiefgreifende Heilwirkung **roher,** lebender Naturprodukte entdeckte. Wenn wir wollen, daß unsere Gesundheit „in Ordnung" bleibt und die Kinder gesund heranwachsen, sollten wir die Ordnung der lebenden Systeme zueinander in den Naturprodukten nicht durch Erhitzen abtöten, bevor wir sie essen. Wir selbst wären in abgekochtem Zustand auch nur noch von geringem Wert. Dr. Evers, Hachen/Kreis Arnsberg, der das Wort „unheilbar" von der multiplen Sklerose durch eine von ihm entwickelte konsequente Ernährungstherapie mit rohen, lebenden Naturprodukten gestrichen hat, weist seine Patienten auf den großen Unterschied zwischen einem rohen und einem gekochten Apfel hin: Steckt man beide in den Boden, wird aus dem einen ein ganzer lebender Apfelbaum — der andere aber kann nur verfaulen.

3. Ein **Früchtebrot** aus Trockenobst, Nüssen und Vollkornschrot — wie Sie es in dieser Güte wahrscheinlich noch nicht gekostet haben. Es kann die Grundlage des weihnachtlichen Festgebäcks bilden — und läßt sich mit wenig Mühe backen: Entweder, Sie holen sich vom Bäcker ein wenig Vollkornbrotteig und arbeiten die Zutaten selbst hinein — oder, Sie bringen die Zutaten einfach zum Bäcker hin, der Ihnen das Früchtebrot mit Vollkornteig bäckt.

Außerdem zeigen wir einen **Gabenteller,** wie er auf den Weihnachtsabend für jedes Familienmitglied zusammengestellt werden kann: mit Äpfeln, Apfelsinen, Bananen und verschiedenen Sorten von Nüssen.

Bitte, kommen Sie zu dem Abend zeitig, um einen guten Platz zu bekommen, und **bringen Sie einen kleinen Teller und einen Teelöffel** mit, damit Sie die vorgeführten Rezepte auch kosten können.

Umseitig die genauen Rezepte:

1. Die Rezepte des **Kollath-Frühstücks:**

Grundrezept 1 mit Früchten für eine Person:

30 bis 45 g Frischkornschrot (2 bis 3 Eßlöffel frisch geschroteter Weizen) werden **abends** mit 2 bis 3 Eßlöffeln Wasser (nie mit Milch) eingeweicht. Im Winter weicht man gleichzeitig noch, aber getrennt mit wenig Wasser evtl. 15 g Trockenfrüchte ein.

Am **Morgen** mischt man unter den steifen Brei 1/2 bis 1 Eßlöffel Zitronensaft und nach Belieben Verfeinerungszutaten wie: 1 bis 3 Eßlöffel frische rohe Vollmilch oder 1 Eßlöffel frische Sahne, im Winter evtl. eingeweichte Trockenfrüchte mit dem Einweichwasser, oder 1 Teelöffel Honig (nicht regelmäßig).

Unmittelbar vor dem Servieren reibt man einen reifen Apfel über den Brei (Edelstahl-Raffel benutzen) unter sofortigem Verrühren. Apfel und Speise müssen weiß und duftig bleiben. Neben Äpfeln verwendet man das frische Obst der Jahreszeit wie Beerenobst, Pfirsiche, Aprikosen, Birnen, frische Feigen usw.

Das fertige Gericht wird mit frischgemahlenen Haselnüssen oder Mandeln überstreut. Man kaue diese wohlschmeckende Speise gründlich.

Grundrezept 2 mit Milch:

Vorbereitung wie Grundrezept 1.

Morgens fügt man frische rohe Vollmilch, Sauermilch oder Bioghurt zu und verrührt zu einem steifen Brei, den man nach Bedarf mit zuvor eingeweichten Trockenfrüchten oder Honig (mit letzterem nicht regelmäßig) süßt.

Das Kollath-Frühstück soll als erste feste Frühstücksmahlzeit genommen werden.

2. **Rohgemüsesalat:**

Rohgemüsesalate lassen sich grundsätzlich mit allen Gemüsen zubereiten, auch mit Krautsorten und Kohlrabi oder mit gelben Feldrüben; hier zeigen wir die Zubereitung mit gelben Rüben, Sellerieknollen und roten Rahnen (roten Beeten):

Zunächst werden die Wurzelfrüchte mit einer kräftigen Bürste unter fließendem Wasser geschrubbt, bei gelben Rüben und roten Rahnen sparsam die Wurzelspitze und das obere Ende weggeschnitten, die Sellerieknollen geschält und ausgeschnitten – evtl. auch innen der Kern des Knollens. Sodann richtet man in drei Schüsseln die Salattunken:

Für **gelbe Rüben** frische rohe Vollmilch **ohne** Salz.

Für **Sellerie** frische rohe Vollmilch **mit** Voll-Meersalz.

Für **rote Rahnen** etwas kaltgepreßtes Leinöl, ein wenig Zitronensaft, etwas Bioghurt oder Sauermilch, kleingeschnittene Petersilie, Voll-Meersalz.

(Diese letzte Salattunke ist – evtl. auch mit anderen Küchenkräutern – für die verschiedensten Salate geeignet.)

Nun werden die einzelnen Wurzelgemüse auf einer Edelstahlraffel (von Eisenraffeln würden die Vitamine zerstört) in feine Späne gerieben und sofort mit der Tunke benetzt, damit die Fermente und Vitamine nicht durch den Luftsauerstoff oxydiert werden. Man mische schon während des Reibens mehrmals Tunke und Salat.

Nach dem Versuchen – ob bei Sellerie und roten Rahnen die Voll-Meersalz-Menge stimmt – können die Salate angerichtet werden; es gibt hübsche dreiteilige Salatschalen, in welchen die verschiedenfarbigen Salate besonders hübsch aussehen. Man ißt Rohgemüsesalate **zu Beginn** der Mittags- oder Abendmahlzeit, weil dann die Verdauungsleukozytose ausbleibt (von Virchow entdecktes Ausschwärmen der weißen Blutkörperchen in das Blut, das nach den Forschungsergebnissen von Kouchakoff unterbleibt, wenn die Speisen roh gegessen werden; die Verdauungsleukozytose ist als Abwehrreaktion des Körpers gegen die unnatürlichen gekochten Speisen aufzufassen und ist wahrscheinlich auch eine der Ursachen der Müdigkeit nach dem Essen gekochter Speisen, die nach roher Nahrung ausbleibt).

Zu Rohgemüsesalaten ißt man z. B. eine trockene Scheibe Vollkornbrot; will man sie besonders pikant anrichten, so mischt man einige kleingeschnittene Walnüsse darunter. Als Beigabe eignen sich auch wenig Vollreis oder wenig Pellkartoffeln.

3. **Früchtebrot:**

500 g	entsteinte Dörrpflaumen, in Stücke geschnitten
500 g	Birnen„hutzeln" (getrocknete Birnen), in Stücke geschnitten
250 g	Feigen, in Stücke geschnitten
250 g	Sultaninen
125 g	Haselnußkerne, in Stücke geschnitten
125 g	Walnußkerne, in Stücke geschnitten
1750 g	Zutaten

Abends werden die Dörrpflaumen und Birnenhutzeln mit wenig Wasser (so daß fast alles aufgesaugt wird) eingeweicht. Morgens holt man beim Bäcker das halbe Gewicht der Zutaten, hier also ca. 875 g, Vollkornbrotteig. Mit diesem werden die Zutaten gründlich vermischt und das Ganze frei geschoben (als länglicher Laib) gebacken. Man achte darauf, daß die Rinde nicht schwarz wird. Am einfachsten ist es, den Bäckern die Zutaten zu bringen und dort die Früchtebrote backen zu lassen. Man frage zuerst nach, wann gebacken wird.

4. **Gabenteller:**

In den meisten Familien ist es üblich, an Weihnachten auf dem Gabentisch jedem Familienmitglied einen Teller mit allerlei Leckerbissen hinzustellen und darum herum die Geschenke zu legen. Eine von Kindern und Erwachsenen gleichermaßen begeistert begrüßte Zusammenstellung zeigen wir Ihnen:

3 Äpfel
3 Apfelsinen
2 Bananen
100 g Paranußkerne
100 g Haselnußkerne
100 g Walnußkerne
50 g Pinienkerne
100 g Cashewkerne
100 g Mandeln (Vorsicht, bittere sind giftig)

Die Früchte werden in die Mitte des Tellers gebaut, die verschiedenen Nußsorten in kleinen Häufchen außen herumgelegt.

Auf die Mitte des Gabentisches können Sie noch einen großen Korb mit Äpfeln und Apfelsinen stellen – großzügige Familienväter kaufen von beiden eine ganze Kiste voll – so daß Kinder und Eltern nach den an Weihnachten doch nicht ganz zu vermeidenden fabrikzuckersüßen Schleckereien mit einem Apfel oder auch einer Apfelsine – sofort hinterhergegessen – die schwarze Kehrseite der Genüsse an den Zähnen verhüten können.

Mit dem Vollkorn-Früchtebrot als Basis des Weihnachtsgebäcks, vielen Nußsorten als Grundlage der kleinen Genüsse, mit einer fast verschwenderischen Fülle von Äpfeln und Apfelsinen zu den Festtagen – und in den nächsten Monaten mehr und mehr mit einem Frischkorngericht als Frühstück und Gemüsen mehr und mehr in roher, lebendiger Form – werden Sie mit ungeahnten Kräften ins neue Jahr hinüberschreiten – nach dem Kalender ein Jahr älter, nach Schwung und Tatkraft etliche Jahre jünger.

Mit diesen Wünschen zu den Festtagen grüßt Sie

Ihr
ARBEITSKREIS GESUNDHEITSKUNDE

Autor dieser Schrift: Dr. Joh. Georg Schnitzer, 7742 St. Georgen/Schwarzwald

Zeitpunkt zur Verteilung: ca. 3. Dezember des zweiten Jahres
(4 bis 5 Tage vor dem Hausfrauenabend selbst)

Papierfarbe dieser Schrift: Orange

Bodengesundheit

Die menschliche Gesundheit ist auch bei hochentwickelter, auf vollwertige Nahrung ausgerichteter Küchenkunst nur dann gesichert, wenn die verwendeten Naturprodukte ihrerseits gesund und giftfrei sind. Gesunde Nahrungspflanzen können wiederum nur auf gesunden, lebendigen Ackerböden wachsen. Wie die in jüngerer Zeit bedrohlich gewordene Gefahr kranker und deshalb mit heimtückischen Spritzgiften behandelter Nahrungspflanzen abgewendet werden kann, zeigt Professor Seifert in seinem nachfolgenden Rundfunkvortrag, den er am 18. 10. 1964 in der Sendereihe „Lebendige Wissenschaft" des Süddeutschen Rundfunks, Sendestelle Heidelberg, gehalten hat.

Müssen im Garten- und Landbau Gifte verwendet werden?

von Professor Alwin Seifert

Es ist eine große Unruhe gekommen über jene Leute, die sich und ihre Familien mit gesundem Gemüse, mit gesundem Obst versorgen und versorgt wissen wollen, sei es, daß sie es im eigenen Garten erzeugen, sei es, daß sie es kaufen müssen. Sie ist verursacht durch das Buch „Der stumme Frühling" der amerikanischen Biologin Rachel Carson, das auch in einer sehr guten deutschen Übersetzung herausgekommen ist. In diesem Buch hat die schon früher als naturwissenschaftliche Schriftstellerin berühmt gewordene Frau geschildert, mit welch unglaublichem Leichtsinn und mit welcher gewissenlosen Unbekümmertheit in Amerika gegen jeden echten oder auch nur vermeintlichen Schädling in Haus und Hof, im Garten, im Wald und in der freien Landschaft mit schwersten Giften in buchstäblich rauhesten Mengen vorgegangen wird, welch schwerste Schäden in der ganzen Natur angerichtet worden sind und welch große Gefahren für den Menschen selbst heraufbeschworen werden. Frau Carson hat viereinhalb Jahre lang den Stoff für ihr Buch zusammengetragen; als sie anfing zu schreiben, wußte sie, daß sie Krebs hatte. Sie starb einen Tag vor dem ersten großen Erfolg ihrer Arbeit: der amerikanische Landwirtschaftsminister, dessen Dienststellen sie mit ganz besonderer Schärfe angegriffen hatte, verkündete, daß er einige besonders langlebige Gifte verbieten werde.

Von dem gewaltigen Aufsehen, welches das Buch drüben erzeugt hat, sind Wellen auch zu uns herübergeschlagen. Die Auswirkungen aber sind ganz verschieden. Präsident Kennedy hatte sofort seinen wissenschaftlichen Beirat beauftragt, die Anklagen der Frau Carson zu prüfen und Vorschläge zur Behebung der großen Gefahren zu machen. Dieser Beirat, bestehend aus hochangesehenen Professoren der Medizin, der Chemie, der Physik und anderer Fakultäten, hat zunächst einmal Rachel Carson den Ruf einer untadeligen Wissenschaftlerin und die Richtigkeit ihrer Feststellungen bestätigt und dazu das große Verdienst, die völlig ahnungslose Bevölkerung über die schweren Gefahren aufgeklärt zu haben, in die verantwortungsloser Leichtsinn sie und das ganze Land gebracht hat. Er verlangte schärfere Überwachung aller Lebensmittel, die mit Gift behandelt worden sind, auf Restmengen von diesem, die noch an ihnen haften oder in ihnen enthalten sein können, und gründlichere Forschung. Eine chemische Fabrik stellte sogar die Herstellung von sogenannten Pflanzenschutzmitteln ein, als sie erfuhr, daß Arbeiter, die mit ihnen umgehen mußten, ums Leben gekommen waren.

Bei uns hat man Frau Carson vorgeworfen, sie übertreibe maßlos, und hat ihr sogar den Willen zu wissenschaftlicher Wahrheit abgesprochen. Die Industrie, deren Erzeugnisse sie als so verhängnisvoll gefährlich für unser aller Wohlfahrt angeprangert hat, versucht mit einer gewaltigen Welle von Propaganda in Zeitungsartikeln, Rundfunksendungen, Interviews, in Vorträgen von allen in der Beratung von Landwirtschaft und Gartenbau Tätigen vom Garteninspektor bis zum Hochschullehrer zu beweisen, daß die vorschriftsmäßige Anwendung auch der schärften Gifte – E 605 ist so giftig wie Zyankali – völlig harmlos und ungefährlich ist für Erzeuger wie Verbraucher. Sie behauptet vor allem, daß die Menschheit eben verhungern muß, wenn unsere Kulturpflanzen nicht schon vor der Saat und bis nach der Ernte durch wenn auch noch so schwere Gifte vor Krankheiten und Schädlingen geschützt werden. Vor der Drohung aber: Gift oder Hunger! erstarren alle zu unserem Schutz Berufenen in einer Lähmung jedes rettenden Tuns, wie das Kaninchen vor dem Rachen der Schlange. Das klingt übertrieben – aber es ist die nüchterne Wahrheit.

Der Wucht solcher Propaganda kann sich kaum ein Landwirt, Gärtner oder Obstbauer entziehen. Auch Rachel Carson wußte so wenig einen leicht gangbaren Ausweg aus dem Engpaß zwischen Hunger und Gift wie die sicher hochgelehrten Professoren des wissenschaftlichen Beirats des Präsidenten Kennedy. Sie waren alle Wissenschaftler, keine praktischen Bauern oder Gärtner, und wenn schon, dann hätten sie von Landwirtschaft und Gartenbau auch nur das gewußt, was in den üblichen Büchern steht.

Immerhin hätten sie jene Bauern und Gärtner, die es seit 40 Jahren verstehen, Lebensmittel ohne Anwendung von Gift zu erzeugen, nicht als Gaukler und ihr Tun als verbrecherisch bezeichnet, wie es in Deutschland im Rundfunk geschehen konnte.

Um auf diesem aus durchaus begreiflichen Gründen verfemten, im Dritten Reich sogar politisch verfolgten Wege zu „Gärten ohne Gift", wie ich sie nenne, zu kommen, müssen wir in der Wissenschaft von der Ernährung der Pflanze von Grund auf umlernen und uns damit abfinden, daß das, was wir uns da erarbeiten, bisher nur von wenigen einigermaßen unabhängigen Wissenschaftlern anerkannt und gegen die übrige Welt verteidigt wird.

In allen Büchern, in allen Kalendern steht, von allen Kathedern wird gelehrt, daß die Pflanze sich ernährt von den Kernnährstoffen Stickstoff, Kali, Phosphorsäure, Kalk, Magnesia und den nur in ganz geringen Mengen notwendigen Spurenstoffen Bor, Eisen, Kupfer, Mangan usw. . . Findet sie davon nicht genügend im Boden, muß man das Fehlende künstlich dazugeben in Form jener mehr oder minder löslichen Salze, die man im Lagerhaus kaufen kann. Eine Zugabe von Stallmist gilt als angenehm, aber nicht als notwendig. Treten Schädlinge auf, Kartoffelkäfer, Blattläuse, Rote Spinne, Zikaden, Blattwespenlarven, Schorf, Meltau, Kragenfäule, Krautfäule – das ist eine ganz unglaublich lange Liste – dann spritzt oder stäubt man mit dem jeweils richtigen der mehr als zwölfhundert Gifte, die der Handel anbietet – und alles soll dann in Ordnung sein. Der Begründer dieser rein mechanistischen Anschauung war der Münchner Chemiker Justus v. Liebig; als er zu Altersweisheit fortgeschritten war, kamen ihm selbst Bedenken, daß doch nicht alles so einfach sein könnte, wie er sein Leben lang gelehrt hatte.

Wie notwendig es aber ist, nach besserer Erkenntnis zu suchen, ergibt sich aus einer ernüchternden Tatsache, die nicht mehr abgeleugnet werden kann: man braucht zur Erzeugung gleicher Erntemengen immer höhere Gaben von Kunstdünger; die Schädlinge nehmen an Arten und Zahl immer mehr zu, so daß immer häufiger mit Gift gearbeitet werden muß, bis schließlich diese oder jene Kultur unwirtschaftlich wird und aufgegeben werden muß.

Die Natur selbst bietet uns uralte bessere Wege an, die nur den Nachteil haben, daß sie nichts kosten, daß man also mit ihnen kein Geld verdienen oder gar auf ihnen eine große Industrie aufbauen kann.

Betrachten wir uns einmal den wilden Bruder unserer Apfelbäume, den Holzapfelbaum. Er kommt wild vor nur am Rand von Eichenwäldern in der Gesellschaft von Sträuchern, die dort stehen oder hingehören, von Weißdorn, Schlehdorn, Wildrosen, Hartriegel, Maßholder. Zu dieser Umwelt gehört er, nur dort kann er fröhlich gedeihen, nie aber an oder gar in Buchenwäldern oder Fichtenforsten. So erfüllt die Natur selbst die erste Voraussetzung zu gesundem Gedeihen: das richtige Klima, den richtigen Boden, die richtige Umwelt.

Dort lebt der Apfelbaum von dem, was seine Umwelt und die Natur selbst ihm bieten: von dem, was an Blättern, Früchten, Zweigen im Herbst zu Boden fällt, was an Gras und Kräutern alljährlich stirbt. Das wird von Regenwürmern in den Boden gezogen und in diesem von einer millionenfachen Welt kleiner und kleinster Lebewesen, von eben dem Regenwurm über Insekten und ihre Larven hinunter zu Milben, Springschwänzen, Algen, Bakterien, auf- und immer wieder umgearbeitet, mit Bodenteilchen vermischt und zusammengebaut zu jener natürlichen Nahrung, von welcher der Apfelbaum heranwächst bis zu zehn Metern Höhe, ohne daß er menschlicher Pflege oder Fürsorge irgendwelcher Art bedürfte.

Unser Theuringer Rambour-Apfel aber kommt mit so spartanisch einfacher, wenn auch offensichtlich sehr gesunder Ernährung nicht aus. Er ist ein aufgeschwemmter Bursche, der ja große fleischige Früchte liefern soll, nicht bloß so kleine Holzäpfel, an denen die Kerne das Wichtigste sind; denn die sollen die Art erhalten. Wir können die größere Masse an Nahrung, die der Kulturapfelbaum braucht, nicht dadurch schaffen, daß wir über den natürlichen Anfall hinaus abgestorbenes Grünzeug in den Boden stopfen.

Da setzt uns die Natur eine unüberschreitbare Grenze: in unseren Breiten kann die Tiefe des wirklich lebendigen Mutterbodens nicht mehr als etwa sechzehn Zentimeter betragen. Also müssen wir die Zubereitung, die Vorverdauung der Baumnahrung abseits vor sich gehen lassen — im richtig aufgesetzten und schnell arbeitenden Komposthaufen, von dem wir das Erzeugnis eines noch viel reicheren Bodenlebens in jedem Herbst auf die Baumscheibe bringen. An mineralischen Düngesalzen brauchen wir nur noch jenen Fehlbetrag zu ergänzen, den das Bodenleben nicht aus dem Untergrund selbst freimachen und bereitstellen kann.

Wenn wir unsere Obstbäume so behandeln, dann werden wir mit Erstaunen feststellen, daß sie, wenn sie überhaupt auf dem gegebenen Boden und in dem gegebenen Klima gedeihen können, innerhalb einiger Jahre ganz von selbst freiwerden von allen sogenannten Schädlingen, ohne daß wir gegen diese noch viel unternehmen müssen.

Das ist nicht nur meine in Jahrzehnten erhärtete Erfahrung. Es hat sich von Paderborn ausgehend, eine Arbeitsgemeinschaft für Neuzeitlichen Qualitätsanbau von Obst und Gemüse gebildet, die von Holland bis zum Bodensee reicht. Ihr ist es jetzt schon gelungen, auch intensivst betriebene Erwerbs-Obstanlagen innerhalb von vier bis fünf Jahren frei zu machen von jeder Notwendigkeit, mit Giften zu arbeiten, ohne daß Menge und Güte der Früchte zurückgegangen sind.

Wir müssen uns auch vom sogenannten Schädling ein ganz neues Bild machen, von dem in den Lehrbüchern und Kalendern noch nichts geschrieben steht. Der Schädling, er sei Raupe oder Blattlaus, Milbe oder Pilz, ist nichts anderes als die Gesundheitspolizei der Natur, mittels welcher sie versucht, alles Kranke und Lebensschwache zu beseitigen, damit Platz werde für besser Angepaßtes. Das Gesunde, das Lebensstarke wird nicht befallen. Die Gültigkeit dieses Gesetzes läßt sich auch an uns Menschen beweisen. Die meisten von uns tragen bestimmt die Erreger der Lungenentzündung ständig mit sich herum; sie können uns nichts anhaben, so lange wir gesund und munter sind. Kraft bekommen sie erst, wenn wir schwach werden, sei es durch eine Erkältung, durch Überarbeitung oder einen seelischen Schock – und wir müssen uns niederlegen mit hohem Fieber. Der durch falsche Lebensweise kränklich und damit anfällig Gewordene muß dauernd Tabletten schlucken oder Spritzen bekommen, um beiläufig lebensfähig zu bleiben, ohne daß er dadurch gesünder würde. Erst eine Umstellung etwa seiner Ernährung oder Freiwerden von Nikotin könnte all diese kostspieligen Notbehelfe überflüssig machen.

Was unsere Kulturpflanzen kränklich und damit anfällig macht für Schädlinge so vieler Arten, ist etwa falscher Standort – man kann nicht Kirschbäume gesund erhalten auf kalten Tonböden –, falsche Düngung wie etwa mit roher Jauche oder gar Latrine oder zuviel leichtlöslichen Düngesalzen, Mangel an Humus im Boden und damit Mangel an Bodenleben, und jede Art von echten Kulturfehlern. Was sie aber gesund macht und widerstandsfähig gegen alle Unbill, das ist in erster Linie die Anreicherung des Bodenlebens durch Pflege des Humusgehalts im Boden und Zufuhr der richtigen Art von Kompost.

Auch das steht noch nicht in den Lehrbüchern, schon deswegen nicht, weil an solcher Bodenwirtschaft niemand etwas verdienen kann als der Bauer oder der Gärtner selber. Es wird allerdings die Zeit kommen, daß man auch in Deutschland – wie lang schon in Holland – Kompost kaufen kann, der aus städtischem Hausmüll und Klärschlamm hergestellt wird. Heute schon fahren die Hopfenbauern der bayrischen Holledau über dreihundert Kilometer weit, um sich von Blaubeuren solchen Kompost zu holen aus der bitteren Erfahrung heraus, daß ihnen gegen zunehmende Bodenmüdigkeit und gegen Wurzelälchen kein Gift mehr helfen kann, sondern nur noch Anreicherung des Bodenlebens.

Schon dieses Beispiel beweist, daß ich hier nicht abseitige Theorien vortrage oder lebensfremde Meinungen von Sektierern. Ich bin zu solchen, alle Bücherweisheit umstürzenden Erkenntnissen durch eigene Arbeit in meinen Gärten gekommen und rede aus vierunddreißigjähriger Erfahrung. Vom Jahr 1930 an wollte ich ergründen, ob sich die Fruchtbarkeit und Gesundheit eines Gartens allein dadurch steigern läßt, daß ihm alles, was an Grünzeug, an Abfall entsteht, in Form von Kompost zurückgegeben wird. Mit wachsender Erfahrung wurde das Arbeiten mit Kompost immer leichter, der Garten immer farbiger, immer üppiger. Apfelbäume hingen, völlig schädlingsfrei, brechend voll von fleckenreinen Früchten. Schließlich zeigte es sich, daß Kompost freimacht vom Zwang zum Fruchtwechsel. Es gelang, auf immer der gleichen Fläche siebzehnmal hintereinander Kartoffeln nach Kartoffeln zu bauen mit bloßer Kompostdüngung, und mit der halben Arbeit, die der Bauer sich macht, von der anfälligsten Frühkartoffelsorte jener Zeit, den „Holländischen Erstlingen“ einen Ertrag zu erzielen, der, auf den Hektar umgerechnet, nicht weniger als fünfhundert Doppelzentner betrug. Der schulmäßige Landbau kann das nie und nirgends. Seine Vertreter machen da einfach die Augen zu oder wenden sich ergrimmt ab, weil doch nicht sein kann, was nicht sein darf.

Seit 1959 setze ich die Versuche auf Ziegeleitonboden mit der Bodenzahl 48 in einer Höhenlage von sechshundert Metern fort. Die Bauern der Gegend müssen ihre

Kartoffeln kaufen, weil man auf dem kalten schweren Boden keine bauen kann. Ich habe von der Frühkartoffelsorte Saskia – die Sorte Holländische Erstlinge ist als völlig abgebaut aus dem Handel gezogen worden – im fünften Anbau auf der gleichen Stelle und im zweiten eigenen Nachbau auf den Hektar umgerechnet dreihundertzweiundsiebig Doppelzentner geerntet – das ist fast das Doppelte dessen, was man mit viel ertragreicheren Spätkartoffeln auf viel besseren Böden erzielen kann.

Das Schönste aber war doch die Schadenfreude, mit der ich im vorigen Jahr und heuer den Wolken von Kohlweißlingen zuschauen konnte bei ihrem vergeblichen Bemühen, an Weißkraut oder Blaukraut, an Wirsing oder Rosenkohl Eier zu legen – es ging einfach nicht – die Pflanzen waren zu gesund. Als auf der anderen Seite des Dorfes Kartoffelkäfer die Stauden kahlfraßen, gab es auf den meinen keinen einzigen, und keine Krautfäule, als im feuchtheißen Juni große Bestände an dieser gefürchtetsten Krankheit zusammenbrachen. Es gab 1963 an über dreißig verschiedenen Arten und Sorten von Gemüsen und Beerenobst kein Tier, keinen Pilz, kein Bakterium, die als Schädlinge bezeichnet werden konnten, wohl aber Krautköpfe mit neun Pfund Gewicht, Blumenkohl mit einundzwanzig Zentimetern Durchmesser, Rosenkohlstauden mit einem Kilo Rosen. Meinen Besuchern konnte ich seelenruhig eine Mark versprechen für jede Blattlaus, die sie an der hohen Wand von Stangenbohnen finden würden – ich habe keine einzige verloren.

Im Frühjahr 1964 war in meiner Landschaft eine Schädlingsplage wie noch nie. Beim Drogisten war jede Woche alles Gift ausverkauft. Nach sehr kalten Nächten fielen auch über meinen Garten Blattläuse her; Bohnen, Johannisbeerbüsche und das Pfirsichspalier sahen übel aus. Es wurde nichts getan, nur abgewartet, bis alles durch die Blattläuse einfach hindurchwuchs und diese abziehen mußten.

Daß alle Erzeugnisse eines solchen Gartens von einem Duft, einem Wohlgeschmack, einer Haltbarkeit sind, die es beim Handel überhaupt nicht mehr gibt, nur nebenbei. So ist Gärtnern wieder eine reine Freude geworden, wenn auch der Beruf nicht viel Zeit dafür läßt.

Auch dem Landwirt und dem Bauern geben die heutigen Landmaschinen die Möglichkeit, ohne Mehrarbeit den Gehalt der Böden an Humus wieder zu erhöhen und damit die erste Voraussetzung zu schaffen zu reicherem Bodenleben und zu geringerer Anfälligkeit der Feldfrüchte gegen Schädlinge und Krankheiten.

Die neue bessere Arbeitsweise ist erstaunlich einfach: der tägliche Anfall von Stallmist wird nicht kunstvoll auf der Betonplatte aufgestapelt; er kommt sofort auf den Miststreuer, darüber Grünzeug und ein Zwanzigstel lehmiger Erde; an der Hofausfahrt wird die Fuhre mit zwei Schaufeln von einem Haufen frischem Stammkompost geimpft und der Miststreuer draußen an der Ecke der Wiese oder des Ackers, die später gedüngt werden sollen, im Stand durchgedreht. Der luftig gefallene Haufen wird ein wenig in Form gebracht, mit altem Gras abgedeckt und seiner Reifung überlassen. Der Stapelmist alter Art geht zur Hälfte durch Auswaschung an das Grundwasser verloren; der mit Erde verkompostierte bleibt dem Acker oder der Wiese und damit dem Bauern zur Gänze erhalten.

Wenn dieser weiterhin die Jauche erst ausbringt, wenn sie bis zur Geruchlosigkeit ausgereift ist, und wenn er es lernt, das Stroh, das der Mähdrescher auf dem Acker liegen läßt, nicht einfach anzuzünden, sondern in den Boden einzubringen, dann kann er dadurch allein schon den Humusgehalt seiner Böden wieder auf jene Höhe bringen, welche die Lebewelt in ihnen braucht, um segensreich arbeiten zu können. Wo aber ein reiches Bodenleben wieder Einzug gehalten hat in Acker und Garten und mit kundiger Hand gepflegt wird, da hat der Ruf „Gift oder Hunger" seinen Schrecken verloren, hat er sich als eine Zwecklüge erwiesen.

Trotzdem braucht die chemische Industrie nicht zu befürchten, daß dieser Hinweis auf die einfache Möglichkeit, Gartenbau und Landwirtschaft ohne Gift zu betreiben, den Verbrauch ihrer Erzeugnisse in absehbarer Zeit beeinträchtigen wird. Ist schon Denken allein nicht jedermanns Sache, so ist Umdenken, sich von festgefahrenen und durch Propaganda jeder Art erhärteten Vorstellungen freizumachen, es schon gar nicht. Denn das Gift gibt ja die bequeme Möglichkeit, die Kulturfehler, die man macht, zu vertuschen – aber nicht auf die Dauer.

Denn fast das Schlimmste am Gift ist, daß es immer mehr Gift verlangt. Ein sehr warnendes Beispiel ist mir der Südtiroler Obstbau, den ich seit 1912 und besser kenne als den deutschen. Von einer einzigen Spritzung mit harmlosem Obstbaumkarbolineum ist man in diesen fünfzig Jahren auf gute fünfundzwanzig mit schwersten Giften gekommen. Schon vor langer Zeit habe ich meinen Südtiroler Freunden prophezeit, daß sie alle zwei Jahre einen neuen Schädling bekommen werden, der jetzt noch gar keiner ist, den erst das Gift zum Schädling machen wird – und es ist genau so gekommen. Die Rote Spinne hat es im Südtiroler Obstbau immer gegeben; sie war ein harmloser Mitläufer. Sie wurde zum schlimmsten aller Feinde, nachdem einmal mit einem Phosphormittel gespritzt worden war. Ein Vernünftiger hätte das nicht ein zweitesmal getan. Aber man wollte den teuren Vorrat doch verwenden und verlangte von den Bauern, daß sie bei dem Phosphormittel blieben und gegen die Rote Spinne zusätzlich mit einem anderen Mittel spritzten, das so giftig ist, daß man es nur mit Atemmaske ausbringen darf.

Wird das Steuer nicht mit aller Gewalt herumgeworfen – es ist aber niemand zu sehen, der dazu Hilfe leisten könnte – dann geht der Südtiroler Obstbau genauso seinem Ende entgegen wie der Apfelanbau in der Provinz Ferrara schon zu einem Ende gekommen ist. Der Grund dafür ist ganz einfach: soweit das Gift nicht verdunstet, kommt es schließlich in den Boden, in dem es jahrelang tötend auf das Leben in diesem wirkt. Auf totem Boden aber gibt es keinen gesunden Baum; man muß immer mehr, immer öfter mit Gift nachhelfen. Bei mehr als fünfundzwanzig Spritzungen und Stäubungen aber ist es mit der Wirtschaftlichkeit des Obstbaus aus.

Ein Beispiel für ein solches Ende einer einst hochstehenden landwirtschaftlichen Kultur finden wir auch bei uns: gerade auf den für den Anbau von Saatkartoffeln am besten geeigneten Böden hat man ihn aufgeben müssen; die ständige Vergiftung des Kartoffelkrauts hat das Bodenleben so sehr geschädigt, daß giftfeste Wurzelälchen zum nicht mehr bekämpfbaren Feind jedes Anbaus von Kartoffeln geworden sind.

Durchaus unverantwortlich ist die Art, wie in Vorträgen, Zeitungen und Zeitschriften die Gefahren für den Erzeuger wie für den Verbraucher von Lebensmitteln verniedlicht werden. Auch bei uns wird mit schwersten Giften durchaus leichtfertig umgegangen. Der größte Teil der Anwender sind sorglose Leute, welche die immer kleingedruckten Warnungen sowieso nicht lesen. Von sofort erkennbaren akuten Vergiftungen, von denen jeder Arzt auf dem Land zu berichten weiß, ganz abgesehen, scheint festzustehen, daß mehr als ein Drittel der Verzehrer von Gemüsen, Obst und Südfrüchten „insektizid"-belastet ist, sie also Gifte in ihrem Körper gespeichert haben. Es hängt von ihrer Veranlagung ab, ob diese Belastung nur im Verlauf anderer Erkrankungen sich unheilvoll auswirkt, oder ob sie zu Allergien führt, zu Überempfindlichkeiten, die sich beim geringsten Anlaß so schwer und noch schwerer äußern können wie Heufieber aller Grade. Selbst bloßes Hantieren mit Obst und besonders mit Zitrusfrüchten, wie es Verkäuferinnen obliegt, kann schwere Krankheitserscheinungen verursachen.

Wohl haben die Behörden für jedes Gift genaue Fristen festgelegt, innerhalb welcher vor der Ernte nicht mehr gespritzt werden darf, und Höchstmengen von Giftresten, die an den Nahrungsmitteln haften dürfen. Aber wer will und kann das nachprüfen? Kein Chemiker ist imstande, jeden Morgen bei der Anlieferung am Markt festzustellen, auf welches der zwölfhundert Gifte hin er Art und Menge feststellen soll – ganz abgesehen davon, daß es diese Überzahl von Chemikern überhaupt nicht gibt.

Die Mehrzahl der Erwerbsgärtner gibt zu, daß sie keinen anderen Weg wissen, Karotten zu ziehen, die nicht von den Maden der Möhrenfliege zerfressen werden, als schon ihr Keimbett mit Aldrin zu vergiften. Das ist so selbstverständlich, daß der Großhandel den Karottensamen gleich mit Aldrin „paniert" liefert. Noch nach mehr als fünfzig Tagen enthalten diese Karotten ein Vielfaches dieses besonders schweren Giftes, als noch zulässig wäre. Wer will da noch mit gutem Gewissen Säuglinge mit Karotten füttern?

Für eine Ausnahme jedoch soll das Gift in seinem Recht bleiben: wenn es gilt, eine echte Katastrophe abzuwenden. Die Katastrophe hat ihren festen Platz im Naturganzen; sie kann vom Menschen nicht unmöglich gemacht werden. Es kann z. B. eine Katastrophe für eine bestimmte Pflanzenart werden, wenn aus fremden Weltteilen ein Insekt, ein Pilz eingeschleppt wird, an welche die Pflanze nicht angepaßt, gegen den sie also wehrlos ist. Auch dann darf das Gift nur ein zeitweiliger Notbehelf sein, bis ein besserer Weg aus der Not gefunden ist.

In unserem Alltagsleben aber und ganz besonders in unserem eigenen Garten hat Gift nichts mehr zu suchen, ist es überflüssig geworden.

Anschrift des Verfassers:

Professor Alwin Seifert, 8918 Diessen am Ammersee

Zeitpunkt zur Verteilung: ca. 26. Januar des dritten Jahres
Papierfarbe dieser Schrift: Braun

Biologischer Kreislauf

Es ist eine alte chinesische Erfahrung, daß dauernde Bodenfruchtbarkeit – verbunden mit Boden- und Pflanzengesundheit – nur möglich ist, wenn dem Boden nicht nur Substanzen durch die Ernte entzogen, sondern die entsprechend anfallenden Abfallstoffe nach geeigneter Aufbereitung wieder zugeführt werden. Durch Kompostierung dieser „Abfälle" entsteht wertvoller Humus, der reich an einer Vielzahl von Bodenbakterien und -pilzen ist. Dieses Bodenleben ist der Mittler zwischen dem toten Gestein, dem Wasser, der Luft und der Pflanze. Die Bodenbakterien, die in einer Handvoll gesunder Erde zahlreicher sind als die Menschen auf dem Erdball, erschließen die Pflanzennährstoffe, die im toten Gestein ruhen, sie binden den Luftstickstoff und führen ihn den Pflanzenwurzeln zu, damit die Pflanze Eiweiß erzeugen kann – um nur zwei der vielfältigen Funktionen dieses Bodenlebens zu nennen. Ein humusreicher Boden hält das Regenwasser wie ein Schwamm, so daß auch lange Trockenperioden den Pflanzen wenig anhaben können.

Manchmal müssen die Menschen zu ihrem Glück gezwungen werden – in diesem Fall zwingt uns die dichter werdende Besiedlung und das damit größer werdende Problem der Abfälle nach einer sinnvollen Lösung zu suchen, wenn wir nicht im eigenen Unrat ersticken wollen.

Der Streit der Theoretiker um die zweckmäßigste Art der Müll- und Klärschlammaufbereitung wird in der Praxis durch eine Synthese von Kompostierung und Verbrennung beendet. Bei jeder der beiden Methoden blieben bisher Rückstände, die das Problem der Ablagerung lediglich in der Größenordnung veränderten; in der Praxis hat sich jetzt herausgestellt, daß die meisten Müllbestandteile leicht kompostierbar, umgekehrt die schwer kompostierbaren Stoffe zumeist leicht zu veraschen sind. Vor allem bietet das kombinierte Verfahren die Möglichkeit, auch den Klärschlamm mit einzubeziehen, also die gesamten Abfälle und Fäkalien einer Stadt rückstandslos zu einem Produkt aufzuarbeiten, das den Geruch gesunden Waldbodens hat und geeignet ist, die Gesundung überbeanspruchter Ackerböden herbeizuführen.

Anbauversuche haben ergeben, daß auf kompostgedüngtem Ackerboden angepflanzte Kulturen eine auffallende Widerstandsfähigkeit gegenüber sonst verbreiteten Pflanzenkrankheiten und Schädlingen aufweisen und auch sonst einen kräftigen und gesunden Eindruck vermitteln. Der aromatische Wohlgeschmack so angebauter Feldfrüchte und z. B. das Fehlen des gewohnten „Duftes", wenn solchermaßen angebauter Kohl gekocht wird, überraschen.

Das Phänomen findet seine Erklärung in der gelungenen Wiederherstellung des biologischen Kreislaufs; ein Verdienst des kürzlich verstorbenen Vaters der Müllkompostierung, Dr. Caspari. Das ausgereifte Endprodukt der Kompostierung, bei welcher auch die verbrannten Müllanteile als Asche zugefügt wurden, ist nicht mehr ein Produkt menschlicher Abfälle und Ausscheidungen, sondern das Produkt einer mehrfachen Verdauung, Umwandlung und Ausscheidung von Bodenbakterien. Dadurch ist die Hemmwirkung beseitigt, die von den Ausscheidungen jedes Lebewesens auf seine eigene Art ausgeht und als biologisches Regulativ das Überwuchern einzelner Arten verhindern soll. Das Verfahren wird es in absehbarer Zeit möglich machen, Millionen von Menschen auf der Erde mehr zu ernähren und vor allem auch bei noch weiterer Zunahme der Erdbevölkerung trotzdem die Gesundheit zu erhalten, weil die Erschöpfung der Ackerböden vermieden und die Gesundheit des unvorstellbar vielfältigen Bodenlebens erhalten werden kann, das die Grundlage der Gesundheit der Kulturpflanzen und damit auch des Menschen ist.

Damit kann auch die Diskussion um so gefährliche und kostspielige Lösungen wie die alleinige Müllverbrennung (hochgradige Gefährdung des Grundwassers durch die wasserlöslichen Schlackenrückstände, Übrigbleiben des allein nicht kompostierbaren Klärschlamms, um Vielfaches höhere Investitions- und Unterhaltungskosten, Zerstörung des biologischen Kreislaufs), die „Müll-Pipeline ins Meer" (Verschmutzung des Meeres, vor allem von Seebädern an der Küste, Zerstörung des biologischen Kreislaufs), die Unterbringung des Mülls in Bergwerken (Übrigbleiben des Klärschlamms, Zerstörung des biologischen Kreislaufs) und die Fäkaliendüngung (biologischer Kurzschluß, Einbringung von Faulstoffen in den Boden, die Schädlinge und Pflanzenkrankheiten fördern und das Bodenleben hemmen; Parasitengefahr für den Menschen) als **beendet** betrachtet werden. Die kombinierte Müllkompostierung und -veraschung ist eine der wenigen großen Erfindungen der Menschheit, die es ermöglichen, durch Sicherung einer Dauerfruchtbarkeit des Ackerbodens mehr Nahrung und mehr Gesundheit für mehr Menschen zu erzeugen.

Franz Geiger, einer der erfahrensten Fachleute und Praktiker auf diesem Gebiet, vermittelt in der nachfolgenden Abhandlung einen genaueren Einblick in dieses interessante Gebiet. Geiger leitet das in St. Georgen im Schwarzwald errichtete kombinierte Kompostierungs- und Verbrennungswerk, eine der modernsten z. Z. bestehenden Anlagen.

Rückstandslose Müll- und Klärschlammverwertung und Herstellung des biologischen Kreislaufs aus der Sicht der praktischen Erfahrung

von Franz Geiger

Wissenschaftler und Praktiker der Land- und Forstwirtschaft und ebenso des Garten- und Obstbaues sind davon überzeugt, daß anhaltende hohe Erträge von guter Qualität nur auf fruchtbaren Böden erzielt werden können und daß die Fruchtbarkeit nur dann erhalten und vermehrt werden kann, wenn man regelmäßig auch ausreichende Mengen an organischen Düngern dem Boden zuführt.

Diese Erkenntnisse bringen die Forderung, daß alle anfallenden organischen, zum Düngen geeigneten Rückstände erfaßt und wieder dem Boden zugeführt werden. Es bedarf besonders der Erfassung der sich in geschlossenen Wohngebieten zusammenballenden organischen Abfälle, wie Hausmüll und Klärschlamm. Diese Erfassung liegt auch im Interesse der Landeskultur und der Hygiene.

Im allgemeinen wird heute Stadtmüll und Klärschlamm in Kiesgruben und Geländevertiefungen abgelagert oder im freien Gelände aufgeschüttet. Die Natur wird dadurch verschandelt, Flüsse werden verschmutzt und das Grundwasser verseucht. Geruchbelästigung, Rauchentwicklung, Brandgefahren, Staub- und Ungezieferplagen sind die Nachteile dieser Ablagerungsstätten. Man findet kaum geordnete Müllablagerungsstellen; dies trotz Wasserhaushaltsgesetz vom 27. 7. 1957, das in § 34 Abs. 2 das Ablagern von Müll, Klärschlamm und sonstigen Stoffen verbietet, wenn zu befürchten ist, daß eine schädliche Verunreinigung des Grundwassers oder eine sonstige nachteilige Veränderung seiner Eigenschaften besteht, und im Bundesseuchengesetz vom 18. 6. 1961 wird in § 12 verlangt, daß die Gemeinden oder Gemeindeverbände darauf einzuwirken haben, daß die festen und flüssigen Abfall- oder Schmutzstoffe so beseitigt werden, daß Gefahren für die menschliche Gesundheit nicht entstehen.

Der Gesetzgeber verlangt außerdem den Bau von Kläranlagen; ist dieses Gesetz einmal durchgeführt, dann fallen laufend ganz beträchtliche Mengen Klärschlamm an. Bis heute hat man versucht, den Schlamm in riesigen Faulbehältern auszufaulen, zu entwässern und der Landwirtschaft als Düngemittel abzugeben. Dieser Versuch kann allgemein als gescheitert betrachtet werden, denn faulende Klärschlammassen sind boden- und pflanzenschädlich. Dazu kommt, daß dieser Klärschlamm keineswegs zuverlässig frei von Wurmeiern und anderen Krankheitserregern ist. Leider zeigt der Gesetzgeber nicht den Weg an, was mit diesem gefährlichen Klärschlamm geschehen soll. Heute schon kann beobachtet werden, daß dieser Klärschlamm irgendwo abgelagert, und bei Fehlen solcher Plätze, heimlich wieder in Flüsse abgeleitet wird.

So werden leider auch Jahr für Jahr wertvolle Humusstoffe und beachtliche Mengen an Pflanzennährstoffen nutzlos vernichtet. Im Interesse des Allgemeinwohls sollte man heraustreten aus der Rückständigkeit in der Abfallwirtschaft. Seit vielen Jahren wird von Wissenschaftlern und Praktikern bestätigt, daß aus Siedlungsabfällen einschließlich Klärschlamm hygienisch einwandfreie Dünger erzeugt werden können und diese bedenkenlos für jede Boden- und Kulturart zu verwenden sind.

Die Behandlung dieser Abfälle bedarf jedoch einer **gelenkten Kompostierung.** Die Rotte der Siedlungsabfälle unter Ausschluß von Luftsauerstoff kommt nicht in Frage. Sie liefert kein gutes Ergebnis und ist bei Beachtung der hygienischen Forderungen sogar ungeeignet. Die übliche Ausfaulung des Klärschlamms bildet keine Ausnahme, der Klärschlamm entfaltet erst nach der Kompostierung in Verbindung mit dem Hausmüll und sonstigen organischen Abfällen bestmögliche Düngewirkung und ist erst dann hygienisch einwandfrei und ebenso frei von Unkrautsamen.

Die Komposterzeugung aus allen anfallenden Siedlungsabfällen wird aber auch nur einen Teil des Bedarfs an Komposten für unsere Kulturflächen decken können. Dies zu betonen scheint angebracht, da man immer hören und in der Presse lesen kann, daß diese Komposte in der Landwirtschaft nicht unterzubringen seien, ja man sagt sogar, daß Kompost gar nicht notwendig sei, denn unsere Kulturflächen seien in bestem Humuszustand.

Solche Äußerungen tragen leider dazu bei, daß manche Verantwortliche, die für die Abfallbeseitigung zuständig sind, eingeschüchtert werden und so eher für eine Totalverbrennung der Siedlungsabfälle stimmen. Zum Glück gibt es aber auch schon Menschen, die Jahr für Jahr aus all diesen Abfällen tausende von Kubikmetern Kompost bereiten und zu ihrer Befriedigung keine Absatzschwierigkeiten kennen. Um dies zu können, ist allerdings eine innere Verbundenheit mit Boden und Pflanze notwendig, und man muß mehr mitbringen, als ein in sich abgegrenztes Pflichtbewußtsein.

Unsere Nachbarländer, wie Holland, Dänemark und die Schweiz haben längst den Wert der Komposte, gewonnen aus Siedlungsabfällen, erkannt. In Holland werden zur Zeit die Siedlungsabfälle von nahezu 2 Millionen Einwohnern in 15 Müllaufbereitungswerken zu Kompost verarbeitet. Es ist bekannt, daß dabei der Kompostbedarf längst nicht gedeckt werden kann. In Dänemark sind zur Zeit 18 Kompostwerke und in der Schweiz 8 Kompostwerke in Betrieb. Dagegen stehen in Deutschland erst 8 Kompostwerke im Einsatz.

Die Sorgen der Abfallbeseitigung sind allein den Gemeinden auferlegt. Sofern Ablagerungsstätten nicht mehr vorhanden sind, werden zur Zeit zwei Möglichkeiten erörtert:

1. Die Totalverbrennung
2. Die Verarbeitung zu Kompost

Beide Verfahren lösen einzeln das Beseitigungsproblem der Abfälle nicht voll befriedigend. Bei beiden Verfahren verbleiben Rückstände, die wieder abgelagert werden müssen. Diese Rückstände liegen bei der Aufbereitung zu Kompost bei ca. 12 Volumenprozent, bei der Totalverbrennung bei 20 Volumenprozent. Deshalb stellt die günstige Lösung die Kombination beider Aufbereitungssysteme dar. Bei gut durchdachter Planung wird dann übrig bleiben:

a) Kompost, der nutzbringend auf jede Kulturfläche aufgebracht werden kann,
b) Metalle und Blech, die wieder in die Industrie gehen sollen.

Schon naturgesetzmäßig ist die Synthese von Kompostierung und Verbrennung angezeigt, denn alles, was nicht oder schlecht kompostierbar ist, ist gut brennbar, wobei die Rückstände wie Asche und Schlacke wieder in den Weg der Kompostierung gegeben werden können, und alle Abfälle, die große Schwierigkeiten bei der Verbrennung bringen, sind gut kompostierbar.

Müll, Klärschlamm und sonstige Abfälle können große Mengen an Krankheitserregern und Wurmeiern enthalten. Diese Krankheitserreger halten sich in mit rohen Stadtabfällen gedüngten Böden lange Zeit in ansteckungsfähigem Zustand. Rohe Siedlungsabfälle enthalten Fäulnisbasen, welche notwendige Wuchsstoffe für einige Krankheitserreger enthalten. Typhus und Tuberkulosebazillen halten sich in Faulstoffen mehrere Monate. Faulende Abfälle locken Insekten an, wobei besonders die Fliegen eine ideale Brutstätte finden. Jede Fliege kann einige Hundert bis mehrere Millionen Krankheitserreger in ihrem Darm oder auf ihrer Körperoberfläche mit sich herumtragen. Faulende Abfälle begünstigen den Schädlingsbefall der Pflanzen. Sie fördern fast alle Schädlinge in wie über dem Boden. Fäulnis verursacht Wurzelschädigungen. Pflanzenwurzeln biegen vor faulenden organischen Massen, z. B. auch bei Mist, im Boden ab. Die Beinigkeit kommt nach neueren Untersuchungen dadurch zustande, daß die Wurzelspitzen von Pfahlwurzeln faulen und absterben, wenn sie auf eine Schicht stoßen, in der Fäulnis erregende Bakterien vorherrschen. Pflanzenkrankheiten aller Art treten nach Zufuhr faulender Dünger auf. Düngung mit faulenden Abfällen beeinträchtigt die Haltbarkeit pflanzlicher Erzeugnisse. Faulende organische Dünger verschlechtern den Geruch pflanzlicher Erzeugnisse. Stark riechende Eiweißabbaupodukte können, wie wir heute wissen, von Pflanzen aus dem Boden aufgenommen werden. Nicht nur Vitamine und antibiotische Stoffe, sondern auch Zersetzungsprodukte der Fäulnis können auf diese Weise aus mit faulenden Abfällen gedüngten Böden in die Pflanzen und mit diesen in die Futterkrippe oder auf unseren Tisch gelangen.

Die Zufuhr faulender Dungstoffe stört aber auch die Nährstoffaufnahme der Pflanzen. Die Zufuhr faulender Dungstoffe ist humuswirtschaftlich ein ausgesprochener Mißgriff.

Zusammenfassend ergibt sich, daß nicht nur hygienische Bedenken, sondern auch zahlreiche Erfahrungen beim Anbau von Kulturpflanzen gegen die Anwendung roher, faulender Abfälle zu Düngungszwecken sprechen. Oft schon ist die Zufuhr von Fäkalien, und dies kann allgemein erweitert werden auf die Zufuhr von faulenden Abfällen aller Art zur Düngung von Nahrungspflanzen, von medizinischen Sachverständigen als „Kurzschlußdüngung“ bezeichnet worden.

Der biologische Abbau organischer Abfälle unter reichlicher Aufnahme von Luftsauerstoff wird „Verrottung“ genannt, sie ist das Gegenstück zur Fäulnis.

Die Praxis hat in den letzten Jahren den Beweis erbracht, daß die Erfassung aller Siedlungsabfälle, also des Hausmülls, Klärschlamms und sonstiger organischer Abfälle aus Industrie und Landwirtschaft, den günstigsten Ablauf der Verrottung bringt und als Endprodukt Kompost in der Landwirtschaft als Bodenverbesserungsmittel ebenso wie im Pflanzenbau die besten Wirkungen zeigt.

Viele maschinelle Verfahren haben sich in den letzten Jahren entwickelt, die in der Lage sind, all diese Abfallstoffe aufzubereiten und als Rohkompost auszuwerfen. Dieses Produkt wird heute allgemein als „Rohkompost“ bezeichnet. Um jedoch allen Forderungen gerecht zu werden, scheint es für bestimmte Kulturarten ratsam, diesen Rohkompost fertig zu kompostieren. Dazu ist ein Platz notwendig, der ein Gefälle haben sollte, damit bei starken Regenfällen das Wasser abfließen kann. Um einen günstigen Verrottungsablauf zu erreichen, darf der mit Klärschlamm einwohnergleich versetzte Rohkompost nicht mehr als 50% und nicht weniger als 30% Feuchtigkeit haben. Der Rohkompost kann auf beliebig lange Mieten, die jedoch nicht höher als 1,20 m und nicht breiter als 2,50 m sein sollten, aufgesetzt werden.

Der auf Mieten aufgesetzte Rohkompost erwärmt sich rasch und erreicht schon in wenigen Tagen eine Temperatur von 60–70°. Diese Temperatur gewährleistet im Zusammenhang mit der Tätigkeit der Bodenpilze und -bakterien eine rasche Zerstörung der in den Abfällen vorhandenen Krankheitserreger und Fliegenlarven. Wurmeier verlieren die Entwicklungsfähigkeit und Unkrautsamen die Keimfähigkeit. Schimmelpilze erlangen in kompostierbaren Abfällen bei richtigem Wassergehalt die Vorherrschaft. Sie sind in erster Linie für die Temperatursteigerung verantwortlich. Alle pflanzlichen Rückstände werden von Aktinomyceten und Schimmelpilzen abgebaut. Von Mycelgeflecht durchsetzte Abfälle verlieren bald den Geruch nach Ammoniak und anderen Zersetzungsprodukten der Fäulnis. Die rasche biologische Festlegung von Ammoniak durch Aktinomyceten gewährleistet weitgehende Einschränkung der Stickstoffverluste während der Kompostierung. Aktinomyceten bilden außerdem antibiotische Stoffe wie z. B. Penizillin, die Fäulnis- und Krankheitserreger zerstören. Sie spielen bei der Vernichtung der Krankheitserreger in den Kompostmieten eine maßgebliche Rolle. Einige Aktinomyceten bilden außerdem Humusvorstufen.

Rasches und gleichmäßiges Verpilzen der in Mieten gesetzten Abfälle ist demnach von ausschlaggebender Bedeutung für den Kompostierungserfolg. Das Pilzgeflecht wird ungefähr 5–6 Wochen nach dem Ansetzen der Mieten allmählich abgebaut. Die Temperaturerhöhung geht zurück. In diesen Wochen müssen die Mieten zur Zufuhr von Luftsauerstoff und zur Auflockerung etwa zweimal umgesetzt werden, besonders sofort zu dem Zeitpunkt, zu welchem in den Mieten schwarze Zonen erscheinen und die Temperatur vorzeitig zurückgeht. Strahlenpilze und sauerstoffliebende Bakterien treten nun nacheinander deutlich hervor und übernehmen zusammen mit den Boden-Kleintieren den weiteren Abbau der organischen Abfälle. Die fachlich gelenkte Verrottung ist in etwa 3–4 Monaten beendet. Das so gewonnene Produkt kann man als „Reifkompost“ bezeichnen. Dieser Reifkompost enthält keinen Ammonstickstoff mehr, sondern beträchtliche Mengen an Pilzeiweiß, Salpeterstickstoff, stickstoffhaltigen Vorstufen beständiger Humusverbindungen, wurzellöslichen Mineralstoffen, wie Kalium, Phosphorsäure, Magnesium, Kalzium und Spurenelemente, insbesondere Molybdän, krümelbildenden Schleimstoffen, Vitaminen, antibiotischen Stoffen, sauerstoffliebenden Bakterien und Bodenkleintieren. Dieser Kompost ist gleichzeitig frei von Krankheitserregern, Wurmeiern und Unkrautsamen.

Im Zeichen oft sehr einseitiger anorganischer Düngemethoden, wobei oftmals eine Versorgung der Böden mit organischen Düngern völlig fehlt, und der starken mechanischen Bearbeitung der Kulturflächen wurden die Humusvorräte immer mehr aufgebraucht und die Bodengare zerstört. Diese Verfallserscheinungen zeigen sich deutlich in Bodenmüdigkeit, Sortenabbau, Befall von Krankheiten und Schädlingen aller Art. Ehe man das gesunde Gleichgewicht im Boden nicht wieder herstellt, wird man auch mit der Bekämpfung von Krankheiten und Schädlingen nicht fertig werden. Es gibt genügend Beweise, daß man durch Wiederherstellung des natürlichen Kreislaufs der lebendigen Substanz, also Zurückbringen aller Abfallstoffe in Form von Kompost und durch Pflege der Bodengare, die Gesundheit des Bodens erhalten und viele Pflanzenkrankheiten verhüten kann. Es muß wieder zum allgemeinen Bewußtsein kommen, daß ein gesunder Fortbestand im Zusammenhang steht mit dem intakten Kreislauf organischer Substanz, der vom Boden über Pflanze, Tier, Mensch zurück zum Boden führt.

Franz Geiger
(Fachmann für Aufbereitung von Siedlungsabfällen)

Zeitpunkt zur Verteilung: ca. 16. Februar des dritten Jahres
Papierfarbe dieser Schrift: Intensivgelb

Milch

Milch wird in einer Reihe von Handelsformen angeboten: Als pasteurisierte Milch, Sterilmilch, Kondensmilch, Milchpulver – nur die rohe Milch fehlt merkwürdigerweise, und vor einiger Zeit wurde den Bauern sogar verboten, Milch ab Stall abzugeben. Warum? Milch ist nicht nur ein wertvolles Nahrungsmittel (kein echtes Getränk!), sondern auch ein ausgezeichneter Nährboden für harmlose Bakterien und Krankheitserreger. Um eine Übertragung von Krankheiten auch bei unreiner, mit Krankheitserregern verseuchter Milch zu verhindern, wurden Vorschriften erlassen, die Milch generell zu pasteurisieren. Das geschieht, indem sie für ca. 40 Sekunden auf 71 bis 90° C erhitzt wird (Kurzzeiterhitzung), wobei die harmlosen Bakterien ebenso wie die meisten Krankheitserreger abgetötet werden. Ebenso wirkt das Sterilisieren oder das Eindampfen der Milch zu Sterilmilch, Kondensmilch, Milchpulver. Ein neueres Verfahren mit noch höheren Hitzegraden (150° C) ist das Uperisieren (sogenannte H-Milch).

Hier erhebt sich allerdings die Frage: Bleiben bei diesen Verfahren die sonstigen Werte der Milch die gleichen?

Die **„Nährwerte“** (= Sättigungswert, Kaloriengehalt) der Milch bleiben erhalten. Die Eiweißmenge bleibt ebenso gleich wie der Fettgehalt und der Gehalt an Kohlenhydraten.

Schon die **Geschmackswerte** sind allerdings verändert; erhitzte Milch schmeckt anders und weniger gut als rohe Milch.

Wie verhält es sich mit dem **gesundheitlichen Wert?**

Darüber war bisher wenig bekannt. Man hatte nur den Hinweis von Prof. Kollath, daß roh belassene natürliche Lebensmittel für die Gesundheit immer wertvoller sind als erhitzte, und Prof. Mommsen hat darauf hingewiesen, daß der Genuß steriler Nahrungsmittel zu einer Verarmung des Organismus an harmlosen Bakterien führt, die exakter als Saprophyten oder „Gesundheitserreger“ bezeichnet werden. Diese Saprophyten bewohnen die äußere Haut und die inneren Schleimhäute (Nasen-Rachenraum, Bronchien, Darm) und schützen gegen die Besiedlung mit Krankheitserregern. Die Saprophyten (Gesundheitserreger) liefern dem Organismus auch eine Reihe von Vitaminen und anderen lebenswichtigen Stoffen, die er selbst nicht herstellen kann. Werden diese Saprophyten z. B. durch desinfizierende Zahnpasten oder durch Medikamente, die gegen Infektionen eingenommen werden, geschwächt oder abgetötet, so können sich Krankheitserreger ansiedeln und die Gesundheitserreger verdrängen.

Man wußte ferner, daß schon das Pasteurisieren der Milch die feine netzartige Haut aus Eiweiß, welche die Fettkügelchen der Milch umschließt, zum Platzen bringt. Man weiß, daß jede Erhitzung über 43° C Eiweiß unwiederbringlich (irreversibel) schädigt. Über die gesundheitlichen Auswirkungen dieser Eiweißveränderung wußte man aber wenig, und man nahm sie auch nicht tragisch, da scheinbar keine nachteiligen Folgen des Genusses erhitzter Milch auftraten.

Bis dann **Pottenger** kam und – durch einen Zufall angeregt – zwischen 1932 und 1946 seine systematischen Forschungen anstellte, die noch heute weitgehend totgeschwiegen werden, weil man Angst vor den Konsequenzen und nicht zuletzt auch vor den wirtschaftlichen Veränderungen hat, welche sich daraus ergeben.

Die Forschungen Pottengers

In Monrovia, Kalifornien, steht das Pottenger-Sanatorium, in welchem F. M. Pottenger jr. mit seinem Mitarbeiter D. G. Simonsen 1932 begann, operativ von Katzen Extrakte der Nebennierenrinde zu gewinnen. Diese Hormone und Wirkstoffe brauchten sie zur Behandlung ihrer Patienten. Die Katzen hielten sie in Gehegen und fütterten sie mit den Fleischresten, welche die Patienten übrig gelassen hatten.

Bei diesen Operationen fiel die trotz guter Operationstechnik hohe Sterblichkeit der Katzen auf. Auf der Suche nach den Gründen fand Pottenger bei den Katzen verschiedene körperliche Mängel und Funktionsschwächen, deren Ursachen aber zunächst nicht geklärt werden konnten.

Die Katzenhaltung mußte vergrößert werden. Die Fleischabfälle des Sanatoriums reichten nicht mehr aus, und so fütterte man einen Teil der Katzen mit zugekauftem Fleisch, das man der Einfachheit halber roh gab. Die Veränderung, welche mit diesen Katzen vor sich ging, war beinahe unglaublich und verlangte nach einer Erklärung; so entschlossen sich Pottenger und Simonsen, systematische Versuche anzusetzen. In langjährigen Versuchsreihen durch acht Katzengenerationen hindurch kamen sie zu folgenden Forschungsergebnissen:

Katzen von gesunden Eltern, die während ihres ganzen Lebens mit rohem Fleisch, einschließlich der Eingeweide und Knochen, einer kleinen Menge roher Milch und Lebertran ernährt werden, entwickeln sich normal und sind in der Lage, sich normal und gesund von Generation zu Generation fortzupflanzen.

Entwicklungsstörungen lassen sich mit folgender Diät erzeugen: Fleisch, wie es für die menschliche Ernährung zubereitet wird, Muskeln ebenso wie Herz, Hirn, Bries, erhitzt durch Kochen, Backen, Rösten, Braten, Grillen. Die degenerative Wirkung des erhitzten Fleisches wird durch die gleichzeitig gegebene rohe Milch und den Lebertran **nicht** aufgehoben.

Der Degenerationsprozeß ist progressiv (fortschreitend); die Veränderungen verstärken sich in der jeweils nachfolgenden Generation (ähnlich wie die Akzeleration – das raschere Wachstum, verbunden mit Degenerationserscheinungen – beim Menschen) und werden in der dritten Generation besonders kraß. Um von Katzen aus der zweiten „defekten" Generation wieder normale Nachkommen zu erhalten, ist vier Generationen lang wieder rohe Nahrung notwendig. Wenn ein weibliches Tier 12 bis 18 Monate lang die gekochte Diät erhalten hat, ist seine Reproduktionsfähigkeit (Fähigkeit, das Erbgut unverändert an die nächste Generation weiterzugeben) so verringert, daß es niemals wieder normal entwickelte Junge gebären kann. Noch nach vier Jahren haben seine Jungen Gesichts- und Zahnmißbildungen („imperfections").

Am **Kauorgan** zeigt die Kochkost folgende Auswirkungen: In der ersten Generation entstehen Zahnfleischentzündungen und Zahnsteinbildung; diese halten auch an, wenn die Katze wieder Rohdiät erhält. Das Zahnfleisch wird schwammig, es folgen eitrige Entzündungen. Die Kieferkämme werden eingeschmolzen, die Zähne werden locker und fallen gewöhnlich aus (Paradentose). In der zweiten Generation zeigen die jungen Katzen leichte Zahnfleischentzündungen, schwammiges Zahnfleisch und Zahnfleischbluten vor dem Durchbruch der Zähne, später Einschmelzung der Zahnwurzeln und den Verlust auch der Eckzähne, die gewöhnlich am längsten halten. Die dritte Generation lebt teilweise nur sehr kurz, zeigt aber extreme Zahnfleischentzündungen und außerordentlich schwammiges Zahnfleisch.

Die degenerierenden Veränderungen an den Schädeln und Zähnen der Katzen sind ähnlich wie jene, die wir an unseren Mitmenschen häufig beobachten. In der ersten Generation sind es nur Zahnverluste und die Einschmelzung des Kieferknochens. Die zweite Generation aber zeigt große Veränderungen in der Zahnstellung, ähnlich, wie sie bei den Kindern beobachtet werden. Häufig sind die Zähne von vorneherein viel kleiner. Hinzu kommen zu enge Kiefer, so daß die Zähne unregelmäßig stehen und die Artikulation schlecht ist.

Die Schädel sind kleiner. Oft bleibt das Mittelgesicht in der Entwicklung zurück (wie dies auch Price als Auswirkung der Zivilisationskost beim Menschen in der zweiten Generation häufig beobachtete). Eine mangelhafte seitliche Entwicklung des Ober- und Unterkiefers verursacht Platzmangel für die Zähne. Die Eckzähne brechen häufig seitlich durch. Teilweise können die Tiere wegen ihrer Zahnfehlstellungen die Lippen nicht schließen. Die letzten Molaren („Weisheitszähne") brechen in der dritten Generation manchmal nicht durch, sondern bleiben im aufsteigenden Unterkieferast stecken.

In einer für die menschliche Ernährung besonders interessierenden Versuchsserie prüfte Pottenger das gleiche Problem bei der **Milch.** Anstelle erhitzten Fleisches und roher Milch, wie bei den geschilderten Versuchen, gab er nun rohes Fleisch, Lebertran und rohe, bestrahlte (zur Vitamin-D-Anreicherung), pasteurisierte, pulverisierte und Kondensmilch.

Die Tiere mit roher, nicht bestrahlter Milch pflanzten sich gesund fort; bei allen anderen Milcharten traten aber im wesentlichen die gleichen Degenerationserscheinungen wie bei erhitztem Fleisch auf. Die bestrahlte Vitamin-D-Milch schien den weiblichen Tieren nichts zu machen; junge Männchen indessen wiesen Knochenveränderungen und Rachitis auf und starben innerhalb von zwei, erwachsene innerhalb von 10 Monaten.

Rachitis trat auch auf, wenn rohe Milch verwendet wurde, die von mit Trockenfutter ernährten Kühen stammte, obwohl diese Kühe noch mit UV-bestrahlter Hefe zur Anreicherung der Milch mit Vitamin D gefüttert wurden (oder eben deshalb?). Kam die Milch von Kühen, die mit Grünfutter gefüttert wurden, so trat keine Rachitis auf.

Andere beobachtete Degenerationsmerkmale waren bei den Versuchen Pottengers Unfruchtbarkeit, mangelhafte Entwicklung der Geschlechtsorgane (man denke an die heute zu 40% mit Phimosen – zu enger Vorhautöffnung – geborenen Knäblein!), schwerer Verlauf der Geburten, häufige Totgeburten (in unseren Großstädten kommen auf 25 000 jährliche Geburten 50 000 bis 60 000 Fehlgeburten), poröse (schwammige) Knochenstrukturen, häufige Lungenerkrankungen. Die von Pottenger vorgenommene Übertragung der Versuche auf Ratten ergab dort weitgehend ähnliche Erscheinungen.

Die psychische Verfassung der mit Kochkost ernährten Tiere schildert Pottenger so: „Sie gingen in den Käfigen auf und ab, waren nicht sehr freundlich, und sie waren oft ausgesprochen bösartig." Diese Beobachtung ergänzt Schilderungen von Price, Kollath und McCarrison, welche ebenfalls ungünstige Veränderungen des Charakters bei der Ernährung mit denaturierter Teilwertnahrung feststellten.

Besonders wichtig ist an diesen Versuchsergebnissen, daß **die degenerative Wirkung von gekochtem Fleisch nicht von der beigefütterten rohen Milch aufgehoben wurde,**

ebensowenig, wie rohes Fleisch die degenerative Wirkung pasteurisierter, bestrahlter oder sonst durch Hitze veränderter Milch aufheben konnte. Es scheinen also **durch die Erhitzung** dieser Nahrungsmittel **aktiv degenerative Substanzen entstanden** zu sein; die Wirkung kann nicht etwa mit dem einfachen Fehlen von mit der Erhitzung zerstörten Stoffen erklärt werden, die in Wirklichkeit in dem Nahrungsmittel in veränderter, offenbar degenerativ wirkender Form vorliegen.

Pottenger vermutet, daß die **Denaturierung des Eiweißes** eine wesentliche Ursache der degenerativen Wirkung sein könnte. Erfahrungen Kollaths sprechen ebenfalls für diese Annahme. Bei seinen Mesotrophieversuchen stellte Kollath fest, daß die in der Vitaminforschung allgemein übliche Extraktion des Kaseins (Eiweißes) mit Alkohol (Verdampfungstemperatur 74° C) eine so starke Denaturierung des Eiweißes bewirkt, daß die Versuchstiere bei der üblichen Diätzusammenstellung Gewicht verlieren und nach vier bis sechs Wochen sterben. Erst die Verwendung von Äther (Verdampfungstemperatur 34° C) zur schonenderen Extraktion des Kaseins ermöglichte es Kollath, die Versuchstiere so lange am Leben zu erhalten, daß sich Degenerationskrankheiten entwickeln konnten. Kollath kritisiert mit Recht diesen schwerwiegenden „Eiweißfehler" in der Vitaminforschung.

Pottenger hebt hervor, **daß die ersten bemerkten Mängel jeweils eine kümmerliche Entwicklung der Zähne betrafen.** Die Milchzähne schienen jeweils gut entwickelt (ganz, wie wir dies von den kieferorthopädischen Fällen aus der Praxis her kennen); wenn aber die bleibenden Zähne durchbrachen, kamen sie unregelmäßig, und manche waren gar nicht angelegt. Von großer Bedeutung ist auch die Beobachtung, daß **bei den mit erhitzter Kost ernährten Tieren die langen Röhrenknochen länger und dünner werden.** Sowohl die Degeneration des Kauorgans als das auffallende Längenwachstum bei gleichzeitigem Schmälerwerden, Kiefer- und Skelettmißbildungen und Funktionsstörungen sind auch die Hauptsymptome der Degeneration unserer heutigen Jugend.

(Die Schilderung der Forschungsergebnisse Pottengers ist dem Buch von Dr. J. G. Schnitzer entnommen: **Gesunde Zähne** von der Kindheit bis ins Alter durch richtige Ernährung, ein Gradmesser allgemeiner Gesundheit; 3. völlig überarbeitete und erweiterte Auflage 1973, erhältlich im Schnitzer Verlag KG.)

Ist Kuhmilch ein von der Natur aus für den Menschen bestimmtes Lebensmittel?

von Dr. M. O. Bruker

Schon diese Fragestellung mag manchem merkwürdig vorkommen, da es doch die landläufige Meinung ist, daß es vor allem für das Kind kaum ein wichtigeres Nahrungsmittel gibt als die Kuhmilch. Ja, die meisten Mütter glauben, daß ein gesundes Gedeihen des Kindes ohne Kuhmilch überhaupt nicht möglich wäre. Ein Blick in das Tierreich läßt aber Zweifel an der absoluten Richtigkeit dieser Ansicht aufkommen.

Der Mensch gehört zu den Säugern. Er hat mit den Säugetieren das gemeinsam, daß die Nahrungsaufnahme in der Säuglingszeit durch Absaugen der Milch aus der Brust der Mutter erfolgt. Bei den im Freien lebenden Säugetieren bekommt also das Junge in der Säuglingszeit ausschließlich als Nahrung Milch der eigenen Mutter, das Löwenjunge Löwenmilch, der Giraffensäugling Giraffenmilch usw. Die Jungen werden also ausschließlich mit arteigener Milch ernährt. Demgegenüber ist es beim Menschen von Jahrzehnt zu Jahrzehnt mehr üblich geworden, dem Säugling keine Menschenmilch, sondern Tiermilch, also Milch einer anderen Art zu geben.

Bei der vergleichenden Betrachtung der Rolle der Milch im Tierreich und beim Menschen stoßen wir noch auf einen weiteren Unterschied: Jeder Säuger frißt nach Beendigung der Stillzeit jeweils die Nahrung des erwachsenen betreffenden Tieres. Nur der Säuger Mensch wechselt bei der Abstillung von der Mutterbrust zur Milch einer Tierart über.

Der Vergleich mit dem Säugetier gibt uns aber noch andere interessante Hinweise. Der Tiersäugling kann die Milch nur in naturbelassenem rohem, völlig unverändertem Zustand genießen. Es besteht keinerlei Möglichkeit, daß auf dem Wege von der Brust zum Säuglingsmaul krankheitserregende Bakterien sich einschleichen, daher besteht auch keine Notwendigkeit, die Milch zu kochen, ganz abgesehen davon, daß das Tier gar nicht dazu imstande wäre, die Milch in ein Gefäß zu schütten und zu pasteurisieren, falls es auf die absurde Idee käme. Das instinktgebundene Tier hat also gar keine Möglichkeit, gegen biologische Grundregeln zu verstoßen, während der vernunftbegabte Mensch seinen Verstand mißbrauchen kann, um die Natur, wie er glaubt, zu überlisten. Mit der Verwendung von Tiermilch statt Menschenmilch in der Säuglingszeit und dem Erhitzen dieser Milch fängt der Verstoß an. Die nachteiligen Folgen durch die Erhitzung sind oben beschrieben.

Aber es ist nicht nur dieser mehr philosophische oder fast religiöse Aspekt, der die Ernährung des menschlichen Säuglings mit Tiermilch statt an der Mutterbrust als Verstoß gegen Grundgesetze der Schöpfung erscheinen läßt. Auch vom ernährungswissenschaftlichen Standpunkt aus ist die ideale Ernährung des Säuglings die **Muttermilch.** Nach den obigen Ausführungen ist selbstverständlich, daß auch die Muttermilch, falls sie von einer Amme stammt, nicht erhitzt werden darf.

Dadurch, daß sowohl für die Säuglingszeit wie für die anschließende Kleinkinderzeit drei Milcharten zur Verfügung stehen, nämlich die **Muttermilch,** die **rohe Tiermilch** als Vorzugsmilch und die **erhitzte Tiermilch,** ergeben sich in der Praxis mehrere Möglichkeiten und Kombinationen. Das folgende Schema, das natürlich nur den Milchanteil der Ernährung berücksichtigt, ist nach der Wertigkeit geordnet. Nr. 1 ist die gesündeste und idealste Ernährung und Nr. 6 die schlechteste (in Bezug auf Milch). Dazwischen liegen die verschiedenen Kombinationen, die von 2 bis 5 laufend schlechter werden.

Einteilung der Milchernährung von der Säuglingszeit bis ins Kindesalter:

1. Kinder, die in der Säuglingszeit nur gestillt werden, also nur arteigene Milch bekommen und nach dem Abstillen als Milch nur rohe Vorzugsmilch
   a) in mäßiger Menge
   b) in übermäßiger Menge bekommen.

2. Kinder, die als Säugling gestillt wurden, aber später pasteurisierte oder erhitzte Kuhmilch erhielten
   a) in mäßiger Menge
   b) in übermäßiger Menge.

3. Kinder, die als Säugling nur Tiermilch in Form roher Vorzugsmilch und auch als Kleinkind dieselbe Milch
   a) in mäßiger Menge
   b) in übermäßiger Menge erhielten.

4. Kinder, die als Säuglinge rohe Vorzugsmilch und als Kleinkind erhitzte Kuhmilch
   a) in mäßiger Menge
   b) in übermäßiger Menge bekamen.

Schema der Kariogenese (Entstehung der Zahnfäule)

nach J. G. Schnitzer

Fehlen des Vollgetreides
(die gesunderhaltenden Eigenschaften der Vollgetreide sind nur sehr schwer, praktisch nicht durch andere Lebensmittel zu ersetzen.)

Industriezucker
(weißer und brauner Küchenzucker, Traubenzucker, Milchzucker, Fruchtzucker unter 50%iger Konzentration.)

Industriezucker
über 50%ige Konzentration.

Feinmehle
ohne Randschichten und ohne Keim des Korns, **isolierte Stärken.**

Konzentrierter Honig
mit 50%iger und höherer Zuckerkonzentration.

Honig
unter 50%iger Zuckerkonzentration verdünnt, aber konzentrierter als die Süße frischen reifen Obstes (als Süßmittel bis zur Süße frischen reifen Obstes unbedenklich).

Konzentrierte Trockenfrüchte
nicht in kaltem Wasser aufgequollen, konzentriert genossen (mit kaltem Wasser gequollen oder z. B. in Rosinen-Vollkornbrötchen unbedenklich) **und Sirupe**

Überwiegen des Abbaustoffwechsels
durch Mangel an oder Entzug von Vitalstoffen *) des Aufbaustoffwechsels (isolierte Industriezucker. Feinmehle und damit versetzte Produkte entziehen dem Organismus Vitalstoffe, die zum Abbau dieser Substanzen und für die Erhaltung des Aufbaustoffwechsels gebraucht werden. Im Getreidekorn sind diese Vitalstoffe – im richtigen Verhältnis zum Stärkekern – enthalten.)

Verlagerung des Abbaustoffwechsels
vom vorwiegend oxydativen (Endprodukt ausatembares Kohlendioxyd) in den primitiveren vorwiegend anaerob-glykolytischen Bereich (Endprodukte flüssige, nicht ausatembare Säuren, vor allem Milchsäure und Brenztraubensäure) durch Mangel an Vitalstoffen *) des Abbaustoffwechsels; dadurch Verlagerung des Säuren-Basen-Gleichgewichts in den sauren Bereich.

Saurer Speichel, Verlust der Pufferungsfähigkeit des Speichels
gegen Säuren, Verlust der Regenerationsfähigkeit des Schmelzes und Schmelzoberhäutchens im Ruhespeichel (Mineralien bleiben in saurem Speichel in Lösung).

Förderung einer säureproduzierenden Bakterienflora,
die durch Bildung von Milch- und Brenztraubensäure die Zahnhartsubstanz auflöst.
Störung des Ionengleichgewichts zwischen Zahn und Speichel durch Komplexbindung von Kalziumionen des Speichels durch Salze dieser organischen Säuren.

Bildung von Kalzium-Zucker-Komplexverbindungen,
die wasser- und speichellöslich sind (Zucker reagieren ab 50%iger Konzentration **mit dem** Kalzium des Zahnes; sie **machen** die Zahnhartsubstanz wasserlöslich).

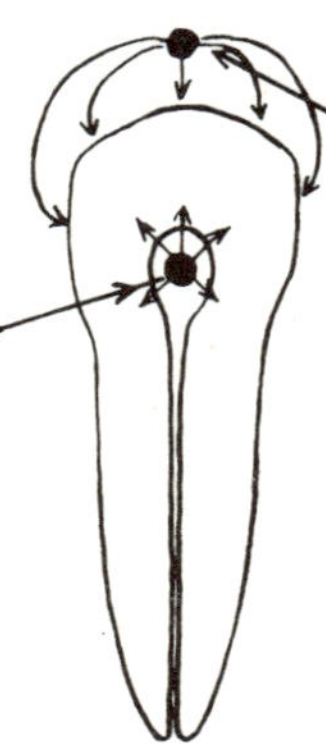

Äußere Entmineralisierung

Innere Entmineralisierung

Die Zahnfäule mit innerer und äußerer Entmineralisierung der Zähne (und meist parallel gehender Entmineralisierung des Knochenskeletts) ist als biologisch sinnvolle Notmaßnahme des Organismus zu verstehen:

1. Die im Stoffwechsel benötigten Mineralien und Spurenelemente fehlen in der karieserzeugenden Nahrung ganz oder sind ungenügend in ihr enthalten; daher müssen sie aus den körpereigenen Depots **auf dem** Wege der „inneren Selbstversorgung" (Kollath) verfügbar gemacht werden, um die Notsituation in der Hoffnung auf bessere Zeiten zu überbrücken.
2. Zur Neutralisierung der im entgleisten Abbaustoffwechsel entstehenden Säuren müssen zusätzliche Mineralstoffe mobilisiert werden, die wiederum mangels Zufuhr über die Nahrung aus den körpereigenen **Depots,** Zähnen und Knochen, kommen müssen.

*) Vitalstoffe: Vitamine, Fermente, hochungesättigte Fettsäuren, Aromastoffe, Spurenelemente, Mineralstoffe.

5. Kinder, die als Säuglinge gekochte Tiermilch und als Kleinkind Vorzugsmilch
   a) in mäßiger Menge
   b) in übermäßiger Menge erhielten.

6. Kinder, die sowohl als Säugling wie als Kleinkind nur erhitzte Milch
   a) in mäßiger Menge
   b) in übermäßiger Menge erhielten.

Zum besseren Verständnis des Schemas ist noch folgendes zu wissen wichtig. Die Muttermilch ist etwas anders zusammengesetzt als die Kuhmilch. Der Eiweißgehalt der Muttermilch liegt niedriger, der Kohlenhydratgehalt etwas höher als bei der Kuhmilch, der Fettgehalt ist bei beiden derselbe. Siehe Tabelle.

	Eiweiß %	Fett %	Zucker %	Asche %	Kalorien
Kuhmilch	3,6	3,7	4,5	0,7	70
Muttermilch	1,3	3,7	7,0	0,2	70

Diese Unterschiede werden bekanntlich bei der artfremden Ernährung mit Tiermilch dadurch ausgeglichen, daß die Milch verdünnt und mit Kohlenhydraten angereichert wird. Der unterschiedliche Prozentgehalt an Nährstoffen reicht daher allein nicht aus, um das bessere Gedeihen der gestillten Kinder zu erklären. Vielmehr liegt der wesentliche Unterschied darin, daß es sich bei der Muttermilch um **arteigenes** und bei der Kuhmilch um **artfremdes** Eiweiß handelt.

Das gestillte Kind ist allgemein widerstandsfähiger, es bekommt weniger leicht Infektionen, Katarrhe und Verdauungsstörungen; und wenn es doch mal zu einer Infektion kommt, so verläuft sie viel leichter und ungefährlicher. Besonders auffallend aber ist der Unterschied in der geistigen Entwicklung. Der an der Brust ernährte Säugling macht einen frischeren, aufgeweckteren, „menschlicheren" Eindruck. Besonders deutlich wird der Unterschied beim Kleinkind, es ist immer fröhlich, lebhaft und guter Dinge, es ist gutmütig und der Umwelt in einer auffallend aufgeschlossenen Weise zugewandt.

Da viele Menschen den Genuß roher Milch aus Angst vor Tuberkulose ablehnen, wird zu dieser Frage kurz Stellung genommen. Ursprünglich geschah die Pasteurisierung der Milch, um die Gefahr der Tuberkulose einzudämmen. Es hat sich aber bald gezeigt, daß dieser Weg völlig ungeeignet war, dieses Ziel zu erreichen. Die Kurzerhitzung bei der Pasteurisierung reicht nämlich lediglich aus, um andere Krankheitserreger zu vernichten, während die sehr hitzebeständigen Tuberkelbazillen am Leben bleiben. Seitdem die Kuhbestände praktisch tuberkulosefrei sind, ist dieser Gesichtspunkt ohne Bedeutung. Aber vor dieser Zeit führte die Pasteurisierung gerade zum Gegenteil von dem, was man erhofft hatte. Durch die Mischung der Milch in der Molkerei war auch diejenige Milch, die ursprünglich keine Tuberkelbazillen enthielt, tuberkelbazillenhaltig geworden. Da aber für eine Erkrankung an Tuberkulose die Anwesenheit von Tuberkelbazillen allein nicht genügt, sondern die Abwehrkräfte des Organismus ausschlaggebend sind, und da durch die Erhitzung der Milch vitaminartige Stoffe zerstört werden, die die Abwehrkräfte des Körpers steigern, verkehrte sich der ursprünglich gewünschte Effekt der Pasteurisierung ins Gegenteil: Die Infektionsgefahr mit Tuberkulose wurde gesteigert. Trotzdem wurde auch damals an der unsinnigen und gefährlichen Pasteurisierung festgehalten. Und sogar jetzt ist der Pasteurisierungszwang geblieben, obwohl durch die Gesundung der Rinderbestände der ursprüngliche Anlaß weggefallen ist. Wichtig ist aber, zu wissen, daß durch den Genuß ungekochter Kuhmilch eine Infektion an Tuberkulose praktisch ausgeschlossen ist.

Nun steckt leider in der Ernährung mit Milch noch ein weiteres Problem, das aber von besonderer Bedeutung ist. Es gibt nämlich Kinder, bei denen der Genuß der artfremden Kuhmilch zu Gesundheitsstörungen führt. Diese Kinder können die Umwandlung (Entgiftung) des artfremden Eiweißes in körpereigenes nicht richtig vollziehen, besonders wenn die Kuhmilch (oder Ziegenmilch) in größerer Menge genossen wird. Aber auch in diesen Fällen zeigt sich, daß die rohe Vorzugsmilch weniger schädlich wirkt als die gekochte. Die Begründung liegt sicher in denselben Vorgängen, die oben bei den Pottenger'schen Katzenversuchen beschrieben sind.

Bei etwa 1/4 bis 1/3 aller Kinder treten bei längerer Verabreichung von reichlich Kuhmilch sogenannte **lymphatische Reaktionen** auf. Diese Kinder werden als **lymphatische Kinder** bezeichnet. Der Begriff deckt sich mit dem, was man früher als Skrofulose (= Kombination mit Tuberkulose) oder als exsudative Diathese bezeichnet hat. Diese Kinder leiden an vergrößerten Gaumen- und Rachenmandeln und verdickten Lymphknoten (im Volk fälschlicherweise als Drüsen bezeichnet), sie leiden an sogenannten „Erkältungen" und haben häufig oder ständig einen Nasenkatarrh, oder Rachenkatarrh oder Husten und Mittelohrkatarrhe. Die Bezeichnung Erkältung ist unglücklich und geradezu falsch, da die Katarrhe nicht durch Kälte entstehen, sondern der Ausdruck sind, daß das Kind nicht imstande ist, mit dem artfremden Stoff fertigzuwerden, besonders dann, wenn die übrige Kost nicht genügend Aufbaustoffe enthält, d. h., wenn Graubrot, Weißbrot und Fabrikzucker genossen werden. Es mag als grundsätzliche Regel gelten, daß der Organismus mit störenden Nahrungsmitteln und Stoffen um so leichter fertig wird, je gesünder die übrige Nahrung ist. Das heißt, die Richtigstellung der übrigen Nahrung ist genauso notwendig wie die Einschränkung der Kuhmilch. Der „Lymphatismus" kann sich außerdem in Hautausschlägen, Appetitmangel und gesteigertem Durst äußern. Aber auch auf dem Gebiet der geistig-seelischen Entwicklung sind Störungen bemerkbar. Die lymphatischen Kinder lernen in der Schule schlechter, sie sind leicht reizbar, oft mürrisch und schlecht gelaunt. Außer den oben beschriebenen Veränderungen der Kiefer ändert sich auch die Gesichtsbildung. Diese Beobachtungen haben sicher die alten Ärzte dazu geführt, die tierähnliche Verformung des Gesichtes lymphatischer Kinder mit der drastischen Bezeichnung der Schweineschnauzenkrankheit (Skrofulose, Skrofa = Schweinerüssel) zu belegen. Wer auf diese Zusammenhänge achtet, wird bestätigt finden, daß sich die schnauzenähnliche Betonung der unteren Gesichtshälfte und Mundpartie, wie sie sich bei lymphatischen Kindern mit den ständigen Nasenkatarrhen, der verlegten Nasenatmung und dem durch den offenen Mund etwas blöden Gesichtsausdruck häufig findet, nie bei mit Muttermilch ernährten Kindern vorkommt, falls sie nicht nach dem Abstillen mit Kuhmilch überfüttert wurden.

Wieviel Milch darf jeden Tag getrunken werden? Hierauf gibt es keine allgemeingültige Antwort, da die Fähigkeit zur Verarbeitung der Milch von der persönlichen Empfindlichkeit des Einzelnen abhängig ist. Der Gesunde könnte zwar unbegrenzt Milch trinken, praktisch ist aber die einseitige Bevorzugung **eines** Nahrungsmittels nie zu empfehlen, da sie zugleich eine Beschränkung anderer Nahrungsmittel bedeutet. Dadurch können leicht Mangelschäden auftreten, selbst wenn das übertrieben genossene Nahrungsmittel an sich wertvoll ist.

Was nun das lymphatische Kind betrifft, für das die Einschränkung der Kuhmilch nötig ist, so richtet sich der Grad der Einschränkung nach der Schwere der Krankheit. Bei schweren Formen des Lymphatismus bringt eine vorübergehende völlige Enthaltung von Kuhmilch den schnellsten Erfolg, später wird dann ca. 1/4 Liter meist ohne Schaden vertragen. Bei einem halben Liter ist aber für viele schon die Grenze. Täglich 1 Liter ist auch für das nichtlymphatische Kind zu viel und kann bereits gesundheitliche Nachteile bringen. Streng betrachtet ist nämlich die Milch kein echtes Getränk, sondern ein flüssiges gehaltvolles Nahrungsmittel. Da der Säugling noch keine Zähne hat, bietet die Natur ihm die Nahrung eben in flüssiger Form an. Milch ist daher kein Getränk, das geeignet ist, den Durst zu stillen; es erzeugt im Gegenteil Durst. Beim Säugling ist dies sinnvoll; er verlangt nach einiger Zeit wieder zu trinken. Beim Kleinkind entsteht aber leicht eine nachteilige „Kette ohne Ende“: Weil das Kind Milch trinkt, bekommt es Durst und weil es Durst hat, trinkt es Milch usw. Dieser Teufelskreis kann leicht durchbrochen werden, indem das Kind klares ungekochtes Wasser trinkt. Es ist neben Tee das beste Getränk für den Durst, während Säfte ebenfalls als flüssige Nahrung gelten und nicht geeignet sind, den Durst zu löschen.

Zum Glück haben viele lymphatische Kinder eine instinktive Abneigung gegen die Kuhmilch. Leider wird sie ihnen aber von den Erwachsenen, die von diesen Zusammenhängen nichts wissen und die vom Instinkt als „innerem Arzt“ nichts halten, oft aufgezwungen. Dieser Zwang führt dann nicht nur auf dem Wege des Durstes zu der eben beschriebenen Kette ohne Ende, sondern erzeugt auch Appetitlosigkeit. Ist das lymphatische Kind nun durch den Genuß der artfremden Milch appetitlos geworden, so ist die Mutter meist froh, wenn das Kind wenigstens Milch trinkt. Auch hier beißt die Schlange sich selbst in den Schwanz.

Das Weglassen bzw. die Einschränkung der Kuhmilch bringt bei diesen Kindern im Verein mit Vollkornprodukten und der Einschränkung des Fabrikzuckers eine fast schlagartige Wandlung des Krankheitsgeschehens. Der Appetit kommt wieder, die Kinder zeigen den natürlichen Hunger, wie er dem gesunden Kinde eigen ist, die Katarrhe verschwinden, die vergrößerten Mandeln werden kleiner, die Ohren hören auf zu laufen, die Nasenatmung wird freier und die immer wiederkehrenden Mandelentzündungen und anderen Infekte hören auf. Die Schulleistungen werden besser. Die „Persönlichkeit“ des Kindes wandelt sich, es wird „menschlicher“, aufgeschlossener, heiterer und der Welt mehr zugewandt.

* * *

Rohe Vorzugsmilch

Diese rohe Vorzugsmilch stammt aus landwirtschaftlichen Betrieben, die die strengen hygienischen Forderungen erfüllen, welche an die Rohmilcherzeuger gestellt werden. Die Betriebe gehören dem Bundesverband der Rohmilcherzeuger an. 14-tägige scharfe hygienische Kontrollen des Viehbestandes, laufende gesundheitliche Kontrollen des Personals und der Verzicht auf fremde, eventuell verseuchte Futtermittel garantieren eine völlig einwandfreie Rohmilch. An dieser Milch wird **nichts** verändert; auch der Rahmgehalt ist der natürliche. Die Milch wird gemolken, leicht gekühlt und sogleich in Flaschen gefüllt.

Solche rohe Milch ist von außerordentlichem gesundheitlichem Wert. Selbstverständlich, daß diese kostbare Milch **auch in der Küche auf keinen Fall erhitzt,** sondern höchstenfalls in einem mäßig warmen Wasserbad (Flasche hineinstellen) schonend überschlagen gemacht werden darf. Auch das leichte Anwärmen in einem Topf würde die Milch bereits schädigen, da die jeweils dem Topfboden nächste Milch dabei sofort auf über 43° C erhitzt würde und damit ihr besonderer Wert zerstört wäre. Zum Trinken genügt Zimmertemperatur der Milch (18–20° C). Schon Säuglinge vertragen Milch von Zimmertemperatur ausgezeichnet, wie in einer amerikanischen Kinderklinik festgestellt wurde. Kühlschranktemperatur (ca. + 4° C) ist allerdings zu kalt. Vor dem Trinken schüttelt man die Milch in der Flasche, damit sich der Rahm verteilt.

Besonders wichtig ist es für die heranwachsende Jugend, die einmal gesunde Kinder haben möchte, keine irgendwie erhitzte, sondern nur solche rohe Milch zu trinken. Bildet außerdem Vollgetreide in verschiedener Form die Basis der Ernährung, so werden die zu erwartenden Kinder mit großer Wahrscheinlichkeit kräftig, wohlgestaltet und leistungsfähig sein, und das besorgniserregende Längenwachstum, verbunden mit Leistungsschwäche, Zahn- und Kiefermißbildungen und anderen Degenerationsmerkmalen, kann verhütet werden.

Die rohe Vorzugsmilch ist in den Geschäften meist im **Abonnement** erhältlich, das heißt, man läßt sich für die täglich gewünschte gleichbleibende Menge vormerken, die man dann regelmäßig bezieht. Es wäre nämlich unverantwortlich, eine mit so großer Sorgfalt vom Erzeuger bereitgestellte Rohmilch dadurch teilweise zu vergeuden, daß täglich schwankende Abnahmemengen zu einem Verlust – oder zu ungenügendem Vorrat führen.

Es ist zu empfehlen, die Bestellungen für diese Milch sogleich aufzugeben, da sie vorläufig nur in beschränkter Menge zur Verfügung steht, bis Bedarf und Erzeugung sich aufeinander eingependelt haben.

Der Preis dieser rohen Vorzugsmilch liegt etwas über dem üblichen Milchpreis; damit bezahlt man die strengen hygienischen Kontrollen, die es überhaupt erst ermöglichen, dieses wertvolle Lebensmittel bei gleichzeitiger hygienischer Sicherheit zugänglich zu machen. Ein Preisvergleich zwischen Milch und Fleisch ergibt, daß trotzdem das Milcheiweiß nur etwa ein Drittel des Fleischeiweißes kostet, die rohe Vorzugsmilch neben ihren ausgezeichneten gesundheitlichen Eigenschaften also auch eine recht billige Quelle wertvollen, weil völlig unveränderten Eiweißes ist.

Muß jemand sehr mit dem Gelde rechnen, so empfiehlt es sich, nicht mehr als bisher für die Milch auszugeben, sondern etwas weniger Milch, dafür aber die wertvollere rohe zu nehmen. Die verringerte Milchmenge kann man auf der anderen Seite durch Vollkorngerichte ausgleichen, welche die billigsten Energie- und Gesundheitsspender überhaupt sind.

Außerdem besteht hier die einmalige Gelegenheit, das vom Staat bezahlte Kindergeld einmal den Kindern direkt zugute kommen zu lassen. (Damit wäre jenem Politiker ein wenig der Wind aus den Segeln genommen, der kürzlich sagte, das Kindergeld würde in den seltensten Fällen für die Kinder verwendet.)

Autoren dieser Schrift: Dr. Joh. Georg Schnitzer, 7742 St. Georgen/Schwarzwald
Dr. M. O. Bruker, 492 Lemgo/Lippe

Zeitpunkt zur Verteilung: ca. 2. März des dritten Jahres

Papierfarbe dieser Schrift: Rosa

Gesunder Land- und Gartenbau

Gibt es Möglichkeiten, auf die Verwendung giftiger Pflanzenschutzmittel zu verzichten?

von Oswald Hitschfeld

Diese Frage interessiert nicht nur den Verbraucher, sondern auch zunehmend den Erzeuger. Vielen Gemüse- und besonders Obstbauern wird die Notwendigkeit der Verwendung immer größerer Mengen von Giftmitteln und immer häufigerer Anwendung langsam unheimlich. Es gibt Obstgegenden, wo in einer Vegetationsperiode 30 mal und mehr gespritzt werden muß, um der pilzlichen und tierischen Schädigungen Herr zu werden. Ganz abgesehen von der gesundheitlichen Gefährdung des Personals beim Ausbringen der Spritzungen, verteuert diese Art von Schädlingsbekämpfung die Erzeugnisse bereits derart, daß bei der heutigen Konkurrenz auf dem Obst- und Gemüsemarkt auch die Rentabilität geringer wird.

In erster Linie ist natürlich der Schutz des Verbrauchers vor Rückständen von Schädlingsbekämpfungsmitteln wichtig. Deshalb konzentriert sich ja auch die Aufmerksamkeit gegenüber den Giftanwendungen vornehmlich auf diesen Punkt. Prof. Schuphan hat in seinen Ausführungen (siehe „Gift in der Nahrung") darüber vieles gesagt. Unter anderem verwies er auch auf die Aussagen von Experten, die die Schwierigkeiten einer gründlichen, dem Verbraucherstandpunkt gerecht werdenden Lebensmittelkontrolle betreffen.

Der einzig sichere Weg, den Verbraucher vor Giftrückständen in Nahrungsmitteln zu schützen, wäre natürlich ein generelles Verbot sowohl der Herstellung, als auch der Verwendung aller Mittel, deren Unschädlichkeit noch nicht restlos geklärt ist. Wer nun die Situation auf diesem Gebiete kennt, weiß, wie weit wir noch von diesem Idealzustand entfernt sind. Selbst wenn sich kommerzielle Gesichtspunkte völlig ausschalten ließen, ist mit generellen Verboten auf diesem Gebiete nicht alles zu regeln. Man kann, wie es ja durch das neue Lebensmittelgesetz in vielen Fällen geschah, Konservierungs-, Aromatisierungs-, Färbungsmittel und dergleichen einfach verbieten. Viel schwieriger ist aber ein Verbot von oben her auf dem Gebiete der Erzeugung. Die Gründe hierfür sind leicht einzusehen. Es wäre weder dem volks-, noch dem privatwirtschaftlichen Interesse gedient, wenn man z. B. einem Obstbauer die Giftbekämpfung eines ausgedehnten Raupenfraßes in seinen Anlagen einfach verbieten würde. Es gibt natürlich völlig unbedenkliche Mittel – etwa die Pyrethrum-Derrispräparate – für eine erfolgreiche Bekämpfung der wichtigsten Schädlinge und es kann in akuten Fällen nur immer wieder deren Verwendung angeregt werden. Aber der Hinweis auf Mittel, die die menschliche Gesundheit nicht oder relativ wenig schädigen, ist nicht der einzige und vor allem nicht der wichtigste.

Wenn man die Möglichkeiten, die zu einem weitgehenden, möglichst vollständigen Verzicht auf giftige Pflanzenschutzmittel führen können, untersucht, darf man auf keinen Fall diejenigen Maßnahmen außer acht lassen, die außerhalb der privaten Sphäre des einzelnen Anbauers liegen. Bleiben wir einmal bei dem gewählten Beispiel des Raupenfraßes: Diese Art von Schädigungen würde ausbleiben, wenn genug

Singvögel da wären. Damit kommen wir aber zur Forderung eines zielbewußten Landschaftsschutzes, wie die Anlegung von Gebüsch und Hecken, Wassertümpeln, Uferschutz usw. – alles Maßnahmen, die der einzelne Gärtner oder Landwirt meist nicht in privater Initiative bewältigen kann. Daß es auch ein (scheinbares) Zuviel an besonders obst- und beerenfressenden Vögeln, wie Amseln und dergleichen geben kann, hat ja im letzten Sommer mancher Gartenfreund erleben können. Aber auch hier sollten wir uns weniger auf Abschießen, Starenschreckschußapparate und ähnliche Maßnahmen einstellen, sondern lieber trachten, Fruchthecken anzulegen. Wie viel wäre hier schon geholfen, wenn wir überall einen sorgsam gehüteten Waldsaum hätten, in dem Wildbeeren aller Art, einschließlich der den Vögeln so behagenden Traubenkirsche nicht fehlen dürften. Die unsere Gärten heimsuchenden Näscher sind ja meist sehr scheue Vögel, die eben in einer ausgeräuberten Landschaft keine Nahrung mehr vorfinden.

Ganze Seiten ließen sich füllen mit der Schilderung all der Maßnahmen, die einen sinnvollen Landschaftsschutz darstellen. Igel und Spitzmaus, Blindschleiche, Wiesel und Käfer aller Art und die vielen anderen Nützlinge der freien Wildnatur fänden neben den Vögeln unter der Hecke Schutz und Aufenthalt und könnten von hier aus ihre Jagd auf Engerlinge, Schnecken, Raupen und Wühlmäuse machen. Wie viele Giftspritzen könnten also allein durch einen ausreichenden Bestand an diesen Nützlingen erspart werden! Dieser Hinweis auf Maßnahmen, die meist nur durch Zusammenschluß vieler Einzelner oder durch Beschlüsse ganzer Gemeinden wirksam getätigt werden können, möge hier genügen.

Was kann der einzelne Gärtner und Landwirt alles tun, um eine Giftbekämpfung überflüssig zu machen? Hierbei wollen wir etwas länger verweilen. Denn weniger am Mangel an gutem Willen oder an der Trägheit, als vielmehr an der Unkenntnis der einzelnen Möglichkeiten bei Anbau und Pflege liegt es, daß man eben immer wieder zur Giftspritze greifen muß.

Die Frage, ob es in der Zukunft gelingen kann, die heutigen Methoden der Schädlingsbekämpfung zu überwinden, wird also ganz stark davon abhängen, ob es in absehbarer Zeit genügend Landwirte und Gärtner geben wird, die gewillt sind, sich ausreichende Kenntnis in einer natürlichen Bewirtschaftung ihres Bodens anzueignen. **Denn hinsichtlich der Möglichkeit, giftfrei zu wirtschaften, bestehen keine Zweifel.** Dies wurde durch zahlreiche biologisch und biologisch-dynamisch arbeitende Betriebe im In- und Ausland durch Jahrzehnte hindurch bewiesen. Damit ist natürlich nicht behauptet, daß es in diesen Betrieben gelingen würde, die letzte Raupe oder die letzte Laus loszuwerden. Ein kleines Maß an Schädigungen, etwa bei extremer Witterung, besonders starken Plagen und dergleichen wird man zuweilen auch in diesen Betrieben in Kauf nehmen müssen. Das Maß an Schädigungen reicht aber bei weitem nicht heran an das offiziell zugegebene Fünftel an Erzeugnissen, das im heute üblichen Landbau trotz aller Giftspritzerei die Schädlinge jährlich wegfressen. Worin bestehen in der Hauptsache diese Vorkehrungen, die die pilzlichen und tierischen Schädigungen unserer Kulturpflanzen auf ein erträgliches Maß zurückzuführen imstande sind?

In Beantwortung dieser Frage könnten wir das Wort Prof. Kollath's: „Laßt unsere Nahrung so natürlich wie möglich" auch anwenden auf den Pflanzenbau, indem wir sagen, daß er so natürlich wie möglich sein müsse. Das Wort „möglich" bedeutet eine gewisse Einschränkung des Natürlichen im Land- und Gartenbau. Wie in der Ernährung muß die zivilisierte Menschheit heute manche Abweichung vom ursprünglichen Naturzustand auf sich nehmen. Wir können uns nicht mehr wie im Zeitalter des Sammler- und Jägerdaseins von den Produkten der Wildnatur ernähren. Wir können auch nicht mehr, wie in der ja noch gar nicht so lange zurückliegenden Zeit vor der Einführung der verbesserten Dreifelderwirtschaft, ein volles Drittel des Ackerlandes brach liegen lassen, damit es sich nach einem zweimaligen Getreidebau wieder regeneriert. Wir können im Obstbau keine nicht marktgängigen, sauren, den Wildformen näherstehenden Apfelsorten mehr anbauen, die natürlich durch Schädlinge wenig oder gar nicht angegriffen werden. Es ist vielmehr nötig, den Begriff der Natürlichkeit mit den Ergebnissen der neuzeitlichen Pflanzenzucht so zu verbinden, daß wir brauchbare Antworten finden auf die Frage: Gelingt es, ertragreiche Getreidesorten, Kartoffeln, Gemüse, schmackhaftes Obst usw. so zu ziehen, daß man dabei mit natürlichen Pflegemaßnahmen auskommt?

Nach mehreren Jahrzehnten Erfahrung sind uns tatsächlich die Bedingungen bekannt, welche bei unseren Nahrungspflanzen – einschließlich der Obstgehölze – eine bemerkenswerte Gesundheit und Widerstandsfähigkeit gegenüber Schädigungen aller Art bewirken.

Eine kommende notwendige Gesetzgebung, die sowohl den Schutz des Verbrauchers, als auch die Erhaltung bzw. Wiederherstellung des Naturgleichgewichts im Auge hat, kann gar nicht wirksam werden ohne die Beachtung dieser Vorbedingungen eines gesunden Landbaues. Deshalb muß sie nicht nur den Erzeuger, sondern auch den Verbraucher interessieren. Gerade dieser, zu dessen Wohl ja die kommenden Bestimmungen, bzw. Verbote von Rückständen der Insektizide erlassen werden, muß die Herausarbeitung brauchbarer Anbauregeln wärmstens begrüßen. Denn es liegt auf der Hand, daß er ein ganz anderes Gefühl der Sicherheit haben wird, wenn Giftmittel gar nicht verwendet werden, als wenn ihn eine umständliche und ihrem Wesen nach immer irgendwie lückenhaft bleibende Kontrollmaschinerie vor Gesundheitsschädigungen schützen soll. Selbstverständlich werden bei der heutigen Sachlage, wo starke Gifte im Großgemüse- und Plantagenobstbau noch laufend verwendet werden, diese Schutzbestimmungen notwendig sein. Aber es sollten auch von offiziellen Stellen alle Bemühungen gefördert werden, die nachweisbar dazu führen können, daß fragwürdige Chemikalien nur sehr eingeschränkt, bzw. gar nicht mehr verwendet zu werden brauchen. Statt dessen müssen heute alle Bemühungen um einen natürlichen Landbau in mühsamer, opfervoller Privatinitiative kleiner verantwortungsvoller Gruppen vorangebracht werden. Die Bemühungen offizieller Stellen, Institute usw. um vorbeugende Maßnahmen aller Art gegenüber Schädigungen der Pflanzen sollen dabei nicht verkleinert werden. Als Beispiel für eine vorbildliche Arbeit dieser Art sei hier nur das kleine Büchlein „Unkräuter, Ungräser", herausgegeben von der Landesanstalt für Pflanzenschutz Stuttgart, genannt. In diesem durch gute zeichnerische und farbige Darstellungen bereicherten Heft werden alle Unkräuter angegeben, denen zwecks Vermeidung von Wuchsstoffmitteln und dergleichen mit Eggen beizukommen ist.

Welches sind nun die Möglichkeiten eines Pflanzenbaues ohne die Notwendigkeit der Verwendung von Giften? Eine umfangreiche Literatur, fußend auf gründlicher Forschung, praktischer Arbeit, Betriebsberichten von landwirtschaftlichen Anwesen, Gärtnereien und Obstgütern ist vorhanden und kann Interessenten gern mitgeteilt werden. Hier nur das Wichtigste:

Eine große Bedeutung für ein gesundes Pflanzenwachstum hat eine richtige **Bodenbearbeitung.** Der Nichtfachmann wird schwer einsehen, wie dies mit dem Schädlingsbefall zusammenhängt. Wird aber z. B. ein Acker im Frühjahr, wo er ja meist noch nicht genügend abgetrocknet ist, mit schweren Geräten zusammengedrückt, entsteht

Luftmangel an den Wurzeln, und die Nutzpflanzen, z. B. Kartoffeln können sich nicht richtig entwickeln. Verstärkter Kartoffelkäferbefall ist dann die unausbleibliche Folge. Schädlinge gehen mit Vorliebe auf geschwächte, mangelhaft ausgebildete Pflanzen. Deshalb sollen also besonders schwere Böden nicht bei Nässe bearbeitet werden. Auch die Beachtung der vielerlei Regeln für eine gute Bodenbearbeitung: Tief- oder Flachpflügen, bzw. gänzliche Unterlassung aller Pflugarbeit und Ersatz durch Grubbern und dergleichen kann auf den Schädlingsbefall Einfluß haben.

Wichtig ist die Einhaltung einer zweckentsprechenden **Fruchtfolge.** Man muß wissen, welche Schädlinge nach dieser oder jener Vorfrucht in der Regel gehäuft auftreten und muß sich daher danach richten. So wird man zum Beispiel auf einem Wiesenumbruch keine drahtwurmgefährdeten Pflanzen anbauen. Ein anderes Gebiet im Kapitel Fruchtfolge berühren wir, wenn wir für den Kulturpflanzenanbau auch immer wieder bodenaufbauende Pflanzen in die Fruchtfolge eingeschaltet wissen wollen. Die Repräsentanten hierbei sind in erster Linie alle Stickstoffsammler, wie Klee, Luzerne, Bohnen, Erbsen, Lupinen, Sojabohnen usw. Eine dieser Arten oder ein Gemenge von mehreren sollten immer anspruchsvollen Nutzpflanzen vorangehen. Wir erreichen damit eine gute Nährstoffversorgung, einen auch in größeren Tiefen aufgeschlossenen Boden und damit wiederum ein besseres Gedeihen der Folgefrucht. Das ist wiederum eine der Hauptbedingungen für das Fernbleiben von Schädlingen. Im Obstbau wirkt sich besonders bei der Errichtung der Anlage eine vorherige Einsaat dieser Leguminosen ungemein fördernd auf eine gesunde Entwicklung der Jungbäume aus. Man kann dann immer wieder die Schmetterlingsblütler zwischen die Reihen oder in die Baumscheiben einsäen. Bei Weinbauern hat dies nicht nur zu einer besseren Entwicklung der Rebstöcke, sondern auch zu einer Verringerung der notwendigen Spritzungen geführt. Auch der Pilzbefall wird geringer, wenn Reben, Beerensträucher und Obstbäume keine Wachstumsstockungen erleiden. Hier liegen die Zusammenhänge z. B. zwischen weitgehender Schorffreiheit und Einbeziehung der Stickstoffsammler in den Obstbau.

Eine einsichtige Handhabung der Fruchtfolge kann vor einem Großteil aller pilzlichen und tierischen Schädigungen bewahren.

Des weiteren spielt im Hinblick auf die Schädlinge der **Gemengbau** in allen Formen eine ganz ausschlaggebende Rolle. Monokulturen sind in der Regel anfälliger als Gemischkulturen. Dies gilt auch für den Forstbau. Deshalb wird jetzt zunehmend dem Mischwald gegenüber dem reinen Nadelwald der Vorzug gegeben. Wie eine größere Schädlingsfreiheit der einzelnen Mischkulturen in der Landwirtschaft, im Garten- und Obstbau jeweils zustande kommt, ist in vielen Fällen klar, oft aber auch noch nicht restlos erforscht.

Richtige **klima- und standortgemäße Sortenwahl** ist ebenfalls eine der wichtigsten Vorbedingungen für das Fernbleiben der Schädlinge. Hier geben übrigens die einzelnen offiziellen Beratungsstellen vorzügliche Hinweise.

Ein wichtiges Kapitel in der Reihe dieser Betrachtungen ist natürlich die **Düngung.** Hierüber müßte, um nicht mißverstanden zu werden, sehr ausführlich geschrieben werden. Vor allem sei dabei festgestellt, daß man sich weitgehend jeder Treiberei in allen Sparten des Landbaues enthalten sollte. Aufgeplustertes Zellgewebe, mangelhaft umgesetzte Dungstoffe aller Art und ähnliche Folgen einer treibenden Düngung locken unweigerlich die Schädlinge herbei. Besonders nachteilig wirken sich Faulstoffe, wie sie auch im nicht kompostierten Mist und in ohne Belüftung vergorener Jauche enthalten sind, auf die Widerstandskraft der Pflanzen gegen Schädlinge und Krankheiten aus.

Alle Düngungsmaßnahmen sollten auf das Ziel einer verstärkten **Humusbildung** ausgerichtet werden. Daß dieses Ziel in erster Linie mit organischen Düngemitteln erreicht werden kann, liegt auf der Hand. Eine ausreichende Humusgrundlage unserer Böden durch Kompostdüngung ist die beste Voraussetzung für die Vermeidung von Wachstumsstockungen bei extremer Witterung. Hierzu werden alle organischen Abfälle und Dünger auf luftigen Kompostmieten, die zur Belüftung 2–3 mal umgesetzt werden, kompostiert. Gerade in einem Trockenjahr erhält der Humus die Bodenfeuchtigkeit wie ein Schwamm.

Einzelmaßnahmen der verschiedensten Art, wie planmäßiger Schutz des Bodens vor Aushagerung durch **Bodenbedeckung, Wasserregulierung,** betreffe sie Be- oder Entwässerung und dergleichen Verrichtungen, gehören ebenfalls zum Bestande eines gesunden Landbaues. Bodenbedeckung, geschehe sie in Form der Aufbringung von Materialien oder durch wachsende Pflanzen, schützt und vermehrt das Bodenleben, Ordnung des Wasserhaushaltes bewirkt einen ungestörten Säfte- und Nährstoffstrom in der Pflanze, sichert eine genügende Belüftung der Wurzeln und hält schon dadurch Parasiten fern. Man muß nämlich bedenken, daß der Großteil der Schädlinge vornehmlich auf wachstumsgehemmtes oder getriebenes Gewebe geht.

Die Verwendung von **Steinmehlen, fremden Erden, Kaolin, Rohphosphaten, Algenmehl** usw. stellt ebenso wie z. B. der Zusatz von geringen Mengen Kalk bei der Grünkompostierung weniger eine massive Nährstoffzufuhr dar, als vielmehr eine jeweilige Heil- und Pflegemaßnahme. Erkrankte, überforderte, in ihrer Nährstoff- und Spurenelementebilanz gestörte Böden sind für derlei Maßnahmen meist sehr dankbar und bringen nach einer wohlüberlegten Behandlung wieder gesunde, vollständig aufgebaute Pflanzen hervor, bei welchen von selbst eine Giftanwendung überflüssig ist.

Es ist verständlich, daß so gezogene gesunde Kulturpflanzen der menschlichen Gesundheit besser dienen als kranke, mit gefährlichen Giften mühsam vor Schädlingsfraß, Pilz- und Virusbefall geschützte Gewächse.

Anschrift des Verfassers:

Oswald Hitschfeld, Landwirtschaftlicher Berater,
7611 Berghaupten über Gengenbach, Haus Nr. 269

Bitte, beachten Sie auch die folgende Seite!

Autoren dieser Schrift: O. Hitschfeld, 7611 Berghaupten über Gengenbach
Dr. Joh. Georg Schnitzer, 7742 St. Georgen Schwarzwald

Zeitpunkt zur Verteilung: ca. 23. März des dritten Jahres

Papierfarbe dieser Schrift: Hellgrün

Was ist Ihnen die Gesundheit Ihres Kindes (und Ihre eigene) wert?

Zucker zerstört Zähne
Zucker zerstört Zähne
Zucker zerstört Zähne
Zucker zerstört Zähne
Zucker zerstört Zähne
Zucker zerstört Zähne
Zucker zerstört Zähne
Zucker zerstört Zähne
Zucker zerstört Zähne
Zucker zerstört Zähne
Zucker zerstört Zähne
Zucker zerstört Zähne
Zucker zerstört Zähne
Zucker zerstört Zähne
Zucker zerstört Zähne
Zucker zerstört Zähne
Zucker zerstört Zähne
Zucker zerstört Zähne
Zucker zerstört Zähne
Zucker zerstört Zähne
Zucker zerstört Zähne
Zucker zerstört Zähne
Zucker zerstört Zähne
Zucker zerstört Zähne
Zucker zerstört Zähne
Zucker zerstört Zähne
Zucker zerstört Zähne
Zucker zerstört Zähne
Zucker zerstört Zähne
Zucker zerstört Zähne
Zucker zerstört Zähne
Zucker zerstört Zähne
Zucker zerstört Zähne
Zucker zerstört Zähne
Zucker zerstört Zähne
Zucker zerstört Zähne
Zucker zerstört Zähne
Zucker zerstört Zähne
Zucker zerstört Zähne
Zucker zerstört Zähne

Wenn von schädlichen Wirkungen des Zuckers gesprochen wird, so ist immer Fabrikzucker gemeint, der industriell aus Naturprodukten chemisch rein herausisoliert ist. „Empty Calories“ = „leere Kalorien“ sagen die Ernährungswissenschaftler zu Fabrikzucker und Feinmehlen, weil sie alle übrigen Stoffe nicht enthalten, die zu ihrer einwandfreien Verarbeitung im Organismus notwendig wären. Das Fehlen der übrigen Stoffe im Fabrikzucker ist die Hauptursache seiner Schädlichkeit.

„... Es ist ja kein Zufall, daß etwa in dem gleichen Zeitraume, in dem der Zuckerverbrauch so bedeutend anstieg, die Zahnfäule nicht nur bei unserem Volke, sondern bei allen Kulturvölkern mit ähnlichem Zuckerverbrauch einen geradezu verheerenden Umfang angenommen hat; es ist kein Zufall, daß die Wangen unserer Kinder immer blasser, daß englische Krankheit und Bleichsucht immer häufiger werden, daß mit einem Wort die Konstitutionsverschlechterung sichtliche Fortschritte gemacht hat ... Wir Zahnärzte haben tagtäglich Gelegenheit, uns davon zu überzeugen, wie verhängnisvoll der Zucker für die Zähne ist ... (Der Zahnarzt Dr. Alfred Kunert, Breslau im Jahre 1912 in seiner 80-seitigen Schrift „Unsere heutige falsche Ernährung als Ursache des Rückgangs unserer Volkskraft“, Auflage 100 000 Stück).

Zuckerkonzentrationen von mehr als 50% (also Bonbons, Schokolade, Marmelade usw.) wirken besonders übel: sie dringen besonders rasch in den Zahn ein und bilden dort mit dem Kalk des Zahnes wasserlösliche Kalzium-Saccharate (Aslander, Stockholm, 1960). Der so „verzuckerte“ Zahn löst sich im Speichel auf. Deshalb zerstört der Zucker die Zähne dort am schnellsten, wo im Munde die Süßigkeiten gelutscht werden.

Wenn Zucker in seinem natürlichen Verband mit allen notwendigen Begleitstoffen zugeführt wird, z. B. im frischen Obst, treten keine Zuckerschäden auf.

Ihr
ARBEITSKREIS GESUNDHEITSKUNDE

Schrift A 36

RAUCHEN?

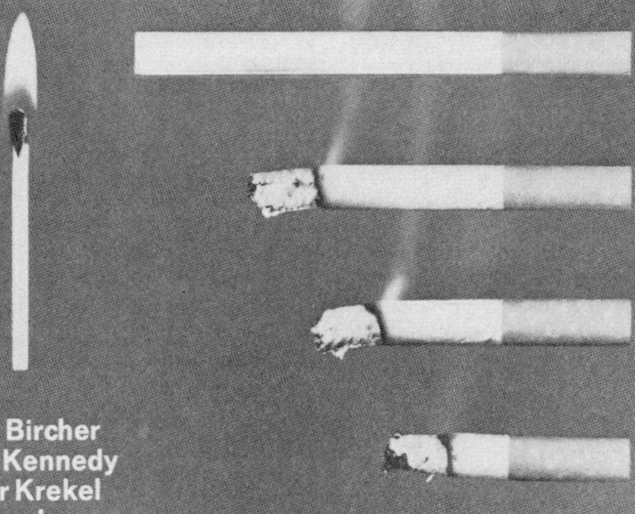

Dr. Ralph Bircher
Robert F. Kennedy
Dr. Lothar Krekel
Albert Giercke
Johann Wolfgang von Goethe
Hugh J. Mooney
Mark Waters

Wissenschaftlicher Rat der Internationalen Gesellschaft zur Erforschung von Zivilisationskrankheiten und Vitalstoffen

Herausgegeben von
Dr. Johann Georg Schnitzer

Schnitzer Verlag St. Georgen/Schwarzwald

Sir George Godber:

50 000 Tote durch Nikotinschäden im Jahr

Man müßte die Zigaretten verbieten

Lungenkrebs-Erkrankungen nehmen in England ständig zu

London, 27. Oktober 1969

„Es gibt keine ungefährliche Zigarette, und es wird auch in den nächsten Jahren keine geben", schreibt Sir George Godber, britischer Chief Medical Officer of the Ministry of Health, in dem soeben erschienenen Gesundheitsbericht des Jahres 1967.

Nach diesem „Annual Report" beträgt in England die Zahl derer, die innerhalb eines Jahres an Lungenkrebs sterben, das Vierfache der tödlichen Verkehrsunfälle. „Das beste wäre", schreibt Sir George, „man würde die Zigaretten einfach verbieten. Die Leute wären dann gezwungen, Zigarren oder Pfeife zu rauchen." Insgesamt beträgt die Todesziffer der Raucher 50 000 im Jahr. In diese Zahl sind auch die Sterbefälle bei Raucherbronchitis und Nikotinherzschäden einbezogen. „Um zehn Prozent", so Sir George, „würde die Gesamtsterbeziffer in England zurückgehen, wenn es keine Zigaretten gäbe." Die verlorene Arbeitszeit durch Krankheiten, die durch übermäßiges Rauchen verursacht werden, sei überhaupt nicht zu schätzen. Auch vom Zigarettenfilter hält Godber nicht viel, weil die Leute dementsprechend mehr rauchen.

Masern dagegen, meint Godber, könne man durch eine umfassende Impfkampagne ausrotten. Außerdem wird festgestellt, daß die Gonorrhö mit 41 829 Fällen auf einer Höhe angelangt ist, die sie seit 1946 nicht mehr erreicht hat (Vergleichszahlen für die Bundesrepublik sind nicht erhältlich, da hier Geschlechtskrankheiten zwar behandlungspflichtig, aber nicht meldepflichtig sind). Weil das Wetter so mild war, meint Sir George, gab es 1967 relativ wenig Todesfälle durch Grippe und grippale Infekte. Die Zahl war seit 1948 nicht mehr so niedrig wie 1967. Diphtherie- und Polio-Todesziffer erreichten sogar im Berichtsjahr den niedrigsten Stand seit der Entdeckung der betreffenden Schutzimpfungen. Sehr besorgt zeigte sich Sir George über die Abwanderungen der jungen, hochqualifizierten Ärzte. Dreihundert Ärzte, für deren Ausbildung das Land einiges getan habe, wanderten aus, wenn sie den höchsten Ausbildungsstand erreicht hatten. England könne sich — so Sir George — diesen Aderlaß auf die Dauer nicht leisten.

Auffallend an dem Jahres-Gesundheitsbericht des englischen Gesundheitsministeriums ist die absolute Verurteilung des Zigarettenrauchens.

Die Steigerung der Todeszahl bei Krebskrankheiten um 1914 Fälle auf 110 072 im Jahr lastet man fast ausschließlich dem Raucherkrebs an. Wahrscheinlich ist aber auch die Zunahme an Blasenkrebserkrankungen auf übermäßiges Zigarettenrauchen zurückzuführen, wie aus der neuesten Krebsstatistik Dänemarks hervorgeht.

Die englische Krebsstatistik weist außerdem einige interessante Ergebnisse auf. So ist der in den letzten Jahren bedrohliche Anstieg des Hodenkrebses auf Dänemark, Neuseeland und die Vereinigten Staaten beschränkt geblieben (seit Kriegsende ist die Erkrankungsziffer an Hodenkrebs bei den vierzigjährigen Dänen auf das Dreifache angestiegen). Die Zahl ist doppelt so hoch wie in Israel. Die Gründe hierfür sind nicht bekannt. Daß England mit Lungenkrebserkrankungen an der Spitze aller Länder der Welt liegt, soll an der Gewohnheit der Engländer liegen, die Zigaretten bis auf einen kleinen Stummel zu Ende zu rauchen.

Nachrichtendienst der WELT

Eine Million jährlich ...

Eine Million Amerikaner geben nach einer Untersuchung der Abteilung „Rauchen und Gesundheit" beim Direktor der amerikanischen Gesundheitsbehörde jährlich das Rauchen auf.

SÜDKURIER, 20. August 1968

Rauchen?

von Dr. Ralph Bircher

„Es ist schwerer, sich das Rauchen abzugewöhnen, als sich das Trinken abzugewöhnen" – mit diesem Wort faßte unlängst die erste Raucher-Entwöhnungsklinik in London ihre Erfahrungen zusammen.

Damit ist die Streitfrage besiegelt, ob das Rauchen eine Sucht zu nennen sei oder nicht. Das Rauchen kann zweifellos zur Sucht werden. Bei jedem Suchtmittel, selbst beim Opium, gibt es zwar Einzelne, die damit spielen können, ohne gleich der Sucht zu verfallen, und daneben viele andere, die das zwar meinen, aber langsam und sicher abhängig werden und nicht mehr davon loskommen. Diese Abhängigkeit ist beim Rauchen schwerer als beim Alkohol, wie wir nun wissen. Man muß einfach rauchen, ob man mag oder nicht. Man hat nicht einmal Genuß oder Vergnügen davon. Eine Großbefragung in Deutschland ergab, daß sechs von sieben Gewohnheitsrauchern dabei keinerlei Glücksempfindung haben. Sie haben nur noch die Belastung des Geldbeutels und – weit bedenklicher – den schleichenden Ruin der Gesundheit. Bis vor einigen Jahren galt das Rauchen allgemein zwar als ungefährlich und die Zigarette als eines der harmlosesten Genußmittel. Auf einmal hörte man dann aber von unheimlichen Forschungsergebnissen und Statistiken, von alarmierenden Gesundheitsgefahren und Todesernten durch das Zigarettenrauchen. Das klang unglaublich. Man konnte es einfach nicht fassen.

Denn die Überzeugung, daß Zigarettenrauchen harmlos sei, war so unrichtig nicht gewesen. Bedenklich und gefährlich ist das Rauchen paradoxerweise erst neuerdings durch die Einführung milderer Tabaksorten in der Zigarettenherstellung geworden. Das war es, was die große Wendung herbeiführte und das Rauchen zum Gesundheitsproblem der Gegenwart machte.

Vorher wurde den Buben übel und sie mußten husten, wenn sie heimlich die erste Zigarette rauchten; heute kommt das kaum mehr vor. Vorher war das Lungenrauchen – das Inhalieren – die Ausnahme gewesen; heute ist es die Regel. Bei den früheren Tabaken vertrugen nur wenige, bei den heutigen fast alle das Lungenrauchen und empfinden es als angenehm. Nikotin und Teer ist nicht weniger drin, aber es reizt nicht mehr im Hals. Die Hersteller wußten das und förderten das Lungenrauchen durch die Reklame jener Übergangszeit: „70 % tun es bewußt, die übrigen unbewußt" (das Inhalieren), so ermunterten die Anzeigen.

Diese Wendung hatte zwei Hauptfolgen: erstens kam es zu einem raketenartigen Aufstieg des Zigarettenkonsums. In der Schweiz zum Beispiel wird jetzt 5½ mal mehr geraucht als im Jahre 1939. Die Raucher wurden zur Mehrheit statt Minderheit und diktierten jetzt Brauch und Auffassung in der Gesellschaft. Schon Säuglinge erhielten Nikotin mit der Muttermilch und gewöhnten sich an Tabakluft. Das war gewollte Wirkung und bedeutete für die Tabakwirtschaft gewonnenes Spiel. Zweitens aber zeigten sich jetzt auf einmal große Gesundheitsschäden und es wurden immer mehr wissenschaftliche Untersuchungen veröffentlicht, welche klar machten, daß das Zigarettenrauchen und speziell das Lungenrauchen daran schuld sind. Das war selbstverständlich keine gewollte Wirkung, sondern für die Zigarettenindustrie eine peinliche Überraschung. Sie konnte aber nicht mehr zurück. Sie hatte sich inzwischen auf Automation umgestellt und war damit auf den hohen und ständig steigenden Absatz angewiesen. Andererseits erzielte sie durch die Automation größere Gewinne, die sie in Reklame umsetzte. Von ihr aus gesehen, ökonomisch, betriebstechnisch, besteht Zwang: geraucht muß werden, Gesundheitsschäden und Todesopfer hin oder her.

Diese Schäden und die Zusammenhänge der Todesfälle mit dem Zigarettenrauchen sind nun seit 1950 durch mindestens zwölf große medizinische Forschungsinstanzen bestätigt und bewiesen worden, davon die jüngsten unter Beobachtung aller Sicherungen, unter dem schweren Druck der Wirtschaft, durch Spitzenfachleute im Auftrage von Regierungen, welche allen Grund hatten, die Sache wegbewiesen zu bekommen, weil es für sie um eine Haupteinnahmequelle ging. Das Urteil der Ausschüsse ist immer wieder ganz eindeutig gegen das Rauchen ausgefallen und die Beweislast ist ungeheuer. Seit Jahren gibt es nicht mehr die geringste Entschuldigung für den Aufschub von Maßnahmen zur Eindämmung des Rauchens, soweit die wissenschaftliche Begründung in Frage steht. Anfang 1963 drückte ein führender Mediziner die Lage so aus:

„Es gibt wenige Fragen, die so gründlich geprüft worden sind und dies mit so unumstößlichen Ergebnissen wie die Frage der Gesundheitsschädigungen durch das Zigarettenrauchen. Wenn der Tabak Spinat wäre – er wäre längst verboten und vom Markt verschwunden.“

Aber die Todesfälle gehen weiter und es geschieht nichts als ein bißchen „Aufklärung“, die nichts ausrichtet. Allein in den USA werden von Zuständigen dem Rauchen rund 300 000 Todesfälle an Lungenkrebs zur Last gelegt, welche erfolgt sind, seitdem der Zusammenhang gesichert ist, und es gibt kaum eine grausamere, qualvollere und elendere Todesart als diese!

Hier ist, was man heute weiß:

Das Lungenrauchen lähmt allmählich jene feinen Zellwimpern, die die Lungenschleimhäute vor Verunreinigung schützen und die eingeatmeten Staubpartikel immer wieder fortbefördern. Staub und Teer bleiben dann in der Lunge liegen. Die Lungen sind geteert. Allmählich werden die rund 750 Millionen Lungenbläschen, die den Sauerstoff aufnehmen, leistungsschwach. **Bei Jungmännern, welche täglich 1 Päckchen Zigaretten und mehr rauchen, wurde durchschnittlich nur noch eine Atemfähigkeit gefunden, die jener von zwanzig Jahre älteren Nichtrauchern entspricht.** Das erklärt, weshalb bei sonst gleicher Kondition und Fähigkeit Raucher im Sportwettkampf Nichtrauchern eindeutig unterlegen sind. Wenn die Lungenbläschen schließlich dick, schwammig, brüchig, arbeitsunfähig werden, entsteht die sogenannte **Lungenblähung** (Emphysem), woran in den USA heute 7 % (!) der Bevölkerung erkrankt sind und die sich ständig ausbreitet. Die Todesfälle an Lungenblähung haben sich dort binnen zehn Jahren verzehnfacht. Die Lungenblähung führt erst spät zum Arzt, denn die Krankheit wächst unmerklich schleichend heran mit etwas chronischem Husten als erstem Warnzeichen. Die Lungenbläschen bleiben voll Kohlensäure. Einatmen hilft nicht mehr. Die Lungen sind schon voll. Man kann nur noch ausatmen – eine scheußliche Verfassung. Die Verschlimmerung geht meist schubweise vor sich. Kleine Anstrengungen erschöpfen schon. Schließlich findet man nicht einmal mehr im Liegen Luft. Es bleibt nichts anderes übrig, als qualvoll zu ersticken. Die ärztliche Kunst kennt noch keine wirksame Heilbehandlung. Nur der Rauchstop kann helfen, wenn er früh genug erfolgt, aber die Früherkennung der Lungenblähung ist fast unmöglich.

Weiter: Tabakteer wirkt in den Lungen rund 40 mal stärker krebserzeugend als anderswo. **Jeder sechste Zigarettenraucher stirbt an Lungenkrebs.** In Großbritannien sind die **jährlichen Todesfälle** daran in 42 Jahren – von 1920 bis 1962 – **auf das Fünfundvierzigfache gestiegen, genau: von 592 auf 26 383 im Jahr!** In diesen Zahlen müßte man mit genügender Vorstellungskraft die entsetzliche Wirklichkeit sehen, die dahinter steht; denn das Sterben an Lungenkrebs ist womöglich noch qualvoller als an der Lungenblähung. Und dann müßte man bedenken, daß die Kurve an Krebstodesfällen hinter jener des Zigarettenkonsumanstiegs um 15–20 Jahre nachhinkt. Man würde dann das vor sich sehen, was sich als Folge des raketenartigen Anstiegs des Zigarettenrauchens der jüngsten Zeit in der nächsten Zukunft ereignen muß, und würde von Entsetzen gepackt, daß nichts Ernstliches geschieht, um dem Verhängnis in den Arm zu fallen. Nicht grundlos gebrauchte der Vorsitzende des Kennedy-Ausschusses das Wort von der **„Flammenschrift an der Wand".** Beim Lungenkrebs gibt es, ähnlich wie bei der Lungenblähung, so gut wie keine Heilung. Nur rechtzeitiger Rauchstop kann die Katastrophe verhüten, dann, wenn die Diagnose noch nicht möglich ist. Wird Lungenkrebs festgestellt, ist es in der Regel zu spät. Eine Viertelmillion heute lebender bundesdeutscher Schulkinder werden, wenn nichts geschieht, so heißt es, am Lungenkrebs verenden.

Daß das Zigarettenrauchen die weit überwiegende Hauptursache dieser beiden Krankheiten ist, steht heute außer Zweifel. Ebenso ist es mit einer Reihe weiterer Krankheitswirkungen des Rauchens, nur daß dort in der Regel andere Ursachen mitwirken.

Einmal senkt Lungenrauchen die Abwehrkraft gegen **alle Arten von Krebs** und überdies gegen **Rheuma** und gegen **Entzündungskrankheiten.** Verletzte und erkrankte Körperstellen heilen beim Raucher wegen stärkerer Abkühlung und geringerer Blutversorgung schlechter. Die Verdauung wird gehemmt. Die Geschmacksnerven im Gaumen stumpfen ab. Der Raucher braucht stärkere Geschmacksreize, muß stärker würzen, um zum Eßgenuß zu kommen, und das wird zu einer weiteren Krankheitsursache. Vor allem trägt das Lungenrauchen dazu bei, daß die Blutkörperchen leichter zusammenkleben und wird so zu einer Hauptursache von **Herz- und Kreislaufkrankheiten.** Die Sterblichkeit an Herzkranzgefäßerkrankungen ist um 70 %, an Herz- und Hochdruckleiden und Arteriosklerose um 50–70 %, an Kreislaufstörungen um 150 % größer bei Rauchern als bei Nichtrauchern und die Wahrscheinlichkeit, an einem Herzinfarkt umzukommen, bei schweren Rauchern zwölfmal größer als bei Nichtrauchern.

Frauen sind besonders gefährdet. Raucherinnen erkranken sechsmal mehr an Schilddrüsenerkrankungen als Nichtraucherinnen. Sie haben 1/3 mehr Fehlgeburten, 13 mal mehr vorzeitiges Erlöschen der Monatsregel, 6 mal mehr Frühgeburten, 17 mal mehr vorzeitiges Altern, 9 mal mehr Kinderlosigkeit.

Am meisten sind die **Heranwachsenden** zu beklagen, welche ahnungslos zu rauchen begannen; denn von allen genannten Folgen sind jene am stärksten bedroht, die unter zwanzig Jahren zu rauchen begonnen haben. Mit Rauchen wieder aufzuhören vermindert die Gefährdung glücklicherweise in entscheidendem Grade; aber das Aufhören ist, wie wir gehört haben, schwerer als beim Alkohol.

Diese Dinge weiß man heute ungefähr ebenso sicher, wie, daß die Erde rund und nicht flach ist, und trotzdem sieht es so aus, als ließe sich die Lawine nicht mehr aufhalten, weil die Tabakwirtschaft übermächtig geworden ist. Man hätte es nicht so weit kommen lassen dürfen. Von selbst ist das freilich nicht gekommen. Die Tabakwirtschaft hat seit 1950, als die ersten Beweise der Medizin ruchbar wurden, einen beispiellosen Feldzug gegen die Wissenschaft um die Seele der Raucher geführt und ihn mit den durch die Automation gestiegenen Reingewinnen finanziert. Sie hat die fähigsten Köpfe der „Tiefenreklame" angeheuert, d. h. jener Werbeschule, die mit allen Künsten der Seelenkunde die geheimen Sehnsüchte und Ängste der Menschen anpeilt und ihren Verstand überspielt. Sie hat frühzeitig mit großen Mitteln tabakeigene Forschungszentren geschaffen, Gelehrte geködert und jeden Gegenfeldzug niedergewalzt. Nicht nur im Westen, sondern selbst in Sowjetrußland ist die staatliche Tabakwirtschaft so mächtig, daß sie den vom Gesundheitsministerium gegen das Rauchen unternommenen Feldzug gänzlich um seine Wirkung gebracht hat. Die Lage ist beschämend für unsere Kultur und unser Gesellschaftssystem ebenso wie für das östliche. Von Wissenden, Gebildeten, Verantwortlichen ist wenig zu erwarten, vielleicht noch von Jungen, die solche Schmach nicht mehr ertragen, oder von Frauen, die von solchen „Männern" genug haben.

Was wir heute im höchsten Maße brauchen, das sind kraftvolle, mutige Einzelgänger, die immun sind gegen den üblen Zauber der Tiefenreklame und die Übermacht der Rauchermentalität, tapfere, die allenthalben, in Familie und Gemeinde, Schule und Arbeitsstätte, Versammlung und Gesellschaft die Würde und Selbstverständlichkeit des Nichtrauchers vertreten. Der Vorsitzende des Kennedy-Komitees, Generalarzt Luther Terry, von den Reportern gefragt, was er tue, wenn ihm eine Zigarette angeboten wird, sagte lachend: „Ich nehme sie freundlich an und zerreiße sie mit den Worten: „Jetzt gibt es eine weniger." Und Emerson Foote, der Hauptpartner der Reklamefirma Foote, Mc Cann - Erickson, die während Jahrzehnten für die Luky Strike die Werbung besorgt hatte, war so empört, daß seine Gesellschaft nicht auf die gewinnbringende Zigarettenwerbung verzichten wollte, nachdem das wissenschaftliche Urteil das Rauchen so eindeutig als verderblich bewiesen hatte, daß er austrat und sich an die Spitze des Interagency Committee stellte, das nun alle Kräfte des Landes zu einem mächtigen Aufstand gegen das Rauchen vereinigt.

Anschrift des Verfassers:
Dr. Ralph Bircher, CH 8703 Erlenbach-Zürich, Schweiz

Rauchen und Gesundheitsschädigung

Das Zigarettenrauchen ist zu einem Weltgesundheitsproblem geworden, das einer grundsätzlichen Lösung bedarf.

Die internationale Gesellschaft zur Erforschung von Zivilisationskrankheiten und Vitalstoffen hat wiederholt, insbesondere mit Hinweis auf die Veröffentlichungen von Hueper und Lickint, auf die Gesundheitsschädlichkeit des Tabakrauches mit ausdrücklicher Unterstreichung des Zigarettenrauchens hingewiesen.

Der Wissenschaftliche Rat der Gesellschaft, der in der Bekämpfung der toxischen Gesamtsituation und toxischer Gruppensituationen eine seiner wesentlichsten Aufgaben sieht, hält es für geboten, zu diesem gesundheitsschädigenden Faktor der Menschheit Stellung zu nehmen und entsprechende Forderungen aufzustellen.

Die Rauchgifte

Der 22. Beschluß „Zur Toxischen Gesamtsituation" enthält eine energische Warnung vor den toxischen Substanzen des Zigarettenrauches, der, je nach Sorte und Herkunft des Tabaks, eine größere Anzahl von Antivitalstoffen, d. h. Giften sowie Carcinogenen aufweist. Außer den eigentlichen Carcinogenen enthält der Tabakrauch auch Cocarcinogene, welche die Wirkung der Carcinogene vielfach erhöhen können.

Zu solchen toxischen Substanzen gehören:

1. Aromatische Kohlenwasserstoffe, z. B. 3:4-Benzpyren
2. Heterozyklische Verbindungen, z. B. Dibenzacridin und Dibenzcabrazol
3. Nitrosamine, z. B. Dimethyl-Nitrosamin
4. Carcinogene anorganische Verbindungen, z. B. As_2O_3 und CO
5. Radioaktive Stoffe.

Zigarettenrauch enthält infolge Mitrauchens des Papiers bedeutend mehr und konzentriertere Gifte als sonstiger Tabakrauch. Die sogenannte Filterzigarette ist keinesfalls giftfrei, der Filter läßt lediglich geringfügig weniger Teerkondensat und auch Nikotin passieren, zum Teil werden die Tabake der Filterzigaretten stärker gemacht (DM), um eben die Filterwirkung zu kompensieren. Teerprodukte (weniger Nikotin) werden zu 8 bis 30 Prozent absorbiert.

Alle diese Substanzen, die mit Ausnahme des Nikotins, des Arsens und der Cyanide auch in den Autoabgasen vorhanden sind, haben sich insbesondere durch die Luftverpestung in geschlossenen Räumen nicht nur für den Raucher selbst, sondern auch für den Nichtraucher zu einer großen Gefahr ausgewirkt. Eine Zigarette entwickelt 350 bis 400 cm^3 Rauch mit 180 bis 190 Milliarden Staubteilchen, die bis in die Lungenbläschen eindringen. Der Raucher raucht eine Zigarette „mehrmals", und der anwesende Nichtraucher wird zum „passiven Lungenrauchen" gezwungen. Heute gibt es in den zivilisierten Ländern mehr Raucher als Nichtraucher. Viele Raucher sind nicht geneigt, Freiheit und Gesundheit der Nichtraucher zu respektieren.

Zigarettenrauchen und Krankheiten

Die Einführung milderer Tabake in der Zigarettenherstellung ließ nicht nur den Zigarettenverbrauch erheblich ansteigen – beispielsweise in den USA von 50 Zigaretten pro Kopf im Jahre 1900 auf nahezu 4000 im Jahre 1961 –, auch Inhalieren wurde mehr und mehr bevorzugt. Um 1950 sind die ersten klaren wissenschaftlichen Beweise für den Zusammenhang zwischen dem raschen Anstieg der Erkrankungen an Lungenkrebs und dem Zigarettenrauchen veröffentlicht worden. 1962 erschien der Bericht des Royal College of Physicians, genannt Platt-Bericht, in England, und 1964 der Terry-Bericht in den USA und schließlich das Ergebnis der Framingham-Studie in den USA. Unter umfassender Sicherung wissenschaftlicher Gründlichkeit und Objektivität ist in diesen Berichten der Ernst des Problems „Rauchen" für die Volksgesundheit eindeutig dargelegt.

Abgesehen davon, daß der Organismus als Ganzes, insbesondere unter bestimmten konstitutionellen und dispositionellen Bedingungen, durch das verstärkte Rauchen geschädigt wird, darf der Zusammenhang des verstärkten Zigarettenrauches namentlich mit folgenden Krankheiten und Schäden des Organismus als gesichert gelten:

1. Schädigung der Zellatmung
2. Lungenkrebs und Krebs anderer Organe
3. Gefäßschädigungen
   a) Durchblutungsstörungen der Herzkranzgefäße und Unterschenkelarterien („Raucherbein")
   b) Herzinfarkt
4. Chronische Tracheobronchitis, Raucherkatarrh, Emphysembronchitis, Husten mit Folgeerscheinungen, wie Cor pulmonale
5. Schädigungen des Hör- und Sehvermögens
6. Schädigung der Geschlechtsfunktionen, insbesondere bei der Frau
7. Erkrankungen des Magen-Darmkanals
8. Funktionelle Schädigungen des Nervensystems
9. Suchtgefahr

Hinzu kommt eine Verzögerung der Krankheitsheilung überhaupt sowie ein erhöhter Vitamin C-Bedarf.

Zigarettenrauchen und Krebs

Die Hauptergebnisse der verschiedenen statistischen Studien haben zu den folgenden Schlüssen geführt:

a) Die Zunahme der Lungenkrebserkrankungen und das verstärkte Zigarettenrauchen zeigen bedeutungsvolle zeitliche und proportionelle Beziehungen,
b) Der Grad der Anfälligkeit für Lungenkrebs steigt im Verhältnis zur Zahl der täglich gerauchten Zigaretten.

Das Verhältnis zwischen Nichtrauchern und Rauchern bei Lungenkrebstoten beträgt in den verschiedenen Ländern bis 1:30 und darüber.

Krankheitsauslösung durch Enzymvergiftung

Von den obengenannten Giften des Zigarettenrauches werden wichtige Enzymsysteme (Schlüsselenzyme) des Organismus negativ beeinflußt.

Eile tut not

Ein Berg von Beweisen, die in jeder anderen Volksgesundheitsfrage mehr als genügen würden, um ein sofortiges behördliches Einschreiten und das Verschwinden des fraglichen Produktes vom Markte zu bewirken, hat sich angehäuft. Es gibt nur wenige Probleme der Volksgesundheit, die so gründlich geprüft worden sind und so unumstößliche Ergebnisse gebracht haben, wie das des Rauchens. Auf das Gutachten der Deutschen Akademie der Wissenschaften zu Berlin vom Dezember 1964 gegen das Rauchen sei hier hingewiesen.

Trotz der Platt-, Terry- und Framingham-Berichte und der vielen Warnungen nimmt das Zigarettenrauchen überall ständig weiter zu, vor allem bei Frauen, Jugendlichen, ja sogar Schülern, die besonders empfindlich auf Zigarettenrauch mit Schädigungen reagieren. Es scheint so, als ob zur Zeit dieser Entwicklung keine wirksamen Maßnahmen entgegengestellt werden können.

In Gesundheitsfragen ist die Ärzteschaft in den Augen des Volkes zweifellos die oberste Instanz, so auch in der Frage Rauchen und Gesundheit. Vom Arzt wird das praktische persönliche Beispiel des Rauchverzichts erwartet. Erst wenn die ärztlichen Organisationen eine klare Stellung dazu einnehmen und geeignete Maßnahmen verlangen, wird Wirksameres geschehen. Die meisten Ärzteorganisationen sind aber bisher einer Stellungnahme ausgewichen. Das muß anders werden, denn von ihrer Haltung hängen Selbstachtung und berufliches Ansehen sowohl des Ärztestandes wie der Wissenschaft im Volke ab. Wenn etwas so klar erkannt ist wie der Zusammenhang von Zigarettenrauch und Gesundheitsschäden, und wenn trotzdem die Konsequenzen nicht gezogen werden, so erscheint das in den Augen der heute scharf beobachtenden Menschen als schweres Versagen.

Propagandaaufwendungen der Industrie

Die Zigarettenindustrie ist eine der werbestärksten Branchen der Wirtschaft geworden. In den USA wandte sie im Jahre 1961 220 Millionen Dollar, in der Bundesrepublik Deutschland 135 Millionen DM für Zigarettenwerbung auf. In England ist der Reklameetat der Zigarettenindustrie in sechs Jahren bis zum Verbot der Fernsehreklame auf das Sechsfache gestiegen. Diese Propagandaaufwendungen sind nach dem Erscheinen des Platt- und Terry-Berichtes verstärkt worden. In der Bundesrepublik Deutschland schätzt man das Verhältnis zwischen den für Aufklärung gegen und den für Reklame für das Rauchen aufgewendeten Mitteln auf 1:8000! Die Auf-

klärung ist hier zu völliger Machtlosigkeit verurteilt. In verschiedenen Staaten ist jegliche Reklame verboten; die Verbote mehren sich.
Der Erfolg der Propaganda ist enorm, noch dazu, wenn die Harmlosigkeit des Rauchens gegenüber Gesundheit, Krebs und Herz durch hochprämierte Wissenschaftler unterbaut wird.

Was ist zu tun?

Die Hauptbemühung muß sich darauf richten, die Jugendlichen und die Frauen davor zu bewahren, mit dem Rauchen überhaupt zu beginnen, denn die Gewohnheit des Rauchens aufzugeben, ist außerordentlich schwer und verlangt Willensstärke. Darüber hinaus sind die Jugendlichen heute mehr als früher zum Abhängig- und Süchtigwerden disponiert.
Das Auseinanderklaffen der körperlichen und der Persönlichkeitsreifung als Folge der Akzeleration, die geringere Geborgenheit infolge der Familienkrise und das Eindringen eines schwerverdaulichen Übermaßes an Reklame, Reizen und Wissensmaterial in die Intimsphäre verursachen Spannungen, die sie oft nicht anders als durch Rauchen glauben abreagieren zu können.

Erforderliche Maßnahmen

Angesichts der Schädlichkeit des Rauchens, die sich in Verbindung mit der toxischen Straßenluftsituation, hervorgerufen durch die Autoabgase und die Industrie-Emissionen, zu einer toxischen Gruppensituation ersten Ranges entwickelt hat, stellt der Wissenschaftliche Rat der Internationalen Gesellschaft für Nahrungs- und Vitalstoff-Forschung folgende Forderungen auf:

1. Allgemeines Reklameverbot für nikotinhaltige Genußmittel, insbesondere ein Reklameverbot in Fernsehen, Rundfunk, Film und Presse (wie in einigen europäischen Staaten).
2. In öffentlichen Verkehrsmitteln, Versammlungslokalen, Gemeinschaftsbüroräumen sowie Gaststätten sollte das Rauchen nur in gesonderten Räumen zugelassen werden.
3. Verbot von Hinweisen auf Packungen mit Filterzigaretten, daß der Filter vor Rauchschäden schütze. Mit dem Angebot der Filterzigarette darf keine falsche Sicherheit beim Raucher hervorgerufen werden!
4. Verpflichtung der Tabakindustrie, auf die Packungen den Hinweis zu drucken, daß Zigarettenrauch gesundheitsschädlich sein kann.
5. Eine öffentliche Finanzierung sollte ausschließlich Forschungen, die der Vertiefung der Erkenntnisse auf dem Gebiete der Rauchschädigungen dienen, zuteil werden.
6. Verpflichtung für alle Krankenhausleitungen, Schulen und andere Erziehungsanstalten, am Kampf gegen das Zigarettenrauchen erzieherisch mitzuwirken. Insbesondere müssen Lehrer das Rauchen in den Schulen unbedingt unterlassen. Jugendherbergen müssen rauchfrei gehalten werden.
7. Verbot des Zigarettenrauchens für Jugendliche unter 18 Jahren.
8. Es ist erwiesen, daß Rauchen in Kraftfahrzeugen die Verkehrssicherheit gefährdet. Infolgedessen ist ein Verbot des Rauchens in Autos zu empfehlen.

Die besten, noch so gut begründeten Argumente verhallen im Wind, wenn sich der Raucher oder der, der es werden will, nicht persönlich mit dieser Frage auseinandersetzt, wenn er dabei nicht seine Vernunft walten läßt und seinen Willen, das Bessere zu tun, durchsetzt.
Die Weltgesundheitsorganisation (WHO), die Gesundheits- und Kultusministerien aller Länder, die parlamentarischen Vertretungen, die Gewerkschaften, die Organi-

sationen der Ärzteschaft auf dem gesamten Erdball und alle Gesundheitsvereine werden dringend gebeten, den hier aufgestellten Forderungen ohne Verzug Geltung zu verschaffen. Die Regierungen der Länder werden gebeten zu prüfen, ob nicht bei Durchführung der im Interesse der Erhaltung bzw. der Wiedererlangung der Volksgesundheit vorgeschlagenen Maßnahmen zu erwartende Steuerausfälle durch Vermehrfachung der Tabaksteuer, insbesondere der Zigarettensteuer, kompensiert werden können.

Prag und Bayreuth, im September 1966

Das Präsidium
der
Internationalen Gesellschaft für Nahrungs- und Vitalstoff-Forschung
zugleich im Namen des Wissenschaftlichen Rates

Prof. Dr. H. A. Schweigart, Hannover/Pretoria
Prof. Dr. W. Heupke, Bad Homburg v. d. H. - Prof. Dr. Cl. Antoniani, Mailand
Prof. Dr. D. G. Steyn, Pretoria - Dr. H. Warning, Heidesheim üb. Mainz
Dr. S. Klein, Brüssel - Prof. Dr. T. Gordonoff, Bern
Prof. Dr. J. Masek, Prag - Prof. Dr. H. Krauß, Berlin-Ost
Prof. Dr. Y. Arai, Tokio - Prof. Dr. M. Abbasy, Alexandria
Prof. Dr. Dr. Sir C. Stanton Hicks, Adelaide/Australien
Lady Eve Balfour, Suffolk - Prof. Dr. St. Krauze, Warschau
Prof. Dr. J. Sós, Budapest - Prof. Dr. C. M. McCay, Ithaca
Prof. Dr. T. Rautavaara, Helsinki - Prof. Dr. A. Hittmair, Innsbruck
Prof. Dr. E. Macovschi, Bukarest - Prof. Dr. Z. Njemirovskij, Zagreb
Dr. B. W. Billow, New York - Dr. J. Tanca Marengo, Guayaquil/Ecuador
Prof. Dr. V. Bazala, Zagreb - Dr. Y. Saiki, Tokio - Prof. R. S. Palafox, Madrid
Dr. G. Kallner, Jerusalem

Ein Geschäft mit Krankheit und Tod

Ein denkwürdiger offener Brief eines deutschen Arztes an die deutsche Gesundheitsministerin, der trotz inzwischen stattgefundenen Regierungswechsels nichts an Aktualität eingebüßt hat. Nach wie vor fehlt es an wirksamen Maßnahmen der Gesundheitsbehörden gegen das makabre Milliardengeschäft mit Krankheit und Tod. Der offene Brief wurde in der ärztlichen Fachzeitschrift SELECTA, Nr. 43/1966, mit aufschlußreichen Vorbemerkungen veröffentlicht:

Der folgende „offene Brief" an die Bundesgesundheitsministerin wurde der Frankfurter Allgemeinen Zeitung zur Veröffentlichung vorgelegt. Er handelte sich eine höfliche, aber bestimmte Absage ein. Daraufhin wandte sich Dr. Lothar Krekel an SELECTA. Leider ist mit der Veröffentlichung in einer ärztlichen Zeitschrift dem Anliegen des Kollegen nur teilweise gedient. Ähnlich wie in der Kirche werden jene am lautesten getadelt, die gar nicht da sind. Oder sollten noch einige unserer Leser von der Unschädlichkeit des Zigarettenrauchens so überzeugt sein wie von der Uneigennützigkeit der Tabakfirmen?

*

Sehr geehrte Frau Bundesgesundheitsminister Dr. Schwarzhaupt!

„Zur Freude des Finanzministers — mehr blauer Dunst als je zuvor — Zigarettenfabriken rechnen mit Rekordverkauf von 100 Milliarden Stück." Unter diesen Schlagzeilen schrieb die Frankfurter Neue Presse am 10. 1. 1966: „Die deutschen

Zigarettenfabriken kalkulieren für dieses Jahr 1966 nach Angabe des Reemtsma-Geschäftsführers Werner Ohlets mit einem Verkaufsrekord in der markanten Höhe von erstmals 100 Milliarden Stück. Mit einem weiter wachsenden Nikotingenuß in der Bundesrepublik und in West-Berlin rechnet auch der Bundesfinanzminister, der im neuen Haushalt für 1966 die Einnahmen aus der Tabaksteuer gleich mit 4900 Millionen Mark eingesetzt hat und damit erneut um 300 Millionen höher als 1965."

Der Zigarettenkonsum stieg von 1950 bis 1965 fast auf das Vierfache, rund von 25 auf 100 Milliarden Stück! Ein stolzer Triumph der freien Marktwirtschaft? Lesen wir in der Tagespresse auch, wie die Kehrseite dieser Medaille aussieht?

Im Jahr 1963 wurden bereits eine halbe Million Raucher wegen Gefäßleiden behandelt. Die Vergleichszahl der Nichtraucher betrug dagegen nur 16 000. Jährlich verdanken 80 000 Menschen bei uns ihre Frühinvalidität dem Rauchen. Auf das Konto Nikotin gehen 10 000 Amputationen (Prof. Hans Heß, München). Der Lungenkrebs hat in den letzten zehn Jahren 100 000 Menschen dahingerafft (Prof. Edgar Ungeheuer, Frankfurt). In Wien, so sagte mir kürzlich der Vizepräsident der österreichischen Krebsgesellschaft, stirbt heute bereits jeder dritte Mann am Lungenkrebs.

Der tägliche Schlachtruf einer Presse, die sich für unser aller Leben so verantwortlich fühlt, müßte heißen: „Hände weg vom Tabak". Warum schweigt sie?

Die Kapitäne der Tabakindustrie wachen peinlich darüber, daß die genannten Zahlen nicht in das Bewußtsein der Öffentlichkeit dringen. Sie finden in den gängigen Massenmedien – Zeitungen, Illustrierte, Rundfunk und Fernsehen – nur allzu willige Helfer. Hören wir, was das Gesundheitsministerium dazu sagt: „Solange die Massenmedien in Deutschland von sich aus nicht bereit sind, den Kampf gegen den Nikotinmißbrauch zu unterstützen, solange wird ein Rückgang des Zigarettenkonsums kaum zu erreichen sein." (Brief vom 22. 2. 1966.)

Bleibt Ihnen, sehr geehrte Frau Dr. Schwarzhaupt, wirklich nichts anderes übrig, als den Massenmedien den Schwarzen Peter zuzuschieben, vor dem Großkapital die Waffen zu strecken und bescheiden um schön Wetter zu bitten? Gehört sehr viel Mut dazu, Bundestag und Volk klipp und klar die Zahlen zu bieten, die nackten Zahlen Ihrer Zigaretten-Bilanz?

Als vor einigen Jahren in einigen hunderttausend Exemplaren eine Broschüre zu dem Thema Rauchen erschien, schrieb Erwin Lausch in seiner Kritik folgenden Satz: „Hätte jemand den Auftrag erhalten, eine Warnschrift zu verfertigen, die der unabweisbar gewordenen moralischen Pflicht formell genügt, aber die Raucher nicht aufrüttelt – er hätte seine Aufgabe nicht besser lösen können." Wie gesagt, gegen solche und ähnliche Spatzenflinten (z. B. zahme Interviews) setzt das Tabakkapital das ewige Trommelfeuer seiner Reklame ein, weil es zwar Millionen kostet, aber Milliarden einbringt.

Sie tun sich, Frau Dr. Schwarzhaupt, etwas zugute auf die Aufklärungsarbeit an der Jugend. Es genügt ein Gang durch die Straßen unserer Städte und Dörfer, ein Blick in Cafés und Tanzlokale, um sich über Ihre Erfolge zu informieren.

Wenn unsere Jugendschutzgesetzgebung Ihnen bislang die Möglichkeit, hier auch mit Verboten einzugreifen, versagt, warum verlangen Sie nicht deren Änderung, Frau Dr. Schwarzhaupt? – In anderen demokratischen Staaten längst ausgeschaltet, schießen bei uns die Zigarettenautomaten weiter wie Pilze aus dem Boden.

Nach Pressemeldungen interessierten Sie sich, Frau Dr. Schwarzhaupt, in den USA besonders für die Beseitigung der Luftverschmutzung. Nun, der erste Luft- und Lungenverpester bleibt der Tabakrauch. Arbeiten von Prof. Ferdinand Schmidt, dem Leiter des onkologischen Institutes Potsdam-Rehbrücke, und von Dr. med.

F. Portheine, Nordhorn, sprechen eindeutig dafür. Diese Arbeiten dürften auch in Bonn bekannt sein.

Ebensowenig wie der Embryo kann sich das Kind gegen die Luftverpestung durch qualmende Eltern in Wohn- und Schlafzimmern wehren. Die Zunahme der Bronchitiden beschränkt sich nicht auf die Erwachsenen – eine skandalöse Entwicklung, für die man die Verantwortlichen zur Rechenschaft ziehen sollte. Gibt Ihnen, Frau Dr. Schwarzhaupt, das Gesetz gegen Luftverunreinigung keinerlei Handhabe?

Nichtrauchern bleibt nicht erspart, in allen Lokalen, selbst in den Kongreßsälen der Ärzte, den Tabakrauch ihrer Mitmenschen einzuatmen. Ein Würzburger Verein hat den Antrag an die Bundesregierung gestellt, für Nichtraucher-Räume in Gaststätten zu sorgen. Ob er jemals zur Sprache gebracht wird? Warten wir nicht seit Jahren auf das deutsche Gutachten zur Zigarette, das uns Frau Dr. Schwarzhaupt versprochen hatte? Drücken sich nicht die ärztlichen Kolleginnen und Kollegen im Bundestag um all diese Fragen herum wie die Katze um den heißen Brei? Es ist unverständlich, daß der Kampf gegen das Modegift nicht schon längst einen führenden Platz in unserer prophylaktischen Medizin einnimmt.

Abermals eine Frage an Sie, Frau Dr. Schwarzhaupt: Welches Gesetz hindert Sie daran, endlich einen Ausschuß vom Bundestag zu fordern, der die hier genannten Zahlen auf ihre Richtigkeit prüft und Ihnen, falls sie zutreffen, die Unterlagen für Ihr weiteres Handeln brächte, zu dem Sie durch Ihren Diensteid verpflichtet sind? Auf Ihre Bitten allein hin werden die Zigaretten-Automaten nicht verschwinden.

Auch der Herr Finanzminister wird weiter mit vom Geschäft bleiben. Zwar macht der Staat immer ein schlechtes Geschäft, wenn es auf Kosten der Volksgesundheit geht, aber ist ein Finanzminister dafür verantwortlich?

Räumen wir doch endlich mit dem Märchen auf, das der Zigarette einen Nimbus verleiht, als sei sie der Nothelfer für alle seelischen und körperlichen Leiden unserer Generation. Sie ist und bleibt ein Genußgift, das süchtig macht.

Von anderen Süchten trennt sie zweierlei: es entwickelt sich kein Rauschzustand, und der Wesenskern wird nicht verändert. Man könnte die Rauchsucht zu den Neurosen zählen. So ist sie auch einer entsprechenden Behandlung durchaus zugänglich. Ohne sie findet ein Süchtiger nur selten aus dem Labyrinth der Sucht, auch nicht die rauchenden Ärzte. Bei ihnen müßte eine Therapie doch wohl zuerst einsetzen. Mein Vorschlag ginge dahin, in Kursen und Tagungen sie nicht nur wie bisher mit dem Ausmaß der Schäden, die Zigaretten heute anrichten, vertraut zu machen, sondern mit ihnen ein gezieltes autogenes Training auf freiwilliger Basis durchzuführen. Die Methode ist erprobt, und ich bin so optimistisch, immer noch an einen Erfolg zu glauben, wenn nur endlich der Anfang gemacht würde.

Abtrünnig gewordene Raucher würden auch für Sie, Frau Dr. Schwarzhaupt, gute Helfer im Kampf gegen das Nikotin – insbesondere gegen die Zigarette – werden.

100 Milliarden Zigaretten – eine markante Zahl für Herrn Ohlets.
100 Milliarden Zigaretten – eine markante Zahl für Sie, Frau Dr. Schwarzhaupt!

Dr. med. Lothar Krekel, 6253 Hadamar/Westerwald

Literatur: Schmidt, F. (Potsdam-Rehbrücke): Dtsch. Ges. Wesen, **20**, S. 194, 1965. – Portheime, F. (Nordhorn): Ärztl. Prax., **18**, S. 1701, 1966.

Entschließung

der Teilnehmer an der wissenschaftlich-praktischen Fachkonferenz zur Erforschung der Tabakgefahren in Heidelberg (14.–16. 10. 1968) Ehrenpräsident: Prof. Dr. med. K. H. Bauer/Heidelberg. Veranstalter: Deutsche Hauptstelle gegen die Suchtgefahren/Hamm-Westf.

1. Durch tabakbedingte Krankheiten, durch tabakbedingte Frühinvalidität und durch tabakbedingten Frühtod entstehen jährlich Einbußen von Milliarden D-Mark am Sozialprodukt.

   Wir fordern daher,

   die Jugend gegen den Druck der Tabakwerbung zu schützen, und zwar nicht allein durch Aufklärung über die Tabakschäden. In erster Linie ist der Aufwertung des Rauchens und der Raucher durch irreführende Leitbilder eine psychologisch ebenso wirksame Abwertung des Rauchens und der Raucher entgegenzusetzen.

2. Das Rauchen in geschlossenen Räumen belästigt und gefährdet die Nichtraucher.

   Wir fordern darum

   ein gesetzliches Verbot des Rauchens in Arbeitsräumen, damit der jedem Bürger grundgesetzlich zugesicherte Schutz seiner Gesundheit zumindest am Arbeitsplatz verwirklicht wird.

Nichtraucher rauchen mit

Bedeutet das Rauchen in Zimmern für anwesende Nichtraucher nur eine Belästigung oder liegt eine echte Gesundheitsschädigung vor?

Nach den Versuchen der Professoren Harmsen und Effenberger wird durch das Rauchen mehrerer Zigaretten in nicht gelüfteten Räumen die Nikotin- und Staubkonzentration – (der Rauch jeder Zigarette enthält rund **12 Milliarden!!** feinster Staubteilchen) – in kurzer Zeit so hoch, daß der **Nichtraucher** in der Stunde ebenso viele Tabakschwelprodukte einatmen muß, wie ein inhalierender Raucher aus etwa 4–5 Zigaretten. Die Vergiftung durch den Tabakqualm erreicht ein Vielfaches der Werte von gesundheitsschädigenden Luftbeimengungen, welche in industriellen Arbeitsräumen gesundheitspolizeilich zugelassen sind. Es kommt also in den genannten Räumen nicht nur zu einer **Belästigung** der Nichtraucher, sondern zu einer teilweise erheblichen **Gesundheitsschädigung.**

Den Nichtrauchern, welche weder diese Belästigung noch diese Gesundheitsschäden dulden wollen, kann man heute nur raten, wenn sich ihnen eine Möglichkeit bietet, auf einen rauchfreien Arbeitsplatz zu wechseln. Diese Möglichkeit ist Menschen im Gastgewerbe – Hotels, Restaurants und Kaffees – so gut wie nicht gegeben; wenn man die weitere Entwicklung des Rauchens betrachtet, dürfte rauchfreier Lebensraum für den Nichtraucher auch anderwärts – Schulen, Eisenbahnen, Jugendherbergen zeigen ja wohin der Trend geht – immer seltener zu haben sein. Nichtraucher werden dementsprechend auch in steigendem Maße Opfer der Tabakschwelprodukte und des Nikotins. Es ist bekannt, daß Kellner, welche selber Nichtraucher sind, wesentlich häufiger an Lungenkrebs und sonstigen Erkrankungen der Raucher leiden, als andere Menschen. Warum wehren sich die Nichtraucher ihrer Haut nicht besser? Ausdrücklich heißt es in § 3 des Grundgesetzes (Gesetz-Verordnungsblatt für Hessen 1946 Nr. 34/35), daß auch die **Gesundheit** des Menschen unantastbar ist. Sind nur die Raucher Menschen?

Sollen die Nichtraucher doch endlich in einem Prozeß ihr Recht auf Gesundheit geltend machen – dieser Prozeß wäre allein im Hinblick auf eine gesunde Jugend fällig. Man kann ihn aber nicht von einem Staat erwarten, der an dem Tabakgift mitverdient (auch wenn ein sogenanntes Gesundheitsministerium vorhanden ist). Man kann auch keinerlei Hilfe von den Medien der Publizistik, denen die Tabakindustrie für ihre verlogene Reklame Millionen in den Rachen wirft, erwarten und die süchtigen Raucher werden ihre Position verteidigen unbekümmert um das Elend von Millionen, Tatsachen, die man als Süchtiger nie wahrhaben will. Die Nichtraucher können fordern, so viel sie wollen; ihnen wird kein Recht werden, solange sie nicht **von sich aus** der Zigarettenindustrie den Prozeß machen. Diese läßt sich ungerührt öffentlich den Vorwurf machen, daß sie nach der unreifen Jugend greift, daß sie eine Art Rauschgifthändlermoral vertritt mit verlogener Werbung und Bestechung ihrer Helfer, als da sind der Staat – Ressort Finanzen – und die Medien der Publizistik. Ich sagte es schon, man kann es aber nicht oft genug wiederholen, hämmert doch auch die Tabakindustrie Tag und Nacht das Märchen von der Güte ihrer Produkte der Masse Mensch ein.

Dr. med. Lothar Krekel, 6253 Hadamar/Westerwald

Goethe über das Rauchen

„Das Rauchen macht dumm, es macht unfähig zum Denken und Dichten. Es ist auch nur für Müßiggänger, für Menschen, die Langeweile haben. Die ein Drittel des Lebens verschlafen, ein Drittel mit Essen und Trinken und anderen notwendigen oder überflüssigen Dingen hindudeln, alsdann nicht wissen, obgleich sie immer „vita brevis" („das Leben ist kurz") sagen, was sie mit dem letzten Drittel anfangen sollen. Für solche faulen Türken ist der liebevolle Verkehr mit den Pfeifen und der behagliche Augenblick der Dampfwolke, die sie in die Luft blasen, eine geistvolle Unterhaltung, weil sie ihnen über die Stunden hinweghilft."

„Wenn es so fortgehen sollte, wie es den Anschein hat, so wird man nach zwei oder drei Menschenaltern schon sehen, was diese Schmauchlümmel aus Deutschland gemacht haben. An der Geistlosigkeit, Verkrüppelung und Armseligkeit unserer Literatur wird man es zuerst bemerken, und jene Gesellen werden diese Misere dennoch höchlich bewundern. Und was kostet der Greuel! Schon jetzt gehen 25 Millionen Taler in Deutschland im Tabakrauch auf, die Summe kann auf 40, 50, 60 Millionen ansteigen. Und kein Hungriger wird gesättigt und kein Nackter bekleidet. Was könnte mit dem Gelde geschehen!"

„Aber es liegt auch im Rauchen eine arge Unhöflichkeit, eine impertinente Ungeselligkeit. Die Raucher verpesten die Luft weit und breit und ersticken jeden honetten Menschen, der nicht zu seiner Verteidigung zu rauchen vermag. Wer ist denn imstande, in das Zimmer eines Rauchers zu treten, ohne Übelkeit zu empfinden? Wer kann darin verweilen, ohne umzukommen?“

Johann Wolfgang von Goethe

(Zitiert nach Kurt Salzer „13 Methoden, sich das Rauchen abzugewöhnen“, Schuler Verlagsanstalt, Stuttgart)

Hohl wie ein Husten auf dem Friedhof...

Die Standard-Antwort der Zigarettenindustrie — „ungenau und irreführend“ — auf den letzten wissenschaftlichen Bericht über die gesundheitlichen Gefahren des Zigarettenrauchens klingt so hohl wie ein Husten auf dem Friedhof. Denn die neue Studie des öffentlichen Gesundheitsdienstes der Vereinigten Staaten verstärkt nur den Regierungsbericht von 1964 über die tödlichen Auswirkungen schweren Rauchens.

Zu einer Bestätigung der früheren Schlußfolgerungen, die Lungenkrebs mit dem Zigarettenrauchen in Verbindung brachten, gesellen sich jetzt erschreckende Statistiken über tödliche Herzanfälle. Und nicht nur ein höherer Prozentsatz von Herzkrankheiten kommt auf Zigarettenraucher, sondern auch Todesfälle aus Magengeschwüren, Schlaganfällen und Atmungsbeschwerden.

Die wichtigste Frage ist, ob der neue Bericht einen anderen Einfluß als der frühere haben wird, nämlich eine vorübergehende Herabsetzung des Zigarettenverbrauchs und daraufhin mehr Rauchen als jemals zuvor.

New York Times

Der Mann, der seinen Nachruf schrieb

Mark Waters

Mark Waters, langjähriger Reporter für das Honolulu Star-Bulletin, setzte am 27. Januar 1966 folgenden Text als seinen letzten Beitrag auf. „Nehmt's als meinen Nachruf“, erklärte er. „Vielleicht hilft er jemand.“ Vier Tage später machte er die letzten Korrekturen. Am Tag darauf, am 1. Februar, starb er an Lungenkrebs.

„Die Zigaretten sind mein Tod gewesen. Ich bin meinem Mörder zuerst begegnet, als ich mit vierzehn Jahren meinem Vater jeden Tag ein paar Zigaretten stahl.

Anfangs wurde mir von jedem Lungenzug übel, aber meine Ausdauer siegte. Ich nahm dann, um mir Zigaretten kaufen zu können, verschiedene Gelegenheitsarbeiten nach der Schule an und probierte allerlei ausgefallene Marken. Dabei kam ich mir zwar mächtig überlegen vor, erinnere mich aber nicht, daß sie mir sonderlich geschmeckt hätten.

1928 warf die nahe Wirtschaftsdepression ihre Schatten voraus. Das Geld wurde knapp, und mein Vater teilte sich seine Zigaretten genau ein. So ging ich zusammen mit einem Freund dazu über, weggeworfene Stummel von der Straße aufzulesen. Wir rösteten den feuchten Tabak erst im Ofen trocken und rollten dann mit Reispapier Zigaretten daraus. Sie waren mörderisch.

Da es für junge Menschen keine Arbeit gab, beschloß ich, zur Marine zu gehen — das bedeutete einen Esser weniger zu Hause, und zweitens konnte ich Geld heimschicken.

Von da an waren Zigaretten kein Problem mehr. Wenn man zur See fährt, kostet eine Stange Zigaretten 40 Cent. Ich rauchte jeden Tag zwei Päckchen, meist durch die Lunge.

Nach zwanzig Jahren war meine Marinekarriere zu Ende, ich studierte und wurde Journalist.

Eines Abends bekam ich auf dem Wege zu meinem Auto einen kleinen Schlaganfall und taumelte nach links. Ich hatte an diesem Abend eine Zigarette nach der andern geraucht und wußte, es war davon.

Zusammen mit meiner Frau versuchte ich daraufhin, das Rauchen aufzugeben. Acht Tage hielten wir durch.

Eigentlich habe ich am Rauchen nie Genuß gehabt. Nur die erste Zigarette morgens zum Kaffee schmeckte mir.

Im Mund hatte ich immer einen schalen Geschmack. Zudem nahm mir das Rauchen den Appetit und brachte mir ein Lungenemphysem ein, das mir das Atmen erschwerte. Jede Bronchitis schleppte sich ewig hin.

Im Juni 1965 stellten sich Magenschmerzen ein, und ich stand nachts jede Stunde oder halbe Stunde auf, trank Milch und rauchte eine Zigarette. Im September bekam ich einen fürchterlichen Husten. Ich war heiser, und im linken Lungenflügel zeigte sich ein unangenehmer Schmerz.

Ich ging zum Arzt. Er horchte mich ab und ordnete eine Röntgenaufnahme an.
„Sie haben einen Lungentumor", erklärte er mir.

Vier Tage darauf entfernte mir der Chirurg links einen Lungenlappen.
Einen Monat später nahm ich meine Arbeit wieder auf. Seit dem Tag vor der Operation hatte ich keine Zigarette mehr angerührt. Es war mir nicht schwergefallen — aus einem einfachen Grund: ich hatte allen Anlaß.

Ich erholte mich gut, nahm neun Pfund zu und fühlte mich wieder kräftig. Am 3. Januar glaubte ich dann, ich hätte mich erkältet.

Ich suchte den Arzt auf, der mich operiert hatte, und er ließ einen Liter dunkelrote Flüssigkeit aus meiner linken Brusthöhle ab. Ich ging noch einige Male zu ihm. Schließlich meinte er: „Der Zeitpunkt rückt näher."

Da gestand mir meine Frau, daß er ihr nach der Operation gesagt habe, ich würde kein Jahr mehr zu leben haben. Damals wollte sie es nicht wahrhaben und verschwieg es mir. Ich kann es ihr nicht zum Vorwurf machen.

Es gibt vier Arten Lungenkrebs. Jede Art scheint eine andere Wachstumsgeschwindigkeit zu haben. Mein Doktor hat mir das erklärt, er sagte auch, daß von zwanzig Leuten, die Lungenkrebs haben, nur einer überlebt, die anderen neunzehn sterben.

Selbst wenn man alle Möglichkeiten der Heilbehandlung berücksichtigt, bleibt diese Überlebensquote bei Lungenkrebs unverändert. Bei diesem Krebs ist die Chance des Davonkommens im Gegensatz zu anderen Krebserkrankungen nicht 50:50.

Verständlicherweise legt mein Arzt einen wahrhaft missionarischen Eifer an den Tag, seine Mitmenschen vom Rauchen abzubringen. Für ihn steht die Beziehung zwischen Zigarettenrauchen und Lungenkrebs außer Zweifel. Die statistischen Beweise sind auch erdrückend. Man schätzt heute, daß jeder achte Mann, der zwanzig Jahre lang stark raucht (täglich zwanzig und mehr Zigaretten), an Lungenkrebs erkrankt.

Die schlimmen Folgen des Zigarettenkonsums beschränken sich jedoch nicht auf den Lungenkrebs. An Kranzgefäßleiden sterben doppelt, an Lungenemphysem zwölfmal soviel Raucher wie Nichtraucher, von Mundkrebs, Kehlkopfkrebs, Speisenröhrenkrebs und anderen Krebsarten zu schweigen.

Manchmal müssen sich die Ärzte recht hilflos vorkommen. Unaufhörlich warnen sie Menschen wie mich, aber keiner will diese Warnungen hören.
Und dann all die Zigarettenwerbung. „Phantastische Summen werden da hineingesteckt", meinte mein Arzt, „um den Menschen vorzugaukeln, Zigaretten könnten sie für manches andere entschädigen."

In Italien und England ist bereits jegliche Zigarettenwerbung aus den Fernsehprogrammen verbannt worden. Das scheint mir ein Schritt in der richtigen Richtung, denn man sollte, wie mein Arzt sagte, alles tun, damit die Jugendlichen gar nicht erst mit dem Rauchen anfangen.

Ich weiß nicht, ob meine Leidensgeschichte irgend jemand vom Rauchen abhalten wird. Ich bezweifle es sogar, denn kein Mensch, dem ich in den Ohren gelegen habe, hat das Rauchen aufgegeben — kein einziger.

Man denkt immer: „So was passiert anderen, aber nicht mir."

Aber wenn Sie Ihren Lungenkrebs haben — dann stehe Ihnen Gott bei.

Sie brauchen nur diesen Schatten auf dem Röntgenbild zu sehen. Es ist ein gewaltiger Schock. Man kann nichts dagegen tun.

Mir geht's im Augenblick ganz gut. Wenn ich Schmerzen bekomme, geben mir die Schwestern eine Spritze.

Ich bin sehr kurzatmig. Nach spätestens fünf Schritten muß ich mich setzen. Der Krebs sitzt jetzt in der Leber, und ich weiß nicht, wo sonst noch. Ich habe nicht den Schatten einer Chance.

Für mich ist es zu spät.

Für Sie vielleicht noch nicht.

Mark Waters"

(Berechtigter Nachdruck aus »Das Beste aus Reader's Digest«, Septemberheft 1966)

„Stalingrad“

In **„Physikalische Medizin und Rehabilitation“** 9/3, März 1968, findet man an erster Stelle eine Arbeit von **Dr. Dr. F. Portheine:** „Individuelle Luftverschmutzung und Kreislaufbelastung“, welche die derzeitige Lage einleitend so kennzeichnet:

„Nachdem ich mich seit 15 Jahren in Grundlagenforschung, Lehre und als Gutachter in verschiedenen Gremien mit Fragen der Luftverschmutzung und der Lufthygiene ernstlich beschäftigt habe, erkenne ich immer mehr, daß auf diesem aktuellen Gebiet der prophylaktischen Medizin **die individuelle Luftverschmutzung infolge Rauchens nahezu alle Maßnahmen der Reinhaltung der Luft torpediert.** Jeder Arzt, der es mit der vorbeugenden Medizin einigermaßen ernst nimmt, sollte sich und seinen Patienten gegenüber keinen ‚blauen Dunst‘ vormachen angesichts des weltweiten, erdrückenden Belastungsmaterials in seiner Stellungnahme zur Zigarette — dem ‚Suchtmittel der Nervösen‘. Der Umfang der wirtschaftlichen Interessen und der latenten individuellen Emotionen kontrastiert zu den anklagenden, umfassenden Forschungsergebnissen und bietet ein volksgesundheitlich peinliches Drama.

Während die Massenmedien in Sorge um ihr millionenträchtiges Annoncengeschäft hier schweigen, segelt leider auch unser Gesundheitsministerium im Windschatten der 5 Milliarden DM Tabaksteuer. **Die vorbeugende Medizin erleidet, nachdem allgemein bekannt wurde, wie gefährlich das Zigarettenrauchen ist, die größte Niederlage. Schmidt spricht von einem ‚Stalingrad der prophylaktischen Medizin‘.** Positiv ist der Rückgang der Raucher unter uns Ärzten zu bewerten, da — noch stärker in anderen Staaten — der Großteil der Ärzteschaft der Welt vor allem seit dem Terry-Report Nichtraucher wurde.

Dagegen rauchen nun vermehrt Frauen und Schulkinder (45 % der fünfzehnjährigen Schüler). Sie erliegen dem Fernsehmärchen vom ‚Duft der großen weiten Welt‘ und der Lüge vom ‚Genuß ohne Reue‘. Pro Kopf des Bundesbürgers wurden 1966 2222 Zigaretten verqualmt! Das seherische Wort **Lickint's** ist in Erfüllung gegangen: Der ‚Siegeszug der Zigarette‘ wurde mit einer Latenzzeit von etwa 25 Jahren gefolgt vom ‚Todeszug der Zigarette‘. Obwohl die Todesursachenstatistik hier im argen liegt, können wir mit Schmidt von den verschiedenen Formen des ‚Zigarettentodes‘ sprechen. Nach gesicherten Unterlagen ist die Übersterblichkeit der Raucher insgesamt etwa sechsmal größer als die Zahl der zigarettenbedingten Lungenkrebstoten allein. Es dürften nahezu 100 000 ‚Zigarettentote‘ in Deutschland zur Zeit zu beklagen sein.

Mein Thema böte für die hier zugeknöpfte Presse folgende ‚Knüller‘:

1. Bereits nach wenigen Zügen ‚trockene Trunkenheit‘ der Kapillaren.
2. 20 Zigaretten haben die gleiche kreislaufstrapazierende Wirkung wie achtstündiges Fahrradfahren gegen leichten Wind! Auch Filterzigaretten.
3. Alle Herzinfarkte unter 45 Jahren betreffen Raucher.
4. 10 000 Amputierte infolge Raucherbeinen jedes Jahr in der Bundesrepublik.
5. Nach meinen Untersuchungen atmet eine rauchende Sekretärin mehr CO ab, als der Verkehrsschutzmann (Nichtraucher) im Dienst.

Das Naturprodukt Tabak enthält 1 bis 5 (max 8) Prozent Nikotin. Es ist viel zu wenig bekannt, daß das flüchtige Nikotin genau so giftig ist wie Blausäure. Jedoch wird es schnell von der Leber abgebaut. Unter Umgehung des entgiftenden Leberfilters wird Nikotin mit jedem Atemzug — auch beim Nichtraucher passiv aus verqualmten Räumen — schnell und direkt in die Blutbahn aufgenommen. Im Gegensatz zum Weintrinker überläßt der Raucher bekanntlich über die Hälfte seines Genußgiftes, das angeblich von größter Reinheit sein soll, seiner Umwelt.

Eine Zigarette enthält etwa 10–20 mg Nikotin. Im Nebenstrom – also direkt in die Luft – entweichen davon 50 %... Wie rücksichtslos diese die Umwelt belästigende und gefährdende Art (man denke an geschlossene Autos) des Genießens ohne Reue ist (nach dem Psychiater Bleuler ist es ja die unbewußte, rücksichtslose Gemeinheit der Raucher) zeigt der niedrige MAK-Wert (maximale Arbeitsplatzkonzentration) für Nikotin von 0,5 mg Nikotin/m³ Raumluft für acht Stunden Tag. Die Raumluft von Büros, Konferenzräumen, Gastwirtschaften enthält nach wenigen Zigaretten wesentlich mehr an Nikotin, als die Gutachter es erlauben."

(Aus „Der Wendepunkt", 45. Jahrgang, Heft 8/1968, S. 365)

Was die Zigarettenreklame nicht zeigt

von Hugh J. Mooney

Aus der Monatsschrift Christian Herald

Durch das „Raucherland" der Zigarettenwerbung reiten gutgewachsene, kraftstrotzende Cowboys auf prachtvollen Pferden daher; oder man sieht Sportwagen, Flugzeuge oder Tauchgeräte auf solchen Bildern*). Stets handelt es sich um Darstellungen einer sauberen Welt voller Frische und Gesundheit. Die Menschen auf diesen Bildern strahlen überlegene Sorglosigkeit aus, und die wunderschönen Mädchen lächeln immerzu.

Ich kenne ein anderes Land; aus ihm kehren nur wenige zurück. Diese traurige Welt kennt keine starken Männer, keine anmutig lächelnden Mädchen mehr. Hier sehen Manager und kleine Angestellte einander sehr ähnlich, nicht nur, weil sie die gleiche Kleidung tragen, sondern weil Menschen, die von einer schwachen Hoffnung leben müssen, irgendwie den gleichen leidenden Gesichtsausdruck annehmen.

Das Land, das ich meine, ist das der Krebskranken. Von dort her komme ich.

Ich bin heute vierundvierzig Jahre alt, verheiratet und Vater von zwei kleinen Kindern. Bis 1963 hatte ich es zu einer auskömmlichen Stellung bei einer Versicherungsgesellschaft gebracht und erfreute mich günstiger Zukunftsaussichten. Im Mai jenes Jahres stellten sich bei mir leichte Schluckbeschwerden ein. Unser Hausarzt sagte, daß er mich zu einem Facharzt schicken würde, wenn die Störung eine weitere Woche anhielte. Sie hielt an. Der Spezialist diagnostizierte einen „nervösen Fall", eine Feststellung, die er noch im Oktober erneut bestätigte. Schließlich – im Januar 1964 – war ich davon überzeugt, daß es sich um mehr als eine nervöse Störung handelte, und begab mich in eine Klinik. Dort sagte mir der Arzt so schonend wie möglich, daß ich an Rachenkrebs erkrankt war. Mein erster Gedanke war, daß ich sterben müßte und meine Frau Eileen nach meinem Tod das Haus würde aufgeben müssen. Wie schade, daß die Kinder nun nicht in diesem Haus, das wir erst vor zwei Jahren gekauft hatten, aufwachsen würden.

Zwei Tage später fuhren Eileen und ich in ein von meinem Arzt empfohlenes Krankenhaus, wo man mich in einem Vierbettzimmer im siebten Stock des Ostflügels unterbrachte; dieser Gebäudeteil wird allgemein nur Sieben-Ost genannt.

Als ich meine drei Zimmergenossen zu sehen bekam, wollte ich meinen Augen nicht trauen. Es war gerade Abendbrotzeit, und die Patienten waren beim Essen: aber diese Mahlzeit ähnelte wenig den Lagerfeuerszenen der Reklamebilder. Hier standen die Männer neben ihren Betten und gossen sorgsam eine dünne, blaßrote Flüssigkeit in

*) Die Beschreibung dieser Szenen bezieht sich auf die amerikanische Zigarettenwerbung.

kleine Glasröhrchen, die sie danach hoch über den Kopf hinaushoben. Aus den Röhrchen lief die Flüssigkeit in dünne, durchsichtige Plastikschläuche, die in den Nasenlöchern endeten.

Dieses Eßverfahren war notwendig geworden, weil man den Kranken Mund, Rachen, Zunge und Speiseröhre operativ entfernt hatte. Es war mir ohne weiteres möglich, die Rückwand ihrer Hälse zu sehen: Die gesamte Vorderseite war vom Unterkiefer bis nahe an das Brustbein offengelegt worden. Bei jedem Patienten war ein großes Polster aus saugfähigem Verbandstoff direkt unter dem Kinn angebracht, um den ständig aus dem Halsbereich abfließenden Speichel aufzufangen.

Der Anblick dieser „Schlauchesser" erschreckte und bedrückte mich mehr als alles, was ich seit dem Tage, an dem ich von meiner Krebserkrankung erfahren hatte, kennengelernt hatte. Sobald ich Schlafanzug und Hausmantel angezogen hatte, rannte ich zurück zur Veranda, wo Eileen noch wartete. Heftig zitternd zündete ich eine Zigarette an und starrte auf die anderen Patienten rundum; manche von ihnen hatten kaum noch eine Woche zu leben.

Der für mich zuständige Arzt traf auf der Veranda mit uns zusammen. Ich machte ihm klar, daß ich nicht so werden wollte wie diese Kranken — daß ich lieber sterben wollte, als derart verstümmelt werden. Er riet mir daraufhin, nicht an derartige Dinge zu denken. Es sei ja möglich, daß solch radikale Operation in meinem Falle nicht erforderlich wäre.

Draußen fiel dichter Schnee. Es wurde Zeit für Eileen, sich auf die 100 Kilometer weite Heimfahrt zu machen. Ich ging noch bis zum Fahrstuhl mit und gab mich optimistischer, als ich in Wirklichkeit war. „Fahr vorsichtig", sagte ich und küßte sie zum Abschied. Die auf diesen Moment folgenden Stunden waren wohl die schlimmsten meines Lebens.

Ich flüchtete auf die Veranda hinaus, um dem gräßlichen Anblick der Operierten in meinem Zimmer zu entgehen. Aber auch hier waren, wohin immer ich den Blick wenden mochte, Menschen ohne Zunge, andere ohne Schlund, Kiefer oder Kehlkopf und wiederum solche, denen Kinn oder Nase fehlte. Viele warteten noch auf plastische Operationen, die ihnen neue Gesichter oder Halspartien verleihen sollten.

Zu diesem Zweck muß man sich fleischerne Ersatzstücke wachsen lassen. Diese „Stiele" können durch eine wie Zauberei anmutende chirurgische Technik an irgendeiner Körperstelle, die vom Chirurgen als günstig angesehen wird,, zum Wachsen gebracht werden. Bei einem Patienten wuchs ein solcher Stiel als U-förmiges Rohr seitlich aus dem Nacken heraus, daß es aussah wie ein Henkel. Bei einem anderen Kranken trat ein derartiges Gebilde zwischen den Schulterblättern hervor und endete knapp unter dem Kinn in seinem Hals; dabei muß das Stück im ganzen etwa einen halben Meter lang gewesen sein.

In mir kämpften Mitleid und Entsetzen miteinander. Wie würde ich wohl in kurzer Zeit aussehen? Ich erinnerte mich daran, daß ich vielleicht ohne Operation davonkommen könnte, und schaute auf die Wände, auf den Fußboden — nur nicht auf die Kranken.

Auf der Veranda gab es ein Fernsehgerät. Es war eingeschaltet, und immer wieder wurde das Programm unterbrochen von Zigarettenwerbung, die den herrlichen Geschmack ihrer Produkte in den höchsten Tönen pries. Dabei konnten diese Menschen hier, die ihr ganzes Leben lang geraucht hatten, weder Zigaretten noch sonst irgend etwas mehr schmecken: Ihre Nahrung wurde ihnen durch Plastikschläuche eingegeben — und Plastikschläuche besitzen keine Geschmackspapillen.

Die Leute in den Reklamesendungen hatten wunderbar sympatische Stimmen voller Jugend und Lebenskraft. Die Patienten hier hatten kaum schöne Stimmen; manche waren überhaupt stumm, da ihnen die Stimmbänder entfernt worden waren. Diese stimmlosen Gespenster verständigten sich durch mitgeführte Schreibutensilien. Andere wiederum, deren Halswunden schon verschlossen worden waren, konnten ein wie eine Taschenlampe aussehendes elektronisches Gerät benutzen. Es wird gegen die Halspartie gedrückt und verstärkt die Schwingungen, die aus dem stimmbandlosen Kehlkopf dringen. Man hört dann – sehr leise, aber verständlich – eine blecherne, künstliche Stimme.

Am nächsten Morgen wurde ich zum Zweck einer Bronchoskopie in den Operationssaal gefahren. Diese Untersuchung ist einem Schwertschluckakt sehr ähnlich. Man kippt den Kopf so weit wie möglich nach hinten. Dann stecken einem die Ärzte ein Metallrohr in den Mund, das bis zum unteren Ende der Luftröhre hinabgeschoben wird. Dabei werden wilde Würgereflexe ausgelöst, und die Luftzufuhr scheint völlig abgeschnitten. Längere Zeit wechseln sich die Ärzte beim Durchsehen durch das Rohr ab.

Gelegentlich wird eine Probe zur Biopsie entnommen. Dabei wird ein Gerät innerhalb des Rohrs nach unten geführt, um hier und dort ein Stückchen Fleisch herauszuschneiden. Während dieser Prozedur verlor ich infolge von Luftmangel das Bewußtsein und erwachte erst wieder in meinem Bett. Man sagte mir dann, daß ich nichts essen, nichts trinken und mindestens zwei Stunden lang das Bett nicht verlassen dürfe.

Um meine für die Versicherungsarbeit zu wichtige Stimme zu retten, entschloß man sich zu einem Versuch mit Strahlentherapie. Leider hatte diese Behandlung keinen Erfolg. Im August 1964 eröffnete man mir, daß operiert werden müsse.

Am Abend vor der Operation versuchte ich – da ich wußte, ich würde nie wieder sprechen können – Eileen zu sagen, wie sehr ich sie und unsere Kinder liebte. Sie war sehr tapfer.

Ich erinnere mich noch genau daran, daß ich am nächsten Morgen betete und dauernd den Namen „Jesus“ wiederholte. Mir schien es irgendwie richtig, daß dies das letzte Wort sein sollte, das ich sprach.

Nach elf Stunden brachte man mich in mein Zimmer zurück. Außer einer Stunde, in der ich im Nachschlafraum gewesen war, hatte ich die ganze Zeit auf dem Operationstisch verbracht. Am nächsten Tag erfuhr ich, daß mir die Rachenpartie, der Kehlkopf, Teile der Speiseröhre sowie noch dieses und jenes andere Stückchen entfernt worden waren. Nun war ich selbst zu einem dieser „Operationsscheusale“ geworden, deren Aussehen mich noch vor einigen Monaten in Panik versetzt hatte. Von nun an mußte ich durch ein Loch – Stoma genannt – am unteren Ende meines Halses Luft holen.

Da ich wußte, wie unheimlich ich mit meinem offenen Hals aussah, fühlte ich mich der Menschheit nicht mehr zugehörig. Ich war zum bloßen biologischen Objekt geworden. Die Zeit danach war einsam und schwer. Acht weitere Operationen waren zur Wiederherstellung der Halspartie erforderlich. Das Fernsehen half uns beim Zeittotschlagen. Ich muß gestehen, daß wir alle hier auf Sieben-Ost ein pathologisches Interesse an den Zigarettenreklamesendungen nahmen. Nach rund 19 000 Packungen Zigaretten sah ich – wie wir alle hier – ja doch etwas anders aus als die stattlichen Männer und die hübschen jungen Damen auf dem Bildschirm.

Die jungen Leute halten viel von Realismus. Es wäre ganz interessant, wenn irgendeine Agentur einen Werbefilm drehen würde, in dem ein wegen Raucherkrebs am Hals operierter Patient auftritt. Man könnte dazu etwa einen Mann auswählen, an dem einer dieser Fleischstiele wächst. Man könnte aber auch die Kamera langsam durch das Krankenzimmer schwenken lassen und dabei zeigen, wie wir immer noch treu die Marke X oder Y rauchen, das heißt diejenigen, die noch einen richtigen Mund haben, in den sich eine Zigarette stecken läßt. Man könnte sogar den absolut Süchtigen vorführen, der mir einmal begegnet ist – er rauchte, indem er seine Zigarette an das Loch in seiner Luftröhre drückte, durch das er atmen mußte.

Hier in Sieben-Ost gibt es weder Reitpferde noch Hubschrauber noch Sportwagen.

Gefahren wird auf den mit Rädern versehenen Tischen, die uns zum Operationsraum bringen – und, wenn wir Glück haben, wieder zurück. Dabei ist die Station Sieben-Ost nur ein Teil des Reiches der Krebskranken. Im dritten Stock werden die Lungenfälle behandelt. Bisher habe ich, Gott sei Dank, noch nicht dorthin müssen.

Hugh J. Mooney

(Berechtigter Nachdruck aus „Das Beste aus Reader's Digest", Märzheft 1968)

Es gilt zu handeln!

von Robert F. Kennedy

Im September 1967 trafen sich 487 Wissenschaftler, Ärzte und Berichterstatter von 34 Ländern zu einer „Weltkonferenz über den Einfluß des Tabakrauchens auf unsere Gesundheit" im Hotel „Waldorf Astoria" in New York, um einen wirksamen Abwehrkampf gegen das Tabakrauchen einzuleiten. Die bedeutsamste Rede hielt Senator Robert Kennedy. Er sagte:

„Ich glaube, unser Treffen bringt eine der wichtigsten von allen Gesundheitsbesprechungen, die jemals stattgefunden haben. Wir vertreten hier 34 verschiedene Länder, das legt uns eine ungeheure Verantwortung auf. Die meisten Angaben, die ich nun machen werde, beziehen sich zwar auf die Lage in den USA, ihrem Gehalt nach gelten sie aber für Sie alle und für die Länder, die Sie vertreten:

- Über eine Viertelmillion vorzeitige Todesfälle jedes Jahr werden von Krankheiten hervorgerufen, die durch Tabakrauchen entstanden sind.
- Bei dem tabakrauchenden Teil der Bevölkerung kommen elf Millionen zusätzliche Fälle von chronischen Erkrankungen vor.
- Ein Drittel aller Todesfälle bei Männern im Alter von 35 bis 60 Jahren sind verursacht von Krankheiten, die vom Tabakrauchen entstanden sind.
- Das Rauchen von Zigaretten ist „die Hauptursache zu Lungenkrebs und es ist ebenso die Hauptursache zu vielen anderen chronischen Krankheiten und die daraus entstehenden Todesfälle" wie der Terry-Report 1964 ergab.
- Die Anzahl der Todesfälle an Lungenkrebs im Jahre 1930, gleich nachdem das Tabakrauchen eine allgemein verbreitete Sitte wurde, war 2500. Sie ist seitdem ständig gestiegen im gleichen Maße wie die Kurve des Tabakrauchens und ist jetzt, 1967, auf 50 000 angelangt.
- 48 Millionen Amerikaner rauchten im Jahre 1966 542 Milliarden Zigaretten, d. h. zweieinhalb Prozent mehr als im Jahre 1965.
- Über 4000 Kinder haben angefangen, jeden Tag zu rauchen, und das bedeutet, daß ca. eineinhalb Millionen Zigaretten jährlich von Kindern geraucht werden.
- Von unseren jetzigen Schulkindern werden eine Million vorzeitig an Lungenkrebs sterben, wenn sich das jetzige Tempo der Entwicklung fortsetzt.
- Ich brauche sicher nicht auf Einzelheiten einzugehen, um Ihnen klar zu machen, wie ungeheuer wichtig es ist, hier Abhilfe zu schaffen. Aber ich will die Tatsachen unterstreichen, die meines Erachtens am meisten besorgniserregend sind:

Die 250 000 vorzeitigen Todesfälle, die jährlich von Krankheiten hervorgerufen werden, welche von Tabakmißbrauch entstanden sind, entsprechen ca. einem Siebentel aller Todesfälle in den USA jedes Jahr. Das bedeutet, daß ca. ein Siebentel aller jetzt lebenden Amerikaner, ungefähr 28 Millionen Menschen, vorzeitig an Krankheiten sterben werden, die mit Tabakrauchen in Verbindung stehen.

Die Zahl der Amerikaner, die jährlich von dem Zigarettenrauchen getötet werden, ist höher als die Zahl unserer Gefallenen im ganzen ersten Weltkrieg, dem Koreakrieg und dem Vietnamkrieg zusammen. Ja, die Zahl der Opfer des Zigarettenrauchens ist jährlich fast ebenso hoch wie die ganze Anzahl unserer Gefallenen im Zweiten Weltkrieg.

Jedes Jahr töten die Zigaretten fünfmal mehr Amerikaner als die Verkehrsunfälle. Dabei tötet der Lungenkrebs allein ebensoviele Menschen wie die Verkehrsunfälle. Die Tabakindustrie propagiert tödliche Waffen. Sie profitiert im Geschäft mit Menschenleben.

Es mangelt den Unternehmern in der Tabakindustrie jegliches soziale Verantwortungsbewußtsein. Aber diese Mentalität ist auch bezeichnend für die Einstellung unserer Behörden, die in all diesen Jahren stillschweigend das Tabakrauchen erlaubt haben, deswegen dürfen wir aber nicht zulassen, daß die Gesundheit der kommenden Generationen geopfert wird und daß sie einem vorzeitigen Tod anheimfallen. Es gilt zu handeln — und zwar sofort!"

Das Rauchen — eine Herausforderung an Intelligenz und Gewissen

von Albert Giercke

(nach einem Vortrag, der vom Verfasser vor den Oberklassen Hamburger Gymnasien und Oberschulen gehalten wurde).

In der Hamburger Presse wurde die Frage erörtert, ob es in den Schulen Rauchzimmer geben solle oder nicht. In den Zeitungen wurde zur öffentlichen Diskussion darüber aufgefordert. Diese Anregung greife ich auf. Aber nicht etwa, weil ich von amts- oder berufswegen, z. B. als Arzt, als Lehrer oder als Pastor, dazu verpflichtet bin, sondern weil ich mich als unabhängiger Staatsbürger herausgefordert fühle von der Eskalation, mit der das Rauchen bei uns immer bedenkenloser vorangetrieben wird.

Bevor ich zur Sache komme, möchte ich von drei bemerkenswerten Forderungen berichten, die das „Aktionszentrum unabhängiger sozialistischer Schüler" (AUSS) kürzlich anläßlich einer Podiumsdiskussion durch seinen Sprecher angemeldet hat. Diese Forderungen lauten:

1. „Dem Schüler muß echte Verantwortung zugemessen werden!"
2. „Die Schule muß die Gesellschaft erziehen!" und
3. „Gemeinschaftskunde darf sich nicht auf Politik und Erdkunde beschränken, sie muß auch die Soziologie einbeziehen."

Gerade beim Thema „Rauchen" ist das Einbeziehen der Soziologie von besonderer Wichtigkeit. Soziologie wird im Brockhaus als die Wissenschaft von den Formen, den Gesetzen und der Entwicklung der Gesellschaft bezeichnet. Diese Definition muß erweitert werden, denn die Soziologie hat sich nicht zuletzt mit den offenen und verborgenen Beeinflussungen zu befassen, denen der Einzelne infolge bestimmter gesellschaftlicher Strukturgesetzlichkeiten unterworfen ist.

Derartige Gesetzlichkeiten bilden und verfestigen sich in jeder Gesellschaft im Laufe der Zeit auf der Grundlage wirtschaftlicher, weltanschaulicher oder institutioneller Interessen. An ihnen orientiert sich das gewohnheitsmäßige Denken und Verhalten der Menschen. Strukturgesetzlichkeiten sind jedoch keine Vernunftgesetzlichkeiten; sie sind überwiegend Machtgesetzlichkeiten. Ob sich die Macht mit der Vernunft liiert, ist eine Frage, die allein durch den – meist sehr kurzsichtigen – Blick auf das jeweilige Interesse entschieden wird. Es ist auf jeden Fall eine Grunderkenntnis der Soziologie, daß es keine menschliche Gemeinschaft gibt, die nicht durch Macht zusammengehalten wird und in der die Macht nicht auf den verschiedensten Wegen wirksam ist.

Das Rauchen – ein Instrument der Macht!

Was das Rauchen betrifft, so muß man es – soziologisch gesehen – nicht anders als ein wirksames Instrument und Werkzeug der Macht bezeichnen. Will man das Rauchen als einen heimtückischen Feind nicht nur jedes Einzelnen, sondern der Gesellschaft insgesamt bekämpfen, dann darf dieser Kampf nicht allein mit Hilfe medizinischer Aufklärung geführt werden, wie das bisher üblich war. Obwohl die Notwendigkeit medizinischer Informationen über das Rauchen weder bestritten werden kann noch bestritten werden soll, so muß sich der gesellschaftliche Widerstand in Zukunft vorwiegend auf soziologische, daneben aber auch auf biologische, psychologische, philosophische, sozialpolitische und volkswirtschaftliche Erkenntnisse und Argumente stützen.

Ich habe das Rauchen vom soziologischen Standpunkt aus als Instrument und Werkzeug der Macht gekennzeichnet. Um das verständlich zu machen, müssen ein paar Worte über die Macht gesagt werden, denn die Macht ist ein Faktor, der von Natur aus in allen menschlichen Beziehungen und Institutionen eine entscheidende Rolle spielt. Um Macht ging es bereits lange bevor der Mensch auf der Erde auftauchte. Die meisten frei lebenden Tiere haben einen sogenannten „Territorialinstinkt", der sie zwingt, sich einen begrenzten Lebensraum zu sichern und ihn gegen Artgenossen und Feinde zu verteidigen, d. h. also Macht ausüben. Auch bei den Menschen ist dieser Territorialinstinkt noch erhalten und wirksam, allerdings teilweise umgeformt in das Streben nach Sicherheit der Lebens- und Arbeitsbedingungen. Meinungsumfragen haben ergeben, daß dieses Streben nach Sicherheit – indirekt also nach uneingeschränktem Machtbesitz im eigenen Territorium – an der Spitze aller menschlichen Wünsche steht.

Zur Frage der Macht ist ferner folgendes zu beachten: die gewaltige Zunahme der Bevölkerung, ferner die Entwicklung von Naturwissenschaft, Technik und Industrie haben in unserer Zeit nicht allein viele Bedürfnisse – echte und unechte –, sondern auch zahlreiche machthungrige Interessengruppen neu entstehen lassen. Manche dieser neuen Mächte entwickelten raffinierte Formen der Abhängigkeit und sogar eine Art von Knechtschaft, um die Menschen nach altem Herrschaftsbrauch unter ihr Joch zu zwingen. Daß das Rauchen eine solche Form der Knechtschaft ist, wird von niemand bestritten, außer von den Rauchern selbst und von den sie beherrschenden Machthabern. Denn das Rauchen ist ein durchaus unnatürliches Bedürfnis, das dem Menschen erst durch eine Art Vergewaltigung seines vegetativen Nervensystems aufgepfropft – oder besser eingeimpft – wird. Unser Wirtschafts-System ist nun einmal darauf angelegt, bei den Menschen immer neue Bedürfnisse zu wecken, um sie, und hier zitiere ich Karl Marx –

„zu neuen Opfern zu zwingen, um sie in eine neue Abhängigkeit zu versetzen und sie zu einer neuen Art des Genusses und damit des ökonomischen Ruins zu verleiten."
Von einem ökonomischen „Ruin" kann man beim Rauchen allerdings kaum reden, wohl aber von einem gesundheitlichen Ruin. Außerdem noch von einer doppelten ökonomischen Belastung. Denn zu den finanziellen Opfern, zu denen der Raucher durch seine neue Abhängigkeit gezwungen wird (d. h. zum täglichen Kauf seiner Rauch-

waren), kommen ja noch die ökonomischen Opfer hinzu, die er später für die Behandlung der durch das Rauchen verursachten Krankheiten aufwenden muß. Das Rauchen ist also ein sicheres Geschäft, nicht nur für die Tabakmacht, sondern ebenso für die Medizinalmacht.

Das Rauchen – ein Prestigefaktor

Um nun etwas über die Motive zu erfahren, die den Raucher zum Rauchen veranlassen, muß man sich an die Psychologie halten. Einen Weg zu diesen Motiven weist die bereits erwähnte Meinungsumfrage nach der Vordringlichkeit menschlicher Wünsche. Auf der Skala dieser Wünsche nimmt das Streben nach Anerkennung innerhalb der Gemeinschaft die zweite Stelle ein. Der Wunsch nach Anerkennung ist gleichfalls ein instinktives Verhalten, das seine Wurzeln im Tierreich hat. Denn bei allen höheren Tieren, die in Gruppen zusammenleben, gibt es Rangordnungen der gegenseitigen Anerkennung bzw. des Respektes. Das bekannteste Beispiel ist wohl die sogenannte „Hackordnung" auf dem Hühnerhof. Es gibt immer ein ranghöchstes Huhn, das von keinem anderen gehackt wird, und es gibt als Gegenstück ein rangniedrigstes Huhn, auf dem alle anderen herumhacken. Die übrigen Hühner nehmen die dazwischen liegenden abgestuften Rangpositionen ein.

Wenn auch viele tierische Instinkte im heutigen Menschen verkümmert sind, derRanginstinkt, das Streben nach Anerkennung und Respektierung der eigenen Persönlichkeit und ihres wahren oder eingebildeten Wertes, gehört bestimmt nicht dazu. Nachdem heute alle früheren geschichtlichen Rangordnungen zerbrochen sind, sieht der moderne Mensch seinen sozialen Rang fast ausschließlich in seinem Sozialprestige realisiert, das im allgemeinen von der Höhe seines materiellen Lebensstandards abgeleitet wird. Während sich jedoch die Tiere in bezug auf die beiden Urinstinkte der Lebenssicherung und der Rangordnung mit einem begrenzten Territorium begnügen und ihre jeweilige Stellung in der Rangordnung akzeptieren, zeigen sich viele Menschen maßlos und verantwortungslos im Streben nach immer mehr Macht und nach immer mehr Prestige.

Die Bedenkenlosigkeit dieses Strebens beweist u. a. die Tatsache, daß den für die Ausbreitung des Rauchens verantwortlichen Machtgruppen jedes Mittel der Massenbeeinflussung recht ist, um den Menschen die Notwendigkeit zu suggerieren, ihre süchtigmachenden Produkte kaufen zu müssen. Um die bisherigen Verbraucher immer fester an den Tabak zu binden, macht die Werbung das Rauchen zu einem Prestige-Faktor des modernen Menschen. Irgendeine Rücksicht auf die jährlich zehntausendfachen individuellen Krankheits-Katastrophen, die damit eingeleitet werden, oder auf die milliardenhohen volkswirtschaftlichen Schäden, die durch tabakbedingte Arbeitsausfälle und durch tabakbedingte Frühinvalidität verursacht werden – also Rücksicht auf das Gemeinwohl – wird von den Machtgruppen nicht genommen. Im Hinblick auf die vielen negativen Aspekte des Tabakgeschäftes muß die Werbung für das Rauchen allerdings den größten Wert darauf legen, den Raucher nicht als das darzustellen, was er in Wirklichkeit ist: eine erfolgreich manipulierte Figur auf dem Schachbrett der Macht, ein nützlicher Knecht für viele pluralistische Interessen.

Das Rauchen – eine Grundlage vielfältiger Berufstätigkeiten

Denn die Machtgruppen, für die das Rauchen nützlich ist, sind ja nicht allein begrenzt auf die Tabak-Industrie, den Tabak-Handel, den Staat als Empfänger der Tabak-Steuer, auf die Tabak-Werbeagenturen und auf die von Tabak-Anzeigen befruchtete Presse. Allein schon für diese Gruppe opfern die Raucher in der Bundesrepublik jährlich 10000 Millionen DM! Mit den unvermeidlichen Folgen des Rauchens ist auch noch die Medizinalwirtschaft stark beschäftigt, die Röntgen-Institute, die pharmazeutische Industrie, die Krankenhäuser usw. Für sie ist jeder Raucher nicht nur ein sicherer, sondern auch ein zahlungskräftiger Patient, weil er die Kosten der von ihm selbst provozierten Krankheiten im allgemeinen bereits über die gesetzliche Kranken-Versicherung vorfinanziert hat. Die Raucher sind nämlich nachweisbar sehr viel anfälliger für alle Arten von Krankheiten als die Nichtraucher. Außerdem stellen sie auch noch ein jährlich immer wieder neu anmarschierendes Patientenheer von 10000 Anwärtern für Amputationen, von 20000 tödlich verlaufenden Lungenkrebsfällen, von 100000 Bronchitiskranken, von unzähligen Herz/Kreislaufleidenden, von Infarktopfern usw. Ein Arzt berichtet folgenden Fall:

„Ein Patient von 60 Jahren, den ich vor kurzem untersuchte, ein elendes Wrack, zeitlebens starker Raucher, natürlich mit schwerster Bronchitis, mit Herzschäden, dabei stark vorgealtert, sagte mir: „Wenn man doch im Fernsehen nach der Zigarettenreklame einmal jemanden wie mich zeigen würde, dann würden die Leute wohl aufhören zu rauchen."

Da mit einem solchen realistischen Konterfei des Rauchers aber kein Staat zu machen ist, so sehen sich die Tabak-Werber gezwungen, in Bild und Wort ein „Image" – d. h. ein frisiertes gedankliches Erscheinungsbild – des Rauchers aufzubauen, mit dem identifiziert zu werden für die rauchenden Zeitgenossen keine Schande bringt. Diese Aufgabe wird von den hochbezahlten Koryphäen der Tabakwerbung vorbildlich gelöst. Die Raucher erscheinen heute nicht allein vor sich selbst, sondern auch in den Augen der Öffentlichkeit geradezu als Verkörperung von Männlichkeit und Lebenskunst, die angeblich „ohne (spätere) Reue genießen". Es ist die Tragik der Jugend, Schein und Sein nicht zu unterscheiden und die lügnerischen Phantasieprodukte der Tabakwerber für bare Münze zu nehmen. Heute glaubt die Jugend, durch das eigene Rauchen aller derjenigen Attribute teilhaftig zu werden, mit denen die an den Methoden des Rattenfängers von Hameln orientierte Tabakwerbung ihre rauchenden Pseudo-Helden und Heldinnen irreführend ausstattet.

Es ist das Meisterstück der Meinungs-Manipulierer, das Rauchen als „Freiheit" erscheinen zu lassen, von der nur die Schüler noch ausgeschlossen sind: In Wirklichkeit sieht die Sache aber so aus: die Tabakwirtschaft, der Finanzminister und bestimmte Medizinalinteressen müssen im Rauchen die Erfüllung einer besonders nützlichen gesellschaftlichen Aufgabe sehen, für die die Jugend gar nicht früh genug präpariert werden kann. Es ist also nicht etwa so, daß der Schüler jetzt rauchen „darf". Im Gegenteil, er „muß" rauchen! Daß hinter dem „darf" in Wahrheit ein „muß" steht, wird von den Schülern, die Schülerraucherzimmer fordern, leider nicht erkannt.

Die Schüler, die heute bereits rauchen, glauben außerdem, im Zigarettenrauchen oder im Pfeifenrauchen symbolisiere sich Erwachsensein und Lebenskunst, während doch das Gegenteil der Fall ist. Kein Mensch, der erwachsen ist und etwas von Lebenskunst versteht, wird mit dem Rauchen beginnen, wenn er nur richtig informiert wird, was er sich damit – zugunsten der am Rauchen interessierten Machtgruppen – Schritt für Schritt einhandelt. Über diese Schäden ist heute ja wohl jedermann ausreichend informiert. Ich weiß allerdings nicht, ob auch allgemein bekannt ist, daß das Rauchen im Laufe der Zeit die männliche Potenz herabsetzt und daß es bei rauchenden Frauen zu einer überdurchschnittlich hohen Frühgeburtenquote führt. Frühgeburten sind immer untergewichtig, und bei untergewichtig Geborenen ist die Intelligenz um 10–12 Punkte niedriger als bei Normalgeborenen. Das haben amerikanische Ärzte erst kürzlich an 20000 Vierjährigen festgestellt, die untergewichtig geboren worden waren.

Das Rauchen – eine Gelegenheit für Presse-Lügen

Jeder einigermaßen „wache" Jugendliche müßte eigentlich erkennen, daß ihm in Bezug auf das Rauchen eine verhängnisvolle Fehlhaltung aufoktroyiert wird. Das geschieht einerseits durch eine pausenlos hämmernde bedenkenlose Werbung. Das geschieht andererseits durch das Verfälschen, Unterschlagen und Erfinden von Tabakinformationen durch die Presse, wie dies z. B. in einer umfangreichen Dokumentation nachgewiesen werden konnte. Von den vielen Fällen in dieser Dokumentation greife ich hier lediglich eine Nachricht aus der „Bild"-Zeitung heraus. Danach hätten 14 Jahre lang Untersuchungen an der New Yorker Universität ergeben, daß die 11000 Arbeiter und Angestellten der amerikanischen Tabakindustrie im Durchschnitt gesünder seien als der Durchschnitt der amerikanischen Bevölkerung, obwohl sie erheblich mehr rauchten. Eine solche Nachricht ist für jeden Raucher natürlich höchst beruhigend, ja sogar anspornend, und das war fraglos auch ihr geschäftlicher Zweck. Die Wahrheit ist jedoch, daß derartige Untersuchungen niemals stattgefunden haben, wie das die Universität in New York auf Anfrage mitgeteilt hat.
Eine ähnliche Erfindung leistete sich die Zeitschrift „Jasmin", die kürzlich einen Artikel veröffentlichte unter der Überschrift „Was berühmte Ärzte ihren eigenen Frauen raten". Dort hieß es: „Du darfst natürlich rauchen, nur nicht zuviel". Auf die Frage, welche „berühmten" Ärzte denn wohl einen derartigen „Rat" gegeben hätten, verweigerte die Jasmin-Redaktion (die erst nach dreimaliger – zuletzt eingeschriebener – Anfrage reagierte!) die Antwort. Der angeblich „ärztliche" Jasmin-Rat ist offensichtlich eine Lüge; er stammt zweifellos weder von „berühmten" Ärzten noch überhaupt von Ärzten, denn die Bundesärztekammer hat offiziell ausdrücklich vor dem Rauchen gewarnt. Der ominöse „Rat" der Zeitschrift „Jasmin" dürfte dagegen wohl einen Spezialisten der Tabakschleichwerbung zum Verfasser haben.
Das Aufoktroyieren einer Fehlhaltung geschieht nicht zuletzt, aber sicher am wirkungsvollsten, durch den sozialpsychologischen Einfluß der Gruppen, in denen der Jugendliche entweder lebt – wie in der Familie –, oder zu denen er sich in der Schule bzw. in der Freizeit hingezogen fühlt. Denn das Verhalten der Menschen ist vorwiegend gruppenbestimmt; und diejenigen, die sich aus ihrer Gruppenbindung heraus – trotz einer evtl. besseren Einsicht – gegen jede Änderung ihres Verhaltens sperren, geben ihren Widerstand auf, wenn das Verhalten ihrer Gruppe sich wandelt. Um das zu erreichen, ist es jedoch immer notwendig, den sog. „opinion-leader" der Gruppe, den Meinungsmacher, umzustimmen.
Opinion-Leader in unserer Gesellschaft sind u. a. auch die Politiker. Von ihnen sollte man die intellektuellen und moralischen Qualitäten verlangen, mit denen allein ihre politische Macht zu rechtfertigen ist. Außerdem müßten sie eine klare Vorstellung davon haben, in welche Zukunft sie die Gesellschaft führen wollen. Die Zukunft darf auf keinen Fall darin bestehen, daß die von Machtgruppen provozierte und genutzte gesundheitliche Fehlhaltung der Bevölkerung zementiert wird, statt abgebaut zu werden. Ein Buch, das kürzlich erschien, handelt – so steht es im Titel – „vom Versagen unserer Gesellschaft in der Gegenwart und vor der Zukunft und was eigentlich geschehen müßte". Daß das Rauchen und die von ihm verursachten schweren gesundheitlichen und volkswirtschaftlichen Schäden den heutigen grotesken Umfang angenommen haben, ist auf jeden Fall als Versagen der Gesellschaft und der einzelnen Raucher vor der Gegenwart und insbesondere vor der Zukunft zu bezeichnen. Was demgegenüber „eigentlich geschehen müßte", ist klar, wird aber von den beteiligten Machtgruppen und den von ihnen abhängigen Journalisten und Lobbyisten in Presse und Politik verhindert. In der vorhin erwähnten „Dokumentation" sind einige typische derartige Fälle geschildert worden. Es liegt jedoch in der Natur der Sache, daß derartige Manipulationen selten ans Licht der Öffentlichkeit kommen.

Das Rauchen – eine falsche Programmierung

Das Buch, von dem hier die Rede ist, heißt „Falsch programmiert". Sein Verfasser ist ein weltbekannter Naturwissenschaftler, Techniker und Kybernetiker: Professor Karl Steinbuch. Wenn man die in den Zeitungen abgebildeten rauchenden Politiker sieht, die für die Jugend das denkbar schlechteste Vorbild abgeben, dann muß man dem Wissenschaftler Steinbuch zustimmen, wenn er schreibt:
„Das soziologische Problem der Politikerauslese ist in unserer Gesellschaft noch gänzlich ungelöst. Es erzeugt keine Hoffnung, sondern Widerwillen und Abscheu, die intellektuelle und moralische Inkompetenz der Verantwortlichen zu erleben."
Schüler, die niemand davor bewahrt hat, sich in Bezug auf das Rauchen durch die Werbung „falsch programmieren" zu lassen, sind zu bedauern. Sie haben auf das wesentlichste Attribut der Menschenwürde, auf das eigene selbständige Denken, verzichtet. Bertrand Russel hat dafür eine einfache Formel gefunden, wenn er sagt: „Die meisten Menschen sterben lieber, als daß sie denken." So rüsten sich denn auch rauchende Schüler lieber zum schrittweisen gesundheitlichen Absterben, als sich einmal die Frage zu stellen, ob sie mit ihrem Rauchen – durch das sie sich übrigens weit schlimmer schädigen als im ausgewachsenen Zustand – ob sie sich also damit in den Augen der aufgeklärten Erwachsenen nicht gerade jenes Unerwachsensein und jene Unreife selbst bescheinigen, die sie durch ihr Rauchen so angeberisch zu verbergen bemüht sind.
Für das „Aktionszentrum unabhängiger sozialistischer Schüler" ist „die Bewußtseinsbildung der Schüler über ihre Situation von größter Bedeutung". Schüler und Schülerinnen müßten sich also endlich bewußt werden, daß man versucht, sie in Bezug auf das Rauchen mit einem einfachen Trick „falsch zu programmieren". Zur süchtigen Bindung an den Tabak kommt es nämlich, biologisch gesehen, weil mit Hilfe der ersten – meist als abscheulich empfundenen – Rauchversuche eine natürliche Abwehrschranke des Organismus beseitigt wird. Die Folge davon ist eine krankhafte Veränderung im Elektrolyt-Haushalt des vegetativen Nervensystems; außerdem schädigt das Rauchen die Durchblutung der Adern, fraglos also auch im Gehirn. Die damit gegebenen körperlich-geistigen Funktionsstörungen erlebt der Raucher als latente Beeinträchtigung seines täglichen Wohlbefindens.
Der sogenannte „Rauchgenuß" besteht nun in nichts anderem, als in der vorübergehenden Wiederherstellung des früheren Zustandes, d. h. im kurzfristigen Ausschalten der selbstverschuldeten körperlichen Defekte mit Hilfe neuer Nikotineinwirkung, die dann ihrerseits wieder den Grund für weitere Funktionsschädigungen legt. Das ist natürlich ein geradezu genialer Mechanismus, der unaufgeklärte oder gruppenkonforme Individuen für den Preis der langsamen gesundheitlichen Selbstzerstörung zu nützlichen Dukateneseln macht. Allein die jetzt Heranwachsenden könnten, falls sie nur richtig informiert werden, diesen – im wahren Sinne des Wortes – „Teufelskreis" durchbrechen und dem Tabakspuk innerhalb einer einzigen Generation das schon längst verdiente Ende bereiten. Hier kommt auf die Schüler jene „echte Verantwortung" zu, die das „Aktionszentrum unabhängiger sozialistischer Schüler" für die Schüler fordert.

Das Rauchen – eine destruktive Lebenshaltung

Warum sich trotz allem noch so viele Anwärter für das Rauchen finden, ist zu einem erheblichen Teil auch individualpsychologisch bedingt. Unter anderem ist es der sog. Lutsch-Reflex aus der Säuglingszeit, der bei vielen noch nicht zurückgebildet ist und der durch das Rauchen – auf gefährliche Weise – Befriedigung findet. Weitere psychologische Aspekte zu erörtern, fehlt hier jedoch die Zeit. Abschließend sollen lediglich noch ein paar philosophische Überlegungen angestellt werden. Die Philosophie befaßt sich unter anderem mit der Frage nach dem Sinn des Lebens. Diese Frage könnte gar nicht gestellt werden, wenn es menschliches Leben auf der Erde nicht gäbe, d. h. wenn sich in den vergangenen Zeitaltern nicht ein konstruktiv schöpferisches Prinzip — als kosmisches Ordnungsgesetz — gegenüber dem destruktiv-Zerstörerischen durchgesetzt hätte.

Der Mensch ist also das Ergebnis einer konstruktiv ausgerichteten Evolution. In dem Buche „Das sogenannte Böse“ schreibt Professor Konrad Lorenz: „Das lange gesuchte Zwischenglied zwischen Mensch und Tier, das sind wir“, und er ergänzt diese Feststellung mit dem Satz: „Der Mensch ist zwar der ‚letzte Schrei‘ der Schöpfung, aber noch nicht ihr letztes Wort“. Der heutige Mensch steht also am Endpunkt der bisherigen Evolution, doch vor ihm steht die Aufgabe, die Evolution über sich hinaus weiterwirken zu lassen. Das heißt, daß er sich der konstruktiv-schöpferischen Ordnung des Kosmos einfügen und seinen Lebensgenuß allein im Rahmen dieser Ordnung suchen muß. Das ist im Grunde der tiefere Sinn seines Daseins, wenn er als Mensch vor der Zukunft und vor sich selbst bestehen will. Daraus ergibt sich zwangsläufig, daß der Mensch den Versuchungen der destruktiv-zerstörerischen Mächte widerstehen sollte, einerseits um seinen eigenen Interessenbereich zu schützen, und andererseits um den wahren Sinn seines Lebens nicht zu verfehlen.

Wer raucht und wer damit unausweichlich eine — individuell allerdings unterschiedliche — körperlich/geistige Selbstzerstörung betreibt, stellt sich gegen die schöpferisch/konstruktive Ordnung des Kosmos, er stärkt — allein schon durch sein schlechtes Beispiel — die Macht des destruktiv-Zerstörerischen. Weil die Tabakwerbung diesen Aspekt des Rauchens ausklammert, weil sie keine „ausgerauchten Ruinen“ (Reg. Med. Dir. Dr. med. Spengler), sondern nur jugendfrische Raucher abbildet, darum fangen so viele unkritische Jugendliche noch immer mit dem Rauchen an. Dieser Erfolg ermuntert die manipulierenden Tabakwerber dazu, „eine Art von beruflichen Stolz über ihre handwerklich besonders gekonnten Formen des Schwindelns“ zu empfinden. So heißt es in dem Buch „Die moderne Industriegesellschaft“, des bekannten amerikanischen Wirtschafts-Professors John Kenneth Galbraith.

Das Rauchen — kein interessantes Laster, sondern eine „nützliche Dummheit“

Es liegt bei den Schülern, ob sie auf den „Schwindel“ der Bewußtseins-Manipulierer hereinfallen wollen, bzw. ob sie, falls das schon geschehen ist, sich nicht lieber am eigenen Schopf aus dem Tabaksumpf wieder herausziehen wollen, bevor sie unreparierbare Schäden davontragen. Rauchen macht sie auf jeden Fall früher oder später gegenüber gleichaltrigen und gleichkonstituierten Nichtrauchern bzw. Nichtraucherinnen körperlich, geistig und in Bezug auf das biologische Alter unterlegen. Die Frage ist lediglich, ob sie diesen Preis bezahlen wollen, nur um jetzt als Schüler vor sich selbst, vor den Erwachsenen, vor ihrer Klasse oder in irgendeiner Gruppe als etwas Besonderes zu gelten, also anzugeben. Oder ob sie nicht vielleicht — und zwar als Schülerschaft insgesamt — eine große und gesellschaftlich bedeutende Aufgabe darin sehen, durch geschlossenen Widerstand gegen die Tabakseuche die Gesellschaft — zumindest die mit ihrer Generation heraufkommende Gesellschaft — zum Besseren zu erziehen. Das würde dann heißen, die zweite wichtige Forderung des „Aktionszentrums unabhängiger sozialistischer Schüler“ zu realisieren. Eine solche Erziehung wäre nicht nur im besten Sinne human, d. h. nützlich für den einzelnen, sondern sie wäre auch wahrhaft sozial, d. h. fruchtbar für das Gemeinwohl auf dem Wege einer konstruktiven, zukunftsorientierten Sozialpolitik.

Damit bin ich am Ende. Ich habe diese Arbeit geschrieben, um klar zu machen, daß es die Aufgabe des Menschen ist, sich in die schöpferisch/konstruktive Ordnung des

Kosmos einzufügen, nicht aber, sich unter der Opferung der eigenen Gesundheit auf die Seite der destruktiven Zerstörungsmächte zu stellen. Wer als Raucher gesundheitliche Selbstzerstörung betreibt, der soll sich nicht damit herausreden, der Mensch müsse nun einmal irgendein Laster haben. Rauchen ist — wenn man seinen gewaltigen Nutzen für die Macht bedenkt — kein Laster, sondern eine massenpsychologisch verbreitete nützliche Dummheit. Im englischen Gesundheitsministerium spricht man von einer „tödlichen Torheit".

Den Rauchern sei abschließend ein Satz gewidmet, mit dem Professor Max Horkheimer/Frankfurt eine soziologische Erkenntnis formuliert:

„Es kommt darauf an, daß die Menschen begreifen, daß sie selbst die Subjekte und Handlanger ihrer Unterdrücker sind."

Allen Lesern aber möchte ich eine Lebensweisheit mit auf den Weg geben, die aus dem alten Ägypten stammt. Vergessen Sie gern alles, was ich Ihnen erzählt habe, aber bewahren Sie diesen Satz in Ihrem Gedächtnis; er lautet:

Die Gesundheit ist eine Krone; der Gesunde trägt sie, aber nur der Kranke sieht sie!

Zusammenfassung

Das Rauchen ist — soziologisch gesehen — ein Instrument der Macht. Es wird den Menschen durch einen biologischen Trick — durch Vergewaltigung ihres vegetativen Nervensystems — fast unabschüttelbar eingeimpft. Sozialpsychologisch steht der Raucher unter einem von der Tabakmacht geförderten Gruppenzwang. Um die schwerwiegenden individuellen und volkswirtschaftlichen Folgen des Rauchens zu verdecken, baut die Werbe-Industrie ein vorteilhaftes „Image" des Rauchers auf. Jugendliche glauben daraufhin, im Rauchen symbolisiere sich Erwachsensein und Lebenskunst, obwohl das Gegenteil der Fall ist. Eine manipulierende Presse und das verderbliche Beispiel sogenannter „Prominenz" fördert den Mythos des Rauchens. Der Raucher, derart „falsch programmiert", verzichtet auf eigenes Denken. Philosophisch gesehen steht sein selbstzerstörerisch/destruktives Leben in Widerspruch zur schöpferisch/konstruktiv ausgerichteten Evolution. Der Nutzen des Rauchens für die Macht (Industriemacht, Handelsmacht, Steuermacht, Werbemacht, Pressemacht) ist eklatant; z. Z. (1968) teilen diese Mächte rd. 10 000 Millionen DM jährlich unter sich auf. Hinzu kommen die Kosten der Medizinalbehandlung (Medizinalmacht). Rauchen sollte sozialpolitisch nicht nur als „tödliche Torheit" (englisches Gesundheits-Ministerium), sondern als — für eine Reihe von Mächten — „nützliche Dummheit" bezeichnet werden.!

Anschrift des Verfassers: Albert Giercke, 2 Hamburg-Poppenbüttel, Kritenbarg 64

Am Arbeitsplatz „Oben ohne!"

Schutz vor Schädigungen durch Raucher

von Albert Giercke

Die Freiheit der Raucher ist nicht identisch mit dem Recht, die Freiheit der Nichtraucher zu mißachten!

Der Normalbürger versteht sich heute als kultiviert, vernünftig, rücksichtsvoll. Er legt Wert darauf, bei seinen Mitbürgern als „gebildet" zu gelten. Trotzdem nimmt er — als Raucher — das Recht für sich in Anspruch, seine Mitmenschen in Krankenhäusern, Gaststätten, Versammlungssälen und Konferenzzimmern, insbesondere aber in Arbeitsräumen, zum unfreiwilligen Einatmen der von ihm produzierten giftigen Tabakschwelstoffe zu nötigen. Hören wir zunächst einmal, was die Wissenschaft über die Folgen des erzwungenen Mitrauchens für den Nichtraucher auszusagen hat. Professor Dr. med. H. Oettel/Ludwigshafen beantwortete die Frage nach dem Erkrankungsrisiko beim passiven Rauchen wie folgt:

Das Rauchen in geschlossenen Räumen

„Die Frage, ob Nichtraucher, die mit Rauchern in einem Zimmer zusammen sind, einer Gefährdung durch Nikotin und Teer ausgesetzt sind, wurde von mir wiederholt bejaht. Harmsen und Effenberger wiesen bereits 1957 nach, daß in Raucherabteilen der Hamburger Hochbahn die Konzentration an Staub (und damit Teer), Nikotin und Kohlenoxyd stets sehr hoch lag. Bei einem Rauchversuch in einem Sitzungszimmer stieg die Konzentration an diesen toxischen Stoffen erstaunlich schnell auf unerträgliche Werte. Der Luftverbrauch des Menschen beträgt im Durchschnitt etwa 1 cbm/Std. Der Gewerbetoxiloge hat die Aufgabe, dafür zu sorgen, daß die maximale Arbeitsplatzkonzentration eines gesundheitsgefährdenden . . . Schwebestoffes am Arbeitsplatz nicht überschritten wird, um Gesundheitsschäden zu verhüten. Der maximale Arbeitsplatzkonzentrationswert für Nikotin liegt nach amerikanischen und deutschen Tabellen bei 0,5 mg/cbm. Mit 1 Kubikmeter Luft wird also ggfs. – auch bei Einhaltung des maximalen Arbeitsplatzkonzentrationswertes am Arbeitsplatz – vom Nichtraucher 0,5 mg Nikotin pro Stunde inhaliert. Das entspricht der Menge Nikotin, die sich der Zigarettenraucher selbst durch Inhalation des Rauches (‚Hauptstrom') aus einer halben Zigarette zuführt. Ein Großteil des Nikotins und des Teers geht mit dem Rauch des ‚Nebenstromes' direkt in die Luft. Aus einer Zigarette werden etwa 10 mg Nikotin und die entsprechende Menge Teer in die Luft abdestilliert. Durch den Rauch einer Zigarette kann also in etwa 20 cbm Raumluft der maximale Arbeitsplatzkonzentrationswert vom Nikotin erreicht werden."

Professor Oettel wird anschließend sehr deutlich: „Nach den Versuchen von Harmsen und Effenberger wird durch Rauchen mehrerer Zigaretten in nicht gelüfteten Räumen die Nikotin- und Staubkonzentration in kurzer Zeit so hoch, daß der Nichtraucher ebenso viele Tabak-Schwelprodukte einatmet wie ein inhalierender Raucher aus etwa vier bis fünf Zigaretten. Der Gewerbetoxikologe ist verpflichtet, dafür zu sorgen, daß am Arbeitsplatz die maximalen Arbeitsplatzkonzentrationswerte gesundheitsgefährlicher Stoffe nicht überschritten werden. Leider hat er keine Möglichkeit, in Büroräumen die Konzentration von Nikotin und gesundheitsgefährlichen Tabakverschwelungsprodukten zu beschränken, weil die Raucher das als Eingriff in ihre persönliche Freiheit auffassen. Dem Nichtraucher wird dagegen – ohne Berücksichtigung seiner persönlichen Freiheit – zugemutet, diesen Rauch stundenlang einzuatmen, der mehr als eine Belästigung darstellt." Die freiwillige Hinnahme dieser – heute allerdings noch gesellschaftlich tolerierten – Zumutung, bzw. deren Möglichkeit überhaupt, läßt sich auf unterschiedliche Weise erklären:

Dreierlei Mentalität bei Rauchern und Nichtrauchern

A. 1. Der Raucher weiß nichts über die auch für andere gesundheitsgefährdende Wirkung des Tabakrauches; er wurde hierüber nicht aufgeklärt: er ist unwissend.
2. Der Raucher ahnt etwas von der Gefährlichkeit für andere, weicht aber aufklärenden Informationen aus, um nicht Stellung beziehen zu müssen. Er handelt nicht als freie Persönlichkeit, sondern als Unmündiger: er ist unreif.
3. Der Raucher weiß um die Gefährlichkeit des Tabakqualms für andere, setzt sich aber darüber hinweg. So praktiziert er eine (als persönliche Freiheit hingestellte!) üble Art von Egoismus: er ist unverfroren.

B. 1. Der Nichtraucher weiß nichts über die auch für ihn gesundheitsgefährdende Wirkung des Tabakrauchens. Er bekommt auch keine Gelegenheit, hierüber aufgeklärt zu werden: er ist unwissend.
2. Der Nichtraucher ahnt zwar etwas von der Gefährlichkeit des Tabakrauches für sich, weicht aber aufklärenden Informationen aus, um nicht gesellschaftliche Konsequenzen ziehen zu müssen. Er handelt nicht als freie Persönlichkeit, sondern als Unmündiger: er ist unreif.
3. Der Nichtraucher weiß um die Gefährlichkeit des Tabakrauches auch für sich, wagt es aber nicht, sein Recht auf gesundheitliche Unversehrtheit gegenüber den unverfrorenen Egoisten zu verteidigen; er gleicht dem Konformisten, der sich stets ängstlich anpaßt: er ist feige.

Die unfreiwillig mitrauchenden Unwissenden, Unmündigen oder Feigen kommen allerdings nicht ungeschoren davon. Als Teilnehmer an der gesundheitlichen Selbstzerstörung der Raucher partizipieren sie auch an der jeweiligen individuellen Manifestation dieser Zerstörung. Der Umfang der volkswirtschaflichen Belastungen, die sich bereits allein von seiten der Raucher durch krankheitsbedingte Arbeitsausfälle, durch Frühinvalidität, durch Frühtod usw. ergeben, weitet sich damit erheblich aus.

Bronchitis — eine Krankheit auch der Mitraucher

Mit welchen Gegebenheiten hierbei gerechnet werden muß, läßt sich u. a. am Beispiel der Bronchitis demonstrieren. Nach dem Bericht des „U. S. Public Health Service 1967" und nach dem amerikanischen „Surgeon General's Report 1964" — dem sich die maßgebenden Mediziner der Bundesrepublik anschließen — „gehört auch das Rauchen zu den häufigsten Ursachen der chronischen Bronchitis" (Medical Tribune Report v. 24. 11. 67). Daß damit auch das unfreiwillige Mitrauchen der Nichtraucher als „Ursache" in Erscheinung tritt, kann nicht zweifelhaft sein. Auf so breiter Front hervorgerufen, wurde die Bronchitis zu einer der teuersten Krankheiten in der Bundesrepublik, die nicht allein den täglichen Arbeitsausfall von rd. 120 000 Werktätigen — mit entsprechender Minderung des Sozialprodukts — verursacht, sondern die z. Z. außerdem jährlich 70 000 Heilverfahren in Sanatorien (Kosten 1967: 84 Millionen DM) notwendig macht. Als Invalidisierungs-Ursache steht die Bronchitis bei den Arbeitern an zweiter, bei den Angestellten an dritter Stelle.

Unter diesen Umständen ist es nicht verwunderlich, daß alarmierende Presseberichte auf die bedenkliche Zunahme dieser Krankheit hinweisen und Bekämpfungsmaßnahmen empfehlen. Sehr verwunderlich ist es allerdings, daß hierbei auch nicht mit einem einzigen Wort von einer Einschränkung des Rauchens, geschweige denn von einer Verhinderung des Mitrauchens — u. a. in Arbeitsräumen — die Rede ist. Liegen hier ärztliche oder journalistische Versäumnisse vor? Das zu wissen sollte bei den schwerwiegenden volkswirtschaftlichen Folgen der Bronchitis als vordringlich wichtig angesehen werden. Wer darf es sich in der Bundesrepublik leisten, bei der Eindämmung der Bronchitis so bewußt querzuschießen? Welche gesellschaftliche Gruppe schätzt die Gleichgültigkeit des Publikums als so uferlos ein, daß sie sich anmaßt, einen der Hauptaspekte der Bronchitis aus der öffentlichen Diskussion auszuklammern?

So informiert die Springerpresse!

Am 20. 11. 67 berichtete das „Hamburger Abendblatt" unter der Überschrift „Bronchitis — eine der teuersten Krankheiten" über einen Vortrag, den der Medizinaldirektor Dr. med. Lock von der „Zentrale für Lungenkrankheiten" der LVA Hamburg vor dem „Ärztlichen Verein" in Hamburg gehalten hatte. Obwohl Dr. Lock in seinem Vortrag neben der Luftverschmutzung in den Großstädten unmißverständlich auch das

Rauchen als Bronchitisursache genannt hatte, obwohl Dr. Lock in einem Film am Modell der Lunge gezeigt hatte, wie u. a. die Tabakschwelstoffe die feinen Verästelungen der Bronchien verstopfen und schädigen, wurde dieser Teil der Ausführungen des Medizinaldirektors Lock im 68 Zeilen umfassenden Bericht des „H. A." mit Schweigen übergangen!

Das „H. A." unterschlug seinen 350 000 Käufern und sehr viel zahlreicheren Lesern also die Tatsache, daß Rauchen und Mitrauchen als Bronchitis-Ursache eine maßgebende Rolle spielen. Was soll man von der Informationsmoral einer Zeitung halten, die zwar ihre Leser auf „die große Gefahr" hinweist, die „Schmutz- und Rußpartikelchen in der Luft" infolge der „ständigen, innigen Verbindung der 100 qm Lungenfläche zur Luft" darstellen, die aber die Herkunft dieser Partikelchen allein der Großstadtluft anlastet. Die Konzentration derartiger Schmutz- und Rußpartikel ist aber in Räumen, in denen geraucht wird, in Wahrheit um ein Vielfaches höher als in der normalen Großstadtluft. (siehe oben Prof. Oettel).

Am 29. 12. 67 veröffentlichte die „BILD"-Zeitung unter der Überschrift „Ärzte sind besorgt über die Volkskrankheit Bronchitis" einen Artikel, der mit folgenden Worten begann: „Deutsche Ärzte sind besorgt: Die bisher als harmlos angesehene Bronchitis ist zu einer schweren Volkskrankheit geworden". „BILD" bezog sich anschließend auf Ausführungen des Medizinaldirektors Dr. Otto Peter Schmidt, Chefarzt des Klinischen Sanatoriums Trausnitz der LVA Niederbayern-Oberpfalz, und zitierte dessen Forderung nach Bekämpfung der Bronchitis-Ursache, der „zunehmenden Verunreinigung unserer Luft durch Gase, Dämpfe, Schwebestoffe und Staub". Doch auch hier wurde von einem Springer-Organ die journalistische Informationspflicht schwer verletzt, denn Dr. Schmidt – dessen Mitteilungen in der „BILD"-Zeitung ohne sein Wissen erfolgten – hat in einem Buche über „Das bronchitische Syndrom", auf das sich die Angaben der „BILD"-Zeitung nach Auskunft von Dr. Schmidt offensichtlich bezogen, das Einatmen von Tabakrauch als eine der wichtigsten äußeren Ursachen der Bronchialerkrankungen bezeichnet.

Auch Springer macht's möglich

Daß es sich bei diesen Informations-Versagern nicht um Zufälle, sondern um Vorgänge mit System zu handeln scheint, läßt sich u. a. aus dem Nichtabdruck von Leserzuschriften schließen, die sich um Schließung der hier vorliegenden Informationslücken bemühten. Eine Leserzuschrift, die die unterlassene vollständige Information der „H. A."-Leser über den o. e. Vortrag des Dr. Lock wahrheitsgemäß nachholte, blieb unveröffentlicht. Ebenso erging es der folgenden Leserzuschrift, die sich auf einen „H. A."-Artikel über den „ungenügenden Arbeitsschutz" bezog: „Der DGB wünscht eine Verbesserung des angeblich ‚ungenügenden' Arbeitsschutzes. Da muß gleich ein neues Institut her, mit neuen Stellenplänen, mit neuen Führungsposten, mit neuen Belastungen des Steuerzahlers. Wie wär's, wenn der DGB zuerst einmal dafür sorgen würde, daß während der Arbeit nicht geraucht werden darf. Das wäre dann nicht allein ein Schutz für die Raucher selbst, sondern auch für die unfreiwillig zum Mitrauchen gezwungenen Arbeitskollegen. Für diese ist – abgesehen vom Nikotin und Tabakteer – allein schon die Anreicherung ihres Blutes mit dem im Rauch enthaltenen Kohlenoxyd eine erhebliche Belästigung, die nicht allein leistungsmindernd ist, sondern die auf die Dauer eine bedenkliche gesundheitliche Gefährdung darstellt. Leider wird diese im Grunde selbstverständliche Forderung nicht durchdringen, weil die DGB-Funktionäre selbst überwiegend Raucher sind."

Offenbar hat die vorstehende Leserzuschrift sogar die Verlagsleitung des „H. A." in Aufregung gebracht. Von dort jedenfalls erhielt der Absender den Bescheid, daß eine

Tageszeitung „nicht für ein allgemeines Rauchverbot plädieren kann" – was doch überhaupt nicht zur Diskussion gestanden hatte! Daß aber eine Tageszeitung auch die Interessen ihrer nichtrauchenden Leser wahrzunehmen hat, und folglich sehr wohl den Arbeitsschutz dieser Leser erörtern kann (wobei sie sich ja keineswegs mit deren Forderungen identifiziert!), das zu erkennen ist offenbar weder die „H. A."-Verlagsleitung noch deren oberster Chef – A. C. Springer selbst – fähig. Herr Springer jedenfalls, zu dessen „Credo" es nach seiner eigenen Aussage gehört, nicht indifferent zu sein, blieb der Nichtveröffentlichung des o. e. Leserbriefes gegenüber durchaus indifferent, obwohl persönlich darauf angeschrieben.

Psychologie der rauchenden Kollegen-Schädiger

Zum Thema des Arbeitsschutzes am Arbeitsplatz darf nicht unerwähnt bleiben, daß in einem kürzlich erschienenen Bericht des amerikanischen öffentlichen Gesundheitsdienstes ausdrücklich erwähnt wurde, „Raucher seien im Durchschnitt häufiger und länger arbeitsunfähig, und ihre Lebenserwartung sei erheblich verkürzt".

Diese Tatsachen – außer den bereits nachhaltig bekannten – sollten sich u. a. Springers Wirtschaftsredakteure hinter die Ohren schreiben, um daraus die auf der Hand liegenden negativen Auswirkungen auf die bundesdeutsche Wirtschaft zu errechnen. Wie sich das Problem des Rauchens am Arbeitsplatz aber in den Köpfen mancher Leute malt, soll hier abschließend gestreift werden. Auf Vorhalt erklärte ein Wirtschaftsredakteur des Herrn Springer – sein Name sei hier aus Menschenfreundlichkeit verschwiegen – wörtlich: a) wenn man den Raucher als Störenfried am Arbeitsplatz bezeichne, dann träfe jeden, der auf die Toilette ginge, der gleiche Vorwurf; b) Blumen im Arbeitsraum sonderten Stickstoff ab, der sei genauso gesundheitsschädlich wie Tabakrauch und c) wem es nicht passe, daß seine Kollegen rauchten, der könne ja gehen. Der erste Vorwurf erledigt sich von selbst. Zum zweiten Punkt ist zu sagen, daß Blumen nicht Stickstoff, sondern Sauerstoff absondern und daher besonders nützlich für die Arbeitenden in einem geschlossenen Raume sind. Die dritte Antwort allerdings ist weder lächerlich noch falsch, sondern entlarvend. Sie enthüllt mit erschreckender Deutlichkeit die psychische Struktur der rauchenden Kollegen-Schädiger.

In jeder Gesellschaft und in jedem Menschen sind konstruktive und destruktive Tendenzen in unterschiedlicher Stärke wirksam. Wo gegebene zerstörerische Tendenzen nicht an der Außenwelt abreagiert werden können, wird das eigene Selbst zu deren Gegenstand. Der so „aus innerer Nötigung zu seinem eigenen Sklaventreiber" gewordene Raucher ergänzt den selbstzerstörerisch/masochistischen Aspekt seines Wesens durch eine sadistische Komponente, denn nach Prof. Erich Fromm sind masochistische und sadistische Anlagen stets miteinander verknüpft. „Die Lust, der Genuß der völligen Beherrschung einer Person ist der Kern des sadistischen Triebes." Er wird befriedigt durch die Möglichkeit, gesellschaftlich wehrlos gemachte Menschen lustvoll in die Gesundheitszerstörung mit hineinzuziehen bzw. sie im Weigerungsfall dazu zu zwingen, ihren Arbeitsplatz aufzugeben.

Was für ein Mensch ist der Raucher eigentlich, sozialpsychologisch gesehen? Er „übernimmt zur Gänze die Sorte Persönlichkeit, die sich ihm in Form einer Zivilisations-Schablone darbietet, und auf Grund derer er genau so wird, wie man es von ihm erwartet, genau so wie alle anderen sind". Ihm blüht hierbei mit Sicherheit eine um Jahre verkürzte Lebenserwartung, mit Sicherheit eine Minderung seiner körperlichen und geistigen Kräfte, mit Sicherheit eine größere Krankheitsanfälligkeit, mit Wahrscheinlichkeit ein qualvoller Tod an Lungenkrebs bzw. Lungenemphysem oder ein schneller Tod an Herzinfarkt. Darum kann es keine Frage sein, daß die dem Raucher heute noch zugebilligte Freiheit der Selbstzerstörung auf jeden Fall dort endet, wo das Recht seiner Mitmenschen beginnt, sich einen derartigen Lebensunwert nicht rücksichtlos und brutal — d. h. mit unterschwelliger sadistischer Befriedigung — während der täglichen Arbeitszeit aufzwingen zu lassen!

Anschrift des Verfasser: Albert Giercke, 2 Hamburg-Poppenbüttel, Kritenbarg 64

Was ist der „Terry-Bericht"?

Am 1. Juni 1961 erhielt Präsident John F. Kennedy der Vereinigten Staaten von Amerika ein Schreiben, in dem auf die Bildung einer Kommission gedrängt wurde, um „die weitgestreuten Verwicklungen des Tabakproblems" zu untersuchen. Das Schreiben war unterzeichnet von den Präsidenten der Amerikanischen Krebsgesellschaft, der Amerikanischen Gesundheitsgesellschaft, der Amerikanischen Herzforschungsgesellschaft und der Nationalen Tuberkulose-Vereinigung. Am 7. Juni 1962 gab der amerikanische Generalarzt Luther L. Terry die Bildung eines Expertenkommitees zur Erarbeitung eines umfassenden Überblicks über alle Zusammenhänge zwischen dem Rauchen und Gesundheitsschädigungen bekannt. Noch am selben Tag bestätigte Präsident Kennedy in seiner Pressekonferenz die Maßnahme des Generalarztes und befürwortete sie.

Diese Expertenkommission zählte die besten Wissenschaftler der amerikanischen Medizin zu ihren Mitgliedern. 188 weitere Forscher stellten der Kommission ihre Hilfe zur Verfügung.

Das Ergebnis ist in dem sogenannten „Terry-Bericht" niedergelegt, welcher unter dem Titel „Smoking and Health, Report of the Advisory Commitee to the Surgeon General of the Public Health Service" (Rauchen und Gesundheit, Bericht des Beratenden Kommitees des Generalarztes des amerikanischen Öffentlichen Gesundheitsdienstes) vom US-Ministerium für Gesundheit, Erziehung und Wohlfahrt herausgegeben wurde. Der Bericht umfaßt 387 Seiten und ist erhältlich beim Superintendent of Documents, US Government Printing Office, Washington, D. C., 20402. Der Preis beträgt 1,25 Dollar.

Als der Bericht vorlag, war der Schock für die Raucher und die Zigarettenindustrie gleich groß. Alsbald aber formierte sich die Zigarettenindustrie zur psychologischen Abwehr gegen die wirtschaftlichen Folgen für ihren Absatz. Sie versuchte insbesondere, gegenteilige Äußerungen von Wissenschaftlern in die Öffentlichkeit zu lancieren, um Verwirrung zu stiften und die Raucher mit der Behauptung zu beruhigen, die Wissenschaft streite sich immer noch, ob das Rauchen gesundheitsschädlich sei oder nicht. Da der süchtige Raucher nach jeder Krücke greift, um seine Sucht rechtfertigen zu können, war die Wirkung dieser Taktik enorm, und die Tabakindustrie hatte sich vor dem wirtschaftlichen Zusammenbruch bewahrt.

Eine dieser eigenartigen Veröffentlichungen war die Stellungnahme des Düsseldorfer Professors Poche, seine Untersuchungen hätten ergeben, daß keineswegs das Rauchen, sondern die Industrieabgase die Ursache der Zunahme des Lungenkrebses seien. Poche erhielt dafür sofort einen „Wilhelm-Warner-Preis" von 10000 DM. Der beste deutsche Medizinalstatistiker, Prof. Dr. Koller, Leiter des Instituts für Medizinalstatistik der Universität Mainz, wies Poche liederliche wissenschaftliche Arbeit nach und zeigte die wissenschaftliche Unangreifbarkeit des „Terry-Berichtes" auf, so daß Poche auf einer öffentlichen Diskussion mit Koller alles zurücknehmen mußte und nur noch von „Irrtümern" sprach. Das wurde aber von der Presse nicht gebührend bekanntgemacht, so daß die Wirkung der falschen Behauptungen Poches bestehen blieb und die Raucher noch heute dieser falschen Beruhigungspille aufsitzen, der ein schreckliches Erwachen dann folgen wird, wenn es zu spät ist.

Einige wenige Feststellungen des „Terry-Berichtes“ seien hier erwähnt:

„Die nachfolgende Tabelle zeigt die Daten von 14 Kategorien von Krankheiten, bei welchen die Sterblichkeitsrate von Zigarettenrauchern zu Nichtrauchern 1,5 zu 1 oder größer war.

Die Sterblichkeitsrate für männliche Zigarettenraucher verglichen mit Nichtrauchern, für alle Arten tödlicher Krankheiten zusammen, ist 1,68, was eine um 70 % höhere Gesamtsterberate gegenüber Nichtrauchern bedeutet.

Nach den kombinierten Ergebnissen von sieben Studien war die Sterblichkeitsrate der Zigarettenraucher gegenüber Nichtrauchern für eine Anzahl von Krankheiten besonders hoch:

Lungenkrebs (10,8), Bronchitis und Emphysen (Lungenblähung) (6,1), Kehlkopfkrebs (5,4), Mundkrebs (4,1), Speiseröhrenkrebs (3,4), Peptisches Geschwür (2,8), und die Gruppe anderer Kreislaufkrankheiten (2,6). Für Erkrankungen der Herzkranzgefäße war die Sterblichkeitsrate 1,7.

Das Rauchen von Zigaretten steht in ursächlicher Beziehung zum Lungenkrebs der Männer; die Höhe der Wirkung von Zigarettenrauch überwiegt bei weitem alle anderen Faktoren. Die Daten für Frauen weisen, obwohl weniger umfangreich, in dieselbe Richtung.

Das Risiko eines Lungenkrebses erhöht sich mit der Dauer der Rauchgewohnheit und der Zahl der Zigaretten pro Tag, und es verringert sich, wenn das Rauchen aufgegeben wird.

Das Risiko eines Lungenkrebses ist für Pfeifenraucher, Zigarrenraucher, und für Pfeifen- und Zigarrenraucher größer als für Nichtraucher, aber geringer als für Zigarettenraucher.“

„Zigarettenrauchen ist die bedeutendste Ursache chronischer Bronchitis in den Vereinigten Staaten, und es vermehrt das Risiko, an chronischer Bronchitis (= Entzündung der Luftröhren) zu sterben.“

Erwartete und beobachtete Todesfälle bei Zigarettenrauchern allein und Sterblichkeitsraten in sieben prospektiven (vorausschauenden) Studien:

Art der tödlichen Krankheit	zu erwartende Todesfälle	beobachtete Todesfälle	Sterberate
Lungenkrebs	170,3	1833	10,8
Bronchitis und Lungenblähung	89,5	546	6,1
Kehlkopfkrebs	14,0	75	5,4
Mundhöhlenkrebs	37,0	152	4,1
Speiseröhrenkrebs	33,7	113	3,4
Magen- und Zwölffingerdarmgeschwüre	105,1	294	2,8
Andere Kreislauferkrankungen	254,0	649	2,6
Leberzirrhose (Leberschrumpfung)	169,2	379	2,2
Blasenkrebs	111,6	216	1,9
Erkrankung der Herzkranzgefäße	6430,7	11 177	1,7
Andere Herzkrankheiten	526,0	868	1,7
Herzvergrößerung	409,2	631	1,5
Generelle Arterienverkalkung	210,7	310	1,5
Nierenkrebs	79,0	129	1,5
Zusammen	15 653,9	23 223	1,68

In Prozenten ausgedrückt, bedeutet dies für die Erkrankung der Herzkranzgefäße, die führende Todesursache in diesem Land, daß die Todesrate für Zigarettenraucher 70 % höher ist als für Nichtraucher. Bei chronischer Bronchitis und Lungenblähung, welche zu den führenden schweren Krankheiten gehören, ist die Todesrate für Zigarettenraucher 500 Prozent höher als für Nichtraucher. Bei Lungenkrebs, der häufigsten Krebsart bei Männern, ist die Todesrate bei Zigarettenrauchern nahezu 1000 Prozent höher.
„Kondensierter Tabakrauch erzeugt Krebs, wenn er auf die Haut von Mäusen und Ratten aufgebracht wird, und bei Injektion unter die Haut von Ratten."
„Sieben Polycyclische Kohlenwasserstoffverbindungen, die aus Tabakrauch isoliert wurden, wurden als krebserzeugend bei Versuchstieren festgestellt. Die Ergebnisse einer Reihe von Versuchen über die krebserzeugende Wirkung von Teeren aus dem Tabakrauch ergaben eine verwirrende Besonderheit: Der Gesamtteer von Zigaretten hat ein Vielfaches der krebserzeugenden Wirkung gegenüber dem im Teer vorhandenen Benzo(a)pyren. Die anderen krebserzeugenden Stoffe im Tabakrauch sind, mit Ausnahme von Dibenzo(a, i)pyren, weitaus geringer krebserzeugend als Benzo(a)-pyren und sind in geringeren Mengen enthalten. Offensichtlich ist daher das Ganze größer als die Summe der bekannten Teile. Diese Diskrepanz rührt möglicherweise von der Gegenwart von krebserzeugenden Stoffen im Tabakrauch und/oder Schädigungen der Schleimabsonderung und des Ciliar-Transportmechanismus her."
(Erläuterung des Herausgebers: Der Heidelberger Pharmakologe Prof. Dr. F. Eichholtz hat nachgewiesen, daß die gleichzeitige Wirkung verschiedener Gifte sich nicht einfach addiert, sondern potenziert, vervielfältigt, so daß z. B. von zwei Giften je ein Zehntel der tödlichen Dosis genügen kann, um ein Individuum zu töten. Prof. Eichholtz hat den Begriff der „Toxischen Gesamtsituation" geprägt und die großen Schäden aufgezeigt, die der zivilisierte Mensch durch eine Vielzahl von Giften aus seiner Umwelt erleidet, die alle für sich einzeln betrachtet, durchaus im „Rahmen des Zulässigen" liegen können.)

Sollten Sie Raucher sein,

so geben Sie jetzt, in diesem Augenblick, nach der Lektüre dieser erschütternden Dokumentation, das Rauchen auf. Verschieben Sie es nicht auf nachher oder auf morgen! Es wäre zu spät, weil Sie dann nicht mehr die Kraft aufbringen würden, die Sie jetzt besitzen, um sich davon loszureißen.
Nehmen Sie in aller Ruhe Ihren restlichen Tabak- und Zigarettenvorrat und verbrennen ihn in der Heizung oder schicken ihn die Toilette hinunter.
Sodann besorgen Sie unverzüglich eine Tüte mit Haselnüssen oder Cashewkernen (keine Süßigkeiten!) und stecken diese an die Stelle, wo Sie sonst die Zigaretten stecken hatten. Immer dann, wenn Sie aus alter Gewohnheit dort hinfassen wollen, um sich eine Zigarette anzustecken — nehmen Sie eine Haselnuß und essen sie.
Sehen Sie mit vollem Bewußtsein einer unangenehmen Zeit von 4—8 Wochen entgegen, in welcher Sie nervös, gereizt, ungenießbar für sich und andere sein können. Das sind Entziehungssymptome, wie sie bei jedem echten Suchtgift auftreten, wenn es entzogen wird. Sie sind der Hauptgrund, warum eine Sucht entstehen kann: fühlt der Süchtige diese Symptome herannahen, so führt er sich die nächste Portion des Suchtgiftes zu, welche diese Symptome für kurze Zeit wieder beseitigt. Ein echter Teufelskreis, in dem die Süchtigen gefangen sind, bis sie darin umkommen. Das vermeintliche bessere Befinden nach der Zigarette, welches sich die Raucher einbilden, ist in Wirklichkeit nur das vorübergehende Verschwinden der unangenehmen Entziehungssymptome des Suchtgiftes durch die nächste Zigarette!

Glauben Sie nicht, daß Sie durch allmählichen Abbau der Zahl der Zigaretten zum Nichtraucher werden könnten. Dazu ist dieses Suchtgift zu heimtückisch. Nur der heroische sofortige Entschluß hilft: Schluß von diesem Augenblick an!

Nehmen Sie auch keinesfalls eine einzelne Zigarette an, welche Ihnen Freunde anbieten! Diese werden Sie mit allen Überredungskünsten zum Weiterrauchen zu bewegen versuchen – unbewußt nur deshalb, um ihr eigenes Gewissen zu beruhigen, denn sie wollten eigentlich auch schon dauernd mit dieser mörderischen Gewohnheit aufhören, von der sie zumindest ahnen, daß sich eines Tages unangenehme Folgen einstellen werden.

Sollten Sie es aber nicht fertigbringen, jetzt und sofort Nichtraucher zu werden – keine Sorge. Sie werden es dann wahrscheinlich nie schaffen – aber für das Leben als solches ist der einzelne Mensch nicht so wichtig. Es gibt davon bereits einige Milliarden. Sie persönlich werden vielleicht – ja wahrscheinlich – an den Folgen Ihres Verhaltens irgendwann erkranken. Wenn Sie Glück haben, werden Sie vielleicht einen plötzlichen Herztod sterben. Wenn Sie Pech haben, werden Sie wie Mark Waters das Heranwachsen der tödlichen Raucherkrankheit in Ihrem eigenen Körper bis zum Ende mit vollem Bewußtsein verfolgen können.

Für das Leben als solches ist das nicht so wichtig. Es wird von Jenen weitergetragen, die sich rechtzeitig vor solchen mörderischen Gewohnheiten wie dem Rauchen zu schützen gewußt haben.

Dr. J. G. Schnitzer

Wichtig: Diese Schrift A 36 eignet sich besonders als Beilage zu Vereins- oder Verbandsrundschreiben und zu persönlichen Briefen, um möglichst viele Mitmenschen über die Gefährlichkeit des Rauchens – und über die Möglichkeit einer allgemeinen gesundheitlichen Aufklärung mit den Merkblättern und Maßnahmen der Aktion Mönchweiler – aufzuklären (siehe auch Dr. J. G. Schnitzer „Gesunde Zähne von der Kindheit bis ins Alter durch richtige Ernährung, ein Gradmesser allgemeiner Gesundheit", mit einem Vorwort von Prof. Kollath und einem Beitrag von Dr. R. Bircher „Der Kampf um das Recht der Jugend auf Gesundheit"; 3. völlig überarbeitete und erweiterte Auflage 1973, erhältlich im Schnitzer Verlag KG).

Preise für diese Schrift A 36 bei den verschiedenen Stückzahlen auf Anfrage durch den Schnitzer Verlag, D-7742 St. Georgen im Schwarzwald.

Autoren dieser Schrift:
Dr. Ralph Bircher, CH 8703 Erlenbach-Zürich, Schweiz
Senator F. Kennedy
Dr. Lothar Krekel, D-6253 Hadamar/Westerwald
Albert Giercke, D-2 Hamburg-Poppenbüttel, Kritenbarg
Johann Wolfgang v. Goethe
Hugh J. Mooney
Mark Waters
Wissenschaftlicher Rat der Internationalen Gesellschaft zur Erforschung von Zivilisationskrankheiten und Vitalstoffen
Dr. Johann Georg Schnitzer, D-7742 St. Georgen im Schwarzwald

Zeitpunkt zur Verteilung im Rahmen des Aufklärungssystems „Gesundheit für unsere Jugend: ca. 20. April des dritten Jahres

Abschied vom Dunst

Zigaretten bereiten zwar etwas Vergnügen, sie lassen aber doch unbefriedigt.

Oscar Wilde (1854 bis 1900)

Heute sind Zigaretten selbst für die großen Tabak-Konzerne kein reines Vergnügen mehr. Seit vor Jahren US-Wissenschaftler in einem Regierungs-Report auf die gesundheitsschädlichen Folgen des Rauchens hinwiesen, bringen die Zigaretten ihren Herstellern nicht mehr das große Geschäft. Allein im vergangenen Jahr setzte die Branche in Amerika nur noch 528 Milliarden Zigaretten ab — 18 Milliarden weniger als noch im Jahr zuvor.

Das bevorstehende Werbe-Verbot in Rundfunk und Fernsehen sowie Steuererhöhungen von acht auf dreizehn Cent je Zwanzigerpackung tragen dazu bei, daß die Tabakfirmen sich nach anderen Einnahmequellen umsehen. Alex Galloway, Generaldirektor der R. J. Reynolds Tobacco Company („Winston", „Salem", „Camel"), des größten Tabakhauses der USA: „Wir werden aus unseren Dollars herausholen, was herauszuholen ist — gleichgültig in welcher Branche wir sie einsetzen."
Ähnlich wie Westdeutschlands größter Tabak-Konzern, H. F. & Ph. F. Reemtsma, der etwa 250 Millionen Mark (sechs Prozent seines Jahresumsatzes) aus dem Bierverkauf erzielt, verdient Reynolds jeden vierten Dollar im Nicht-Tabak-Geschäft.

Reynolds hatte den Diversifikations-Reigen noch vor Veröffentlichung des Rauch-Reports mit dem Erwerb der Fruchtsaft-Firma Pacific Hawaiian Products Co. begonnen. 1965 schluckte der Tabak-Riese Penick & Ford, den viertgrößten US-Hersteller von Mais-Produkten. Außerdem stieg Reynolds in die Herstellung von Aluminium-Folien ein, erwarb die Firmen Filler Products (Nahrungsmittel) und Chung King Corporation (chinesisch-amerikanische Fertiggerichte). Mit zwei Milliarden Mark beteiligte sich der Konzern schließlich im vergangenen Jahr an der Container-Firma McLean Industries.

Sogar in den Firmennamen der großen US-Konzerne soll jeder Hinweis auf Tabak verschwinden. Erst im vergangenen Monat holte sich Galloway von der Reynolds-Hauptversammlung die Genehmigung, die Firma unter dem Namen der Holdinggesellschaft R. J. Reynolds Industries zu reorganisieren.

Damit folgte der Reynolds-Präsident dem Beispiel seiner amerikanischen Konkurrenz. Bereits im vergangenen Jahr hatte der zweitgrößte Zigaretten-Produzent des Landes den Tabak aus dem Firmenschild gestrichen: Aus The American Tobacco Company wurde American Brands, Inc. New York.

Denn auch bei American Brands („Pall Mall", „Lucky Strike") hat der Anteil der Einnahmen aus dem Nicht-Tabak-Geschäft King-Size-Format erreicht: Im vergangenen Jahr hatte die Holding nur noch 65,2 Prozent ihrer Gewinne vor Steuern am blauen Dunst verdient — gegenüber 74,6 Prozent im Jahr zuvor. Allein mit der Whiskey-Marke Jim Beam Kentucky Straight Bourbon aus der American Brandseigenen James B. Beam Distilling Co. setzte die Gesellschaft 1969 rund 100 Millionen Mark um. Weitere Umsatzbelebung erwartet American Brands von seinen letzten Neuerwerbungen, den Lebensmittelfirmen Sunshine Biscuits, Inc. und Duffy-Mott Co., Inc.

Auf dem Nahrungsmittelsektor engagierte sich auch das drittgrößte Zigarettenhaus der USA, Brown & Williamson („B & W"), das einst auch den Aufstieg des Boxers Cassius Clay („Ich bin der Größte") mitfinanziert hatte. Den mittlerweile branchenüblich gewordenen Lebensmittel- und Getränke-Unternehmen fügte der Philip-Morris-Konzern („Marlboro") die Rasierklingen-Firma American Safety Razor Company hinzu und ergänzte sein Produktionsprogramm mit der Rasiercreme Burma Vita.

Der mit dreizehn Milliarden Mark Jahresumsatz größte Tabak-Konzern der Welt, die British-American Tobacco Company (Niederlassungen in 55 Ländern, BAT-Erfolgsmarke in der Bundesrepublik: „HB") sieht vor allem in der Kosmetikbranche neue Gewinn-Chancen. Die BAT-Töchter, Lenthéric, Morny, Yardley of London und Germaine Monteil be-

herrschen bereits den britischen Kosmetikmarkt und zählen zu den Großen der Branche in Australien. Selbst Japan und Neuseeland sollen künftig nach BAT-Kosmetik duften.
Auch andere große Zigaretten-Hersteller in England wie der zu 67 Prozent zu American Brands gehörende Konzern Gallahei Ltd. („Senior Service", „Benson and Hedges") und die Imperial Tobacco-Gruppe stiegen in tabakfremde Branchen ein. Gallaher engagierte sich im Cash-and-Carry-Handel, Imperial Tobacco verkauft neuerdings auch Tiefgefrierkost, Hähnchen und Saucen.
Den Drang der Tabak-Konzerne in die Massenmärkte der Lebensmittel- und Kosmetik-Branche erklärt Philip-Morris-Chef Joseph Cullmann III so: „Die Marketing-Maschinerie haben wir ja schon. Welche Art von billigen Verbrauchsgütern wir da hineinfüttern, spielt keine Rolle."

DER SPIEGEL, Nr. 20/1970

Der gefährliche Rauch

Bonn (dpa)

Der Qualm der Raucher gefährdet auch den nichtrauchenden Nachbarn im Büro. Bundesgesundheitsministerin Käte Strobel erklärte, man werde nicht darauf verzichten können, den Rauchern mehr als bisher ins Bewußtsein zu rufen, daß nicht allein ihre eigene Gesundheit, sondern durch die verqualmte Raumluft auch die ihrer Mitmenschen gefährdet werde.

Sanitätsoffiziere wollen im Dienst nicht mehr rauchen

Mainz (dpa)

„Das Bronchialkarzinom (Lungenkrebs) tritt nach etwa 70 000 Zigaretten auf — das sind ziemlich genau 20 Jahre lang zehn Stück am Tag. Es geht also recht schnell!" Dieses Zitat des Direktors der Kölner Hals-Nasen-Ohren-Klinik, Professor Dr. Matzker, verfehlte bei der diesjährigen fachlichen Fortbildungswoche der Sanitätsoffiziere der Bundeswehr an der Mainzer Universität nicht seine Wirkung: Kein Soldat soll künftig Sanitätsoffiziere im Dienst rauchen sehen. Die Arztoffiziere sind entschlossen, den Anteil der Nichtraucher aus Gesundheits- und präventiv-medizinischen Gründen zu vergrößern. Dazu wollen sie Vorbild sein.

SÜDKURIER, 10. April 1970

Statistisch betroffen

Einen praktischen Beitrag zur „Psychologie des Raucherkrebses" lieferte kürzlich der Harvard-Professor für organische Chemie Louis F. Fieser. Er gehörte zwar zu den Mitunterzeichnern des vom US-Generalarzt veranlaßten „Terry-Reports" über Rauchen als Gesundheitsgefahr, teilte bei Bekanntgabe dieses Reports aber mit, daß er seine vier Packungen Zigaretten täglich auch weiterhin rauchen werde. Als er künzlich wegen Lungenkrebs operiert werden mußte, gestand er Journalisten, der erste Mensch, der ihn eine angebrannte Zigarette ungeraucht beiseite legen gesehen hätte, sei sein Arzt gewesen, als dieser ihm die Diagnose Lungenkrebs mitgeteilt habe. Professor Fiesers Kommentar dazu: „Ich war sicher, daß mir so etwas nicht passieren könnte. Statistiken sind eben doch eine nüchterne Angelegenheit. Diese Dinge sehen ganz anders aus, wenn man plötzlich zu den Betroffenen gehört."

FRANKFURTER ALLGEMEINE ZEITUNG

Amerikas Manager rauchen weniger

Nichtrauchen scheint in Amerika eine Art *Statussymbol* zu werden. Das hat der Soziologe *Professor Graham* von der Universität Buffalo bei psychologischen Studien festgestellt. Bei Befragung mehrer tausend Menschen ergab sich, daß die erfolgreichen Versuche, das Rauchen aufzugeben, meist von *Angehörigen der oberen Klassen* durchgeführt worden sind, während die Arbeiter und die niederen Angestellten meist gescheitert waren. Seltsamerweise war auch unter den reinen Geistesarbeitern die Zahl derer größer, die der Zigarette Lebewohl gesagt hatten. Der Soziologe führt das auf eine *völlig geänderte Einstellung zur Zigarette* zurück. Er meint, das Gefühl, nicht von dem „Tabaklaster" abhängig zu sein, sei eine Art Selbstbeweis. Anders vielleicht bei den Ärzten, unter denen die größte Zahl der Neunichtraucher anzutreffen ist.

GESUNDES LEBEN, Heft 11/1967

Tiefatmen gegen Rauchsucht

Der US-Psychoanalytiker Marcovitz führt Rauchsucht auf unvollständige Atmung zurück und heilt Süchtige, indem er sie lehrt, am Atmen frischer Luft bewußt tiefes Vergnügen zu empfinden.

(„Selecta" X/15, 1116, vom 8. April 1968)

Lebendige Nahrung aus Garten und Feld

In diesen Wochen beginnt das große Angebot an Gurken, Tomaten, Kopfsalat, Kresse, Rettichen, Kohlrabi, Paprikaschoten, frischen Erbsen und Bohnen, Weißkraut, Wirsing, Rotkraut, Sellerie, Lauch, Möhren und gelben Rüben, roten Rahnen (rote Beete) – und wie die Kostbarkeiten aus Garten und Feld alle sonst noch heißen.

Diese köstlichen Lebensmittel so oft und so reichlich wie möglich auf den Tisch zu bringen, in geschmacklich und gesundheitlich möglichst wertvoller Form, ist das Anliegen jeder Hausfrau.

Die wertvollste Form, in welcher die Naturprodukte auf den Tisch gebracht werden können, ist immer die lebendige, rohe. Dies hat als erster der Schweizer Arzt Dr. M. Bircher-Benner erkannt. „Der Mensch muß Ordnungen in sich aufnehmen", sagte er seinen Patienten, die aus der ganzen Welt zu ihm nach Zürich kamen, um durch rohe, lebendige Nahrung von schweren, oft bislang unheilbaren Leiden geheilt zu werden.

Das Tierreich und auch der Mensch können auf der Erde nur leben, weil die Pflanzen unter Mithilfe der Bodenbakterien aus dem Erdreich und der Sonnenstrahlung die notwendige Nahrung aufbauen. Hierbei werden die tote Mineralwelt, die Gasstoffe der Luft und Strahlungsenergie in eine hohe, wunderbare, von vielerlei „Regelsystemen" gesicherte funktionelle (in Bewegung befindliche) Ordnung erhoben: von der tieferen Stufe des Unbelebten auf die höhere Stufe der belebten Materie übergeführt.

Der Mensch wie die Tiere können auf die Dauer nur gesund existieren und sich gesund fortpflanzen, wenn sie diese hohe Ordnung belebter Substanzen dauernd aufnehmen. Unsere wie die tierischen „Regelsysteme", welche in uns die dynamische Ordnung erhalten, die wir als Gesundheit empfinden, sind auf die Übernahme intakter pflanzlicher Regelmechanismen angewiesen. Es ist dabei entscheidend, daß letztere in Funktion, in lebendem Zustand übernommen werden, denn nur dann sind sie im Verlaufe der Verdauung in wertvolle eigene Körpersubstanz umzuwandeln, die ebenfalls ohne Unterlaß in Funktion, in Bewegung ist.

Erhitzung der Nahrung bedeutet ihren Tod. Die Nahrung wird durch Hitzebehandlung in den Zustand toter Materie zurückgeworfen, die nur ein kümmerlicher Ersatz lebendiger Nahrung sein kann. Welches Mädchen würde seinen Zukünftigen vor der Hochzeit abkochen? Wenn wir uns täglich mit toter Nahrung „vermählen" – das Ineinanderfließen belebter Materie ist bei der Nahrungsaufnahme so innig wie bei der Vermählung – so liefern wir uns selbst einem langsamen Sterben bei lebendigem Leibe aus, das sich anfangs als ein Schwinden der positiven Gesundheit, dann als „Mesotrophie", als halbwertiges Dasein im Zustand chronischer Krankheiten, und am Schluß in einem jener schweren Leiden manifestiert, an deren Ende ein unschöner, oft qualvoller Tod steht.

Wir werden daher so klug sein, die anfangs aufgezählten Kostbarkeiten **roh** zu verzehren. Hierzu ein paar Hinweise für die Hausfrau:

Alle genannten Garten- und Landprodukte lassen sich – vorzugsweise zum Mittagessen – als Salate ausgezeichnet zubereiten. Man muß dabei wissen, daß geschnittene und geraspelte Gurken, Kohlrabi, Kohlsorten usw. an der Luft sehr rasch oxydieren und wertlos werden. Deshalb macht man **vor** dem Raspeln oder Schneiden eine Salattunke an, in die man das geriebene Gemüsegut sofort hineindrückt:

a) ein **kaltgeschlagenes** Pflanzenöl, ein wenig Zitrone, wenig Voll-Meersalz; oder

b) Milch, Bioghurt oder Sauermilch, ein **kaltgeschlagenes** Pflanzenöl (wertvollstes: kaltgeschlagenes Leinöl), wenig Voll-Meersalz; mit Gabel oder Mixgerät gut durchmischen; sodann kleingeschnittene Kräuter wie Schnittlauch, Petersilie, Dill, Boretsch, Liebstöckl, Sellerieblätter nur mit der Gabel daruntermischen; oder

c) einfach etwas Milch, evtl. wenig Voll-Meersalz.

Die Salattunken sollen so mild gesalzen sein, daß sie auch angenehm zu trinken sind, wenn ein Rest bleibt; der bei Gurkensalat bleibende Rest ist z. B. sehr wertvoll und fördert eine schöne Haut. Auch bei anderen Salaten soll nie die Salattunke weggegossen, sondern mitgegessen werden. Sie enthält immer viele Vitamine und andere wertvolle Stoffe.

Man achte besonders darauf, die verschiedenen Salate auch für das Auge hübsch herzurichten; die kräftig roten Tomaten neben den grünen Gurken, die roten Radieschen neben den weißen Rettichen, alles in sauberen runden Scheiben geschnitten; und den Rotkohl, der roh geschnitten eine schöne Zeichnung hat, neben Wirsingkraut, Weißkraut und grünem Salat. Hier und dort kann man mit frischen grünen Erbsen, mit roten Radieschen (hier nicht geschnitten), oder mit Haselnüssen, Walnüssen, Pinienkernen garnieren. Kräftig aromatische Pflanzen wie Lauch verwende man sparsam, mehr als würzende Beimischung. Eine angenehme und hochwertige Beigabe zu Salaten sind auch rohe Sojabohnen, die man ca. 5 Stunden vorher (oder schon über Nacht) in eine flache Schale mit Wasser gelegt hat. Sie sind dann zart und wohlschmeckend wie gartenfrische grüne Erbsen.

Das alles sieht so anregend aus, daß dann oft die „Augen größer als der Appetit“ sein können, denn diese Rohgemüsesalate haben einen so harten und anhaltenden Sättigungswert, daß man wesentlich weniger davon essen muß, um anhaltend satt zu sein, als von gekochten Gemüsen.

Wer es aus Gewohnheit gerne tut, kann dazu gekochte Schalenkartoffeln, gekochten Vollreis oder Buchweizengrütze essen; zur Sättigung oder für die Gesundheit notwendig ist es nicht; vor allem, wenn morgens das „Kollath-Frühstück“ aus rohem Getreide gegessen wurde. Getreideeiweiß und Grünblatteiweiß ergänzen sich ideal zu einer vollwertigen Eiweißversorgung (neben allen sonstigen gesundheitlichen Werten), wie auch von der Welternährungskommission (FAO) festgestellt wurde.

Abends kann man auf Vollkornbrot einen Aufstrich aus Quark (100 g), kaltgeschlagenem Leinöl (ca. 3 Eßlöffel), feingewiegten frischen Gewürzkräutern und etwas Voll-Meersalz bereiten (sehr gut durchmischen). Auf diesen Aufstrich werden dann Scheiben von Gurken, Tomaten, Rettichen usw. gelegt, die man bei Tisch nach Bedarf herunterschneidet.

Ihr
ARBEITSKREIS GESUNDHEITSKUNDE

Autor dieser Schrift: Dr. Joh. Georg Schnitzer, 7742 St. Georgen/Schwarzwald
Zeitpunkt zur Verteilung: ca. 8. Juni des dritten Jahres
Papierfarbe dieser Schrift: Dunkelgrün

Der gefährlichste Augenblick

für die Gesundheit und den Geldbeutel ist der, in welchem der Mensch vor dem Warenangebot des modernen Geschäfts steht und die bunten Dinge in Besitz nimmt. Auf diesen entscheidenden Augenblick wird er durch eine mit Millionen- und Milliardenbeträgen finanzierte „Gehirnwäsche" vorbereitet, über Rundfunk, Fernsehen, Illustrierte, Zeitungen, Plakate, Flugblätter. Der ganze Feldzug wird von einer mit wissenschaftlichen Methoden arbeitenden Werbewirtschaft getragen, deren Hauptziel es ist, im Moment der Kaufhandlung den nüchternen Verstand zu überspielen und das manipulierte Unterbewußtsein zum Steuermann des Einkaufs zu machen. Da werden dann nicht mehr die Dinge gekauft, die am gesündesten oder am preiswertesten sind oder die einfach gebraucht werden, sondern jene, deren Werbung am raffiniertesten arbeitet, auch wenn sie durchaus nicht unbedingt gebraucht werden. Werbung kostet enorme Summen Geldes. So kommt es, daß gerade für jene Lebensmittel am wenigsten geworben werden kann, welche am gesündesten sind; Bauer und Gärtner verdienen an Gemüsen, Getreide, Wurzelfrüchten, Salaten, Obst, Nüssen und Milch zu wenig, um für diese Fundamente der Gesundheit eine kostspielige Reklame aufziehen zu können. Werden aber diese natürlichen **Lebens**mittel von einer weiterverarbeitenden Nahrungsmittelindustrie aufgekauft, konserviert, sterilisiert, denaturiert, extrahiert, präpariert, ihr gesundheitserhaltender Wert zerstört und ihr Preis gewaltig erhöht, wobei man sich nicht scheut, das ganze als „Veredelung" zu bezeichnen – sogleich sind auch die Geldmittel für eine großangelegte Werbung vorhanden. Der Normalverbraucher erfährt so „gesundheitliche" Informationen fast ausschließlich von solchen weiterverarbeitenden Industriegruppen, deren einziges Ziel es ist, ihre Produkte mit allen Mitteln an den Mann zu bringen.

Hierin liegt einer der Hauptgründe, warum es Aufgabe des Staates ist, als Gegengewicht gegen die von interessierter Seite kommende Reklame eine unabhängige Aufklärung zu betreiben, wie es mit diesen Merkblättern „Gesundheit für unsere Jugend" geschieht. Wenn das Parlament eine echte Volksvertretung ist, kann dieses Gegengewicht gebildet werden. Ist das Parlament jedoch zu sehr den Einflüssen der an Absatz und Umsatz um jeden Preis interessierten Gruppen ausgesetzt, von ihnen durchsetzt oder gar zur Interessengruppenvertretung entartet, dann werden diese Gruppen versuchen, eine objektive Aufklärung des einzelnen Bürgers zu verhindern. In diesem Falle müssen an die Stelle des Staates einzelne verantwortungsbewußte Staatsbürger treten, welche diese notwendige Aufklärung von sich aus organisieren. Wer die Methoden und Tricks der modernen Werbung kennt, ist schon halb gegen sie gefeit und fällt nicht mehr so leicht auf sie herein. Ein erfahrener Fachmann wird uns deshalb damit bekanntmachen. Er hat ausführlicher darüber und über ähnliche Themen in drei stark beachteten Büchern geschrieben:

„Geheime Miterzieher der Jugend", 7. Auflage, 1964, DM 7,80
„Umgang mit Massenmedien", 2. Auflage, 1964, DM 6,80
„Konsumerziehung gegen Konsumzwang", 1967, DM 6,80
Alle drei Bücher sind im Katzmann-Verlag, Tübingen erschienen.

Verführung durch Werbung!

von Dr. Ulrich Beer, Diplom-Psychologe

> Was man besonders gerne tut,
> ist selten ganz besonders gut!
> (W. Busch)

Jahr für Jahr wird mehr produziert und muß mehr verbraucht werden. Unser zweiter Hauptberuf ist „gelernter Verbraucher", und der Jugendliche ist der Verbraucherrekrut, durch dessen Hand bereits Jahr für Jahr 12 Milliarden Mark gehen, 500 Millionen davon für seine ganz privaten Bedürfnisse.

Die Masse des Produzierten abzusetzen und dem Verbraucher seine Konsumpflichten angenehm zu machen, ist die Aufgabe der Werbung. Für die Werbung werden im Bundesgebiet jährlich 3,6 Milliarden DM ausgegeben, dazu kommen 8 Milliarden DM für Verpackung. Die Bedeutung von Werbung und Verpackung ist heute auch deshalb um so größer, weil die Qualität der Waren einerseits oft kaum noch überprüfbar oder andererseits bei den miteinander konkurrierenden Artikeln so sehr aneinander angeglichen ist, daß der Kunde sie nicht objektiv unterscheiden kann und durch die optische Aufmachung zur Wahl aufgerufen werden soll.

Einer der gewaltigsten Reklamefeldzüge wurde in der ganzen Welt für eine der gesundheitsschädlichsten Gewohnheiten gestartet: Für das Rauchen. Dr. Ralph Bircher zeigte in seiner Abhandlung „Rauchen?" die nicht selten tödlichen Folgen. Wie intensiv die moderne Reklame wirksam ist, zeigt die folgende Beobachtung:

Raucher, die streng auf dieselbe Zigarettensorte schwören, sind nicht in der Lage, diese von anderen zu unterscheiden, wenn man ihre Zigarettenmarke unkenntlich macht und sie mit mehreren anderen Sorten mischt. Versuchspersonen, denen man die gleichen Zigaretten einmal in einer dunklen und einmal in einer hellen Packung zu rauchen gibt, behaupten fest, die in der dunklen Packung seien die schweren, die in der hellen Packung die leichten Zigaretten.

Die Werbung arbeitet vor allem nach folgenden Prinzipien:

1. Man braucht das heute.
2. Meier kaufts auch.
3. Für Sie, für Sie und ganz besonders für Sie.
4. Alle können besser leben.
5. Nicht Waren, sondern Werte.
6. Alles ist käuflich.
7. Es ist modern und zum alsbaldigen Verbrauch bestimmt.
8. Noch mehr, noch mehr und immer noch besser.

Man braucht das heute: Unsere Wirtschaft ist schon längst keine Bedarfsdeckungswirtschaft mehr, sie ist auf Bedarfsweckung angelegt. Es ist erstaunlich, mit welchem Erfolg es der Werbung immer wieder gelingt, uns einzureden, daß wir alle möglichen Dinge brauchen. Dabei brauchen wir im Grunde nur einen Bruchteil der Dinge, die wir täglich gebrauchen: Nagellack und Rauchverzehrer, Sahnebonbons und Schmerztabletten, Frisiernetze und Sportwagen, Haarwasser und Filterzigaretten, Suppenwürfel und Alleskleber, Whiskysorten und Illustrierte.

Meier kaufts auch – sogar Zuckmayer. Er wirbt für Rodenstockbrillen. Der Hinweis auf den Nachbarn, der den Artikel schon hat, erleichtert seinen Verkauf. Hierin verrät sich am deutlichsten die Unfreiheit des Konsums. Karl Bednarik schreibt in seinem Buch „An der Konsumfront": „Sind die elementaren Lebensbedürfnisse befriedigt und ist das Recht auf sie außer Frage gestellt, dann verschiebt sich die Grenze des Notwendigen. Ein Mann kann seiner Frau keinen neuen Sommerhut kaufen – das ist weiter nicht schlimm. Aber wenn alle Nachbarn es tun, kann er fast die gleiche Not leiden, als stünde der Kochtopf leer. So quält sich heute das Kind, das nicht den Schul-Skikurs mitmachen kann. Es leidet fast ebenso, als liefe es mit zerrissenen Kleidern umher!"

Für Sie, für Sie und ganz besonders für Sie: Natürlich muß daneben die Werbung ganz persönlich sein. Sie muß dem einzelnen schmeicheln. „Für eine Frau wie Sie . . . gepflegt, modern, begehrenswert – und dazu ein Bild, auf dem sich ein netter junger Mann für eine „gepflegte, moderne, begehrenswerte" junge Dame interessiert. Martini, Campari, Cinzano, Pariser Moden, was immer es sei: Alles wird so dargeboten, daß es für mich, den kleinen Verbraucher bestimmt ist und mir das Gefühl gibt, ich sei gemeint.

Alle können besser leben: Das ist die Prophetie, in der alles gipfelt. Zugleich die Huldigung vor dem goldenen Kalb, vor Egoismus und Materialismus. Nur nichts entgehen lassen, auf alle Fälle genießen. „Mach Dir ein paar schöne Stunden . . .", „Sie können viel für sich tun – Simona-Zigaretten", „Mehr wissen, mehr verdienen, besser leben". Und der Materialismus wird oft seelisch kaschiert: Nicht Waren, sondern Werte werden verkauft: Nicht Seife, sondern Zartgefühl (Ladon), nicht Zahnpasta, sondern Gesundheit, nicht Schuhe, sondern Schönheit, nicht Milkana-Käse, sondern Familienglück, nicht Zigaretten, sondern der Duft der großen weiten Welt.

Das Innere tritt an die Stelle des Äußeren und umgekehrt. Aussehen, Erfolg werden maßgebend für den Wert des Menschen. Das EMNID-Institut stellte einem repräsentativen Bevölkerungsquerschnitt die Frage: „Wodurch erlangt ein Mann am meisten Achtung und Ansehen in seiner Umwelt? Die Antworten waren nicht etwa Persönlichkeit, Charakter, Bildung, sondern der Reihenfolge der Nennung nach: Aussehen, Kleidung, Auto, Urlaubsreise. Der demonstrative Konsum wird zum Wertindex des Menschen.

„Erfolgreiche Männer rauchen Zigarre, denn was ist männlicher? Zigarre gibt dem Typ Charakter! Rauche sie täglich . . . denn Zigarren raucht der Mann!" – „Menschen mit Verantwortung trinken Kaffee-Hag". – „Weiß dieser Mann, was er will? Vermutlich – denn sein Hut verrät einen klaren Kopf."

Alles kann für alles werben: „Humphrey Bogart, bekannter Darsteller in vielen amerikanischen Großfilmen mit weltweiter Verbreitung, wurde auf einer Party einmal gefragt, welches von zwei Dingen er nehmen würde, wenn er die Wahl hätte: eine Flasche Whisky oder eine schöne Frau? Humphrey zögerte einen Augenblick, dann sagte er nachdenklich: Schwer zu sagen. Man müßte wissen, um welche Sorte Whisky es sich handelt! . . . Probieren Sie Racke rauchzart, den Whisky im neuen Europa-Geschmack . . . eine Flasche DM 14,50." (Stuttgarter Zeitung!)

Warum läßt die Frau es sich eigentlich gefallen, für alle möglichen Dinge öffentlich ausgezogen und prostituiert zu werden?

Eine Entschuldigung gibt es für alles: Es ist modern – und das heißt zugleich: zum alsbaldigen Verbrauch bestimmt. Immer das Neueste, immer hochglanzpoliert, superstrahlend, perfekt und stromlinienförmig. Nur was modern ist, ist gültig. Was gestern richtig war, ist heute veraltet, erledigt.

Noch mehr, noch rascher, heißt das Gesetz, nach dem die Werbung angetreten ist. So werden – um auf die Welt des Konsums zurückzukommen – aus Gebrauchsartikeln Verbrauchsartikel. Ein Auto, das 20 Jahre halten würde, wird nach zwei Jahren erneuert. Der Sonntagsanzug, den der Großvater sein Leben lang trug, wird heute zweimal im Jahr gewechselt, und in Amerika erneuert man, wie man hört, schon dreimal am Tage das Oberhemd und zweimal die Unterwäsche. Dadurch, daß der Mensch mehr hat, mehr verbraucht, wird er aber keineswegs glücklicher. Er wird auf der Jagd nach dem Glück stets aufs neue betrogen.

Dabei wird Glück mit Konsum und Genuß gleichgesetzt, und es wird vergessen gemacht, daß Glück einerseits eine Gnade, andererseits eine aktive Leistung ist, die in innerer Erfüllung, Anteilnahme und letzten Endes in Liebe besteht. So fällt auch dem oberflächlichen Beschauer auf, welche beherrschende Rolle die Werbung für Tabak, Alkohol und Süßigkeiten spielt. Dazu kommen die Kosmetika und die Reinigungsmittel; im wesentlichen also Stoffe, die die Natur verändern und die Gesundheit gefährden und sogar schädigen. Für Naturprodukte, die gesund sind, wird wenig Werbung gemacht, weil an ihnen nicht viel verdient wird.

Daran sollte man denken, wenn man alle die bunten Pakete in den Regalen des Selbstbedienungsladens liegen sieht, die so sehr verlockend auf unser Unbewußtes zielen und die Wachheit unserer Kaufentscheidung mindern. Es ist wissenschaftlich erwiesen, daß Frauen im Supermarkt eine Bewußtseinstrübung erleiden. Untersuchungen haben ergeben, daß die Frauen im Laufe des Durchgangs durch einen Selbstbedienungsladen in einen Zustand der Benommenheit und einer Art Traumwandel geraten und sich in dieser Verfassung leicht von den farbigen Reklamen übertölpeln lassen. Man selber merkt das nicht, aber eine Filmkamera kontrolliert die Lidschläge und stellt fest, daß wie in einem Trancezustand die Zahl der Lidschläge um ein Viertel verringert wird. Man muß also, ehe man kauft, sehr sorgfältig aufpassen. Wenn man draufloskauft, konsumiert man in der Regel auch nachher das Gekaufte, denn man kann es ja nicht wegwerfen. So fällt auch die Entscheidung über Gesundheit oder Krankheit in diesem oft unbewußt durchlebten Moment, in dem man in das Regal greift. An der Kasse erst schnellt die Zahl der Lidschläge auf das Doppelte hinauf: Man erwacht jäh.

Die Werbung versucht, unsere Bedürfnisse immer weiter auszudehnen. Da aber bei der Grundnahrung diese Bedürfnisse kaum ausgedehnt werden können, richtet sie sich zwangsläufig auf den Luxus- und Genußkonsum. Es werden heute bei uns jährlich 25 Milliarden Mark für die Gifte Alkohol und Tabak ausgegeben. Immerhin weiß man hier, daß es sich um Gifte handelt, während andere schädliche Stoffe, z. B. Industriezucker, auch noch mit dem Motto verkauft werden können „Zucker ist gesund“. Ja es wird geradezu ein Schuldgefühl erzeugt bei Müttern, die ihren Kindern angeblich nicht genug Süßigkeiten und Zucker geben.

„Zucker sparen, grundvekehrt, der Körper braucht ihn, Zucker nährt“ ist einer der erfolgreichsten Werbesprüche der Zuckerwerbung; die Leute glauben, das habe der Arzt gesagt.

Wie gerade bei gesundheitlich bedenklichen Genußmitteln die Bedenken durch die Reklame ausgeräumt werden, zeigt nicht nur die Zigarettenwerbung – „naturreine Tabake“ – sondern in klassischer Weise die Zuckerwerbung: „Natürliche Lebensweise, gesunde Ernährung – Zucker und Obst sind da nicht wegzudenken. Monatelang speichert die Zuckerrübe Sonnenkraft. Mit jedem Löffel Zucker bekommen wir einen Teil davon: neue Energie."

Industriezucker ist, nüchtern betrachtet, eine auf chemischem Wege aus der Zuckerrübe herausisolierte, chemisch reine Substanz. Was macht daraus die Zuckerwerbung? „Die Küche ist keine Apotheke. Chemische Mittel haben hier nichts zu suchen. Zucker ist der treue Helfer der Hausfrau. Zucker konserviert, entfaltet das Aroma der Früchte. Salaten und Soßen gibt er die letzte Würze. Im frischgepreßten Fruchtsaft erhält der Zucker die Vitamine — ein Naturprodukt, das unser ganzes Leben versüßt."

Daß die Verwendung chemisch reinen Industriezuckers gesundheitsschädliche Wirkungen hat, Zahnfäule erzeugt, Unverträglichkeit vollwertiger Nahrung auslösen kann, daß Industriezucker ein Vitamin-B- und Kalkräuber ist, Gefäßerkrankungen und Herzinfarkt über die Störung des Fettstoffwechsels begünstigt und daß Zucker nur im Zusammenhang mit seinen natürlichen Begleitstoffen unbedenklich und gesund ist, wie er z. B. in Form natürlicher süßer Früchte vorliegt — darüber schweigt die Reklame, und der Verbraucher erfährt es nie, wenn er nicht von unabhängiger Seite aufgeklärt wird.

Es ist unverantwortlich, wie unbegrenzt und unkontrolliert heute bei uns öffentlich für Gifte und Genußmittel geworben werden kann. Das Gesundheitsministerium steckt zwar einige Millionen in eine Gegenwerbung gegen einzelne von ihnen, die jedoch von der finanzstarken Genußmittelwerbung völlig erdrückt wird.

Besonders gefährlich wird die Werbung dann, wenn sie nicht mehr als solche zu erkennen ist: Wenn im redaktionellen Teil von Zeitungen, Zeitschriften, Illustrierten, Rundfunk- und Fernsehsendungen, ja sogar in Gutachten und Stellungnahmen von Wissenschaftlern statt unabhängiger Stellungnahmen in Wirklichkeit die Interessen einer industriellen Gruppe vertreten und ihre Produkte dem Publikum schmackhaft gemacht werden. Gerade deshalb, weil das Publikum bei diesen Informationsquellen Unabhängigkeit annimmt und ihnen darum glaubt, wird dieser Weg von einigen Industriegruppen besonders gerne benutzt, sofern sich die betreffenden Redaktionen und Personen in entsprechender Stellung dazu hergeben.

Wie häufig dieser Weg beschritten wird, zeigen zwei Äußerungen: Ein bekannter Wirtschaftsjournalist schrieb kürzlich, Pressefreiheit sei nicht das, was im Grundgesetz steht, sondern das, was der Verleger seinem Anzeigengeschäft für zuträglich erachte. Der bekannte Professor der Rechte Dr. jur. Dr. phil. E. Fechner, Tübingen erstellte ein Rechtsgutachten: „Über den Einfluß wirtschaftlicher Interessen auf wissenschaftliche Organisationen und wissenschaftliche Meinungen."

> Fechner weist nach, daß selbst bei Gutachten, auf welche sich der Gesetzgeber bei der Ausarbeitung neuer Gesetze stützt, nicht selten massive wirtschaftliche Interessen durchgesetzt werden, weil die betreffenden Gutachter von Zuwendungen der Industrie abhängig sein können. Der Einfluß wirkt sich dann weniger in dem aus, was in dem Gutachten gesagt wird, als in dem, was in ihm verschwiegen wird.

So kann es vorkommen, daß ein Dr. Thomas Geerdes in der Presse einen Artikel schreibt über Kinderernährung und dabei erläutert, wie notwendig es sei, den Kindern auch genügend Zucker (Fabrikzucker) zu geben. Der Stil des Artikels ist der eines Kinderarztes; in Wirklichkeit ist dieser Dr. Geerdes Werbefachmann und für die Zuckerindustrie tätig. Der gleiche Dr. Geerdes schrieb ein Buch „Zucker, ein Grundnahrungsmittel und seine Geschichte", das in schöner, „wissenschaftlicher" Aufmachung auf gutem Papier gedruckt wurde und vom Verlag, dem Stuttgarter Verlagskontor, kostenlos jedem Lehrer in der Bundesrepublik zur Verfügung gestellt wird! Dieses Buch erweckt den Schein der wissenschaftlichen Objektivität, ist in

Wirklichkeit aber eine raffinierte Werbung größten Stils für Fabrikzucker, dessen mannigfache nachteilige Wirkungen auf die Gesundheit in diesem Buch verschwiegen oder bagatellisiert werden. „... wendet sich dieses Buch an jeden, der an einer gesunden" (!) „Ernährung interessiert ist", schreibt Geerdes im Vorwort. Gestaltung und Typographie des Buches: Werbeberatung Wolf Uecker & Co., Hamburg ...

Wie wirksam eine solche, unter dem Deckmantel der Objektivität in den Unterricht der Schulen hineingetragene Werbung ist, wird einem erst richtig durch die Weigerung der Kultusminister klar, auch die objektive Aufklärung über den Zucker an alle Lehrer gelangen zu lassen – Dr. M. O. Bruker, Lemgo, Chefarzt des Krankenhauses Eben-Ezer und Facharzt für innere Krankheiten, schrieb sie alle an und empfahl ihnen seine Aufklärungsschrift für Lehrer „Süßigkeiten und Gesundheit"; die Kultusminister verwiesen ihn an die Schulen selbst, da diesen seitens der Kultusministerien keine Vorschriften gemacht würden. Es ist klar, daß ein verantwortungsbewußter Arzt nicht die gleichen Mittel hat wie eine mächtige Industriegruppe, sämtliche Schulen in Deutschland anzuschreiben und ihnen kostenlos seine Schriften anzubieten – und so bleibt es bei der einseitigen, getarnten Zuckerwerbung in den Schulen und bei den Schäden, die dadurch verursacht werden.

Besonders raffiniert ist auch die Werbemethode, die Wissenschaft direkt vor den Werbewagen zu spannen: So warb ein Dr. G. Rettenmaier, Max-Planck-Institut für Ernährungsphysiologie in Dortmund, in Heft 10/1964 der EDEKA-Kundenzeitschrift „Die kluge Hausfrau" für den Pudding. Der Artikel hieß „Pudding für die schlanke Linie", das beigefügte Bild war aus dem Archiv von Dr. August Oetker!

Aus diesen wenigen Beispielen geht hervor, wie sehr man auch bei scheinbar aus unabhängigen Quellen kommenden Informationen auf der Hut sein muß; mehr noch als bei der offenen Werbung, die wenigstens als solche zu erkennen ist.

So kommt es letzten Endes auf den Käufer selbst an, über gut und schlecht zu entscheiden. Wohl nie war das Wort der Heiligen Schrift so aktuell: „Prüfet alles und das Gute behaltet!" (2. Thess. 5,21). Das ist heute nicht leicht; schließlich arbeitet die Werbung ja nicht nur gegen uns, sondern auch mit unseren geheimen Wünschen und Ängsten, deren selbstbetrügerische Spirale schon Wilhelm Busch treffend beschmunzelt hat:

„Wonach Du sehnlich ausgeschaut,
es wurde Dir beschieden.
Du triumphierst und jubelst laut:
Jetzt habe ich endlich Frieden.
Ach Freundchen, rede nicht so wild,
bezähme Deine Zunge;
ein jeder Wunsch, wenn er erfüllt,
kriegt augenblicklich Junge!"

Anschrift des Verfassers: Dr. Ulrich Beer, Diplom-Psychologe BDP
741 Reutlingen, Adalbert-Stifter-Straße 12

Ausführliche Informationen über die Methoden der modernen Werbung geben die Bücher:

Vance Packard, „Die geheimen Verführer", Econ-Verlag Düsseldorf, 1958;
Vance Packard, „Die große Verschwendung", Econ-Verlag Düsseldorf, 1961;
Bernt Spiegel, „Werbepsychologische Untersuchungsmethoden" (experimentelle Forschungs- und Prüfverfahren), Duncker & Humblot-Verlag Berlin, 1958.

* * *

Noch etwas zum Nachdenken:

Über die Wirkung des **Rauchens** auf die Frau und Mutter berichtet Prof. Dr. Bernhard (Duisburg-Hamborn) in der Münchener Medizinischen Wochenschrift:

	Nichtraucherinnen	Raucherinnen
Entwicklungsstörungen	4,5%	9,5%
Schilddrüsenstörungen	5,8%	36,2%
Kinderlose Ehe	4,6%	41,4%
Verfrühte Wechseljahre	1,7%	20,0%
Vorzeitiges Altern	4,0%	65,0%

Der Tod durch Lungenkrebs ist in jüngster Zeit auch bei den Frauen in starker Zunahme begriffen.

Rauchen erzeugt bei Männern – neben den im Merkblatt „Rauchen?" geschilderten Krankheiten und Todesarten – nicht selten Impotenz – Unfähigkeit zur Fortpflanzung.

Ihr
ARBEITSKREIS GESUNDHEITSKUNDE

Autoren dieser Schrift: Dr. Ulrich Beer
Dr. Joh. Georg Schnitzer, 7742 St. Georgen/Schwarzwald

Zeitpunkt zur Verteilung: ca. 5. Oktober des dritten Jahres

Papierfarbe dieser Schrift: Chamois

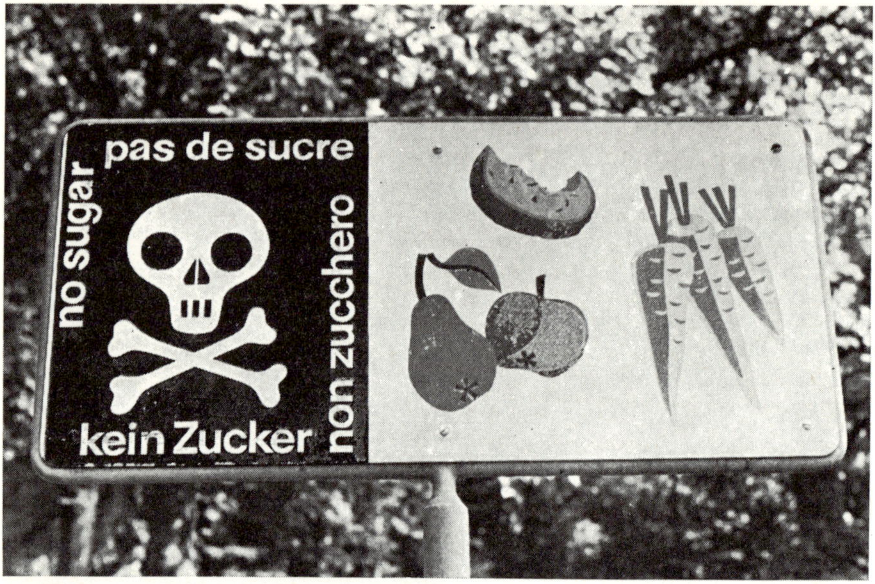

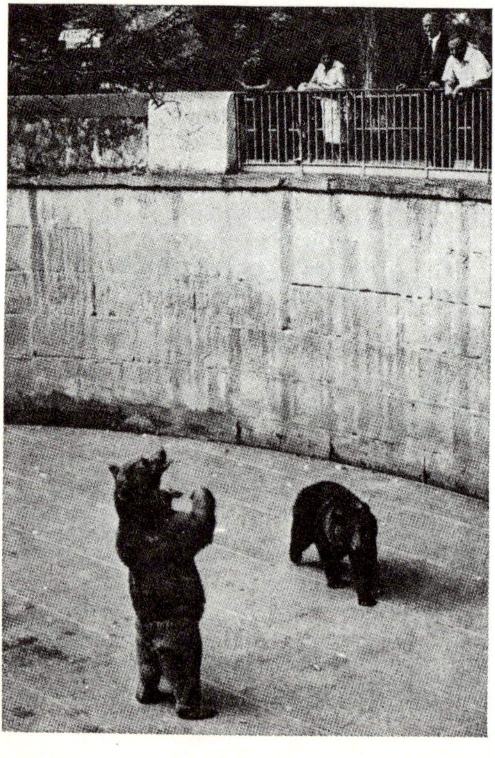

Das Verfüttern von Zuckerstücken, Bonbons, Schokolade usw. ist in zoologischen Gärten zumeist streng verboten, weil verschiedentlich Tiere daran gestorben sind – zum Teil deshalb, weil der (Industrie-) Zucker zu einer Entartung der normalen Bakterienflora im Darm führt; es siedeln sich fremde, krankheitserregende Bakterien an. Am Bärengraben in Bern (Schweiz) stehen Warnschilder mit Totenköpfen, wie wir sie von Giftflaschen her kennen, und fordern in vier Sprachen: Kein Zucker – non zucchero – no sugar – pas de sucre! Daneben ist abgebildet, was erlaubt ist: Möhren, Äpfel und Birnen, dunkles Brot.

Frage: Sind uns unsere Kinder nicht ebenso teuer?

Wie groß ist der Wirkungsgrad vollwertiger Ernährung?

Und: Die Bedeutung ausreichender Mineralversorgung

von Dr. Johann Georg Schnitzer

Genügt es schon, sich halbwegs gesund zu ernähren, um völlig gesunde Zähne zu behalten? Oder, umgekehrt, können auch dann Zahnschäden auftreten, wenn man sich völlig von gesunden Lebensmitteln ernährt? Wie groß ist die Erfolgsquote, wie groß ist das Risiko? Wie werden mit größter Sicherheit dauernd vollgesunde Zähne als Zeichen allgemeiner konstitutioneller Gesundheit erreicht?

Das Massenexperiment der Weltkriege

Daß bereits die teilweise Verbesserung der Nahrungsqualität die Zahnkaries erheblich einzuschränken vermag, zeigt das Massenexperiment der beiden Weltkriege: In beiden Weltkriegen trat in Deutschland ein Rückgang der Zahnkaries um ca. 50% ein. (Th. Lammers / H. Hafer, „Biologie der Zahnkaries", Dr. A. Hüthig Verlag, Heidelberg, 1956.)

In Norwegen ging der Zuckerkonsum von 1941 an zurück, der niedrigste Stand der Zahnfäule wurde 1945 erreicht, bei einem Kariesrückgang von 50 bis 70%. Ab 1944 wurde die Nahrung wieder „normal", ab 1947 nahm der Kariesbefall wieder zu. (Lammers / Hafer, Biologie der Zahnkaries.)

Die Schweiz berief im zweiten Weltkrieg eine Eidgenössische Kriegs-Ernährungskommission, die unter der Leitung von Prof. A. Fleisch und unter Mitwirkung des Schweizer Kariesforschers A. Roos vorzüglich arbeitete. Der rationierten Nahrung wurde eine gesündere Zusammensetzung als in Friedenszeiten gegeben. Der Zuckerkonsum z. B. sank von 100 g auf 35–40 g pro Kopf und Tag, jener von Reis und weißen Teigwaren auf weniger als ein Drittel; Fett und Öl auf 40% (wobei vor allem gehärtete und denaturierte Fette und Öle reduziert wurden). Der Fleischkonsum sank auf 30–40% der Vorkriegsmenge. Die Brotversorgung wurde im wesentlichen auf 93%igem Ausmahlungsgrad des Getreides aufgebaut. Vollmilch und Käse blieben auf Vorkriegshöhe; Reizmittel (Kaffee, Tee, und namentlich Schokolade) wurden erheblich eingeschränkt. Kartoffeln (Zunahme von 270 auf 450 g), Gemüse (175 auf 429 g) und Obst stiegen stark an. Fett (50 g) und Eiweiß (54 g) konnten gerade knapp auf dem Stand des echten physiologischen Bedarfs gehalten werden.

Das Ergebnis war eine durchgreifende Besserung der Gesamt-Gesundheitslage trotz vermehrter Arbeits-, Strapazen- und Sorgenbelastung. Roos berichtet darüber in seinem in Basel erschienenen Werk „Die Kriegsernährung in ihrer Bedeutung für die Entwicklung der Zahnkaries in der Schweiz"): „Wir können aufgrund der hier gefundenen Resultate mit Bestimmtheit behaupten, daß die Karies als Krankheit innert weniger Jahre wie jede andere Krankheit im günstigen Sinne beeinflußbar ist . . . Als Ursache der verminderten Karieshäufigkeit kommt ausschließlich die durch die geschlossene Rationalisierung erfolgte Verschiebung der Ernährungsbilanz in Betracht."

So sank die Karieshäufigkeit von 1939 bis 1946 an der Basler Schulzahnklinik fast auf die Hälfte, an jener von Zürich noch mehr, von 49 708 Füllungen im Jahre 1938 auf 23 936 Füllungen im Jahre 1946; an der Schulzahnklinik in St. Gallen wurde ein Rückgang des Prozentsatzes kranker bleibender Zähne von 4,5% im Jahre 1939 auf 1,9% im Jahre 1946 festgestellt, obwohl die Zahl der erfaßten Schüler auch in den Kriegsjahren ständig bedeutend weiter anstieg. (Ralph Bircher, Der Wendepunkt, Zürich, November 1963, 30. Jahrgang, Heft 12.)

Diese Kriegsernährung war durchaus noch keine auf völlige Kariesverhütung ausgerichtete Kost. Das Brot war noch kein Vollkornbrot, und täglich wurden immerhin noch 35–40 g Zucker pro Kopf gegeben. Trotzdem ging die Zahnfäule um 50 bis 70% zurück. Eine noch konsequentere Ausrichtung der Ernährung auf das Ziel der Gesunderhaltung müßte also noch größere Wirkungen erzielen, noch gesündere Zähne hervorbringen.

Das Waisenhaus von Béguins, Schweiz

Daß diese Überlegung richtig ist, beweist das ebenfalls während des zweiten Weltkrieges gegebene Beispiel des Waisenhauses von Béguins in der Waadt (Schweiz), wo ein Arzt einen Vergleich zwischen den Waisenhauskindern und den Dorfkindern ausgearbeitet hat. Die Waisenhauskinder hatten reichlich Milch, Vollkornbrot und Vollkornbrei und rohes Obst, dazu Suppe, Gemüse, Kartoffeln, Salat, aber nur zweimal wöchentlich süße Mahlzeiten bekommen. Bei diesen Waisenhauskindern ging der Prozentsatz kariöser Zähne von 4,0 auf 0,4, also um 90% (!) zurück, bei den Dorfkindern mit der üblichen Kriegskost „nur“ von 4,0 auf 1,8%, also um „nur“ 55%.

Das Beispiel dieses Waisenhauses zeigt nicht nur, welch hoher Prozentsatz gesunder Zähne sich bei einer Ernährung auf der Grundlage der Vollgetreide, mit Gemüsen, Salaten, Milch und Obst erzielen läßt. Es zeigt auch, daß bereits zwei süße (mit Fabrikzucker gesüßte) Mahlzeiten genügen, um schon bei Kindern einen Anteil von noch 0,4% kariöser Zähne zu erzeugen. Diese Beobachtung vermittelt einen Eindruck von der Empfindlichkeit des Zahnsystems schon auf geringe Fehler in der Ernährung.

Die Anstalt Eben-Ezer in Lemgo/Lippe, Deutschland

In der Heilerziehungs- und Pflegeanstalt Eben-Ezer in Lemgo/Lippe (Chefarzt Dr. M. O. Bruker) wird seit 1947 eine biologisch ausgewogene Kost gegeben, und zwar in der Anstalt selbst gebackenes Vollkornbrot, reichlich Frischkost, zum Teil als Obst oder als Salat vor dem Hauptgericht, und als Beimengung von Rohgemüse nach dem Garen von Gemüsegerichten. Außerdem erhält ein Teil der Pfleglinge seit 3 Jahren täglich Getreidekörner in Form des Kollathschen Frischkornbreies. Es wird kaum Industriezucker und wenig Feinmehl verwendet. Im übrigen ist die Kost „gut bürgerlich“. Über den Gesundheitszustand der Zähne bei den Pfleglingen berichtet Frau Dr. Eva Weslau in der „Zahnärztlichen Praxis“ (Nr. 8/15. 4. 1965, Seiten 88/89):

Von 506 Pfleglingen bis zum Alter von 21 Jahren war bei 213 (41%) das Gebiß frei von Karies. Bei 74 (14%) der Untersuchten wurde nur ein geringfügiger Schaden, meist als eben beginnender Schmelzdefekt, festgestellt. 140 Pfleglinge hatten 2–4 Gebißschäden, 56 Personen wiesen 5–9 schadhafte Stellen und 23 Personen mehr als 10 Gebißschäden auf. Zum Vergleich: In Mönchweiler waren vor Beginn der Aufklärung über gesunde Ernährung z. B. 98% der 6- bis 10jährigen Kinder von Karies befallen, wobei jedes von ihnen im Durchschnitt 21,7 von Karies geschädigte Stellen aufwies.

Das Kinderheim Hopewood House in Neusüdwales/Australien

Von den 81 Kindern des australischen Kinderheimes Hopewood House in Neusüdwales berichten Lilienthal, Goldsworthy, Sullivan und Cameron im Medical Journal of Australia, 1953, i, 878 (s. Der Wendepunkt, 30. Jahrgang, Nr. 10, September 1953): „Diese Kinder stammen aus Europa, waren 4–9 Jahre alt und leben unter idealen Gesundheitsverhältnissen. Ihre Ernährung wird sorgfältig kontrolliert. Ausgeschlossen sind daraus raffinierte Kohlenhydrate wie Zucker und Weißmehl, und die Nahrung wird so wenig wie möglich gekünstelt, derart, daß sie so natürlich wie möglich genossen wird. Hauptnahrung sind Vollkornbrei, Vollkornbrot, Vollkornbiskuits, Weizenkeimlinge, Obst, frisch und getrocknet, Gemüse roh und gekocht, dazu Butter, Käse, Eier, Milch, Fruchtsäfte und Vitaminkonzentrate, Honig und dunkle Zuckermelasse, sowie Nüsse. Fleisch wird fast gar keines gegessen." Die Forscher führen auf diese Ernährung die hohe Widerstandskraft der Kinder gegen Zahnverfall zurück. 63 von den 81 Kindern (ca. 78%) waren nach 5 Jahren gänzlich frei von Karies, obwohl sie von den Eltern kein besseres Zahnmaterial geerbt hatten als der Durchschnitt. In Sidney und New Zealand zum Beispiel waren in diesem Alter nur noch 4 bis 5,5% der Kinder kariesfrei, gegenüber 78% in Hopewood House! Bemerkenswert ist außerdem, daß die Wasserversorgung des Kinderheims von Hopewood House kein Fluor enthält (zit. n. Wendepunkt).

Hätte man in Hopewood gewußt, was heute bekannt ist, daß Honig in klebriger Form und Zuckermelasse ebenfalls Karies fördern, und daß statt der Fruchtsäfte besser die Früchte selbst verabreicht werden – der Prozentsatz kariesfreier Kinder wäre noch wesentlich höher als 78% gewesen!

Unterschied des Kariesbefalls von mit natürlicher Nahrung oder mit denaturierter Zivilisationskost ernährten Personen

Es ist das Verdienst von Weston A. Price, in 12 Jahre dauernden Weltreisen den hohen Stand der Zahngesundheit (und allgemeinen konstitutionellen Gesundheit) bei primitiven (= von natürlicher Nahrung lebenden) Völkern und den raschen Gesundheitsverfall bei der Einführung der sogenannten Zivilisationskost bei diesen Völkern aufgezeigt zu haben (Weston A. Price, Nutrition and Physical Degeneration, The American Academy of applied Nutrition, Los Angeles, California, 5. Aufl. 1950):

Prozentsatz karieskranker Zähne bei Personen mit primitiver (natürlicher) und zivilisierter (denaturierter) Nahrung (etwa aus den Jahren 1920–1930; s. Price Seite 457)

	bei primitiver (natürlicher) Nahrung	bei zivilisierter (denaturierter) Nahrung
Schweizer	4,60	29,8
Gaelis	1,20	30,0
Eskimos	0,09	13,0
Nord-Indianer	0,16	21,5
Seminole-Indianer	4,00	40,0
Melanesier	0,38	29,0
Polynesier	0,32	21,9
Afrikaner	0,20	6,8
Australische Einwohner	0,00	70,9
Maoris, Neu-Seeland	0,01	55,3
Malaien	0,09	20,6
Küsten-Peruaner	0,04	40,0
Indianer aus den Hoch-Anden	0,00	40,0
Indianer aus dem Amazonas-Dschungel	0,00	40,0

Aus dem eindrucksvollen Unterschied des Kariesbefalls beider Gruppen erhellt der entscheidende Einfluß der denaturierten Zivilisationskost auf die Zahnzerstörung ebenso wie die weitgehende, teilweise 100prozentige Sicherung der Zahngesundheit durch eine Ernährung mit natürlichen, lebendigen Lebensmitteln. Gleichzeitig geht aus dem auch bei natürlich ernährten Personen teilweise vorhandenen geringgradigen Kariesbefall hervor, was schon weiter oben offensichtlich wurde: Wie empfindlich das Kauorgan schon auf geringe Fehler in der Ernährung reagiert, wie sie auch unter primitiven Umständen gemacht werden können: z. B. das Kauen von Trockenobst, oder der Genuß unverdünnten Honigs.

100% Zahngesundheit bei 100% Vollwertnahrung

Aus diesen ganzen Forschungsergebnissen kann als Faustregel abgeleitet werden: Der Prozentsatz karieskranker und gesunder Zähne entspricht in etwa den Anteilen an denaturierten und natürlichen Nahrungsmitteln. Je natürlicher die Nahrung, desto gesünder die Zähne. Je größer der Anteil an denaturierten Teilnahrungsmitteln, desto größer die Zahl kranker Zähne.

Es ist also möglich, bei 100prozentiger Vollwertnahrung schon der Eltern vor Beginn der Schwangerschaft und danach der heranwachsenden Kinder auch 100prozentige Zahngesundheit zu erreichen. Allerdings führen schon geringe Fehler zu den ersten Schäden. Das Kauorgan kann mit größter Berechtigung nicht nur als ein Gradmesser der allgemeinen konstitutionellen Gesundheit, sondern auch als einer der exaktesten Prüfsteine für die Richtigkeit von Ernährungslehren und Zweckmäßigkeit von Ernährungsgewohnheiten angesehen werden.

Wie sieht eine 100prozentige Vollwertnahrung aus?

Sie steht auf der Grundlage der Vollgetreide und wird durch rohe Gemüse und Wurzelgemüse, Salate, Nüsse, Milch und Obst ergänzt. Diese Nahrung muß im wesentlichen unerhitzt, in lebendigem Zustande genossen werden; auch das Vollgetreide muß zum Teil roh als Frischkornbrei (Kollath-Frühstück), der Rest kann als Vollkornbrot und in Form sonstiger Vollkorngerichte verzehrt werden.

Stärker als frisches reifes Obst süß schmeckende natürliche Träger löslicher Kohlenhydrate (Trockenobst, Honig) gehören bereits zu den schädlichen Substanzen; ist das Trockenobst jedoch einige Stunden eingeweicht und wird z. B. im Kollath-Frühstück gegessen, so ist es unbedenklich. Honig soll nur selten und stark in Tee oder Milch verdünnt (nicht süßer als frisches reifes Obst), in keinem Falle regelmäßig (außer – sparsam – beim Säugling, wenn er nicht gestillt werden kann) verwendet werden. Streng zu meiden sind, soll die Ernährung 100prozentig vollwertig sein, alle Teilnahrungsmittel, Extrakte, Preßsäfte, Konzentrate und Präparate, vorab alle Arten von Fabrikzucker, isolierten Stärken und Feinmehlen.

Es scheint, daß der menschliche Organismus generell nicht darauf eingerichtet ist, **lösliche** Kohlenhydrate in größerer Konzentration zu verarbeiten, auch wenn es sich um „natürliche" Konzentrate handelt. Diese dringen aufgrund ihres hohen osmotischen Druckes zu rasch in den Organismus ein und verursachen Störungen und Schäden. Vielmehr deckt der Organismus seinen Energiebedarf viel gleichmäßiger und wirkungsvoller aus **nicht löslichen,** im natürlichen Verband vorliegenden Kohlenhydraten, wie z. B. der zu 60% im Vollgetreide vorliegenden Stärke. Diese wird mit Hilfe der ebenfalls im Vollkorn vorliegenden „chemischen Werkzeuge", der Vitamine, Fermente, Mineralien und Spurenelemente allmählich und gleichmäßig in Zuckermoleküle zerlegt, wodurch eine viel stetigere Energieversorgung gesichert ist, die nicht vom osmotischen Druck zugeführter Zucker diktiert, sondern vom Körper selbst durch die Intensität der Verdauungstätigkeit gesteuert wird.

Erhöhung des Sicherheitsfaktors durch Mineralgemische

Der schwedische Agrarwissenschaftler Åslander ging von der Annahme aus, daß die Zähne als vorwiegend mineralische Gebilde auch vor allem auf eine reichliche Versorgung mit Mineralien angewiesen seien, wenn sie gesund bleiben sollten. Er gab zunächst seinen eigenen Kindern täglich 1,5 bis 2 g Knochenmehl, und ließ dabei die übrige Kost bestehen, die in Schweden viel Zucker enthält und bei fast allen Kindern schon sehr früh zu schwerer Karies führt. Åslander konnte seine Kinder mit kariesfreien Zähnen großziehen. Allerdings sind gewisse Unregelmäßigkeiten der Zahnstellung bei diesen Kindern vorhanden. Åslander prüfte diese Methode auch bei anderen Kindern; auch bei diesen trat keine Karies auf, soweit sie von Geburt an mit Knochenmehl in der angegebenen Menge versorgt wurden. Indessen zeigen auch diese Zähne Unregelmäßigkeiten, teils in der Stellung, teils in der Zahnform. (A. Åslander, Dental Caries, the Bone-Meal-Method and the cariogenic Properties of Sugar, Report from the Division of Agriculture, The Royal Institute of Technology, Stockholm 70, Sweden, Nr. 2/1960; und The Theorie of complete Tooth Nutrition, dito Nr. 4/1963.)

Die nicht ganz harmonische Zahnstellung, teils auch die Zahnform zeigen, daß eine ausreichende Mineralversorgung allein bei sonst zum Teil denaturierter Zivilisationskost ebenfalls nicht genügt, die vollkommene Gesundheit des Kauorgans zu sichern. Das eindrucksvolle Ausbleiben der Zahnkaries weist indessen auf die große Bedeutung des mineralischen Anteils der Ernährung hin.

Wie wichtig eine ausreichende Versorgung mit Mineralien ist, hebt auch Kollath (Der Vollwert der Nahrung, Band II 1960, Wissenschaftliche Verlagsgesellschaft Stuttgart) hervor. Er empfiehlt aufgrund der in seinen Versuchsreihen gemachten Erfahrung, „auch der menschlichen Nahrung vorsichtig berechnete und dosierte Mineralgemische zuzufügen, da die Durchschnittsnahrung einen höchst variablen Mineralmangel infolge Erschöpfung unserer Ackerböden aufweist, unsere Feldfrüchte also ebenfalls. Dadurch wird die beste Vitaminversorgung illusorisch. Das ist eine grundlegende Feststellung für die Forschung und die Praxis.“ Kollath konnte beobachten, daß die Fleisch-Talg-Diät (Kost zur experimentellen Erzeugung chronischer Krankheiten = Mesotrophiekost) durch Mineralien komplettiert (in ihrer Schädlichkeit verringert) wird.

Kollath teilt in einer Besprechung des Buches von Nold „Körpergröße und Akzeleration“ mit, daß ihm der holländische Landwirt H. Diekhuis/Zuidhorn geschrieben habe: „Nach Mitteilungen des Tierarztes Dr. Grashuis entsteht auf Böden, die unzureichenden Mineralgehalt haben, bei belgischen Pferden eine zu große Längenzunahme der Beine verbunden mit zu geringer Brusttiefe. Durch Beifütterung mit einem guten Mineralgemisch, besonders mit Knochenmehl während der Aufzucht, kann diese Krankheit vermieden werden.“ Danach ist von einer ausreichenden Mineralversorgung auch eine wesentliche Wirkung zur Verhütung des überschießenden Längenwachstums und der dabei zu dünnen und zu schwächlichen Gestalt unserer Jugend zu erwarten.

Die Erfahrungen Åslanders wurden von F. Rozeik im Tierexperiment weitgehend bestätigt (F. Rozeik, Über die endogene Kariesprophylaxe, Deutsche Zahnärztliche Zeitschrift, Heft 17/1962, S. 1217 ff.), wenn auch keine völlige Kariesfreiheit, sondern nur eine immerhin beachtliche Verminderung des Kariesbefalls um ca. 87% erzielt wurde. Die Versuchsratten erhielten eine Diät aus Gerstenschrot (50%), Puderzucker (25%), Casein und Vollmilchpulver; einzelne Gruppen von ihnen erhielten dann zusätzlich Knochenmehl oder ein entsprechendes Mineral- und Vitamingemisch.

Dabei stellte sich heraus, daß Knochenmehl und das dem Knochen entsprechende Mineral- und Vitamingemisch etwa zu den gleichen Wirkungen führten.

Aufschlußreich ist darüberhinaus folgendes Ergebnis dieser Versuche: Wenn die Vitamine des B-Komplexes (die lebensnotwendig sind) in künstlicher (leichtlöslicher) Form gegeben wurden, erhöhte sich der Kariesbefall sogleich ganz erheblich. Rozeik schreibt hierzu: „Wenn auch chemisch gesehen kein Unterschied zwischen synthetischen und natürlichen B-Vitaminen besteht, treten wir dafür ein, daß unter normalen Verhältnissen der Bedarf an Vitamin-B-Komplex aus natürlichen Quellen, d. h. mit der Nahrung, gedeckt werden soll." Die wichtigste Quelle für die Versorgung mit Vitaminen des B-Komplexes ist das Vollgetreide, in Form der Frischkorngerichte (Kollath-Frühstück), des Vollkornbrotes und anderer Vollkorngerichte.

Gefährlicher Irrweg der Fluoridisten

Von manchen Wissenschaftlern wird auch empfohlen, das hochgiftige Natrium-Fluorid oder ähnliche, noch aktivere Fluorverbindungen in entsprechenden, von ihnen als „ungiftig" bezeichneten Verdünnungen zur Reduzierung der Zahnkaries einzusetzen, weil sie damit eine Verminderung der Zahnkaries von durchschnittlich 25 bis 30% erzielt hätten. Von Zeit zu Zeit starten sie eine Kampagne, um die zuständigen Stellen sogar zur Beimischung des Fluorids zum Trinkwasser zu bewegen und eine entsprechende Änderung des Lebensmittelgesetzes zu erreichen, welches glücklicherweise eine solche Beimischung verbietet. Zahnpasten mit Fluor, Kochsalz und Milch mit Fluorzusätzen und Fluortabletten werden empfohlen und der Bevölkerung mit allen Mitteln raffinierter Reklame aufgeredet. Hiervor kann nur gewarnt werden. Fluor ist eines der schwersten Gifte überhaupt, was die **chronische Vergiftung** betrifft. Auch wenn es nur in geringsten Mengen täglich aufgenommen wird, kann es sich über Jahre hinweg speichern und nach vielen Jahren zu schweren Knochenveränderungen und anderen Gesundheitsschäden führen. Eine Tube Fluor-Zahnpasta enthält übrigens soviel Fluor, daß ein Kind bis zu 18 Monaten Alter, würde es den Inhalt essen, daran sterben kann (Ärztliche Praxis Nr. XA/45 vom 9. November 1963). Gesunde Zähne enthalten **weniger** Fluor als kariöse Zähne. Wenn leichtlösliche Fluoride wirksam sind, so ist dies eine Arzneimittelwirkung. Mit einer Zufuhr der Mineralbausteine der Zähne und des Knochengerüstes hat die gefährliche und nur symptomatische „Fluorprophylaxe" nichts zu tun, und die angeführten durchschnittlichen Kariesreduktionswerte von 25 bis 30% sind überdies gering; die hier aufgezeigten kausalen Möglichkeiten liegen bei ganz anderen Prozentsätzen, bis hin zur Vollgesundheit des Kauorgans. Nach neuen Forschungen bewirkt Fluor nicht einmal eine echte Kariesverringerung, sondern nur eine vorübergehende zeitliche Hinauszögerung des Kariesbefalls.

„Überschäumende" Gesundheit

Die geschilderten Forschungsergebnisse lassen am Beispiel der Zähne zeigen, was man sich unter überschäumender Gesundheit vorstellen kann.

So, wie es verschiedene Grade von Kranksein gibt, so gibt es auch verschiedene Grade des Gesundseins. Vergleichen wir einmal mit einem Bankkonto: Wenn jemand sehr krank ist, dann hat er auf seinem „Gesundheitskonto" hohe Schulden. Ist er nur vorübergehend krank, so hat er nur vorübergehend sein Konto überzogen oder einen Kedit aufgenommen. Wenn jemand nicht krank ist, so hat er zwar auf dem

„Gesundheitskonto" keine Schulden; aber er hat, wenn er nur eben gerade nicht krank ist, auch kein positives Gesundheitsvermögen; also weder Schulden noch Geld. Erst, wenn auf dem Gesundheitskonto Vermögen angesammelt worden ist, können wir von positiver, überströmender Gesundheit, von Reserven an Gesundheitskapital sprechen; erst ein solcher Mensch hat eine robuste Gesundheit, die nicht so rasch von geringen Störungen und vorübergehenden kleinen Verlusten umgeworfen wird und gar pleite geht.

Am Beispiel der Zähne läßt sich dieses „Gesundheitskapital" beinahe errechnen. Schon eine vollwertige Ernährung auf der Basis der Vollgetreide und mit lebenden Naturprodukten reicht aus, um mit der Zahngesundheit nicht in die „roten Zahlen" zu kommen. Ausgaben und Einnahmen (Zufuhr und Verbrauch an Vitalstoffen) halten sich gerade die Waage. Aber schon der geringste Verzehr von Nahrungsstoffen, die Vitalstoffe (Kapital) verbrauchen, ohne selbst neue mitzubringen – wie der gelegentliche Verzehr eines fabrikzuckerhaltigen oder mit Feinmehl oder Stärke versetzten Nahrungsmittels – drängt uns in die „roten Zahlen", führt zu ersten Zahnschäden. Wird aber neben einer sonst vollwertigen Ernährung auch eine gute Versorgung mit den Mineralbausteinen der Knochen und Zähne gesichert, wie dies mit Knochenmehl oder entsprechenden Mineralgemischen möglich ist, so sammelt sich ein positives Gesundheitskapital an, das auch gelegentliche Schadeinflüsse verkraftet, ohne gleich den Nullpunkt zwischen Gesundheit und Krankheit zu unterschreiten (ausgesprochenen Schleckwaren und konzentrierten Süßigkeiten wie Marmelade usw., auch wenn sie nur gelegentlich vorkommen, wäre allerdings auch dieses Gesundheitskapital meist nicht gewachsen).

Die Kontoauszüge für das Gesundheitskonto kommen übrigens in der Regel nicht schon am nächsten Tag, wie wir das von der Bank gewohnt sind, sondern umso später, je schwerwiegender der Vermögensverlust war – bei einmaligen kleinen Fehlern vielleicht schon nach 1–2 Tagen als Magenverstimmung, Schnupfen oder Grippe; bei gelegentlichem Genuß von Süßigkeiten vielleicht nach einem halben Jahr als Zahnkaries; und bei dauernden, jahrzehntelangen Fehlern, auch wenn sie klein sind und ihre Folgen nicht täglich spürbar, nach 20 bis 30 Jahren vielleicht als Krebs oder Herzinfarkt, Schlaganfall, Zuckerkrankheit oder eine andere Degenerationskrankheit.

Für die allgemeine Gesundheit gilt Ähnliches wie für die Zahngesundheit. Je gesünder die Naturprodukte, von welchen wir uns unter Erhaltung der natürlichen Nahrungswerte ernähren, und je mehr wir uns täglich in Schwung halten und Schädigungen meiden, desto mehr sammelt sich in uns ein positives Gesundheitskapital an, umso mehr verfügen wir über eine robuste, überschäumende Vollgesundheit. Die Grundlage unserer Vollgesundheit ist der gesunde, humusreiche Ackerboden mit den darauf wachsenden, kerngesunden Nahrungspflanzen; beide können nur über einen intakten biologischen Kreislauf der belebten Substanzen dauernd gesund erhalten werden.

Vollwertnahrung und Mineralbausteine für robuste Zahngesundheit

Das Wissen, wie eine vollwertige Ernährung gesichert und bereitet wird, haben wir in den zahlreichen vorangegangenen Merkblättern allmählich vermittelt und werden im nächsten Merkblatt noch einmal einen zusammenfassenden Überblick geben.

Ein Mineralgemisch, welches in seiner Zusammensetzung den mineralischen Bausteinen des Knochens entspricht, ist in den Apotheken erhältlich. Es trägt die Bezeichnung **„Mineralgemisch,** der mineralischen Zusammensetzung von Knochen und Zähnen entsprechend".*) Man besorgt sich davon jeweils 500 oder 1000 g. Am besten nimmt man dieses Merkblatt beim Einkauf mit.

Von diesem Mineralgemisch wird täglich ein flach gehäufter Teelöffel pro Person einem Gericht, am wirksamsten dem Kollath-Frühstück, zugesetzt. Die Menge ist bei Kindern und Erwachsenen die gleiche.

Werdende **Mütter können ihre Portion Kollath-Frühstück vor dem Untermischen beiseitetun und ihr (statt des flach gehäuften) einen stark gehäuften Teelöffel voll zusetzen;** ihr Mineralstoffbedarf ist durch den zusätzlichen des werdenden Kindes erhöht.

Jeder Landwirt weiß übrigens, daß seine Tiere besonders gut gedeihen, wenn er neben „Kraftfutter" (= Vollgetreide) auch noch „Futterkalk" (ein Mineralgemisch) gibt. Das gleiche gilt für den Menschen, der ebenso wie die meisten Tiere des Landwirts ein Säugetier ist und physiologisch-chemisch auch weitgehend den gleichen Stoffwechsel wie diese hat. Noch vor einer Generation war es üblich, den heranwachsenden Kindern zerstoßene Knochen zu geben, damit sie groß und stark würden und gesunde Knochen und Zähne bekämen.

> Wenn Sie bis hier gelesen und alles mitverfolgt haben — dann haben Sie es auch verdient, für sich und Ihre Kinder Nutzen aus dem erworbenen Wissen zu ziehen und durch Vollwertnahrung plus Mineralversorgung so kerngesundes Zahnmaterial zu erlangen, daß daran kaum noch irgendwelche Schäden entstehen dürften!

Es folgt als nächstes Merkblatt eine praktische Anleitung mit einem vollständigen Ernährungsplan und zahlreichen Rezepten, wertvollen Hinweisen und Ratschlägen: „Wie wirtschaftet die moderne Hausfrau?"

Anschrift des Verfassers:
Dr. J. G. Schnitzer, 7742 St. Georgen / Schwarzwald
Geschrieben im November 1965

---

* Zusammensetzung des **„Mineralgemisch,** der mineralischen Zusammensetzung von Knochen und Zähnen entsprechend" (in den Apotheken unter der Warenbezeichnung **Pulvin**® zu beziehen) bezogen auf 100 g: Calcium phosphoricum 85,05 g, Magnesium phosphoricum 4,53 g, Ferrum phosphoricum oxydatum 0,61 g, Calcium citricum 9,24 g, Calcium fluoratum 0,13 g, Natrium chloratum 0,37 g, Manganum chloratum 36,0 mg, Cobaltum chloratum 0,1 mg, Natriummolybdat 0,3 mg, Zincum oxydatum 31,8 mg, Cuprum oxydatum 1,8 mg.
(Auslieferung auch an andere Apotheken durch die Stadtapotheke, 773 Villingen, Schwarzwald.)

Zeitpunkt zur Verteilung: ca. 11. Januar des vierten Jahres

Papierfarbe dieser Schrift: Blau

Schnitzer

Schrift A 40

Dr. J. G. Schnitzer

Das Kursbuch der gesunden Ernährung

Mit Hinweisen zur Säuglings-Ernährung

Die grundsätzliche Ernährungslehre des Schnitzer-Systems beruht auf den wichtigsten Forschungen aus der ganzen Welt über die Zusammenhänge zwischen Ernährung und Gesundheit. Als Resultat daraus beschreibt diese Schrift in konzentrierter Form eine Ernährungsweise, die vollwertig, besonders wohlschmeckend und dabei einfach durchzuführen ist: Die Schnitzer-Kost. Sie ist die wichtigste Voraussetzung für eine dauerhafte Gesundheit und für kerngesunden Nachwuchs! Dazu erfahren Sie alles, was Sie über Einkauf, Vorratshaltung, Küchengeräte und Zubereitung der Mahlzeiten wissen müssen.

Schnitzer KG Verlag, St. Georgen/Schwarzwald

ISBN 3 921123 86 0

Schrift **A 40** aus der Reihe der Merkblätter der Aktion Mönchweiler.

13. Auflage, 82.–91. Tausend

Gesamtherstellung: Schnurr Druck GmbH, D-7730 Villingen-Schwenningen

Aus dem Aufklärungssystem »Gesundheit für unsere Jugend« mit den Merkblättern der »Aktion Mönchweiler« Dr. J. G. Schnitzers zur Aufklärung der Bevölkerung über gesunde Ernährung, die wichtigste Grundlage echter Gesundheit. Der von Zahnärzten 1964 mit Dr. Schnitzer zur Wiederherstellung und Erhaltung gesunder Lebensbedingungen gegründete ARBEITSKREIS GESUNDHEITSKUNDE e. V. hat dieses Werk zu seinem offiziellen Aufklärungssystem bestimmt.

Inhalt

Seite

Einleitung 221

Küchengeräte 225

Vorräte 227
Grundsätzliches 227
Langfristige Vorräte 227
Wochenvorräte 229
Täglich frisch zu besorgen 230

Zubereitung der Mahlzeiten 233
Zur Erhaltung der gesundheitlichen Werte der Lebensmittel 233
Grundlagen der Intensiv- und Normalkost 233
Durst und Getränke 234
Das Frühstück 234
Mittag- und Abendessen 237
Rohgemüse und grüne Salate 238
Wichtig: Gekeimte Körner und Gewürzgetreideschrote 241
Erweiterungen zur Normalkost, mittags 243
Erweiterungen zur Normalkost, abends 243
Wenn mittags nicht zu Hause gegessen wird 244
Reiseverpflegung 245

Ernährung der werdenden und stillenden Mutter 247
Ständige Erhaltung des Stoffwechselgleichgewichtes
während der Schwangerschaft 247

Säuglings- und Kleinkind-Ernährung 249
Natürliche Nahrung für den Säugling 249
Zubereitung eines Frischkorn-Schoppens = Frischkorn-Flasche 251
Einige weitere Hinweise, die Gesundheit der Kinder betreffend 253

Feste feiern 255
Überraschender Besuch 255
Die große Festtafel 255
Gäste zum Abendessen 256

Weizen-Vollkornbrot 259

Festgebäck 263
Vollkorn-Gugelhupf 264

Seite

Nußtorte 264
Mürber Teigboden für frische Obsttorten 265
Christstollen 266
Brottorte 266
Rosinenplätzchen 267
Zwiebelkuchen 267

Was im modernen Haushalt nicht vorhanden ist 269
Fabrikzucker und Feinmehle 269
Konzentrierte Alkoholika 270
Kaffee 270
Tabakwaren 271
Die Fleischfrage 272

Einleitung

Diese Ausführungen gehören in die Küche. Sie sind ein guter Helfer für die Hausfrau und können bei der Planung der Einkäufe und der täglichen Mahlzeiten zu Rate gezogen werden. Ihre Befolgung sichert die wichtigste Grundlage der Gesundheit der Familie: eine vollwertige Ernährung.

In diesem Ernährungsplan finden Erkenntnisse der modernen Ernährungsforschung ihren Niederschlag; so unter vielen anderen die Forschungen von Dr. W. Price, Cleveland, Ohio, USA, über die Ursachen gesunder Zähne, allgemeiner Gesundheit und gesunden Nachwuchses bei den Naturvölkern; die Forschungen von Prof. Kollath über den Vollwert der Nahrung und die Bedeutung der Vollgetreide als unentbehrliche Grundlage gesunder Ernährung und die Fehlernährung mit Teilnahrungsmitteln (insbesondere Feinmehle, Fette, Eiweißkonzentrate) als Hauptursache der Zivilisationskrankheiten; die jahrzehntelangen Untersuchungen von Dr. A. Roos, Basel, Schweiz, über die Ursachen der früheren Zahngesundheit (besonders Vollkornbrot) und des heutigen Zahnverfalls (besonders Feinmehle, Industriezucker und deren Produkte) bei der Bevölkerung des Gomstals; die jahrelangen experimentellen Untersuchungen Dr. Pottengers, Monrovia, Kalifornien, USA, an Hunderten von Katzen über die Bedeutung der unerhitzten Nahrung für Gesundheit und volle Reproduktionsfähigkeit (Erzeugung gesunder Nachkommen) und über die degenerierende Wirkung hitzebehandelter Milch und erhitzten Fleisches auf die Nachkommenschaft; die tierexperimentellen Erfahrungen von Prof. Katase, Japan, und Dr. Novotny, Prag, Tschechoslowakei, über die schädliche Wirkung von Industriezuckerbeilagen zur Kost auf Skelett und Zähne; die klinischen Erfahrungen Dr. Max Bircher-Benners, Zürich, Schweiz, über die Bedeutung roher, lebendiger Nahrung für die Gesundheit und Heilung zahlreicher, sonst unheilbarer Krankheiten; und schließlich meine eigenen vielfältigen und langjährigen klinischen Erfahrungen über Industriezucker, Feinmehle, deren Produkte, konzentrierten Honig und konzentrierte Trockenfrüchte sowie das Fehlen der Vollgetreide als Hauptursachen der Zahnfäule, Kochkost (insbesondere auch pasteurisierte Milch und erhitztes Fleisch) und das Fehlen der Vollgetreide als Hauptursache der Kiefermißbildungen des Nachwuchses und über die regelmäßig rasche Heilung der Kariesdisposition (der Zahnfäule erzeugenden krankhaften Stoffwechsellage) innerhalb von etwa 6 Monaten durch die hier geschilderte Ernährungsweise. Die erwähnten Forschungsarbeiten sind ausführlich in meinen Büchern »Der Schnitzer-Report« und »Intensivkost-Normalkost« geschildert.

Das Ergebnis dieser vielen umfangreichen Forschungen ist eine einfache, äußerst wohlschmeckende, von jeder Hausfrau leicht zu bereitende Ernährung. Das mag überraschen – aber die Naturgesetze sind fast stets einfach, ebenso wie die Gesundheit eine höchst unkomplizierte, ja selbstverständliche Sache ist, solange man sie besitzt. Kompliziert wird die Angelegenheit erst, wenn die Gesundheit in Verlust gerät.
Heute richten sich allein in der Bundesrepublik Deutschland schon rund 300.000 Familien nach der von mir empfohlenen Ernährung. Rund 10.000 Ärzte und Heilpraktiker setzen sie in ihren Praxen als Basistherapie ein.
Die hierbei gewonnenen Erfahrungen haben gezeigt, daß diese der menschlichen Urnahrung entsprechende Kost zur Normalisierung der meisten entgleisten Stoffwechselabläufe führt. Dies macht verständlich, warum durch diese Kost viele verschiedene Krankheiten, Beschwerden und Leiden meist völlig verschwinden, oder zumindest gebessert oder in ihrem weiteren Fortschreiten gestoppt werden.

Dieses Kursbuch der gesunden Ernährung wurde geschrieben, damit es bei der Jugend gar nicht erst zu solchen Krankheiten und Leiden kommt und damit derjenige seine Gesundheit vollständig zurückerobern kann, der noch nicht allzu sehr in chronische Krankheiten abgeglitten ist. Es bildet gleichzeitig den Abschluß und Höhepunkt des Aufklärungssystems »Gesundheit für unsere Jugend«, was ich für die Vermittlung des Wissens über die Grundlagen der Gesundheit an die gesamte Bevölkerung von Gemeinden und Städten entwickelt und in meinem Praxisort Mönchweiler im Schwarzwald von 1963–1968 erstmals praktisch eingesetzt habe.

Die hier dargestellte Ernährungsform, ist die für den Menschen gesündestmögliche Ernährung überhaupt. Sie orientiert sich an den natürlichen Ernährungsgrundlagen, welche seit Urzeiten die Entwicklung und gesunde Fortpflanzung des Menschen sichergestellt haben. Zweck dieser Ernährungsweise ist es, dem menschlichen Organismus alle lebens- und gesundheitsnotwendigen Substanzen in lebendiger, nicht denaturierter Form zur Verfügung zu stellen und ihn gleichzeitig vor schädlichen Stoffen zu schützen. Nur so können unser Stoffwechselsystem sowie unsere Schutz- und Regelmechanismen unter optimalen Bedingungen arbeiten.
Auf diese Weise kann sich der Organismus gesund erhalten, und in den meisten Fällen kann die durch fehlerhafte Ernährung verlorengegangene Gesundheit zurückerobert werden.

Bisher sind oft trotz besseren Wissens in den praktischen Ernährungsempfehlungen »Kompromisse« eingegangen worden. Man glaubte den Menschen die volle Wahrheit nicht »zumuten« zu können. Dabei kamen meist Mischkostformen heraus, die verständlicherweise auch nicht die volle Wirksamkeit einer optimal gesunden Ernährung entfalten konnten. Dieses bisherige Problem ist hier durch Darstellung zweier Kostformen gelöst:

Die **Intensivkost,** sie ist vollständig aus rohen, lebendigen nicht hitzedenaturierten Lebensmitteln zusammengesetzt. Ihre Bestandteile sind die gleichen wie bei der menschlichen Urnahrung: **Samen** (Getreide und Nüsse), **Wurzelknollen** (Wurzel- und Knollengemüse) und **Blattschößlinge** (Blattsalate). Diese Kostform ist auch hinsichtlich der Eiweißversorgung vollwertig und damit eine Rohkost, die auch auf Dauer angewendet werden kann. Sie entfaltet die stärksten Gesundungs- und Normalisierungswirkungen und ermöglicht dem Gesunden (auch dem Hochleistungssportler und Schwerarbeiter) die höchsten Leistungen.

Die (Schnitzer)-**Normalkost,** ihr liegt die beschriebene Intensivkost zugrunde; – jedoch kommen einige hitzebehandelte Beilagen und zusätzliche Nahrungsmittel (z. B. Vollkornbrote, Vollkornpfannkuchen, gekochte Kartoffeln, Vollreis) hinzu, die der Gesunde sich bei durchschnittlichen Anforderungen an seine Gesundheit und Leistungsfähigkeit leisten kann.
In dieser Schrift sind beide Kostformen in der prinzipiellen Zusammensetzung und Zubereitung beschrieben. Ausführlicher sind beide in dem Buch »Schnitzer Intensivkost – Schnitzer Normalkost« dargestellt.
Dort sind die Zubereitungen auch auf Farbtafeln im Bild gezeigt.

Die hier gegebenen Ernährungsrichtlinien und Rezepte eignen sich ebenso für den Haushalt wie für die moderne Großküche und für Hotel- und Gasthausküchen.

Mit den besten Wünschen für Ihre Gesundheit und sehr begründeten Hoffnungen für die überschäumende Gesundheit und Fröhlichkeit Ihres Nachwuchses –

Ihr

Dr. Johann Georg Schnitzer
St. Georgen im Schwarzwald

Küchengeräte

Wie die Getreide Grundlage gesunder Ernährung sind, so ist die **Getreidemühle** das wichtigste, wahrscheinlich auch das älteste Haushaltsgerät überhaupt. Ohne eine Getreidemühle ist es der Hausfrau nicht möglich, ihre Familie gesund zu ernähren, denn ohne Vollgetreide ist Gesundheit auf Dauer nicht möglich, und Vollgetreide sind nur als lebendiges Korn lagerfähig. Vollkornmehl und Vollkornschrot sind rascher verderblich als Milch, sie können nicht auf Vorrat gemahlen werden. Deshalb ist es für die gesundheitsbewußte Familie von heute unverzichtbar, eine der verschiedenen handbetriebenen oder elektrischen Getreidemühlen zu besitzen. *)

Nächstwichtige Lebensmittel nach den Vollgetreiden sind die Wurzel-, Knollen- und Krautgemüse. Zu ihrer Zubereitung braucht man **Raffelscheiben aus Edelstahl.** Gewöhnlicher Stahl wäre ungünstig, da er auf chemischem Wege bei der Berührung mit dem Rohgemüse den größten Teil der Vitamine zerstört. Aus diesem Grunde sollen auch die **Küchenmesser aus Edelstahl** sein. Die Raffelscheiben (nicht Reibscheiben) sollen die Gemüse in kleine Streifen zerschneiden. Es ist vorteilhaft, verschieden grobe Raffelscheiben zu besitzen. Es gibt elektrische Geräte, an welche Edelstahl-Raffelscheiben angeschlossen werden können. Auch handbetriebene sogenannte »Rohkostmaschinen« sind im Handel, die gegenüber der Raffelscheibe bereits ein rascheres Arbeiten ermöglichen.

Weitere wertvolle Küchenhilfen bei der Salatzubereitung sind folgende Geräte: Eine Salatschleuder, zum Trocknen der Salate; ein Hacker mit Brett; sowie ein Mörser mit Stößel (aus Porzellan) zur Zerkleinerung von Gewürzen und Kräutern.

Für die Säuglings- und Kleinkindernährung ist außerdem eine **Reibscheibe aus Edelstahl oder eine Glasreibe** erforderlich, um die schon früh zu fütternden geriebenen Rohgemüse in entsprechender Feinheit zubereiten zu können. Die Reibscheiben und Glasreiben ergeben gesundheitlich wertvollere Säuglingsmahlzeiten als die elektrischen Mixgeräte, da bei den ersteren die Pflanzenzellen besser erhalten bleiben und dadurch die Inhaltsstoffe bei der Verdauung gleichmäßig und allmählich herausgelöst werden können. Mixer zerschlagen die Zellen und teilweise sogar Zellstrukturen, außerdem rühren sie Luftsauerstoff ein und bewirken so Oxydation.

*) Getreidemühlen sowie keimfähiger Weizen und Roggen aus naturgemäßem Anbau, mit zusätzlicher Kontrolluntersuchung auf Pestizide und kritische Schwermetalle durch einen staatlich vereidigten Lebensmittelchemiker, sind erhältlich bei der Firma Schnitzer KG, D-77742 St. Georgen im Schwarzwald.

Vorräte

Grundsätzliches

Die gesundheitsbewußte Hausfrau hat die Zeit der Marmeladentöpfe, der Einmachgläser und -regale, der Schmalztöpfe und Konservenbüchsen aller Sorten hinter sich gelassen, die noch Stolz und Alptraum der älteren Generation waren. Mit der Erkenntnis, daß solche Bearbeitung ursprünglich lebendiger »Lebens«mittel sie zu gesundheitlich minderwertigen, toten Nahrungsmitteln werden läßt, hat sich die Hausfrau von einer gewaltigen Arbeitslast befreit.

Im modernen Haushalt wird mit allen jenen echten Lebensmitteln gewirtschaftet, die entweder täglich frisch erhältlich sind oder sich in lebendigem oder luftgetrocknetem Zustand vorrätig halten lassen. (Eine besonders schonende neue Konservierungsart scheint die Gefriertrocknung zu sein; sie erhält die Funktionsfähigkeit der lebenden Struktur – z. B. leben gefriergetrocknete Samenzellen nach dem Benetzen mit Wasser weiter und können zur Befruchtung verwendet werden.)

Man achte darauf biologisch gezogene Produkte zu erhalten, da diese viel besser haltbar und auch gesünder sind, als mit chemischen Mitteln angebaute.

Langfristige Vorräte

Ganzjährige Vorräte (können für ein Jahr im voraus angelegt werden).

Vollgetreide. Samen sind natürliche Konserven (Kollath). Sie sind bei luftiger, trockener, kühler Lagerung (z. B. in einem Jute- oder Leinensack) mehrere Jahre lang haltbar, wobei sie allerdings während des ersten Jahres gesundheitlich am wertvollsten sind. Es ist günstig, den Getreidevorrat ca. alle 4 Wochen etwas zu bewegen, evtl. von einem Sack in einen anderen zu schütten. Luftdichte Behältnisse (Plastiksäcke oder -kästen oder dichte Papiersäcke usw.) sind ungeeignet; das Getreide, das ja lebendig ist und atmet, würde ersticken. Folgende Sorten sollen vorrätig sein: **Weizen, Roggen, Nackthafer** (Sprießkornhafer, Züchtung ohne Spelzen), **Nacktgerste** (Sprießkorngerste, Züchtung ohne Spelzen).
Auf keinen Fall darf geschimmeltes Getreide verwendet werden, wie es teilweise als Diät empfohlen wird (»Schimmelmüsle«). Mehrere Schimmelsorten, gerade auch solche, die auf Getreide wachsen können, haben sich durch neue Forschungen als hochgradig krebserzeugend herausgestellt!

Hülsenfrüchte: Grüne Sojabohnen (Mungobohnen), grüne Erbsen. Die Hülsenfrüchte werden ebenfalls am besten in luftigen Säcken oder Säckchen aufbewahrt.

Tees: Die zahlreichen Kräutertees lassen sich in Form der getrockneten

Blätter entweder in Leinensäckchen oder in Papiertüten, noch besser in dunkel gefärbten Gläsern oder Büchsen aufbewahren. Die bekanntesten Teesorten sind: **Zitronenmelisse, Pfefferminze, Lindenblüten, Brombeerblätter, Wollblumen** (= Königskerzen), **Thymian, Schwarztee.**

Getrocknete Gewürze. Diese werden zum Schutze des Aromas am besten in dichten Behältern aufbewahrt. Es gibt zahllose Gewürze, die der Zubereitungskunst der Hausfrau die Krone aufsetzen: **Paprika, Pfeffer, Majoran, Kümmel, Muskatnuß, Liebstöckel, Vanille** (-stangen), **Anis,** um einige der häufig gebrauchten zu nennen.

Voll-Meersalz. Dieses ist unbeschränkt haltbar, muß aber in dichtem Behälter (z. B. Glas mit geschliffenem Deckel) aufbewahrt werden, da es sonst Wasser anzieht. Metallbehälter sind ungeeignet, da sie sich mit dem Salz zersetzen. Man achte darauf, echtes Voll-Meersalz einzukaufen. Der Trend zum Meersalz hat andere Speisesalzhersteller veranlaßt, auf der Meersalzwelle mitzureiten. Sie machen ebenfalls Reklame für Meersalz – das sie dann ihrem Speisesalz in gewisser Menge zusetzen. Auf der Packung heißt es dann: »...mit Meersalz«. Das ist dann natürlich kein Voll-Meersalz.

Honig: Dieser wird in Gläsern aufbewahrt. Honig darf nie erhitzt werden, da ab 41 °C Temparatur die wertvollen Fermente zerstört werden. Man achte darauf, unerhitzten Honig einzukaufen; manchmal wurde er vom Zwischenhandel zum Umfüllen erhitzt, wenn er vorher schon auskristallisiert war. Der Honig dient als Gewürz und mildes Süßungsmittel (nicht süßer als reifes Obst!). Konzentriert (mit dem Löffel oder als Honigbrot) darf er nicht genossen werden, da er in dieser Form rasch Zahnfäule verursacht. Tannenhonig sollte nicht regelmäßig genommen werden, da er durch Atomabfälle der Kernreaktoren und Atomversuche – die in die Atmosphäre entwichen sind und von den Tannenspitzen eingefangen werden – erheblich radioaktiv sein kann.

Zusätzliche Vorräte
für das Winterhalbjahr:

Wurzel- und Knollengemüse sind Vorräte an Lebensenergie, welche die Pflanze ähnlich wie im Samen für sich angelegt hat. Diesen Vorrat machen wir uns zunutze. Wurzeln und Knollen werden in einem dunklen und kühlen Raum gelagert, der außerdem nicht zu trocken ist (Keller ohne Zementboden, z. B. mit Ziegelsteinboden; mit stets etwas geöffnetem Fenster). Besonders haltbar sind sie, wenn sie in Kisten mit trockenem Sand aufbewahrt werden. Torf sollte nicht verwendet werden. Hat man keinen geeigneten Keller, so überläßt man die Lagerung dem Handel und kauft einmal wöchentlich ein. Die wichtigsten Wurzel- und Knollengemüse sind folgende: **Kartoffeln, Karotten und gelbe Rüben** (nur aus biologischem Anbau nehmen!), **Rote Beete** (Rote Rahnen), **Sellerieknollen, Bodenkohlrabi, Schwarzwur-**

zeln, Winterrettiche, Meerrettich (mehr als Gewürz zu verwenden), **Kohlrabi.**

Krautsorten: Weißkraut, Rotkraut, Wirsingkraut sind die bekanntesten Kohlsorten, die sich als Krautköpfe bei kühler Lagerung recht lange halten, vor allem, wenn sie aus biologischem Anbau stammen. **Filderkraut** wird gerne als **Sauerkraut** eingemacht, mit Meersalz und Wacholderbeeren, und ist so eine angenehme Bereicherung der Mahlzeiten im Winter. Wer es selbst nicht einmachen kann (in Holz- oder Steingutbottich geschnitten einstampfen, Voll-Meersalz dazwischenstreuen, einige Wacholderbeeren beigeben, Holzdeckel auflegen und mit Steinen beschweren; nicht vor 6 Wochen anbrechen), muß es kaufen.

Äpfel sind die einzige Obstart, die den ganzen Winter hält. Man lagere frühe, mittlere und späte ein oder überlasse die Lagerung dem Handel.

Trockenfrüchte sollten nur notfalls im Winter teilweise an die Stelle frischen Obstes treten. Sie müssen vor dem Essen einige Stunden in kaltem Wasser eingeweicht worden sein. Trockenes und uneingeweichtes Trokkenobst würde Zahnfäule erzeugen; es ist zu konzentriert. Üblich sind: **Rosinen, Birnenschnitze, Zwetschgen, Aprikosen.** (Feigen und Datteln sind zu süß und daher nicht als günstig anzusehen.) Man achte darauf, daß das Trockenobst luftgetrocknet, nicht hitzegetrocknet ist. Und es sollte wirklich nur dann verwendet werden, wenn nicht genügend frisches Obst verfügbar ist.

Wochenvorräte

(alle 7 Tage zu ergänzen)

Vollkornbrot kauft man im Winter einmal in der Woche, im Sommer vielleicht auch zweimal ein. Es wird luftig und kühl gelagert.

Knäckebrot (hält in der Verpackung auch länger als eine Woche).

Vollkornkekse für besondere Anlässe (nicht täglich den Kindern geben!), z. B. wenn Besuch erwartet wird, oder zu anderem Vollkorngebäck zum Sonntagsnachmittagstee. Man achte darauf, daß die Vollkornkekse nicht mit Fabrikzucker gesüßt sind.

Nüsse sollen stets in verschiedenen Sorten vorrätig sein: Haselnüsse, Walnüsse, Cashewkerne, Pinienkerne, Paranüsse, Sonnenblumenkerne usw. Man soll ausgekernte Nüsse nicht zu lange lagern, damit sie nicht ranzig werden. Vorsicht mit bitteren Mandeln. In großen Mengen können sie giftig wirken; in kleineren Mengen sind sie sogar empfehlenswert, da das darin enthaltene Glykosid Amygdalin zu den Krebsvorbeugungsmitteln zählt.

Vollreis, Hirse, Buchweizen: Getreide, die von Spelzen befreit werden mußten, sollen nur möglichst kurz gelagert worden sein; sie sollen auch nur gelegentlich verwendet werden, da der wertvolle Keim bei der Behandlung beschädigt oder ganz entfernt wurde.

Pflanzenöle und -fette: Die wertvollsten Pflanzenöle sind in dieser Reihenfolge: **Distelöl (Saflor-Öl), Leinsamenöl, Sonnenblumenöl – immer kaltgepreßt.** Von den aus europäischem Anbau gewonnenen Ölen ist das wertvollste das Leinöl; es enthält nach dem Distelöl den zweithöchsten prozentualen Anteil an hochungesättigten Fettsäuren, die lebenswichtig sind. Diese sind in noch wertvollerer Form (als sie das Teilprodukt Leinöl darstellt) im Leinsamen selbst zu genießen, in geringeren Anteilen auch im Vollgetreide, in dessen Keim sie enthalten sind, und in den Keimen der Hülsenfrüchte; ebenso in den verschiedenen Nüssen. Die gesonderte Zufuhr von Ölen und Fetten ist ansich beim gesunden nicht nötig, zur Gesundung aber unerläßlich. Man nehme die hochwertigsten Öle. Neben Leinöl können auch kaltgepreßtes Sonnenblumenöl und Nußöl verwendet werden. An Pflanzenfetten kommen nur **Diäsan** und **Vitagen** in Frage, die von den Herstellern ohne Wasserbeimischungen und ohne Emulgatoren aus kaltgepreßten Pflanzenölen und -fetten gemischt wurden. (Manche Wissenschaftler sind aufgrund ihrer Forschungen der Auffassung, daß durch eine Wasserbeimischung die wichtigen hochungesättigten Fettsäuren geschädigt werden.)

Butter: Sie enthält wertvolle Vitamine und besonders leicht verdauliche Fette. Indessen ist der Gehalt an hochungesättigten Fettsäuren gering; deshalb soll Butter nicht als einziges Nahrungsfett verwendet, sondern an anderen Stellen des Ernährungsplanes durch die oben erwähnten Pflanzenfette und -öle ergänzt werden. Wenn Butter verwendet wird, soll sie aus unerhitztem Rahm gemacht und selbst unpasteurisiert sein.
Überhaupt sollen sowohl pflanzliche Fette als auch Butter nicht in großen Mengen, sondern recht maßvoll verwendet werden. Auf gehärtete Margarinen, gewöhnliche »Speiseöle« und tierische Fette soll man im Interesse seiner Gesundheit ganz verzichten.

Wurzel- und Knollengemüse, Weißkraut, Wirsing- und Rotkraut wird man im Sommer immer wöchentlich besorgen, im Winter dann, wenn eigene Vorratshaltung nicht möglich ist.

Gurken, Melonen, Kürbisse, Äpfel, Birnen, Apfelsinen, Mandarinen, Bananen, Zitronen können gut für eine Woche im voraus besorgt werden. Man achte darauf, ungespritzte und möglichst auch ohne Gift angebaute Ware zu bekommen.

Täglich frisch zu besorgen

Grüne Salate, Kopfsalat, Endiviensalat, Ackersalat, Schnittsalat, Spinat, Chicorée usw. verliert durch Lagerung viel von ihrem Wert. Gartenfrisch sind sie am besten. Grünblatteiweiß ergänzt in mindestens 10 Kombinationen Vollgetreideeiweiß zu vollwertigem Eiweiß (ca. 1 Teil Grünblatteiweiß auf 9 Teile Getreideeiweiß), so daß der Verzehr tierischen Eiweißes überflüssig ist. Man legt die Salate bis zur Verwendung an einen kühlen Ort, aber nicht in einen Kühlschrank. Zum

Waschen sollten sie nicht lange im Wasser liegen, damit sie nicht ausgelaugt werden und nicht kostbare Vitalstoffe in das Waschwasser ausdiffundieren. Auch Salate können, wenn sie nicht aus biologischem Anbau stammen, sowohl durch das Spritzen mit Schädlingsgiften als auch durch die Aufnahme dieser Gifte aus dem Boden gefährliche Giftmengen enthalten. Manche Gifte halten sich neun Jahre lang im Boden! Verlangen Sie deshalb so lange nach biologisch angebauten Gartenprodukten, bis Ihr Händler sie Ihnen bereitstellt.

Pfirsiche, Zwetschgen, Pflaumen, Kirschen, Aprikosen, Mirabellen, Reineclauden, schwarze, weiße und rote Johannisbeeren, Erdbeeren, Heidelbeeren – und wie sonst die Hochgenüsse des Sommers heißen – sollen so frisch wie möglich genossen und daher täglich frisch besorgt werden. Die jeweils gerade reife Obstsorte soll reichlich verwendet werden, morgens im Frischkornmüsle und auch sonst noch ein- bis zweimal am Tag. Solche von der Natur angebotene »Obstkur« erfrischt Körper und Geist.

Rettiche, Radieschen, Tomaten, Paprika, grüne Erbsen und Bohnen, Blumenkohl sind ebenfalls am wertvollsten, wenn sie möglichst gartenfrisch auf den Tisch kommen.

Milch und Milchprodukte. Hier gilt grundsätzlich der Vorbehalt, daß etwa 60% aller Menschen nach dem Säuglingsalter das ohnehin artfremde Milcheiweiß der Kuh nur noch unvollkommen verarbeiten können. Außerdem können Milch und Milchprodukte eine zu reichliche Eiweißzufuhr bewirken. (Mögliche Symptome: Chronische Erkältungsanfälligkeit, Lymphstauungen, Mandelentzündungen, Nasen»polypen«, Nebenhöhlenentzündungen, manche Verdauungsprobleme, Gicht, rheumatische Beschwerden, manche Herz- und Kreislaufprobleme.) Für die anderen 40%, die Milcheiweiß vertragen, gilt: Rohe Milch und Frischkäse wie z. B. Quark, Gervais, »Philadelphia« sind besonders empfindlich und müssen kühl gehalten und vor Sonnenlicht geschützt werden. Man verwende möglichst keine pasteurisierte Milch, sondern sorge sich um eine Quelle hygienisch einwandfreier roher Vorzugsmilch. Auch die Käse sollen nach Möglichkeit aus solcher roher Vorzugsmilch und nicht wie üblich, aus pasteurisierter Milch hergestellt sein. Man achte darauf, daß der Käse keine chemischen Zusätze enthält, wie sie teilweise noch üblich sind. Ihr Kaufmann möge sich beim Lieferanten die bindende Versicherung chemiefreier Käse geben lassen. Man verwende überwiegend Frischkäse, dagegen keine Schmelzkäse, die unter Zusatz von Phosphaten geschmolzen wurden. Phosphate können nach neueren Forschungen Aggressivität erzeugen und Kinder schwerer erziehbar machen. Sie sind auch z. B. in Wurst, Fleischkonserven und in Leitungswasserzusätzen zur Verhütung von Rost- und Kalkablagerungen enthalten. Unter ungünstigen Umständen können sich auch schon innerhalb weniger Tage bei Lagerung verschiedener Käsesorten, z. B. im

Kühlschrank, Monoaminooxydase-Hemmer bilden. Liegt gleichzeitig eine Leberfunktionsstörung vor, so kann Histamin im Körper nicht mehr abgebaut werden, was dann mannigfaltige Störungen und Beschwerden auslösen kann (z. B. Kopfschmerzen, Allergien und Strömungsänderungen im Blutkreislauf).

Gewürzkräuter wie **Schnittlauch, Petersilie, Dill, Borretsch, Liebstöckel** – und wie die vielen, teils fast vergessenen köstlichen Gewürzkräuter heißen – müssen ganz frisch sein, um ihr volles Aroma und ihren – erheblichen – gesundheitlichen Wert noch zu haben. Auch in der Großstadtwohnung findet sich meist noch ein Plätzchen, wo in einem Tonkasten in gesunder, humusreicher Erde solche Kräuter gezogen werden können – im Sommer im Freien, im Winter hinter dem Fenster. Ideal ist ein kleines Kräutergärtlein, das schon auf einem Quadratmeter höchst ergiebig sein kann. Fehlen diese Möglichkeiten, so besorgt man die Kräuter ebenfalls täglich frisch beim Händler.

Zubereitung der Mahlzeiten

Zur Erhaltung der gesundheitlichen Werte der Lebensmittel

Auch bei vorbildlicher Vorratshaltung kann die Hausfrau noch alle gesundheitlichen Werte zunichte machen, wenn sie die Speisen zubereitet. Sie kann die Milch durch Kochen zur Ursache von Zahnfehlstellungen ihrer Kinder machen. Sie kann die kostbaren Fermente und Eiweißstoffe der frischen Gemüse durch Erhitzen zerstören oder verändern. Sie kann allein dadurch, daß sie ein Gemüse zuerst reibt und dann erst die Salattunke anmacht, die wertvollsten Inhaltsstoffe mit dem Sauerstoff der Luft oxidieren und wertlos werden lassen. Wichtigstes Leitprinzip, das als großes Spruchband in jeder Küche hängen müßte, ist die von Kollath aufgrund seiner jahrzehntelangen Forschungen aufgestellte Forderung: »Laßt die Nahrung so natürlich wie möglich!«

Wird nach diesem Prinzip verfahren, so funktionieren auch die natürlichen Regulationsmechanismen des Appetits und des Durstes richtig: Der Appetit ist dann das absolute Maß für die richtige Nahrungsmenge. Dicke können nach Herzenslust essen und werden dabei schlank – Dünne können aufhören, sobald sie satt sind, und nehmen dabei zu; Kinder werden groß und kräftig, ohne die heute häufige Fettsucht oder den Appetitmangel, die den Eltern sonst Sorgen machen – sie können essen, soviel ihnen Spaß macht, und aufhören, wenn sie keine Lust mehr zum Essen haben. Auch die Darmtätigkeit kommt innerhalb weniger Tage in Ordnung – selbst dann, wenn sie vorher zwanzig Jahre lang zu träge war, wie dies heute im »Zeitalter der Verstopfung« (Kollath) bei vielen Menschen der Fall ist.

Grundlagen der Intensivkost und der Normalkost

Die Grundlagen natürlicher Ernährung bilden die **Samen,** die **Wurzelknollen** und die **Blattschößlinge.** Diese stellten auch die Urnahrung des Menschen dar, was unter anderem durch die vergleichende Gebißanatomie belegt ist.

Die **Samen:** Darunter verstehen wir heute die Getreidearten wie z. B. Weizen, Roggen, Gerste, Hafer usw., aber auch beispielsweise Sojabohnen, Nüsse und Sonnenblumenkerne.

Die **Wurzelknollen:** Unsere heutigen Wurzel-, Knollen- und Zwiebelgemüse; z. B. Möhren, Rote Beete, Rettich, Radieschen, Sellerie, Lauch.

Die **Blattschößlinge:** Diese Gruppe umfaßt eine reiche Palette an Blattsalaten, Kohlsorten und aromatischen Gewürzkräutern.

Verschiedene Gründe erklären, weshalb die Getreide eine so große Bedeutung als Ernährungsgrundlage für den Menschen erlangt haben: **Getreide** sind Kompaktspeicher an Lebensenergie; die Wohlausgewogenheit der Inhaltsstoffe, die lange Haltbarkeit, sie enthalten in wohlausgewogenem Verhältnis alle Substanzen, die zur Neuentfaltung von Lebensvorgängen beim Keimen erforderlich sind. Sie sind bei richtiger Lagerung über mehrere Jahre hinweg lagerfähig. Sie können weiterhin in jeder Klimazone problemlos angebaut werden und zu einer Vielzahl von wohlschmeckenden und sättigenden Gerichten verarbeitet werden.

Welche Kostform gewählt wird, ob die konsequente reine Rohkostform der Intensivkost, oder die kompromißreichere (Schnitzer)-Normalkost, hängt von verschiedenen Faktoren ab:
- vom Gesundheitszustand;
- von der Dauer der Fehlernährung, eventuell über Generationen hinweg;
- von der eigenen Zielsetzung, so z. B. Erreichung von höchster Leistungsfähigkeit und Konzentrationsfähigkeit, Erreichung des Idealgewichts usw.

Durst und Getränke

Bei der hier vermittelten gesunden Ernährung tritt Durst kaum oder nur in geringem Maße auf. Häufiger starker Durst bei gemäßigten klimatischen Verhältnissen ist meist ein Zeichen von Ernährungsfehlern. Er wird erzeugt von Süßigkeiten, von Obstsäften (die ihn keineswegs löschen) oder z. B. auch von dem Nahrungsmittel Milch, wenn dieses irrtümlich zum Löschen des Durstes verwendet wird. Durst ist die Anzeige des Körpers, daß er für die Körpersäfte ein Verdünnungsmittel braucht, in dem noch nichts gelöst ist: das ist das Wasser. Gibt man Getränke, die selbst schon weitgehend oder ganz mit gelösten Stoffen gesättigt sind (z. B. Milch, Säfte, Bier usw.), so kann sie der Körper nicht mehr zum Verdünnen gebrauchen; der Durst wird noch stärker. Am schnellsten wird der Durst von Wasser, danach am ehesten von Tees gelöscht.

Das Frühstück

Morgens wird mit dem Frischkornmüsle begonnen, das mit den Obstsorten der Jahreszeit sehr abwechslungsreich gestaltet werden kann. Es ist das gesundheitlich wichtigste Gericht des ganzen Tages.

Verschiedene Rezepte finden sich in dem Buch »Schnitzer Intensivkost – Schnitzer Normalkost«, Schnitzer-Verlag, St. Georgen.

Hier das Grundrezept mit Angabe der Variationsmöglichkeiten:

I. Grundrezept für das Schnitzer-Naturmüsle

a) Frisch mahlen und einweichen

Zutaten pro Person:
1 Korneinheit (60 g) biol. Weizen
1 Wassereinheit (110 g) frisches Wasser.

Pro Person wird mit dem Schnitzer-Meßbecher eine Korneinheit (60 g) Weizen aus naturgemäßem Anbau*) abgemessen und in einer Schnitzer-Getreidemühle mit Mahlsteinen*) mittelgrob gemahlen.

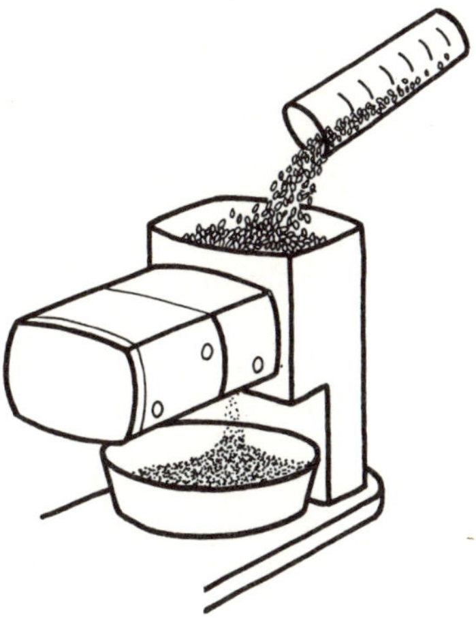

Sodann wird mit dem Meßbecher pro Person eine Wassereinheit (110 g) frisches kaltes Wasser aus der Leitung abgemessen.

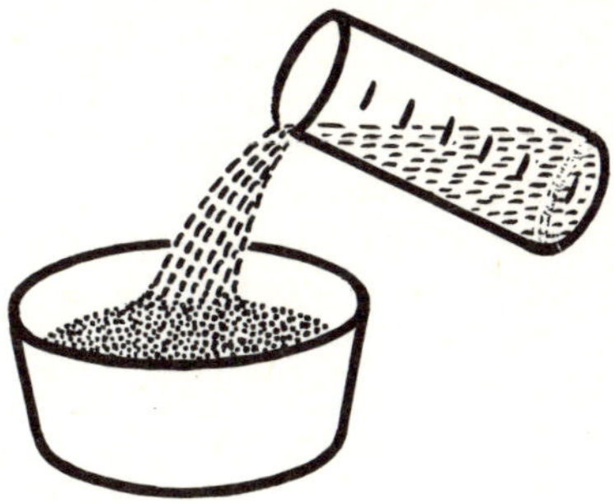

In einer Schüssel wird das frische Weizenschrot mit dem abgemessenen frischen Wasser vermischt. Das so eingeweichte Weizenschrot läßt man mindestens eine halbe, höchstens 10 Stunden bei Zimmertemperatur und mit einem Teller abgedeckt stehen.

b) Weitere Zubereitung des Grundrezepts

Zutaten pro Person:
1 Teelöffel frischgepreßter Zitronensaft
1 kleiner oder ½ großer Apfel.

Zuerst preßt man eine frisch aufgeschnittene Zitrone aus und mischt pro Person 1 Teelöffel Zitronensaft unter das eingeweichte Weizenschrot.

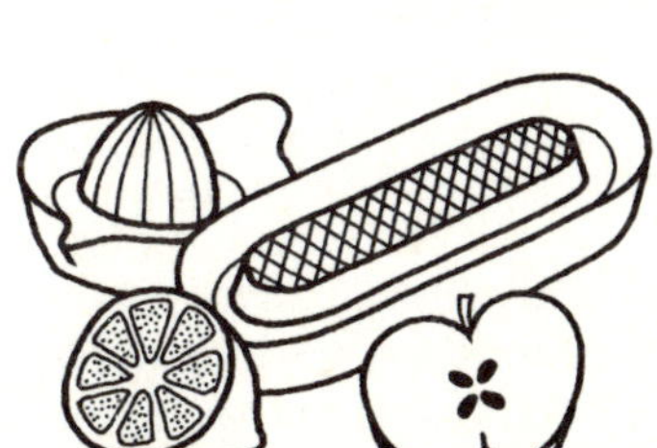

*) Meßbecher, Getreidemühlen sowie keimfähiger Weizen und Roggen aus naturgemäßem Anbau, mit zusätzlicher Kontrolluntersuchung auf Pestizide und kritische Schwermetalle durch einen staatlich vereidigten Lebensmittelchemiker, sind erhältlich bei der Firma Schnitzer KG, D-7742 St. Georgen im Schwarzwald.

Dann schneidet man den oder die benötigten Äpfel in je zwei Hälften, entfernt das Kernhaus, den Stiel und den Blütenrückstand und reibt die Apfelhälften auf einer Edelstahlraffel in die Schüssel hinein. So bleibt am Schluß die Schale übrig, die in den Abfall gegeben wird. Der frisch geriebene Apfel wird sofort untergemischt, da er auf keinen Fall braun werden darf. Aus diesem Grund soll das Schnitzer-Naturmüsle nun auch unverzüglich tischfertig gemacht werden.

II. Tischfertigmachen des Schnitzer-Naturmüsles durch Beigaben, die täglich wechseln können:

a) Pro Person 20 g grob geriebene (gemahlene, gehackte) Haselnüsse oder Cashewkerne;

b) pro Person 20 g Pinienkerne oder Sonnenblumenkerne;

c) pro Person 1 Pfirsich, in Stückchen geschnitten;

d) pro Person 100 g einer beliebigen Obstsorte der Saison, je nach Größe in Stücke geschnitten, z. B. Birnen, Aprikosen, Trauben, Orangen, Clementinen, Zwetschgen, Mirabellen, Kirschen, Reineclauden, Erdbeeren, Himbeeren, Brombeeren, Johannisbeeren, Heidelbeeren, Stachelbeeren ...;

e) und soweit eine zusätzliche Aufbesserung der Mineralstoffversorgung für gesundes Knochenwachstum und Gesunderhaltung von Knochen und Zähnen zweckmäßig erscheint, **täglich** pro Person 1 flachen bis flach gehäuften Teelöffel des Mineralgemisches Pulvin *).

III. Wichtige Regeln zur Beachtung

a) Das frisch gemahlene Korn soll immer mit frischem kaltem Leitungswasser, nie z. B. mit Milch eingeweicht werden.

b) Für den Wohlgeschmack des ganzen ist die Qualität des Apfels mit entscheidend. Ist er aromatisch und luftig, so schmeckt auch das Schnitzer-Naturmüsle besonders gut.

c) Apfel und Zitronensaft sollen immer für die Zubereitung des Grundrezepts verwendet werden.

d) Bei Zeitknappheit oder auf Reisen genügt gesundheitlich das mit Apfel und Zitrone zubereitete Grundrezept.

e) Diese einfachste Zubereitung sollte aber nicht aus Bequemlichkeit zur Regel werden, da

*) Pulvin entspricht der mineralischen Zusammensetzung von Knochen und Zähnen. Es enthält, bezogen auf 100 g: Calcium phosphoricum 85,05 g, Magnesium phosphoricum 4,53 g, Ferrum phosphoricum oxidatum 0,61 g, Calcium citricum 9,24 g, Calcium fluoratum 0,13 g, Natrium chloratum 0,37 g, Manganum chloratum 36,0 mg, Cobaltum chloratum 0,1 mg, Natriummolybdat 0,3 mg, Zincum oxidatum 31,8 mg, Cuprum oxidatum 1,8 mg. (Auslieferung auch an andere Apotheken, durch die Stadtapotheke, D-773 Villingen im Schwarzwald.)

Eintönigkeit dem Wesen der Schnitzer-Kost widerspricht. Die Hausfrau soll die Zeit haben, dieses gesundheitlich wichtigste Gericht des Tages liebevoll, abwechslungsreich und wohlschmeckend zuzubereiten.

f) Nicht hinzugefügt werden sollen denaturierte Produkte, also weder Säfte (Ausnahme: der Zitronensaft), noch Kompott, noch Marmelade, noch Kakao, noch Sirup, noch Zucker gleich welcher Art, noch Süßstoffe, auch keine Rosinen oder sonstigen Trockenfrüchte, außer bei echtem Mangel an frischem Obst und auch kein Honig (Kariesgefahr).

g) Empfindliche sollten Getränke nicht zu oder nach dem Schnitzer-Naturmüsle, sondern mindestens einige Minuten vor diesem Gericht zu sich nehmen. Sonst könnten die beim Empfindlichen an sich schon schwächeren Verdauungsfermente während der Verdauungsarbeit weiter verdünnt werden. Außerdem würde ein Teil des Gerichts vorzeitig in den Darm weitergeschwemmt, bevor es im Magen genügend aufgeschlossen ist. Die ganze übrige Nahrung soll ebenfalls naturbelassen und vollwertig sein, um nicht von dort her die Verträglichkeit zu stören. So könnte beim Empfindlichen z. B. ein Stück Kuchen aus Auszugsmehl und mit Industriezucker, am Sonntagnachmittag gegessen, bis zum darauffolgenden Mittwoch die Vollwertnahrung unverträglich machen (Rumoren im Bauch, Blähungen). Der Empfindliche verträgt nur entweder konsequente natürliche Vollwert-Ernährung, die ihn gesund macht, oder konsequent falsche denaturierte Zivilisationskost (Weißbrot, Konserven, nur gekochtes Obst und Gemüse, Zucker), bei welcher seine Krankheit immer schlimmer wird. Bei einer Vermischung beider Ernährungssysteme rebellieren seine Gedärme.

Nach diesem Frischkornbrei kann bei Bedarf noch Vollkornbrot mit Tee genommen werden. Als Brotaufstrich können Butter, frischer Quark (in geringen Mengen) oder andere Frischkäse dienen.

In der Regel hält der Frischkornbrei im Gegensatz zu den bisherigen Frühstücksarten so gut an, daß Hunger erst wieder kurz vor dem Mittagessen auftritt. Bei besonders anstrengender körperlicher Arbeit oder besonders langem Vormittag kann man indessen Vollkornbrot mitnehmen, das dünn mit Butter bestrichen ist und dazu einen Apfel essen.

Mittag- und Abendessen

Mittags und abends stehen die Rohgemüse und die grünen Salate im Mittelpunkt. Bei ihrer Zubereitung muß besonders darauf geachtet werden, daß ihre natürlichen Werte nicht durch Unachtsamkeit verlorengehen. Salat und Gemüse dürfen nur sehr kurz mit dem Waschwasser in Berührung kommen, nicht darin liegen, da sie sonst ausgelaugt werden.

Sollen Gemüse gerieben oder Salate geschnitten werden, so wird stets die Salattunke zuerst zubereitet. Dann können das geriebene Gemüse und der geschnittene Salat sofort, während des Reibens oder Schneidens, hineingedrückt werden, damit sie nicht an der Luft oxidieren.

Man verwendet stets mindestens zwei Gemüse und einen Salat und richtet sich nach dem Angebot der Jahreszeit. Am besten ist es, ohne vorgefaßten Plan in den Gemüseladen oder auf den Markt zu gehen und das Mittagessen nach dem ansprechendsten Angebot zusammenzustellen. Das macht am wenigsten Mühe, ist am billigsten und bringt die größte Abwechslung auf den Tisch. Im Winter wird man die Speisekarte teilweise auf den Kellervorräten an Wurzelgemüse aufbauen.

Rohgemüse und grüne Salate

Erst durch die richtige Salatsoße wird der Salat zum geschmackvollen Gericht. Sie muß zart, scharf oder rassig abgeschmeckt sein, aber es sollte immer auf eine Harmonie zwischen den Zutaten im Salat geachtet werden.
Kräuter und Gewürze sowie Zwiebeln, Knoblauch und Nüsse können einer Salatsoße den zusätzlichen Pfiff geben. Nicht einerlei ist jedoch die Zusammensetzung.
Für Blattsalate rechnet man:
1 Teil Essig, 2 Teile Öl und Gewürze,
für reine Gemüsesalate:
1 Teil Essig, 1Teil Öl und Gewürze.

Vier besonders wohlschmeckende und gesunde Salattunken:

a) ein kaltgeschlagenes Pflanzenöl (Distelöl, Leinöl), ein wenig Zitrone, ein wenig Voll-Meersalz, Obstessig, kleingeschnittene Gewürzkräuter; oder

b) Distelöl, Grapefruitsaft (frischgepreßt) und gemahlene Haselnüsse vermischen, sowie mit Vanille und Melisse abschmecken;

c) Distelöl mit geriebenem Meerrettich und Zitronensaft verrühren. Unter diese Salattunke einen ½ säuerlichen feingeriebenen Apfel mischen;

d) Obstessig, Senf (aus natürlicher Herstellung ohne Zuckerstoffe) mit etwas Distelöl gut durchmischen, eine kleine feingehackte Zwiebel darunter geben und kleingeschnittene Kräuter, wie Schnittlauch, Petersilie, Dill, Borretsch, Liebstöckel oder Sellerieblätter.

Die Gewürzkräuter stellen eine der wichtigsten Komponenten der Salattunken dar.
Hier einige Tips zur Verwendung der Kräuter in der Salatküche:

Basilikum: Pfeffrigsüßes Gewürzkraut, zu Tomatensalat, oder Salate aus Auberginen oder Paprikaschoten.

Beifuß: Leicht bitter, nur in geringen Mengen zu verwenden, z. B. Weißkohlsalate.

Bohnenkraut: Geschmacklich wie grüne Bohnen mit Pfeffer. Bohnen- und Gurkensalate, jedoch sparsam würzen.

Borretsch: Schmeckt nach frischen Gurken, paßt sehr gut zu Kopfsalat und anderen Blattsalaten, auch für Radicchio.

Dill: Frisches Aroma, zu allen frischen und gemischten Salaten, gut mischbar mit Petersilie, Schnittlauch und Melisse.

Estragon: Intensiv pikant-herb, vorsichtig verwenden für Gurken-, Blatt- und Tomatensalat.

Kerbel: Zartwürzig-süßlich, geeignet für Gurken-, Tomaten-, Bohnen-, Spargelsalate und gemischte Salate. Auf Petersilie sollte bei Verwendung von Kerbel verzichtet werden.

Kresse: Schmeckt zart nach Meerrettich, sehr gut als Bestandteil von gemischten Salaten.

Liebstöckel: Würzig, auch Maggikraut genannt, in geringen Mengen zu allen frischen Salaten verwendbar.

Majoran: In geringen Mengen paßt er zu allen Blattsalaten.

Minze: Ist nur als Alleinkraut zu verwenden, in Blattsalaten, gemischten Salaten, sowie Obstsalaten.

Petersilie: Ein universell einsetzbares Kraut.

Pimpernelle: Kräftig-würzig, nur frisch verwendbar, zu fast jedem Salat.

Rosmarin: Leichter Tannengeschmack. Da sehr aromatisch, nur kleine Mengen verwenden. Gute Ergänzung zu Knoblauch.

Salbei: Aromatisch, leicht bitter. Paßt gut zu Tomatensalat.

Schnittlauch: Universell einzusetzen.

Thymian: Herb-kräftig im Geschmack, sehr gut für alle südlichen Salate.

Zitronenmelisse: Ist gut mit anderen Kräutern zu kombinieren, für fast alle Salate.

Man macht für die verschiedenen Salate und Rohgemüse möglichst auch verschiedene Salattunken und gibt unterschiedliche Gewürzkräuter bei, um für Abwechslung zu sorgen. Man soll auch an das Auge denken: Neben grünen Salat paßt der rote Tomatensalat, zu Blumenkohlsalat paßt Rotkrautsalat (das rohe Rotkraut hat eine besonders hübsche Zeichnung), zu dem weißen Rettichsalat können die hellroten Möhren und die dunkelroten geriebenen Roten Beeten (Roten Rahnen) serviert werden; stets soll ein grüner Salat der Jahreszeit dabei sein.

Da Früchte und Blattorgane einerseits und die Vorratsorgane der Pflanzen (Knollen und Wurzeln) andererseits unterschiedliche Vitalstoffkombinationen bieten, sollen in jeder Frischkostmahlzeit beide Gruppen von Pflanzenteilen enthalten sein.

Hier einige Tips für besonders pikante Zubereitung der (immer rohen und frischen Salate:
Hinsichtlich der Verwendung von Milch und Milchprodukten (Bioghurt, Joghurt, saure Sahne, Sauermilch etc.) gelten die auf Seite 17 genannten Vorbehalte.

Schwarzwurzeln: Fein gerieben, vermengt mit Grapefruitsaft, Distelöl und feingemahlenen Haselnüssen. Mit Liebstöckel abschmecken.

Möhren: Gerieben, mit geriebenen Äpfeln und Nüssen und Zitronen oder als Salat mit feingeschnittener Zwiebel, Öl (immer nur kaltgepreßte Pflanzen- und Nußöle, vor allem Leinöl), Zitrone, Schnittlauch und Petersilie vermengt.

Rote Beete: Fein gerieben mit Äpfeln, Zitrone, saure Sahne oder Bioghurt oder Sauermilch und Nüssen vermengt.

Sellerie: Fein gerieben mit Äpfeln, Obstessig und Melisse.

Steckrüben: Fein gerieben mit Obstessig, Öl, Kümmel und Beifuß.

Kürbis: Gerieben mit Grapefruitsaft, Essig, Öl und Vanille.

Rettich: In Scheiben geschnitten, mit etwas Voll-Meersalz und grüner Petersilie (Veränderung mit Tomaten).

Kohlrabi: Mit Öl, grüner Petersilie und Zwiebeln, oder mit Zitronensaft, Öl, Vanille, Melisse und Mandarinen.

Blumenkohl: Fein gerieben mit Nüssen, Zitronensaft, Öl und Muskat.

Weißkohl: Fein gewiegt, mit Öl, Zitrone und Schnittlauch.

Rotkohl: Fein gewiegt mit Öl, Zitrone und Äpfeln.

Gurken: Mit der Schale, feine Scheiben, mit Essig, Zitronensaft, Öl, Bohnenkraut und Dill.

Blattsalat (Kopf-, Endivien-, Acker-, Schnittsalat): Etwas zerschnitten, mit Öl, Zitrone, grünen Kräutern (Dill, Kresse, Schnittlauch, Petersilie, Zitronenmelisse, Fenchel, Borretsch).

Spinat: In feine Streifen geschnitten, mit Öl und Zitrone vermengen. Mit Pimpinelle abschmecken.

Sauerkraut: Entweder ohne Zutaten oder mit etwas kaltgepreßtem Sonnenblumenöl und feingeschnittener Zwiebel.

Obstsalat: Obstsorten der Jahreszeit; z. B. in Stücke geschnittene Äpfel, Bananen, Apfelsinen; geriebene Nüsse, Weinbeeren; zerschnittene Pflaumen. Abgeschmeckt mit Zitronensaft und Vanille.

Bei der Salatzubereitung sollten auch **exotische Früchte** und **Gemüse** Beachtung finden. Das Angebot wird auf diesem Gebiet immer größer und reichhaltiger. Machen Sie sich dies zunutze, für einen abwechslungsreichen Speiseplan.

Hier einige Tips, was Sie mit den wohlschmeckenden und häufig an Vitalstoffen reichen Fremdlingen machen können:

Artischoke: Die eßbaren Teile sind die unteren verdickten, zartfleischigen Stücke der Blätter und der dicke Artischokenboden. Je grüner die Frucht ist, um so frischer ist sie, angetrocknete Blätter darf sie nicht haben. Mit Salaten gefüllt, oder die gewürfelten Artischokenböden mit feinen gemischten Salaten vermengt, läßt sich die Artischoke gut verwenden.

Auberginen: Sie enthält bemerkenswerte Mengen an Vitamin B_1 und B_2, sowie Calcium und Eisen. Auberginen haben keinen starken Eigengeschmack, so daß man sie gut mit anderem Gemüse kombinieren kann. Sie müssen aber kräftig gewürzt werden. Auf Knoblauch sollte man nicht verzichten.

Avocado: Sie wird erst kurz vorm Gebrauch aufgeschnitten. Der Kern wird entfernt und das Fruchtfleisch mit Zitronensaft beträufelt, da es sonst braun wird. Dann das Fleisch aus der Schale heben, zerdrücken, pikant würzen und als Brotaufstrich verwenden. Oder einen Salat aus gewürfelten Avocado mit Obst in einer leichten Sahnetunke zubereiten.

Okra: Okraschoten sind grün und lang wie Pfefferschoten, aber kantig. Die Schoten haben innen kleine Samen und schmecken aromatisch nach Grünzeug, sind aber gut mit anderem Gemüse zu kombinieren. Am besten kombiniert man sie mit Paprikaschoten und Sellerie, mit Zwiebeln und Tomaten. Würzen kann man mit allen Pfeffersorten, Knoblauch und Curry.

Zucchini: Sie schmecken ähnlich wie Salatgurken. Man kann sie mit Kopfsalat mischen, mit Paprikastreifen, mit Tomatenwürfeln und auch in Kartoffel- und andere Gemüsesalate geben.

Sie können Ihre Salate, die Sie mit Obst kombinieren (z. B. Mandarinen) noch abwechslungsreicher gestalten, indem Sie exotische Früchte, wie Guave, Kaki, Cherimonya, Karambole, Litschi, Passionsfrucht und Papaya hinzunehmen.
Auch ein Obstsalat kann durch diese Früchte neu und interessanter werden.

Wichtig: Gekeimte Körner und Gewürzgetreideschrote

Ergänzt wird das Mittag- und Abendessen immer durch eine rohe Getreidebeilage. Dies ist unbedingt erforderlich, um die Eiweißversorgung sicherzustellen und vollwertig zu machen. Nur dann kann ohne weiteres auf tierisches Eiweiß verzichtet werden. Die **rohe Getreidebeilage** kann ein **Gewürzgetreideschrot** oder **angekeimte Körner** sein. Beide Formen sollen abwechselnd gegessen werden.

Zubereitung des Gewürzgetreideschrotes:

Zutaten pro Person:
30 g biolog. Weizen oder Roggen
55 g frisches Leitungswasser.

Das Getreide wird mittelgrob auf einer Schnitzer Getreidemühle gemahlen und sofort mit dem Wasser in einer Schüssel vermischt. (Das Getreide nur einstreuen, kurz unterheben, nicht einrühren, es könnte sonst zum Fadenziehen neigen.) Nach dem Einweichen, ca. eine halbe Stunde, wird dieser Getreideschrot mit Kräutern oder Gewürzen pikant abgeschmeckt, z. B. Schnittlauch, Dill, Paprika, Meerrettich usw.
Eine Variationsmöglichkeit ist, den eingeweichten Schrot mit Gemüse zu vermengen:
Eine mit der Gabel zerdrückte Avocado, fein geriebene rote Beete, oder eine sehr fein gehackte Zwiebel oder Tomate.

Zubereitung der gekeimten Körner:

Zutaten pro Person:
20 g Weizen oder Roggen
20 g Sojabohnen
1 biosnacky Keimgerät

Sehr einfach und praktisch zum Ankeimen ist der biosnacky*), ein handliches Keimgerät. Es funktioniert nur mit Wasser und Luft. Der Keimprozeß ist nach etwa 2 Tagen abgeschlossen. Die Keimlinge sind zu diesem Zeitpunkt etwa 0,5 cm lang und sollten jetzt verzehrt werden. Wird über einen längeren Zeitraum hinweg gekeimt, gehen viele wertvolle Inhaltsstoffe in den Keimprozeß verloren. Wenn die richtige Keimlänge schon vor der vorgesehenen Mahlzeit erreicht ist, so setzen Sie den biosnacky in den Kühlschrank, der Keimprozeß wird so abgestoppt und die Körner sind auch Stunden später ohne Wertverlust zu essen. Die Körner sind vor dem Verzehr mit Wasser abzuspülen. Serviert werden die gekeimten Körner unangemacht in kleinen Schälchen, unter den Salat gemischt, oder mit einer der beschriebenen Salatsoßen angemacht.

Die Mittags- und Abendmahlzeit der Intensivkost besteht aus:

a) drei verschiedenen Salaten (abends anderen als mittags), es müssen immer Blatt-, Wurzel- und Knollengemüse dabei sein,

und

b) der Ergänzung durch Gewürzgetreideschrote oder angekeimter Körner.

Die Erweiterung der Normalkost erfolgt dann durch einige wohlüberlegte, hitzebehandelte Beilagen, die der Gesunde sich leisten kann, wenn er nicht gerade Höchstleistungen vollbringen muß.

*) Der biosnacky ist erhältlich bei der Firma Schnitzer KG, D-7742 St. Georgen, Schwarzwald.

Erweiterungen zur Normalkost, mittags

Jeweils eine der nachstehend beschriebenen Beilagen, vor allem Kartoffel-, Reis- und Vollgetreidegerichte, stellen die Erweiterung bei der Normalkost dar.

Schalenkartoffeln, Pellkartoffeln können 2–3 mal in der Woche als Beilage dienen. Man dämpft sie am besten in einem Topf, in welchem sie mit dem Kochwasser nicht in Berührung kommen (Dämpftopf; nicht aber in Dampfdrucktopf, der wegen der 100°C überschreitenden Temperatur besser nicht verwendet werden sollte). Sie werden, solange es geht, mit der Schale verzehrt, die wichtige Mineralstoffe enthält.

Vollreis: Dieser wird mit Wasser und wenig Voll-Meersalz gekocht; es soll nur so wenig Wasser verwendet werden, daß es am Ende völlig aufgesogen wird (damit nichts weggeschüttet werden muß). Der Vollreis kann mit Kräutern, auch getrockneten Kräutern, evtl. etwas Muskatnuß oder Pfeffer, gewürzt werden; die starken Gewürze sollen aber sehr sparsam und nicht regelmäßig verwendet werden. Eine gelegentliche sparsame Verwendung kann durchaus von gesundheitlichem Vorteil sein.

Vollkornpfannkuchen: Weizen ganz fein mahlen, mit etwas Sahne, Wasser und einem Eigelb sowie eine Prise Vollmeersalz zu einem dünnen Teig anrühren. Zuletzt das steifgeschlagene Eiweiß unterziehen. In der Pfanne ohne Fett ausbacken. Mit Käse überbacken schmecken diese Pfannkuchen ebenfalls köstlich. Diese können auch ohne jegliches tierisches Eiweiß hergestellt werden. Der Teig wird nur aus fein gemahlenem Weizen, Wasser und Salz zubereitet. Der Teig darf hier aber nicht zu dünnflüssig sein.

Kartoffelpuffer: Kartoffeln, möglichst mit der Schale roh reiben. Mit etwas Vollmeersalz, einem Ei, einer frisch geriebenen Zwiebel und 10% feingemahlenem Vollkornmehl (Weizen) vermengen. Eßlöffelweise ohne Fett in eine Pfanne geben, flachstreichen und gut durchbacken.

Vollkornpizza: Einen Hefeteig bereiten aus 300 g Weizenvollkornmehl, 6 g Vollmeersalz, 9 g Hefe, 120 ccm Wasser, 15 g Distelöl und 6 g Honig. Den Teig auf einem Blech auswellen und mit feingehackten Paprikaschoten, Tomaten, Zwiebeln und Champignons belegen, mit Gewürzen würzen und geriebenem Käse bestreuen. Im stark vorgeheizten Ofen bei 250°C 15 Minuten backen.

Erweiterungen zur Normalkost, abends

Abends steht als Beilage **Vollkornbrot** im Vordergrund, auch als **Knäkkebrot.** Brotaufstriche sind neben **Butter** auch **Diäsan** oder **Vitagen, Sojapasteten** (z. B. Tartex) oder einer der verschiedenen quarkartigen kleinen **Frischkäse,** die in guter Auswahl erhältlich sind.

Sehr gut können auch gefüllte Tomaten die Beilage zum Abendessen darstellen, z. B. gefüllt mit angemachtem Gervais, pikant abgeschmecktem Vollreis, mit Erbsen usw. Gelegentlich darf auch mal ein Ei verwandt werden, so z. B. als Spiegelei, bei der Zubereitung eines Strammen Max. Auf Vollkornbrot werden Apfelringe gelegt, ein Spiegelei und eine Scheibe Käse. Dies wird im Ofen überbacken.

Dazu wird ein beliebiger Tee getrunken, abwechselnd Melissen-, Pfefferminz-, Brombeerblätter-, Hagebutten-, Lindenblüten-, Schwarztee. Er soll in der Regel nicht gesüßt werden. Ausnahmsweise kann Honig in geringen Mengen zum Süßen verwandt werden.

Abwechselnd zu diesem – jeden Abend in anderer Zusammensetzung möglichen – Essen kann auch ab und zu, besonders zur Reifezeit der verschiedenen Obstsorten, ein **Obstsalat** gemacht werden. Dieser wird dann so zubereitet: **Bioghurt** (ca. 1/8 l pro Person), **Sauermilch,** oder zu feinem Brei zerdrückte Früchte (z. B. Nektarinen) wird in eine Schüssel gegeben. Nackthafer (pro Person 2 Eßlöffel) wird bei mittlerer Einstellung in der Getreidemühle zu lockeren, **frischen Haferflocken** gequetscht. Bioghurt, Sauermilch oder der Früchtebrei und die frischen Getreideflokken werden gemischt. Dann werden beliebige **Obstsorten der Jahreszeiten daruntergeschnitten. Beerenobst** wird ganz hinein gegeben. Eine zusätzliche Verfeinerung bringen **verschiedene Nußsorten, wie Walnüsse, Pinienkerne, Cashewkerne.** Beim Anrichten wird ein kleiner Teil der Nüsse und des Obstes nicht untergemischt, sondern zur Garnierung obenauf gelegt. Zu diesem Obstsalat ißt man einige Scheiben Knäckebrot.

Wenn mittags nicht zu Hause gegessen wird

Richtig ist in diesem Fall, wenn die Kantine, in welcher Sie verpflegt werden, nach den gleichen Grundsätzen arbeitet, wie sie hier für die moderne Hausfrau aufgezeigt sind. Das ist durchaus möglich, ist für den Betrieb eher billiger als die »gutbürgerliche Küche« und wird nach vorliegenden Erfahrungen mit dem Rückgang des durchschnittlichen Krankenstandes belohnt. Zahlreiche Großbetriebe haben diesen enormen Vorteil für die Gesundheit ihrer Mitarbeiter und für sich selbst bereits erkannt und moderne Speisepläne eingerichtet, die schon weitgehend den hier erläuterten Richtlinien entsprechen. Falls in Ihrem Betrieb eine solche Verpflegung noch nicht eingeführt ist, ist es also sinnvoll, mit der Betriebsleitung über ihre Einrichtung zu sprechen.

Ist der Betrieb aber aus irgendwelchen Gründen nicht gewillt, seine Kantine auf den heutigen Stand des Ernährungswissens zu bringen und den Krankenstand so zu senken, dann sollten Sie sich selbst versorgen. Nehmen Sie frische Tomaten, Gurken, Rettich, Kohlrabi, praktisch alle Gemüse und Salatarten, die man auch ohne Zerkleinerung und Zubereitung essen kann, mit ins Büro. Auch hier dürfen die rohen Getreidesorten nicht fehlen, Sie können in einer kleinen Schale angekeimte Körner mitnehmen und diese zu Ihrem Gemüse essen. Als Beilage kann Vollkornbrot mit einem Gewürzaufstrich verzehrt werden. Abends können Sie die Salate wieder anmachen und eine hitzebehandelte Beilage dazu essen. Die Ölmenge zu den Salatsoßen sollte jetzt etwas erhöht werden, um den Tagesablauf abzudecken.

Reiseverpflegung

Grundsätzlich soll die Nahrungsaufnahme auf die drei Mahlzeiten beschränkt sein. Das Kauorgan und die Verdauungsorgane brauchen die dazwischen liegende Zeit, um eventuelle kleine Abnutzungen, z. B. an den Zähnen durch Fruchtsäuren, zu beseitigen. Im Ruhespeichel des Gesunden sind Mineralstoffe gelöst, die solche Regenerationsleistung vollbringen können und auch das harte Zahnoberhäutchen, welches durch die Kauleistung etwas abgeschliffen wird, wieder aufzubauen vermögen. Wenn eine Zwischenverpflegung trotzdem erforderlich ist, eignen sich vor allem Obst, Nüsse und Vollkornbrot. Bei längeren Wanderungen und Autofahrten kann die Verpflegung ausschließlich mit diesen drei Dingen bestritten werden; sie belasten im Gegensatz zu gekochten Mahlzeiten die Leistungsfähigkeit nicht und erzeugen keine Müdigkeit. Die Mittagsmahlzeit kann so ohne weiteres entfallen und durch eine Vollkornbrotvesper mit Obst ersetzt werden. Auch über mehrere Tage hinweg können diese drei Dinge ausschließlich die Verpflegung bestreiten und dabei eine ausgezeichnete Leistungsfähigkeit sichern. Da Brotaufstriche sich meist nicht so lange frisch halten wie das Vollkornbrot selbst, zieht man Vollkornbrötchen vor, die nicht unbedingt bestrichen werden müssen. Auch Knäckebrot eignet sich vorzüglich.

Sollten Sie viel auf Reisen sein, so gehen Sie in ein gutes Restaurant, nehmen Ihr Vollkornbrot mit und bestellen eine Salatplatte. Weisen Sie darauf hin, daß Sie auf frische Salate Wert legen.
Mit Hilfe einer kleinen Handgetreidemühle können Sie auch etwas frisch geschrotetes Getreide über die Salatplatte streuen. Auch das Frühstück kann mit einer mitreisenden Handgetreidemühle, einem Säckchen Weizen und einigen Äpfeln in einem Hotel stets frisch zubereitet werden.

Ernährung der werdenden und stillenden Mutter

Ständige Erhaltung des Stoffwechselgleichgewichts während der Schwangerschaft

Die Entwicklung des Embryos aus der befruchteten Eizelle ist ein überaus komplizierter Vorgang. Die Erbanlagen, in welchen der Aufbau des Organismus bis ins kleinste Detail festgelegt ist, werden während der 9 Monate der Schwangerschaft nach einem strengen Zeitplan zur Verwirklichung abgerufen. Eine vollkommene Verwirklichung aller vorhandenen Erbanlagen ist dann möglich, wenn während der Schwangerschaft ein lückenloses Stoffwechsel-Gleichgewicht bei der Mutter besteht. Dieses ist vor allem an eine natürliche, vollwertige Ernährung gebunden, wie sie in dieser Schrift beschrieben ist. Sie sollte schon einige Wochen, noch besser Monate vor Beginn einer geplanten Schwangerschaft von beiden Eltern angewendet werden. Das Stoffwechsel-Gleichgewicht soll sich schon vorher einpendeln können; und auch die Erbanlagen des Vaters können vollkommener verwirklicht werden, wenn sich die männlichen Samenzellen unter optimalen Stoffwechselbedingungen ungestört entwickeln konnten. Die günstigste Ernährungsweise hierfür unterscheidet sich in nichts von der auch sonst gesündestmöglichen Ernährung, wie sie in dieser Schrift beschrieben ist (optimal vor und während der Schwangerschaft: Intensivkost).

Störungen des Stoffwechsel-Gleichgewichts sind schon durch ein Glas Saft (Zuckerstoß – Insulinausschüttung – Hypoglykämie = Unterzucker), durch Süßigkeiten, aber auch durch medikamentöse Verabreichung von einzelnen, isolierten Vitaminen, durch Alkoholgenuß, Nikotin auch aus dem Rauch anderer, oder durch unvermittelten Sauerstoffmangel z. B. während einer Bergfahrt mit der Seilbahn in großer Höhe möglich. Die Wirkung ist vergleichbar mit vorübergehendem Spannungsausfall während eines Fernsehfilms: Der Informationsfluß beim Sender geht weiter, er kann aber nicht mehr empfangen werden. Kehrt die Spannung wieder, kann das verlorene Stück Information nicht nachgeholt werden; es fehlt endgültig. Erfolgt die Störung z. B. in dem Augenblick, in dem der mittlere Gesichtslappen des Embryos mit den seitlichen Gesichtslappen zusammenwachsen soll, so kann dieser Impuls nicht realisiert werden; das Ergebnis ist eine Hasenscharte, eventuell zusätzlich ein gespaltener Gaumen (Wolfsrachen). Ähnliches gilt für die Zahl der Gehirnzellen, die Muskelausstattung oder die Leistungsfähigkeit einzelner Organe. Je häufiger solche Störungen sind, desto weniger konnte der Embryo von den mitgegebenen Erbanlagen verwirklichen. Deshalb ist richtiges Ernährungsverhalten beider Eltern vor – und der Mutter während – der Schwangerschaft von schicksalhafter Bedeutung für das ganze Leben des sich entwickelten Kindes.

Wie inzwischen in den Jahren seit Veröffentlichung dieser Ernährungsweise zahllose Familien erfahren konnten, bewirkt diese nicht nur eine optimale Embryonalentwicklung mit dem Ergebnis kerngesunder, lebhafter, intelligenter Kinder. Sie ermöglicht auch der Mutter einen normalen, komplikationslosen Verlauf der Schwangerschaft ohne die sonst üblichen Beschwerden und eine leichte Geburt – selbst in Fällen, wo bisher wegen ständiger Fehlgeburten oder Unfruchtbarkeit Ehen kinderlos geblieben waren, und auch bei Frauen, die schon um die 40 Jahre alt geworden waren.

Säuglings- und Kleinkind-Ernährung

Natürliche Nahrung für den Säugling

Damit man das Neugeborene auch nach der Geburt mit allem versorgt, was es für eine gute Weiterentwicklung braucht, orientiert man sich am besten auch hierfür an »Mutter Natur«. So, wie sie es in Jahrmillionen entwikkelt und gemacht hat, funktioniert es auch heute am besten.

Der Mensch ist biologisch ein Säugetier. Die Milch der Säugetiere ist dazu bestimmt, dem Neugeborenen eine Übergangsernährung zu sichern, bis es die Nahrung der Erwachsenen aufnehmen kann. Dieser Zeitraum beträgt beim Menschen etwa 6 Monate. Von diesem Alter an kann das Kleinkind beinahe alle natürliche, gesunde Nahrung der Erwachsenen aufnehmen – und tut dies auch mit großem Vergnügen, wenn es gesund entwikkelt und nicht durch Verabreichung falscher, unnatürlicher Nahrung »falsch programmiert« ist.

Das Stillen des Säuglings in den ersten Wochen und Monaten ist von großer Bedeutung für seine ungestörte Entwicklung. Hat sich die Mutter während der Schwangerschaft richtig ernährt und setzt dies während der Stillzeit fort, so verfügt sie in aller Regel über eine reichliche Milchproduktion. Das Kind soll nicht nach einem willkürlichen Stundenplan, sondern nach seinem Appetit gestillt werden, den es ja deutlich zum Ausdruck bringt. Dabei soll es jedes Mal auf beiden Seiten angelegt werden, damit die Milchdrüsen zu kräftiger Produktion angeregt werden. Bei gesund ernährten Müttern ist die Milchproduktion nicht selten so reichlich, daß zusätzlich zum Stillen abgepumpt werden muß, um Milchrückstau und dadurch ausgelöste Brustentzündung zu vermeiden. Nach einigen Tagen haben sich dann Produktion und Bedarf in aller Regel aufeinander eingependelt.

Schon 4–6 Wochen nach der Geburt kann ganz allmählich damit begonnen werden, das Kind mit kleinen »Versuchern auf den Geschmack zu bringen«. Dabei ist es von außerordentlicher Bedeutung, jene natürliche Nahrung anzubieten, die auch später die Grundlage der Gesundheit werden soll. Denn dies ist die Zeit, in welcher der Geschmack des Kindes »programmiert« wird. Es lernt, daß Nahrung so schmeckt, wie sie jetzt zum Versuchen angeboten wird.

Würde man jetzt z. B. Säfte anbieten, so würde es keinen Kaureiz empfinden und auch später nicht essen, sondern nur immer trinken wollen. Auch gekochte weiche Breie würden den Keim für spätere Kaufaulheit legen. Und würde man ständig süße Zusatznahrung geben, so würde es auch später immer nach süß verlangen und nur schwer vom zähnezerstörenden Naschen von Süßigkeiten abzubringen sein.

Man wird also damit beginnen, z. B. eine Teelöffel-Spitze voll fein geriebener Möhren versuchen zu lassen, die man am besten auf einer Glasreibe ganz frisch zubereitet hat. Auch fein geriebener Kohlrabi eignet sich, und dazwischen zur Abwechslung fein geriebene Äpfel, Birnen oder Melonen. Wieviel davon das Kind essen mag, bestimmt allein sein Appetit, und es wird auch bald zeigen, was ihm besonders schmeckt. Solange es sich um natürliche, nicht hitzedenaturierte, zur menschlichen Urnahrung gehörende Naturprodukte handelt, zeigt der Appetit auch an, was es für seine Entwicklung gerade am besten brauchen kann.

Auch eine feinere Zubereitung des Naturmüsles (Getreide feiner gemahlen, Früchte fein auf einer Glasreibe gerieben) kann schon von der fünften Woche an zum Versuchen angeboten werden. Die Getreide sind in dieser rohen, kurz (30 Minuten) mit kaltem Wasser angesetzten Form leichter verdaulich als gekocht, weil roh die Fermente und Vitamine des Getreidekeims beim Aufschließen der Stärke und ihrer Verdauung helfen; beim Kochen werden die Fermente zerstört. Dieses Naturmüsle wird dann bald zu einer Hauptgrundlage für die prächtige, gesunde Entwicklung des Kindes, ergänzt durch frisch geriebene, nicht hitzedenaturierte Gemüse und bald auch klein geschnittene Salate.

So findet das Kind auch bald Spaß am Kauen. Es bilden sich kräftige Kiefer aus, die erstaunlich fest zubeißen und die durch ihre feste Struktur auch ein zu frühes Durchbrechen der Milchzähne verhindern, mit deren Erscheinen ja das Stillen bald beendet ist, weil das Kind gerne damit beißt und dies der Mutter weh tut. Weil kräftige Kieferknochen zu frühen Durchbruch der Zähne verhindern, können sich die Zähne auch besser entwickeln und sind nachher bedeutend kräftiger und widerstandsfähiger. Frühe Ausübung des Kauens ist ebenso wie der Still-Reiz außerdem unentbehrlich für eine normale Entwicklung des Unterkiefers. Fehlen diese Reize, bleibt er zu klein, und es kommt zu einem Vorstehen des Oberkiefers (Prognathie).

Wie günstig Getreide (-Samen) auf die Entwicklung von Säuglingen wirken, zeigt neben den guten Erfahrungen vieler Familien auch ein Beispiel aus Afrika: Südlich der Sahelzone ist es üblich, Säuglingen Hirse zu füttern, die zwischen Steinen zu Mehl zerrieben und mit kaltem Wasser zu einem Brei angerührt wird. Ihre Entwicklung ist so prächtig, daß dies einem dort tätigen Arzt auffiel. Er berichtete uns darüber.

Wenn die Milchproduktion der Mutter nachläßt und der Appetit des gesunden Säuglings immer größer wird, kann auch ein »Vollkornschoppen« gegeben werden. Dieser kann bei ungenügender Milchproduktion auch vom ersten Tag an gereicht werden, wird hervorragend vertragen und sichert eine tadellose Entwicklung der Säuglinge.

Zubereitung eines Frischkorn-Schoppens (= Frischkorn-Flasche)

Wegen der Übersichtlichkeit für den täglichen Gebrauch sind die Zutaten und Zubereitungsschritte genau in der umseitigen Tabelle angegeben.
Bei diesen Frischkorn-Schoppen wird die Hälfte des frisch gemahlenen Weizens deshalb kurz mit Wasser aufgekocht, damit die andere Hälfte – die unerhitzt und daher wertvoller ist – in der Schwebe gehalten wird und nicht etwa auf den Boden der Schoppenflasche absinkt.
Die Milch darf nicht miterhitzt werden, weil ihr sehr hitzeempfindliches Eiweiß sonst denaturiert würde.
Die unerhitzten ferment- und vitaminreichen Bestandteile (Milch, Honig und der unerhitzte Teil des Getreides) dürfen daher auch erst untergemischt werden, wenn der erhitzte Teil soweit abgekühlt ist, daß sie nicht hitzegeschädigt werden können. Aus dem gleichen Grund muß auch beim Anwärmen des Schoppens auf 37°C ständig geschwenkt und der Schoppeninhalt geschüttelt werden, damit nicht Teile davon doch noch überhitzt werden; auch soll deshalb das Wasserbad nicht über 50°C warm sein.
Ein Glastopf wird empfohlen, weil er keine ungünstigen Metallionen abgeben kann und auch so glatt ist, daß der Edelstahl-Schneebesen keinen Metallabrieb abgeben kann (bei Emailleoder Aluminiumtöpfen wäre diese Gefahr gegeben).
Die Beschaffenheit des Schoppens (dünn, mittel, dick) wählt man nach Alter des Säuglings und nach der Dauer der Sättigung. In den ersten 4–6 Wochen wird man die dünne Zubereitung wählen, danach die mittlere. Hält diese bei weiterem Heranwachsen auch nur noch 2 Stunden bis zur nächsten Appetitmeldung an, so kann man auch die dicke Zubereitung verabreichen.
Säuglinge und Kleinkinder brauchen für ihren schnellen Stoffwechsel genügend Flüssigkeit = Wasser. Man bietet ihnen deshalb auch 2–3 mal am Tage körperwarmen dünnen Kamillen-, Fenchel- oder Pfefferminztee an. Dies soll jedoch nicht zu einer Mahlzeit, sondern mindestens eine Stunde davor oder danach geschehen, damit die Verdauungssäfte nicht während oder unmittelbar vor der Verdauungsarbeit verdünnt werden.
Bald, schon im Alter von 8–12 Wochen, kann man diese Tees auch in einem Trinkbecher anbieten.
Etwa im Alter von 6 Monaten muß dann beobachtet werden, ob das Kind noch die Fähigkeit zur Verdauung der bisher verabreichten Milchmengen hat. Sollten sich Anfälligkeiten für Lymphdrüsenschwellungen, Mandelentzündungen, Anschwellungen der Nasenschleimhäute, chronischen Schnupfen, Nebenhöhlenentzündungen oder Verdauungsbeschwerden ergeben, muß die Milch (und müssen Milchprodukte) teilweise oder ganz abgesetzt werden. Eine aus Vollgetreidegerichten, grünen Salaten, Wurzelgemüsesalaten, Nüssen und etwas Obst zusammengesetzte Ernährung hat auch ohne Milch alle notwendigen Eiweißbausteine (Aminosäuren) zum Aufbau des körpereigenen Eiweißes.

Zutaten und Zubereitung von Vollkorn-Schoppen

Zutaten und Zubereitung	Beschaffenheit und Mengenangaben dünn	mittel	dick
Keimfähigen Weizen als ungemahlenes Korn abmessen; anschließend auf geeigneter Steinmühle schonend fein mahlen.	2 Eßlöffel = 36 g	3 Eßlöffel = 54 g	4 Eßlöffel = 72 g
Die Hälfte des frischen Vollkornmehls in eine Tasse geben und mit	18 g	27 g	36 g
kaltem Wasser zu einem Brei anrühren. Diesen zunächst stehen lassen.	2 Eßlöffel = 22 g	3 Eßlöffel = 33 g	4 Eßlöffel = 44 g
Die andere Hälfte des frischen Vollkornmehls in einem Glas-Kochtopf (ca. 1 l, hohe Form) mit	18 g	27 g	36 g
kaltem Wasser vermischen (Edelstahl-Schneebesen und unter ständigem Rühren kurz aufkochen (nur 15–30 Sekunden lang kochen lassen). Anschließend im kalten Wasser auf Körperwärme (max. 37 °C) abkühlen. Erst jetzt den kalt angerührten Frischkornbrei mit dem Schneebesen untermischen.	100 g	100 g	100 g
Rohe kalte Vorzugsmilch abmessen; mit dem Schneebesen einrühren.	100 g	100 g	100 g
Naturreinen, unerhitzten Blütenhonig abmessen und gründlich bis zur Auflösung untermischen.	1 flacher Teelöffel = 7,5 g	1 flacher Teelöffel = 7,5 g	1 flacher Teelöffel = 7,5 g
Diese Mischung in das Schoppenglas einfüllen, Deckel aufschrauben und in max. 50 °C warmem Wasserbad unter ständigem Schwenken und Schütteln so aufwärmen, daß 37 °C auf keinen Fall überschritten werden, auch nicht bei dem an der Glaswand liegenden Teil der Mischung.			
Kieferfreundlichen NUK-Sauger aufschrauben (in den ein Loch geeigneter Größe gemacht wurde) und den Schoppen dem Baby verabreichen (baldmöglichst selbst halten lassen).			

Einige weitere Hinweise, die Gesundheit der Kinder betreffend

Auf keinen Fall soll man »Beruhigungs-Schnuller« geben. Sie würden zur Verformung der Kieferbögen führen. Auch Beißringe wirken nicht günstig. Wenn zusätzlich zu kaubarer Nahrung etwas zum Beißen verlangt wird, so ist am besten ein sauberes Tüchlein geeignet. Dieses ändert ständig seine Form und kann so keine Kieferverformung bewirken.

So früh wie möglich wird man die Kinder mit an den Tisch zu den Mahlzeiten nehmen, wo sie dies und jenes neu ausprobieren können. So gewöhnen sie sich am besten an die gesunde Ernährung der größeren und erwachsenen Familienmitglieder – und auch an den zeitlichen Rhythmus der Mahlzeiten.

Während der Stillzeit jedoch sollte man ihnen jeweils dann Nahrung geben, wenn sie danach verlangen.

Die ersten Zähne brechen bei gesund ernährten Kindern später durch, weil sie festere Kieferknochen haben; z. B. im Alter von 7–11 Monaten. So ist die Zahnmineralisation (d. h. die Ausbildung von Härte und Dichte der Zahnhartsubstanz) auch viel gründlicher und besser. Schon vorher können gesunde Babies auf ihren sehr festen zahnlosen Kiefern kräftig kauen.

Bei Zahnungsbeschwerden sollte man nur homöopathische Mittel anwenden. Besonders bewährt haben sich hier Viburcol-Zäpfchen (in Apotheken erhältlich), die auch bei verschiedenen anderen Unpäßlichkeiten sehr günstig wirken. Hauptsymptome: Eine Backe rot, die andere blaß; oder weint schon vom bloßen Anschauen. Wirksamer Bestandteil ist die Kamille.

Überhaupt soll der junge Organismus beim Trainieren seines Immunsystems mit biologischen Mitteln unterstützt werden. Es ist ein Zeichen intakter Abwehr, wenn Infektionsangriffe mit kurzdauerndem hohem Fieber abgewehrt werden. Äußerst schädlich wäre hier die Anwendung von fiebersenkenden chemischen Arzneimitteln; dies kann zur lebenslänglichen Schädigung des Abwehrsystems führen und den Keim für schwere Krankheiten wie Jugend-Diabetes oder Leukämie legen.

Kinder sollen auch nicht zu warm angezogen werden. Dies kann zu Hitzestau und damit zur Auslösung nachfolgender »Erkältungs«-Krankheiten führen.

Neben gesunder Ernährung ist für ihre Entwicklung auch die körperliche und geistige Betätigung unentbehrlich. Die Kinder sollen früh Spaß am Plantschen und Schwimmen in zunächst temperiertem Wasser finden. Sie sollen viel an der Sonne herumtollen können (am besten ganz unbekleidet, soweit die Außentemperaturen dies erlauben). Man soll mit ihnen gymnastische Übungen durchführen. Für ihre geistige Entwicklung brauchen sie viel Kontakt mit den Eltern und

Geschwistern, und Gelegenheit zum Lernen und Üben ihrer Intelligenz und ihres Gedächtnisses.

Wenn man sich an diese Grundregeln gesunder Kinderernährung hält, und wenn man tapfer allen falschen Belehrungen der Bekannten, Freunde usw. widersteht, die Kinder mit den üblichen Süßigkeiten, Brötchen und Semmeln, sterilisierten (d. h. totgemachten) Babynahrungsmitteln in Gläsern zu füttern, dann wird man glückliche, frohe und gesunde Kinder heranwachsen sehen.

Feste feiern

Überraschender Besuch

Was bieten wir einem Besuch an, der überraschend kommt oder den wir auf einen gemütlichen Abend eingeladen haben?

»Kleines Knabberzeug« sind Nüsse aller Sorten, **Haselnüsse, Walnüsse, Cashewkerne, Sonnenblumenkerne; Vollkornkekse; kleine Vollkorn-Salzbrezelchen** und **Vollkorn-Salzstangen.**

Als **Getränk** kann man nachmittags und abends einen **Saft** anbieten, zu dem man einen Krug **mit frischem Wasser zum Verdünnen** stellt (aber keine »Süßmoste«; diese sind mit Fabrikzucker versetzt!). Hier, wo der Saft über einen längeren Zeitraum verteilt in kleinen Portionen getrunken wird, bleibt die sonst von Saft verursachte zu starke Schwankung der Blutzuckerkurve in Grenzen. Trotzdem soll der Saft auf die Ausnahme festlicher Anlässe und von Besuchern beschränkt bleiben. Man achte auf die Anmerkung »naturrein« auf dem Etikett.

Abends kann dem Besuch, ebenso wie bei festlichen Anlässen, neben Säften auch **Wein oder Sekt** angeboten werden. Man kann sich aber darüber im klaren sein, daß Alkohol die Fahrtüchtigkeit im Auto und die Flugtüchtigkeit beeinträchtigt. Die Fluggesellschaften haben strenges Alkoholverbot 24 Stunden vor dem Start für ihr fliegendes Personal. Besonders fatal kann es sich auch auswirken, wenn während der Alkoholwirkung ein Kind gezeugt wird: Von leichter über schwere Beeinträchtigung der Intelligenz bis zur völligen Verblödung und mongoloiden Degeneration des so gezeugten Kindes sind alle Variationen möglich. Die besondere Häufigkeit solcher bedauernswerter Kreaturen in Weinorten demonstriert dies deutlich. Man sollte sich davor hüten, solche schwere Schuld auf sich zu laden. Es ist also ein Irrtum, daß Wein Sorglosigkeit erlaubt. Vielmehr sind Vorsicht und Selbstkontrolle besonders vonnöten, wenn Wein getrunken wird. Wenn diese Gefahrenquellen beachtet und ausgeschaltet werden, kann Wein indessen durchaus – nicht in Mengen, die eine dem Gesunden lästige Alkoholwirkung erzeugen, sondern in zuträglichen Grenzen, um sein oft köstliches Aroma zu genießen – getrunken werden. Man soll aber jedem in dieser Sache seinen Willen lassen und nicht etwa einen Gast, der lieber z. B. einen Obstsaft trinken würde, zu Wein oder Sekt überreden. Das gleiche gilt für Bier. Konzentriertere Alkoholika wie Schnäpse, Liköre usw. sollen auf keinen Fall angeboten werden. Unter anderem führen diese bei öfterem Genuß zu Schädigungen der Leber, die als Entgiftungsorgan überfordert wird.

Die große Festtafel

Bei Diplomatenempfängen und auf Festbanketten ist es heute oft noch üblich, seinen Gästen mit dem vorgesetzten Essen nach dem Leben zu trachten, nicht selten mit Erfolg, wie der plötzliche Tod durch Herzinfarkt so manches bekannten Politikers oder Geschäftsmannes nach einem solchen Festessen gezeigt hat. Es geht aber auch anders. Ein Beispiel:

Man beginnt mit dem Herumreichen einer **Obstschale** und Äpfeln, Apfelsinen, Mandarinen und Bananen. Die Gäste haben bei ihrem Gedeck Obstteller und -messerchen.

Danach wird eine **Gerstenschrotsuppe** serviert: Nacktgerste wird mittelfein geschrotet, mit etwas Diäsan im Kochtopf angewärmt (nicht gebräunt), und sodann langsam unter Umrühren das Wasser zugeschüttet und zum Kochen gebracht. Voll-Meersalz wird zum Abschmecken verwendet, und beim Anrichten werden feingewiegte Kräuter (Selleriekraut, Liebstöckel, Schnittlauch) hinzugegeben und etwas Muskatnuß hineingerieben. Dazu werden einige Scheiben Vollkornbrot (ohne Aufstrich) gereicht.

Sodann folgt der **Hauptgang,** der **aus zahlreichen grünen und Rohgemüsesalaten** besteht, z. B. **feingeschnittener Endiviensalat, mit Pinienkernen** angemacht; **Ackersalat, Kresse, Rettichsalat, rote Beete- und Möhrensalat.** Als **Beilagen** werden **Vollreis, angekeimte Gerste und Roggen, angekeimte Sojabohnen** gereicht. Dazu gibt es eine **Soße mit Pilzen** (frisch gesammelte oder Trockenpilze), die mit fein gemahlenem Hafermehl aus Nackthafer angedickt wird. Die **Sojabohnen** können in **kleinen Tomaten** serviert werden, die man vorher oben angeschnitten und ausgehöhlt hat, so daß ein kleines Gefäß mit Deckel entstanden ist. Das herausgenommene Mark gibt man zu einem der Salate (z. B. zu den Rettichen). Der Vollreis kann zum Servieren in eine kranzförmige Kuchenform gefüllt, etwas zusammengedrückt und dann auf eine Platte gestürzt werden; in die Mitte füllt man einen Teil der Pilzsoße. Die Salate und sonstigen Beilagen werden einzeln in kleineren Schüsseln serviert, oder auf Platten, die für diesen Zweck Unterteilungen haben.

Als Getränk wird **Aprikosensaft** gegeben, der nicht ausfiltriert, sondern mit dem Fleisch gepreßt ist, also praktisch die ganzen Aprikosen enthält; er wird etwa zur Häfte mit Wasser verdünnt.

Zum **Nachtisch** folgt ein **Obstsalat,** der mit Sahnequark und Leinöl angemacht wird, dem ein wenig Honig beigemischt wurde. Als Früchte nimmt man z. B. **Pfirsiche, Mirabellen, schwarze Johannisbeeren, Bananen** (je nach dem Angebot des Obsthändlers oder des eigenen Obstgartens). Hinzu kommen Walnüsse. Man serviert direkt angerichtet auf kleinen Desserttellern und garniert mit Beerenobst und Nüssen.

Gäste zum Abendessen

Hat man **Gäste zum Abendessen** eingeladen, so gibt man ein **kaltes Essen auf der Grundlage von Vollkornbrot und Knäckebrot** mit mehreren **Frischkäsesorten,** auch einmal **Emmentaler, Tilsiter, Gruyère, Hobelkäse** (eine Schweizer Spezialität); dazu sowohl **Vitagen** oder **Diäsan** als auch **Butter;** einen **Rettich-, Gurken- oder Tomatensalat,** mit so wenig Tunke und in Scheiben angemacht, daß diese aufs Brot gelegt werden können. Als Getränk eignen sich **schwarzer Tee,** ein **Fruchtsaft** oder auch – unter obigem Vorbehalt – **Wein.**

Sehr hübsch macht es sich auch, eine **große Platte mit belegten Broten** zu richten, die sehr bunt mit den verschiedenen Brotaufstrichen (auch »Tartex«, einem Brotaufstrich aus Soja) und mit Gurken-, Rettich-, Tomatenscheiben oder auch frischen Ananasstückchen (zu Käse) belegt werden können. Dazwischen steckt man Radieschen und etwas Petersilie. Nach dem Abendessen setzt man sich mit dem »kleinen Knabberzeug« und einem Getränk – Saft, Wein, Sekt, Wasser, je nach dem Wunsch der Gäste – gemütlich zusammen.

Weizen-Vollkornbrot:

Für diejenigen Familien, die selbst Vollkornbrot backen wollen, geben wir hier ein Rezept für ein Weizen-Vollkornbrot. Es ist einfach und schnell zu backen und nur deshalb so ausführlich beschrieben, damit jedermann ohne vorherige Erfahrung sich ein gutes Vollkornbrot backen kann.

Zutaten:
1350 g Voll-Weizen
aus biologischem,
kontrolliertem Anbau
250 g Voll-Weizen
aus biologischem,
kontrolliertem Anbau
850 g kaltes Leitungswasser
75 g Hefe
25 g Voll-Meersalz

Zunächst wiegen Sie das Wasser ab. Meßgefäße sind zu ungenau. Sie stellen eine größere Schüssel auf die Waage, merken sich das Gewicht, zählen 850 Gramm hinzu, stellen das neue Gewicht ein und gießen so lange Wasser hinein, bis die Waage im Gleichgewicht ist.

Dann wiegen Sie 75 g Hefe und 25 g Voll-Meersalz ab, zerbröseln die Hefe mit der Hand und lösen beides durch Umrühren in dem Wasser auf.

Nebenher mahlen Sie mit der Schnitzer-Getreidemühle (möglichst mit Mahlsteinen) die abgewogenen 1350 g Weizen.

Inzwischen kann auch der Backofen auf 240° aufgeheizt werden. Ganz unten in den Ofen stellen Sie einen flachen Kochtopf mit 2–3 cm warmem Wasser darin, um die nötige Feuchtigkeit für den Anfang des Backens zu haben.

Ist die Hefe im Wasser aufgelöst, so rühren Sie nun von dem frischgemahlenen Vollkornmehl soviel hinein, wie sich mit dem Kochlöffel leicht hineinarbeiten läßt. Wird der Teig dicker, so schütten Sie den Rest Vollkornmehl auf den Küchentisch, machen in der Mitte eine Mulde, kippen in diese den Teig hinein und arbeiten nun mit den (vorher gründlich gewaschenen) Händen vom Rande her immer mehr Vollkornmehl in den Teig ein, bis alles vom Teig aufgenommen ist. (Wenn Sie den Teig mit einer Küchenmaschine kneten, gehen Sie am besten so vor: Bei langsamer Geschwindigkeit werden zuerst Salz und Hefe im Wasser verrührt. Dann geben Sie bei laufender Maschine nach und nach das Mehl zu, bis alles Mehl eingeknetet ist. Danach noch 10 Minuten lang bei langsamer bis mittlerer Geschwindigkeit durchkneten.)

Nun mahlen Sie noch einmal ca. 250 g Voll-Weizen, um etwas »Streumehl« zu haben.

Der Teig wird nun gründlich ca. 10 Minuten geknetet, wobei immer ein wenig Vollkornmehl auf den Tisch gestreut wird, damit er nicht anklebt. Richtig geknetet wird, indem man immerfort auf der einen Seite des Teigstücks (»Teigschluß« genannt) Teig nach innen knetet, so daß auf der anderen Seite sich die »Teighaut« immer schön spannt.

Nun lassen Sie dem Teig auf dem Küchentisch 20 Minuten »Teigruhe«, damit sich die Hefe entwickeln kann. Würden Sie das Brot jetzt schon bakken, würde es kleinporig und schwer werden.

Während der Zeit der Teigruhe können Sie das Backblech mit Butter fetten und über die Butter Vollkornmehl streuen.

Nach den 20 Minuten Teigruhe kneten Sie den Teig noch einmal 10 Minuten intensiv durch, so daß alle Luft herausgedrückt wird. Noch besser wird Ihr Brot, wenn Sie den Teig zwei- bis dreimal je 10 Minuten ruhen lassen und danach jeweils kräftig zusammenkneten. Diese zusätzliche Mühe wird belohnt, indem das Brot nachher ganz besonders locker, luftig und großporig wird.

Zwischenhinein wiegen Sie den Teig genau, um nachher am Gewichtsverlust (12%) feststellen zu können, wann das Brot ausgebacken ist.

Beim Kneten soll ein schönes rundes Teigstück entstehen, mit dem Teigschluß auf der einen, einer glatten Teighaut auf der anderen Seite. Sie setzen nun diesen runden Laib mit dem Teigschluß nach unten auf das gefettete und mehlbestreute Backblech und überstreuen den Laib ebenfalls mit Vollkornmehl. Dann decken Sie vorsichtig ein leichtes leinenes Tuch darüber und lassen den Laib 10 bis höchstens 20 Minuten, je nach Wärme und Triebkraft im Teig, gehen. Wenn das Teigstück an der Oberfläche die ersten kleinen Öffnungen vom Gehen zeigt, muß der Laib sofort in den vorgeheizten Ofen bei 240 °C eingeschoben werden. Hat man zu früh eingeschoben, wird das Brot sehr hoch, zu feinporig und reißt stark auf. Hat man es zu spät eingeschoben, läuft es auseinander und wird flach wie ein Pfannkuchen. Haben Sie den richtigen Moment gewählt, so wird es mittelhoch, großporig und locker und reißt kaum auf. Da das Brot aber in jedem Fall gut schmeckt, kann man sich mit den Feinheiten der Backkunst in diesem Punkte ruhig einige Male Erfahrung gönnen.

Nach 20 Minuten Backzeit wird die

Temperatur auf 170°C zurückgedreht. So lassen Sie das Brot eine ganze weitere Stunde ausbacken. Zur Prüfung, ob das Brot ganz ausgebacken ist oder nicht, können Sie es zwischendurch schnell aus dem Ofen herausnehmen und auf die Waage legen: Wenn es etwa 12% des Teiggewichts, also etwa 250 g, verloren hat, ist es ausgebacken. Diese Probe ist zuverlässiger als die Stricknadelprobe, bei welcher die Hausfrau prüft, ob das Teiginnere noch klebrig ist.

Das fertige Brot nehmen Sie aus dem Ofen und setzen es auf ein Kuchen-Drahtgitter, damit es nach allen Seiten ausdünsten kann.

Das Vollkornbrot bekommt seine richtige Beschaffenheit dann nach ca. 3 Tagen Lagerung; es ist bei luftiger Lagerung in einem kühlen Raum, der gut belüftet ist, mindestens 14 Tage lang haltbar. Entscheidend für die Haltbarkeit ist, daß die Brotrinde nicht feucht werden kann (daher luftige Lagerung, möglichst auch auf einem Kuchenrost, damit die Unterseite trokken bleibt, oder z. B. im Keller auf zwei parallel laufenden Holzstangen an der Decke). Bei trockener Rinde können angeflogene Schimmelsporen sich nicht vermehren; und im Brotinneren befinden sich keine lebensfähigen Sporen, da dieses vom Backprozeß her sterilisiert ist. Erst wenn durch falsche Lagerung (z. B. auch eingepackt oder im Brotkasten) die Feuchtigkeit des Brotinneren die Rinde anfeuchten konnte, gehen die Sporen an und dringen dann auch von außen her in das Brot ein.

Übrigens schmeckt auch ganz frisches Vollkornbrot vorzüglich; man sollte es aber nicht dauernd frisch essen, da es schwerer verdaulich ist, da mengenmäßig zu viel gegessen wird und da die Zähne von älterem Vollkornbrot besser blankgeputzt werden.

Wer gern Vollkornbrot, Vollkornbrötchen, Vollkornrosinenbrötchen, Vollkornlaugenbrezeln usw. von seinem Bäcker kaufen möchte, sollte ihn auf die Fernkurse des Schnitzer-Verlags »Backen mit Vollkorn« für Bäckermeister aufmerksam machen. Interessierte Bäcker erfahren Näheres auf Anfrage beim Schnitzer-Verlag, D-7742 St. Georgen im Schwarzwald.

Festgebäck

Die bisherigen »gutbürgerlichen« Kuchen- und Tortenrezepte verkörpern klassisch die alte Kalorienernährungslehre. Aus den vitalstoffarmen, kalorienreichen Teilnahrungsmitteln Kohlehydrate (Fabrikzucker und Feinmehle), Fette (Margarinen und Butter) und aus Eiweiß (Eier und Milch) wurden sie hergestellt und sind der Inbegriff des gesundheitsschädlichen Zivilisations-Nahrungsmittels. Sie stellen eine Mischung der Substanzen dar, mit welchen Prof. Kollath in seinen Tierversuchen die Mesotrophie erzeugte, ein halbwertiges Dasein im Zustand chronischer Krankheit und zunehmender Degeneration.

Wieviel vollkommener als ein solches »gutbürgerliches« Tortenrezept ist hier schon einfaches Vollkornbrot, das nicht nur Eiweiß, Fett und Kohlenhydrate in harmonischem Verhältnis enthält, sondern auch die ganzen notwendigen Begleitstoffe (Vitalstoffe), welche die Gesundheit erhalten! Grundsätzlich können sehr viele der herkömmlichen Kuchen- und sonstigen Backrezepte in die gesunde Küche übernommen werden, wenn das angegebene »Mehl« (Feinmehl) durch selbst frisch und fein gemahlenes Vollkornmehl (vorwiegend aus Weizen) ersetzt wird, wenn statt des angegebenen Fabrikzuckers etwas Honig oder eingeweichte Trockenfrüchte (vorwiegend Rosinen) verwendet werden und wenn an Stelle der großen Mengen industriell gehärteter Fette vernünftigere, kleinere Mengen ungehärteter Fette, z. B. Vitagen, vielleicht auch zu einem Drittel des Fettanteils Butter, verwendet werden. Eier können je nach Fall durch das ebenso eiweißreiche, aber gesündere, selbst frisch und fein gemahlene Sojamehl ersetzt werden. Soweit Milch verwendet werden soll, leidet diese zwar besonders durch den Backprozeß – da aber Feste nicht alle Tage gefeiert werden, bleibt dies ohne praktische Auswirkungen, zumal dem frischen Vollkornmehl eine wesentliche Kompensationswirkung zukommt. Das gleiche gilt auch für Eier, die zu Festgebäck durchaus verwendet werden können.

Festgebäck, der Name sagt es, wird an Festtagen genossen, nicht etwa jeden Sonntag. Am Sonntagnachmittag kann man zum Tee gewöhnlich Rosinenstollen essen, der aus Vollkornbrotteig durch Beimischen von ca. ¼ bis ⅕ Rosinen hergestellt wird. Man kann die Scheiben mit Butter bestreichen. Ausführliche Rezepte finden Sie in dem Buch »Backen mit Vollkorn«, Schnitzer-Verlag, St. Georgen.

Vollkorn-Gugelhupf:

1000 g frisch und fein gemahlener Voll-Weizen aus biologischem, kontrolliertem Anbau,
300 g Rosinen,
3 Eßlöffel Honig,
1 flach gehäufter Teelöffel Voll-Meersalz,
30 g Hefe,
0,6 l lauwarme Milch.

Die Hefe wird in der Milch vollständig verrührt. Alle Zutaten werden kräftig ineinandergeknetet. Dann läßt man den zähen Teig an einem warmen Ort 1 Stunde gehen. Danach gibt man ihn in die mit Vitagen eingeriebene und mit feinem Vollkornmehl ausgestreute Gugelhupf-Form (das Rezept gilt für eine große Form), läßt ihn nochmals etwas gehen und bäckt bei mittlerer Hitze ca. 1 Stunde (nicht dunkelbraun werden lassen). Nach dem Backen in einen kühlen Raum stellen. Am Tisch wird der Gugelhupf mit einem frisch geschärften Messer aufgeschnitten.

Nußtorte:

1/8 l Sonnenblumenöl (oder 125 g Vitagen oder 125 g Butter),
4–5 Eßlöffel Honig,
4 Eier,
300 g frisch und fein gemahlener Voll-Weizen aus biologischem, kontrolliertem Anbau,
250 g frisch gemahlene Nüsse,
1 Päckchen Backpulver,*)
1 Messerspitze Zimt, evtl. etwas Vanille (kein künstliches!),
1/4 l lauwarme Milch.

Öl, Honig und Eigelb werden glatt verrührt, die Gewürze, die Nüsse und der gemahlene Weizen werden mit Backpulver*) gemischt zugegeben. Von der Milch wird soviel benötigt, daß ein geschmeidiger Rührteig entsteht. Zuletzt wird das schaumig geschlagene Eiweiß untergezogen. Die Torte wird nicht zu dunkel ausgebacken. Sie kann, wenn sie völlig erkaltet ist, in der Mitte durchgeschnitten und kurz vor dem Verzehr mit einer Zwischenfüllung aus Sahne versehen werden.

Hierzu wird 1/4 l Sahne geschlagen und mit etwas Honig gesüßt.
Hiervon werden etwa 4 Eßlöffel Sahne weggenommen, die man später zum Verzieren der Oberfläche verwendet.

Die Füllung wird mit
100 g gemahlenen Haselnüssen
vermischt und zwischen die beiden Tortenscheiben gegeben. Obenauf wird dann die Torte mit der zurückbehaltenen Sahne bestrichen und mit ganzen Haselnüssen verziert.

*) Grundsätzlich soll Backpulver nur ausnahmsweise verwendet werden; nicht jedoch für Brote und Gebäcke, die zur täglichen Nahrung gehören. Dort sind Hefe oder Sauerteig vorzuziehen, die zu einer Vermehrung der B-Vitamine führen und dadurch einen günstigen Einfluß auf den Gesundheitsgrad des Gebäcks nehmen, der mit Backpulver nicht möglich ist. Bei der Zusammensetzung des Backpulvers soll darauf geachtet werden, daß es beim Backprozeß Kohlendioxid freisetzt (z. B. Natriumbicarbonat). Ungünstiger sind solche, die Ammoniak freisetzen (z. B. Hirschhornsalz).

Mürber Teigboden für frische Obsttorten:

300 g Voll-Weizen aus biologischem, kontrolliertem Anbau werden fein gemahlen. Dann wird mit einem Mehlsieb die Kleie abgesondert. Der Mehlanteil wird mit (vorher kühlgestellten)
100 g Butter oder Vitagen,
2 Eßlöffeln Honig,
1–2 Eßlöffeln Milch,
1 Ei,
einer Prise Voll-Meersalz
zu einem gut auswellbaren Teig geknetet.

Die Tortenbackform wird gefettet (Butter oder Vitagen) und mit Vollkornmehl ausgestreut; der Überschuß wird aus der Form wieder herausgeklopft. Handelt es sich um eine Springform, so wird nun der Teig ausgewellt und hineingelegt; danach wird der mit der Kleie zu bereitende Füllteig auf den Tortenboden aufgetragen. Handelt es sich um eine Form, in welcher der Tortenboden umgekehrt (Kehrseite nach oben) gebacken wird, so wird zuerst der Füllteig eingelegt und der ausgewellte eigentliche Teigboden darüber gegeben. Der Tortenrand soll keinen Füllteig, sondern nur den Hauptteig enthalten. Dann wird der Tortenboden gebacken.

Der Füllteig aus der Kleie: Mit der ausgesiebten Kleie, etwas Milch und einem Teelöffel Honig wird dieser zu einem nicht zu festen Teig gearbeitet. Durch die gesonderte Verarbeitung der Kleie wird erreicht, daß der mürbe Tortenboden genügend Festigkeit erhält und trotzdem die vollen Werte des ganzen Korns in der Torte enthalten sind.

Will man sich das Aussieben sparen, so läßt man das Vollkornmehl beisammen und löst in den 1–2 Eßlöffeln Milch des Rezeptes einen flachen Teelöffel voll zerkrümelter Hefe auf; das gibt dem Tortenboden ausgezeichnete Festigkeit.

Vor dem Servieren wird der Tortenboden mit frischem Obst, z. B. vollreifen Zwetschgen oder Erdbeeren oder Pfirsichen – oder auch (z. B. bei Heidelbeeren möglich) mit Obst aus der

Tiefkühltruhe des Lebensmittelgeschäfts belegt. Man kann entweder mit geschlagener Sahne (gemischt mit geriebenen Nüssen, gesüßt mit etwas Honig) bestreichen – oder das Obst auch mit einem Tortenguß versehen, der aus Äpfeln gewonnen ist (z. B. »Frutapekt« aus dem Reformhaus).

Christstollen:

100 g Vitagen oder Butter,
4 Eßlöffel Honig,
2 Eier,
10 g Hefe, in
50 g Milch verrührt,
500 g frisch und fein gemahlener Voll-Weizen aus biologischem, kontrolliertem Anbau,
250 g Quark,
1 Backpulver, *)
½ Zitronenschale (von ungespritzter Zitrone),
Orangeat, Zitronat, Sultanien.

Vitagen, Honig und Eier rühren, den Quark zugeben, danach die Trockenfrüchte, zum Schluß den gemahlenen, mit dem Backpulver*) vermischten Weizen und die Milch mit der Hefe. Aus der Masse wird ein Stollen geformt, der nach dem Gehen (½–1 Std.) ca. 45 Minuten bei nicht zu großer Hitze hell ausgebacken wird.

Brottorte:

Manchmal wird geschnittenes Vollkornbrot trocken. Man bewahrt es auf, um bei besonderem Anlaß wie folgt zu verfahren:
180 g getrocknetes, geriebenes Vollkornbrot,
160 g geriebene Mandeln, Haselnüsse oder Nüsse,
5–6 Eßlöffel Honig,
50 g feingeschnittenes Zitronat,
4 Eier,
½ Teelöffel gemahlenen Zimt,
2 Eßlöffel Kirschwasser,
⅛ l Rot- oder Weißwein.

Eigelb und Honig werden glatt verrührt, die Nüsse und Gewürze werden zugegeben. Dann wird das mit Kirschwasser und Wein angefeuchtete Vollkornbrot daruntergemischt. Zuletzt wird das geschlagene Eiweiß untergezogen. Die Torte wird in mäßig heißem Ofen etwa eine Stunde gebacken (bis zur beginnenden leichten Bräunung).

*) Anmerkung zu Backpulver siehe S. 50

Rosinenplätzchen:

125 g Vitagen oder Butter,
3 Eßlöffel Honig,
2 Eier,
250 g frisch und fein gemahlener Voll-Weizen aus biologischem, kontrolliertem Anbau,
1 Teelöffel Backpulver,*)
30 g Sultaninen.

Alle Zutaten werden wie üblich gerührt. Mit zwei Teelöffeln werden sodann kleine Häufchen auf ein vorher gefettetes Backblech gesetzt und gebacken.

Zwiebelkuchen:

Der Zwiebelkuchen ist ein ehrwürdiges, verfeinertes Überbleibsel des uralten Fladenbrotes, das üblich war, bevor man die Laibbrote kannte. Der Boden des Zwiebelkuchens ist aus reinem **Vollkornbrotteig,** der wie folgt bereitet wird:

250 g Voll-Weizen aus biologischem, kontrolliertem Anbau,
20 g Hefe,
1000 g Voll-Weizen,
8–9 g Voll-Meersalz,
(1½ gestrichene Teelöffel voll),

3 Eßlöffel frisches Vollkornmehl,
¼ l Wasser,
1000 g Quark,
500 g Sahne,
3 Eiern
(oder 3 Eßlöffeln frischem Sojamehl),
8–10 große Zwiebeln,
etwas Nuß- oder Sonnenblumenöl.

Der Weizen wird fein gemahlen und mit der Hefe in handwarmem Wasser abends zu einem Vorteig angerührt (Konsistenz etwa wie Pfannkuchenteig, also eher dünn). Statt Weizen können Sie – sofern Sie eine RH- oder OH-Mühle oder einen Bosch-Mahlansatz besitzen – auch Mais oder Soja zu frischem Mehl mahlen. Der Vorteig wird an einen warmen Ort zum Gehen gestellt (20 °C). Morgens ist er richtig, wenn er wieder in sich zusammengefallen ist. Dann werden noch einmal 1000 g Voll-Weizen fein gemahlen und mit dem Vorteig, handwarmem Wasser und den 1½ gestrichenen Teelöffeln mit Voll-Meersalz zu einem so festen Teig geknetet, daß ein davon geformter Brotlaib nicht verläuft, sondern fest stehen bleibt. Nachdem man diesen Teig 1 Stunde an einem warmen Ort gehen ließ, wird er zu großen Fladen ausgewellt, die jeweils ein ganzes Backblech bedecken. Das Backblech wird vor dem Auflegen wie üblich mit Fett (Vitagen oder Diäsan) isoliert und mit Vollkornmehl bestreut. Dann wird der **Zwiebelaufstrich** aufgetragen, den man während des Gehens des Teigs folgendermaßen zubereitet hat:

*) Anmerkung zu Backpulver siehe S. 50

Die eine Hälfte der Zwiebeln wird unter den Aufstrich gemischt, die andere Hälfte – nachdem der Aufstrich auf den Teigboden gebracht wurde – darübergestreut. Dann werden die Bleche bei ca. 300 °C Ofentemperatur eingeschoben; der Zwiebelkuchen ist nach wenigen Minuten gebacken und wird noch warm gegessen. Man kann Tee dazu trinken. Der Zwiebelkuchen eignet sich auch als Mittagessen.

Der gleiche **Boden** wie beim Zwiebelkuchen ist auch ein ausgezeichneter, fester Boden **für Obstkuchen.**

In ländlichen Gegenden, wo es noch üblich ist, alle 14 Tage das Brot für den eigenen Bedarf zu backen, wird dieser Zwiebelkuchen jeweils vorweg vor dem eigentlichen Brotbacken in den Ofen geschoben. Dadurch wird das Backen zu einem kleinen Fest vor allem für die Kinder der Familie und die der Nachbarschaft, die gewöhnlich auch davon abbekommen. Daher konnte auch ein verärgertes Kind seinem Spielkameraden drohen: »Ich sag' dir aber auch nicht, daß wir morgen Backen!«

Was im modernen Haushalt nicht vorhanden ist

Diese Frage ist wichtiger, als man es sich im ersten Augenblick vorstellen kann. Es hat sich nämlich herausgestellt, daß alle Nahrungs- und Genußmittel, **wenn sie erst einmal im Hause sind,** auch irgendwann verzehrt werden und damit ihre gesundheitsschädliche Wirkung entfalten. Es kommt also ganz entscheidend darauf an, daß die **Dinge, die als gesundheitlich abträglich erkannt sind, auch nicht vorrätig gehalten werden.** Um dies fertigzubringen, muß die Hausfrau wiederum wissen, **in welchem Augenblick** sie von der raffinierten Reklame für gewöhnlich übertölpelt wird: Es ist der Augenblick, in welchem sie vor den Regalen des Selbstbedienungsladens steht und all die verführerischen Dinge vor sich sieht, deren Aufmachung allein der Kaufverführung dient. Auf diesen kurzen Moment wurde die Hausfrau mit den Mitteln der modernen Tiefen- und Werbepsychologie unter Einsatz von Millionenbeträgen durch ein unvorstellbar ausgeklügeltes Werbesystem vorbereitet, und sie muß sich daher **im Augenblick der Kaufhandlung** (wenn sie in das Regal greift oder wenn sie den Kaufmann beauftragt, ihr etwas einzupacken) aus diesem unmerklich erzeugten Trancezustand herausreißen, ihren Verstand einschalten und sich fragen: Brauchen wir das wirklich? Ist es wirklich der Gesundheit der Familie nützlich, oder ist es ihr nicht vielmehr abträglich?

Nicht vorhanden sein sollen unter anderem alle Nahrungs- und Genußmittel, die nach der überholten, primitiven Kalorienlehre hergestellt werden. Diese Kalorienlehre besagte, daß nur wichtig sei, was Kalorien (Wärmeeinheiten) enthält, daß alle »Ballaststoffe« (heute zu einem wesentlichen Teil als lebenswichtige Vitalstoffe erkannt) zu entfernen seien und die Kalorienträger Kohlenhydrate, Fette und Eiweiß möglichst konzentriert zuzuführen seien. Man sprach dann von einem »hohen Nährwert« dieser Kalorienkonzentrate und merkte erst, nachdem sich eine große Nahrungsmittelindustrie hierauf eingerichtet hatte, daß diese Substanzen als Nahrung zu Erkrankungen führen, weil durch den Mangel an Vitalstoffen der Stoffwechsel entgleist. Wichtigste und auch mengenmäßig bedeutendste Vertreter dieser überholten Nahrungsmittel sind die **Fabrikzucker und die Feinmehle.** Diese Substanzen werden im modernen Haushalt **nicht** vorrätig gehalten. Bei vollwertiger Nahrung brauchen Sie ohnehin kaum oder nur selten zu süßen. Und wenn es einmal gewünscht wird, dann sollte es äußerst sparsam mit Honig erfolgen. Und an die Stelle des der Gesundheit abträglichen Feinmehls tritt das selbst jeweils frisch gemahlene Vollkornmehl. Fabrikzucker wird von J. I. Rodale, dem Herausgeber der amerikanischen Zeitschrift PREVENTION (»Vorbeugung, Verhütung«) als »Fluch der Zivilisation« und als »ein geeignetes Werkzeug für Rassen-Selbstmord« bezeichnet und Rodale belegt diese Äußerungen in einem Sonderheft seiner Zeitschrift.

Ein Auszug hieraus erschien in deutscher Sprache als Sonderdruck der Waerland-Mitteilungen, Heft 5/6 Oktober 1964, 506 Bensberg-Immekeppel, Hof Brodhausen.

Feinmehle führen nach den experimentellen Erfahrungen Kollaths in wenigen Wochen zum Tod der Versuchstiere, wenn sie ausschließlich damit gefüttert werden (während Vollkornmehl ihnen gesundes Leben ermöglicht).

Mit dem Weglassen der Zucker- und Mehltüten ist es allerdings noch nicht ganz getan, denn diese Substanzen sind in einer Vielzahl damit hergestellter Produkte enthalten, die ebenfalls aus dem Haushalt verbannt werden müssen: Teigwaren, Kekse, Pralinen, Schokolade, Bonbons, Konfitüren, Marmeladen, Feinmehlgebäcke, Feinmehlkuchen und -torten, Weiß- oder Graubrot (auch das sogenannte Schwarzbrot ist noch kein Vollkornbrot; ihm fehlt der entscheidend wichtige Getreidekeim).

Einfache Fette (gesättigte Fette) und gehärtete Fette, wie sie in vielen gewöhnlichen Margarinen enthalten sind, und tierische Fette (Talg und Schmalz) fehlen im modernen Haushalt, in dem Wert auf eine gesunde Ernährung gelegt wird, ebenfalls. Sie sind, im Zusammenwirken mit Fabrikzuckern und Feinmehlen, eine Hauptursache der Adernverkalkung und des Herzinfarktes.

Konzentrierte Alkoholika (Schnäpse, Liköre, Weinbrand, Korn, Wodka, Whisky usw.) sollen ebenfalls nicht vorrätig gehalten werden. Ihr Verbrauch dient ausschließlich der Erzeugung der Alkoholwirkung, die gesundheitlich nicht günstig ist, und in der konzentrierten Form wirkt der Alkohol besonders nachteilig sowohl auf die Schleimhäute des Mundes und Verdauungstrakts, mit welchen er in Berührung kommt, als auf die Leber, die diese Substanz vor allem entgiften muß. Ausnahmen: Als Gewürze können z. B. Kirschwasser oder Birnenschnaps in geringen Mengen z. B. einer Vollkorn-Nuß-Torte beigegeben werden. Während des Backens verdunstet ein wesentlicher Teil des Alkohols, und das Aroma trägt zur Verfeinerung der Torte bei.

Kaffee – ein Getränk, von welchem viele meinen, nicht lassen zu können – soll ebenfalls fehlen. Zum einen wegen des bekannten Coffeins, einem nicht zu unterschätzenden Suchtgift, das tatsächlich zu einer richtigen Sucht führen kann. Man erkennt das an den Entzugssymptomen, zu denen es kommt, wenn die Zufuhr unterbrochen wird. Coffein führt in einem Teufelskreis nach anfänglicher Gefäßerweiterung zu Gefäßverengungen. Zum anderen sind im Kaffee 61 weitere medikamentös wirkende Substanzen, deren Wirkungen noch weitgehend unerforscht sind. Diesen ungewissen Wirkungen soll man sich nicht regelmäßig aussetzen – und diese Gefahr wäre gegeben, wenn man Kaffee vorrätig halten würde, denn der Vorrat müßte immer wieder verbraucht und erneuert werden, damit das Kaffeearoma nicht gänzlich verfliegt.

Tabakwaren: Diese gehören zwar nicht zur Ernährung, ihre Rauchstoffe werden aber doch in vielen Haushalten nicht nur dem, der sie konsumiert, sondern auch den bedauernswerten anderen Familienmitgliedern einverleibt, die die Rauchschwaden einatmen müssen, welche der Raucher auspustet. Das ist sehr schädlich, denn dieser Tabakrauch führt nicht selten zu Lungen-, Lippen-, Speiseröhren- und Magenkrebs, zu Gefäßschäden (bis zu Gefäßverschluß, so daß z. B. ein Bein abstirbt und wegoperiert werden muß – Raucherbein), zu Impotenz der Männer, zu Unfruchtbarkeit der Frauen, zu chronischem Husten, zur Verstärkung von Herzschäden, um nur einige bekannte Folgen des Rauchens zu schildern. Das Rauchen ist für den Anfänger Unangenehm und führt sehr rasch zu einer starken und echten Sucht, der labile und willensschwache Personen ihr ganzes Leben verfallen bleiben, und nicht selten gehen sie an den Folgen dieser Sucht zugrunde. Sind Folgekrankheiten erst aufgetreten, kommt sehr oft jede Hilfe zu spät.

Wer diese – den Raucher selbst in eine quälende Abhängigkeit drängende – üble Gewohnheit des Rauchens schon angefangen hat und sich davon befreien will, um sich und seine Umgebung vor weiteren Folgen zu bewahren, der merke sich dies: Es ist nicht möglich, auf dem Wege vorzugehen, daß man täglich eine Zigarette weniger raucht. Dieses starke Suchtgift entläßt einen auf diese Weise nicht aus seinen Klauen. Nur der gewaltsame Willensakt führt zum Erfolg: Ab sofort Schluß damit, in bewußter Erwartung etlicher Tage höchst unangenehmer Entziehungssymptome, wie sie jedes echte Suchtgift bei seiner Entziehung verursacht. Man überwindet diese Tage, wenn man sich darüber Rechenschaft abgibt, welche Charakterstärke der Persönlichkeit der erfolgreiche Kampf gegen dieses Suchtgift demonstriert, und wie befreiend es ist, die Fesseln der sklavischen Abhängigkeit von einem solchen Suchtmittel endgültig gesprengt zu haben. Man verweigere auch später jede einzige Zigarette, die einem in Gesellschaft angeboten wird. Mit einem einzigen Glimmstengel hat der Tabakteufel schon viele wieder in seinen Bann geschlagen, die sich ihm entwunden hatten!

Wenn Raucher-Besuch kommt und man nicht wünscht, daß geraucht wird, so findet man für diesen Wunsch vielleicht eine passende Entschuldigung, die auch dem Raucher einleuchtet – z. B. daß die Kinder im gleichen Zimmer spielen und nicht dem Rauch ausgesetzt sein sollen oder man selbst zu Kopfschmerzen durch Tabakrauch neige. Nur ein wahrer Nikotinflegel wird auch dann für die Stunden seines Besuches nicht von seinen Suchtbedürfnissen lassen können!

Aus allen diesen Gründen sollen Tabakwaren im Hause **nicht** vorrätig sein.

Die Fleischfrage: Entgegen der Auffassung der älteren Ernährungslehre ist Fleisch zur Aufrechterhaltung von Gesundheit und Leistungsfähigkeit **unnötig.** Man meinte zu Beginn der Ernährungsforschung, in pflanzlicher Nahrung seien nicht alle Aminosäuren enthalten, die ein vollwertiges Eiweiß ausmachen. Inzwischen hat man mindestens 10 verschiedene Kombinationen von Getreideeiweiß und Grünblatteiweiß gefunden, die ebenfalls jeweils alle notwendigen Aminosäuren enthalten. Forschungen in der vergleichenden Anatomie (Bauweise) der Gebisse vieler Tiere und des Menschen haben zu dem Ergebnis geführt, daß der Mensch von Natur nicht für das Verzehren von Fleisch eingerichtet ist. Fleisch wurde als Notnahrung vom Menschen in Mangelzeiten entdeckt und in unwirtlichen Gegenden (in der Polarzone z. B.) mangels ausreichender pflanzlicher Nahrung beibehalten. Die römischen Legionäre waren unzufrieden, wenn sie statt der täglichen Weizen- oder Gerstenration Fleisch bekamen, und dieses wurde auch nur gegeben, wenn ein Getreidemangel eingetreten war. Tierische Fette fördern krankhafte Gefäßveränderungen, und wenn Fleisch in größeren Mengen **erhitzt** genossen wird und gleichzeitig Vollgetreide fehlt, kommt es sogar zu einer Beeinträchtigung der Reproduktionsfähigkeit des Individuums: Der Nachwuchs degeneriert, wird zu lang und zu dünn, mit Kieferverengungen, Zahnfehlstellungen und einer Reihe weiterer Degenerationsmerkmale.

Wird erhitztes Fleisch nur ab und zu genossen, so sind beim gesunden Menschen keine gesundheitlichen Schäden zu erwarten, wenn gleichzeitig genügend Vollgetreide in der Nahrung vorhanden ist. Allerdings bestehen von ärztlicher Seite begründete Bedenken gegen Schweinefleisch und gegen Fleisch von unnatürlich in Dunkelboxen und automatischen Tierhaltungen gezogenen, mit Hormonen, Antibiotika und chemischen Mitteln gefütterten und behandelten Tieren, wie sie heute häufig auf dem Markt sind. Hiervon ist generell abzuraten. Gesundheitlich geschädigte Personen und solche, die Höchstleistungen erbringen müssen (z. B. Hochleistungssportler, Topmanager), sollten grundsätzlich kein Fleisch verzehren.

Früher glaubte man, aufgrund vergleichender Messungen der Darmlängen den Menschen als »Omnivoren« (Allesfresser, sowohl für pflanzliche als auch tierische Nahrung eingerichtet) ansehen zu können. Dieser Irrtum hielt sich teilweise bis heute, obwohl schon vor Jahrzehnten der Anatom Prof. Jacobshagen (Leipzig) durch Messungen an 159 Säugetierarten (nämlich 36 Fleischfressern, 71 Allesfressern und 52 Pflanzenfressern) nachgewiesen hatte, daß die Darmlänge keinerlei Aufschluß in dieser Richtung geben kann: Sie schwankt bei Fleischfressern zwischen 2 und 11,5, bei Pflanzenfressern zwischen 3,5 und 23 eigenen Körperlängen.

Der Hamburger Zahnarzt Dr. Richard Lehne konnte schon 1938 den Nachweis führen, daß die vergleichende

Gebißanatomie das sicherste Mittel zur Bestimmung der natürlichen Nahrung eines Geschöpfes ist, und daß der Mensch aufgrund der Bauweise seines Gebisses eindeutig als »Frugivore« (Früchteesser, Früchte im Sinne von Nüssen, Samen, Pflanzenschößlingen, Wurzeln usw.) bezeichnet werden muß (s. z. B. Dr. Richard Lehne »Grundsätzliches über Ernährungsfragen«, Zahnärztliche Rundschau 47. Jg. Nr. 38, 18. September 1938 S. 12–18). Dr. Lehne konnte nie widerlegt werden. Seine Forschungsergebnisse machen einmal mehr verständlich, warum die Ernährungsweise, welche wir hier lehren, zu so großer Leistungsfähigkeit, so robuster Gesundheit und zu so gesundem Nachwuchs führt.

Die Möglichkeiten, als Einzelhandelsgeschäft aktiv im Sinne unserer Aktion „Gesundheit für unsere Jugend" mitzuwirken

Haupteinfluß auf die allgemeine Gesundheit und die Gesundheit des Kauorgans hat die Ernährung. Nahrungsmittel werden fast ausschließlich über die Einzelhandelsgeschäfte und Bäckereien eingekauft – oft von Kindern, die von den beschäftigten Eltern geschickt werden. Daher hat das Einzelhandelsgeschäft und die Bäckerei eine Reihe von Möglichkeiten, zum Erfolg unserer Maßnahmen beizutragen.

Die größte Gefahr für Kinderzähne (und für die der Großen!) liegt in dem zwischen den Mahlzeiten genossenen Schleckkram. Daher hat das Einzelhandelsgeschäft durch Weglassen dieser „Dreingaben" oder Ersetzen durch unschädliche, gesunde Dinge wie Haselnüsse, Erdnüsse, Obst (wenn es gerade billig ist) eine tiefgreifend wirksame Möglichkeit, etwas für die Gesundheit der Kinder zu tun.

Warum wurden diese Dreingaben eigentlich bisher gemacht? Weil man den Kindern und Eltern damit eine kleine Freude machen wollte, und um den Kunden dadurch zum Wiederkommen anzuregen. Leicht kann indessen das Gegenteil erreicht werden, gibt man Bonbons oder ähnliches an Kinder, deren Eltern Wert auf unversehrte Zähne bei ihren Kindern legen... Deshalb ist es sinnvoll, solche ungünstig wirkenden Dreingaben wegzulassen oder natürliche Dinge wie Nüsse und Obst zu schenken. Wie widersinnig wäre es zum Beispiel, würde ein Kind zum Einkaufen von Vollkornbrot geschickt und würde dazu süßen Schleckkram geschenkt bekommen! Man darf auch nicht denken, „Einmal wird schon nichts machen"; die Wirkung eines einzigen Bonbons erstreckt sich über mehrere Stunden! Man soll dabei immer bedenken, daß man dem Kinde doch Gutes tun und keinen Schaden zufügen möchte.

Man muß manchmal auch, wenn ein Kind direkt um solchen süßen Kram bettelt, im eigensten Interesse des Kindes die Charakterstärke aufbringen, ein solches – aus der bereits eingetretenen Süchtigkeit des Kindes auf Zucker kommendes – Ansinnen abzulehnen und dem Kinde statt dessen etwas Gesundes zu schenken. Die Eltern, und vor allem auch das Kind selbst, wenn es größer geworden und zu Einsicht gelangt ist, werden Ihnen hierfür von Herzen dankbar sein.

Übrigens: Auch mit Salz gewürzte Dinge sind, enthalten sie im wesentlichen Weißmehl, nicht als Dreingabe zu empfehlen, da auch dieses Weißmehl im Munde Gärung und Säurebildung hervorruft.

Häufig kommen Kinder mit ein wenig Geld, von Eltern oder Großeltern geschenkt, und möchten eine Kleinigkeit kaufen. Hier haben Sie eine für die Gesundheit des Kindes entscheidende Möglichkeit, es beim Einkauf richtig zu beraten und es auf den Wert frischen Obstes oder anderer lebendiger Nahrung hinzuweisen. Wieviel haben Sie für die Gesundheit eines Kindes getan, wenn es – anstatt einen leblosen Schleckkram mitzunehmen – zum Beispiel einen Apfel und eine Handvoll Nüsse bei Ihnen eingekauft hat! Bereiten Sie solche Käufe durch Ihr Angebot regelrecht vor:

Kleine Mengen Nüsse für einen bestimmten Betrag, einen Apfel oder eine Apfelsine für soundsoviel Pfennige, oder (möglich durch die in Bälde bei den Bäckern erhältlichen Vollkornwecken) ein Vollkornbrötchen und einen Apfel zusammen als Vesper für die Schule!

Wenn Sie Ihr Schaufenster dekorieren und Ihr Angebot im Geschäft ausbreiten — denken Sie immer daran, den für die Gesundheit nützlichen Dingen, der lebendigen und frischen Nahrung, den hervorragendsten Platz einzuräumen.

Ihr
ARBEITSKREIS GESUNDHEITSKUNDE

Autor dieser Schrift:	Dr. Joh. Georg Schnitzer, 7742 St. Georgen/Schwarzwald
Zeitpunkt zur Verteilung an die Geschäftsleute:	ca. 18. Juni, mit einer Einladung zu einer Besprechung auf dem Rathaus

Papierfarbe dieser Schrift: Chamois

Zur Information für die Geschäftsleute:

Vollwertige Lebensmittel, welche wir in nächster Zeit im Rahmen unserer Aktion „Gesundheit für unsere Jugend“ empfehlen werden

Anbei übergeben wir Ihnen die Preislisten von Lieferanten für eine Reihe vollwertiger, gesundheitlich wertvoller Lebensmittel.

Aus dem beiliegenden Merkblatt, welches nächste Woche verteilt wird, ersehen Sie die Artikel, welche wir zunächst empfehlen. Wir werden dies nun immer so handhaben, daß diesbezügliche Merkblätter Ihnen schon die Woche zuvor zugehen, so daß Sie am Wochenende Ihre Bestellungen für die zu erwartende Nachfrage tätigen können.

Heute raten wir Ihnen zu einem Vorrat von jeweils einigen Packungen

Vollweizen	à 1 kg
Vollroggen	à 1 kg
Sprieskornhafer	à 1 kg
Sprieskorngerste	à 1 kg

Preise und Lieferbedingungen entnehmen Sie den beiliegenden Preislisten. Da Vollgetreide bei trockener Lagerung über ein Jahr lang haltbar ist und eine lebhafte Nachfrage erwartet werden kann, gehen Sie keinerlei Risiko ein.

Wir empfehlen Ihnen, für Ihr Angebot in vollwertigen, gesundheitlich wertvollen Lebensmitteln einige Regale freizumachen, damit die Hausfrauen leicht auswählen können und zum Kauf angeregt werden — und das Angebot mit den beiliegenden Schildern zu kennzeichnen:

— Vollwertige Lebensmittel —
Aktion
„Gesundheit für unsere Jugend“

Wir bitten um sorgfältige Aufbewahrung der Preislisten, da Sie diese sehr oft brauchen werden. Bei Fragen stehen wir Ihnen gerne jederzeit zur Verfügung.
Anlage: 3 Schilder „Vollwertige Lebensmittel“

Ihr
ARBEITSKREIS GESUNDHEITSKUNDE

Autor dieser Schrift: Dr. Joh. Georg Schnitzer, 7742 St. Georgen/Schwarzwald

Zeitpunkt zur Verteilung an die Geschäftsleute zusammen mit Merkblatt A 15 und 3 Schildern: ca. 2. November
Zu diesem Blatt gehören das Merkblatt A 15 und 3 Schilder: „Vollwertige Lebensmittel“, Aktion „Gesundheit für unsere Jugend“, zu bestellen beim Verlag.

Papierfarbe dieser Schrift: Hellgrün

Zur Information für die Geschäftsleute:

Wir bitten Sie freundlich, mehrere Tage vor dem Nikolaustag und vor Weihnachten Ihr Angebot in verschiedenen Nußsorten, Mandeln und Äpfeln in den Vordergrund zu stellen.

Sie können das Angebot besonders reichhaltig gestalten, wenn Sie aus den Ihnen kürzlich übergebenen Preislisten, welche viele Sorten von Nüssen enthalten, noch Walnußkerne, Paranußkerne, Cashewkerne, Pinienkerne und Pistazienkerne hinzubestellen und, wenn schon eingetroffen, auch Sonnenblumenkerne. Wir empfehlen, diese Bestellungen sogleich aufzugeben, damit die Lieferung noch rechtzeitig vor Nikolaus eintrifft.

Jetzt um die Weihnachtszeit sind die Zähne unserer Kleinen ganz besonders gefährdet. In den Nüssen und Äpfeln haben wir hervorragende Möglichkeiten, den Kindern köstliche und zugleich gesundheitlich wertvolle Geschenke zu den Festtagen zu machen.

Zu Ihrer Unterstützung ließen wir das beiliegende Plakat drucken:

Für unsere Kinder

zu Nikolaus und Weihnachten

Äpfel, Nüss' und Mandelkern

Wir bitten Sie freundlich, das Plakat in Ihrem Schaufenster anzubringen, es wird Ihnen helfen, den Umsatz in Äpfeln und den verschiedenen Nußsorten sehr erheblich zu steigern.

Gleichzeitig hoffen wir, daß bei Ihnen die 6 Getreidesorten inzwischen eingetroffen sind, so daß wir in Kürze die Hausfrauen im Umgang mit diesen Lebensmitteln in der Küche unterrichten können.

Anlage: Plakat „Für unsere Kinder zu Nikolaus und Weihnachten"

Ihr
ARBEITSKREIS GESUNDHEITSKUNDE

Autor dieser Schrift: Dr. Joh. Georg Schnitzer, 7742 St. Georgen/Schwarzwald

Zeitpunkt zur Verteilung an die Geschäftsleute zusammen mit Merkblatt A 16 und Plakat: ca. 19. November

Zu diesem Blatt gehören das Merkblatt A 16 und das Plakat: „Für unsere Kinder zu Nikolaus und Weihnachten Äpfel, Nüss' und Mandelkern" zu bestellen beim Verlag.

Papierfarbe dieser Schrift: Hellgrün

Sehr geehrte junge Mutter!

Wie Sie bereits wissen, findet dieses Jahr wieder eine Untersuchung der Kinder von 0 bis 21 Jahren statt. Mit dieser Untersuchung ist auch eine Beratung der Mütter über die richtige Ernährung der Kinder verbunden. Das Ganze ist kostenlos.

Die Zahngesundheit ist das wichtigste Merkmal der allgemeinen konstitutionellen Gesundheit, und der Zahn ist der feinste Gradmesser für den gesamten konstitutionellen Gesundheitszustand. Deshalb ist es gerade für die kleinen und kleinsten Kinder von außerordentlicher Wichtigkeit, daß alles richtig gemacht wird. Aus diesem Grunde machen wir uns die Mühe, Sie als junge Mutter noch einmal extra anzuschreiben und Ihnen die Teilnahme an der Untersuchung und Beratung im Interesse der Gesundheit Ihres Kindes wärmstens ans Herz zu legen. Die Untersuchung gibt Ihnen auch gute Gelegenheit, Fragen zu stellen, die die Ernährung und die Gewohnheiten Ihres Kindes betreffen.

Es gibt bereits Mütter, welche seit längerer Zeit ihre Kinder konsequent nach den von uns gegebenen Richtlinien ernähren. Die strahlende Gesundheit dieser Kinder ist so auffallend, daß diese Mütter auf der Straße daraufhin angesprochen werden, wie sie es machen würden, daß die Kinder so gesund, braun, schlank, lebhaft und fröhlich aussehen. Wir sind sicher, daß Sie Ihrem Kinde eine ebenso strahlende Gesundheit wünschen und sichern wollen. Versäumen Sie also die Untersuchung und Beratung nicht; die Termine entnehmen Sie bitte aus der Zeitung.

Mit freundlichen Grüßen

Ihr

ARBEITSKREIS GESUNDHEITSKUNDE

Autor dieser Schrift: Dr. Joh. Georg Schnitzer, 7742 St. Georgen/Schwarzwald

Zeitpunkt zur Verteilung: ca. 8. Juli (ca. 14 Tage vor Beginn der Untersuchungen), zusammen mit Blatt A 10 und Karte C 2. Während **A 10 und C 2 allen Familien mit Kindern von 0–21 Jahren zugestellt werden (für jedes Kind eine Karte),** wird dieses Blatt **B 4 zusätzlich den Müttern von Kindern bis zu ca. 6 Jahren beigelegt.**

Papierfarbe dieser Schrift: Granatrot

UNTERSUCHUNGSKARTE

.... Familienname .... Vorname

geb.: ....

Wird dieses Jahr 19........ .... Jahre alt

.... Wohnort

.... Straße

Kariesbefall, Füllungen, Kronen, fehlende und künstlich ersetzte Zähne

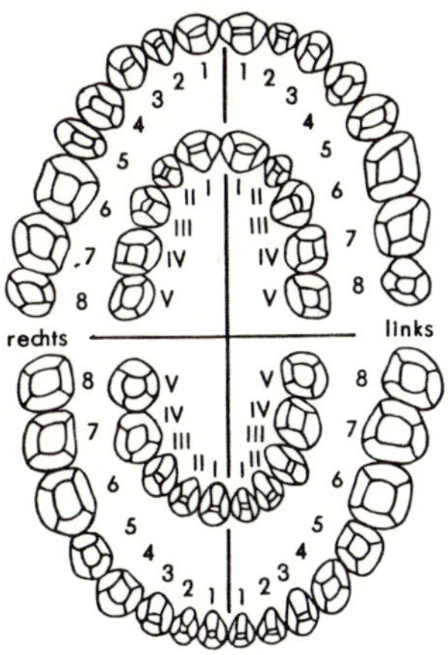

Vorhandene Zähne **blau** angehakt

Karies **rot** eingezeichnet Fehlende Zähne **rot** durchkreuzt	**rot = unbehandelte Schäden**
Füllungen blau eingezeichnet Kronen: Zahn **blau** umrandet ersetzte Zähne: **blau** bildlich als Brückenglied oder Prothesenstück eingezeichnet	**blau =** behandelte Schäden

Orthopädischer Befund
(wird nur bei Störungen ausgefüllt)
Summe der Inzisivi .... mm

	Soll	Ist	Diff
LO			
4/4			
6/6			
LU			
54/45			
6/6			
Summe der Differenzzahlen ohne Vorzeichen (orth. Einheiten) nach Pont'schem Index = 19 a)	Kiefermißbildungen Einheiten:		

Kariesbefund:

13. Fehlende Zähne Einheiten . . . . ☐
14. Karieseinheiten ungefüllt . . . . ☐
15. Karieseinheiten gefüllt, überkront, ersetzt ☐
12. Karieseinheiten insgesamt . . . . ☐
    Jede Fläche Karies oder Füllung = 1 Einheit. Kronen = 4 Einheiten, verlorengegangene oder ersetzte Zähne = 5 Einheiten. Als Karies gilt auch jede punktförmige Erweichung, in welcher eine spitze (neue) Sonde hängen bleibt.

16. **Zahnbeläge:**
    - schmierige, weiche = **s** . nur ankreuzen ☐
    - schwarze oder gelbe Ränder und Beläge = **R** . . . . nur ankreuzen ☐
    - Zahnstein = **Z** . . . . nur ankreuzen ☐

17. **Zahnfleischerkrankungen:**
    - aufgelockert, leicht blutend = **a** . . . nur ankreuzen ☐
    - stark chronisch entzündet = **s** . . . . nur ankreuzen ☐

18. **Tonsillen:**
    - dick = **d** . . . . nur ankreuzen ☐
    - entfernt = **e** . . . . nur ankreuzen ☐
    - **Zunge** belegt . . . . . . nur ankreuzen ☐

19. a) **Kiefermißbildungen:**
    Sind die bleibenden oberen 1er und 2er vorhanden, so wird mit einem Meßbesteck nach Korkhaus ausgemessen und in nebenstehende Tabelle eingetragen. **Außerdem** werden die nachfolgenden weiteren Fragen beantwortet, soweit Befunde vorliegen.
    b) Engstand der Zähne = **Engst.** . . . nur ankreuzen ☐

20. Distalbiß = **D** . . . . ☐
    in Prämolarenbreiten, z. B. ½, ¼
    - Progenie = **P** . . . . nur ankreuzen ☐
    - Seitbiß = **S** . . . . in mm angeben ☐
    - Zwangsbiß = **Z** . . . . nur ankreuzen ☐
    - Kreuzbiß = **K** . . . . nur ankreuzen ☐
    - Tiefer Biß = **T** . . . . nur ankreuzen ☐
    - Unregelmäßige Zahnstellung = **U** bei r ——|—— l

21. offener Biß und offener Lutschbiß = **o** . . . . nur ankreuzen ☐

23. Speichel-P_H bukkal von 6|6 (V|V) . . . . ☐
    (Spezial-Indikator-Papier MERCK P_H 3,8–5,4; 5,4–7,0; 6,6–8,0)

Es wird bestätigt, daß das Kauorgan nach diesen Fragen vollständig durchuntersucht wurde und das Fehlen einer Eintragung gleichbedeutend ist mit der Gesundheit des betreffenden Gewebes bzw. dem Nichtvorhandensein der aufgeführten Erkrankung.

Datum ....

.... Unterschrift des Untersuchenden

Diese Karte wird mit Ausnahme des durch einen dicken Strich eingerahmten Gebißbefundes von den Eltern oder von Jugendlichen ab 14 Jahren selbst ausgefüllt. Lesen Sie die Karte vor dem Ausfüllen bitte einmal durch. Nehmen Sie evtl. zunächst nur einen Bleistift zum Ausfüllen. **Geben Sie in den Kästchen immer an, WIEVIELE MALE WÖCHENTLICH die einzelnen Dinge genossen werden.** In wenigen einzelnen Kästchen muß nur angekreuzt werden, dies ist in jedem einzelnen Fall ge-

1. **Vollwertige, lebende Nahrungsmittel (= Lebensmittel):**

Rohes Obst (alle Sorten)	
Nüsse (außer gerösteten)	
roh genossene, frische Getreideschrote (z. B. in Obstsalat mit Milch, Sauermilch, ohne Zucker, evtl. mit Rosinen; aus Getreide selbst hergestelltes KOLLATH-Frühstück)	
roh genossene Samen (Sonnenblumenkerne, Leinsamenschrot usw.)	
rohe Wurzelgemüse bzw. daraus bereitete Salate (Rettiche, Gelbe Rüben, rohe Rote Beete u. a.)	
rohe Salate (Kopfsalat, Endiviensalat, Kresse, Brunnenkresse, Ackersalat, Löwenzahnsalat etc.)	
Salate werden angemacht mit: Essig, Zitrone, Speiseöl, kaltgepreßtem Pflanzenöl, Salz, Zucker, Rahm, Milch, Sauermilch, Bioghurt (Zutreffendes bitte unterstreichen)	
rohe Gemüse (rohe Kraut- bzw. Kohlsorten, rohe Erbsen und Bohnen usw.)	
Küchenkräuter (an nicht erhitzte Speisen, z. B. Salate)	
rohe Milch (auch Sauermilch, beim Säugling Muttermilch)	
wurde als Säuling (bis jetzt) .... **Monate gestillt**	
frische rohe Eier	
Trinkwasser (Quell-, Grund-, Fluß- und Seewasser einwandfreier Herkunft, ohne Verunreinigungen oder Zusätze, aus einwandfreier Leitung, wohlschmeckend)	
Summe (nicht eintragen)	

2. **Nicht mehr lebende, jedoch unter weitgehender Schonung besonders wichtiger Vitalstoffe aufbereitete Nahrungsmittel:**

Vollkornbrot (auch Vollkornbrötchen ohne oder mit Rosinen, Knäckebrot, Vollkornkekse)	
Getreideflocken, roh (mit Milch und Obst, **ohne Fabrikzucker;** fertig gekauftes KOLLATH-Frühstück)	
Vollgetreidebreie (mit Wasser und Voll-Meersalz, nicht länger als 30 Sekunden gekocht, gleich im Wasserbad auf ca. 50° C abgekühlt, Milch nicht mitgekocht)	
roh genossenes Trockenobst (ohne Hitze getrocknet und ohne chemische Zusätze, z. B. Schwefel, aufbewahrt, ohne Zuckerzusatz genossen)	
luftgetrockneter Fisch (roh genossen)	
luftgetrocknetes Fleisch (z. B. Bündner-Fleisch, Schweiz, roh genossen; aber **keine** geräucherten Fleischwaren; Rauch enthält Anti-Vitalstoffe)	
naturbelassener Blüten- und Tannenhonig (nicht erhitzt, geschleudert, in nicht an den Zähnen klebender Form genossen (z. B. in Milch gelöst, mit Strohhalm getrunken)	
natürliche Mineralwasser (ungesüßt, wenig Kohlensäure)	
Voll-Meersalz ..... nur ankreuzen	
Summe (nicht eintragen)	

3. **Nicht mehr vollwertige Nahrungsmittel (ein Teil der Vitalstoffe durch die Behandlung zerstört, der Eiweißanteil denaturiert, die löslichen Mineralstoffe aber noch weitgehend erhalten):**

Schalenkartoffeln	
Salzkartoffeln, Kochwasser verwertet	
gekochte Gemüse, Kochwasser verwertet	
gekochtes Trockenobst, Kochwasser verwertet, ohne Zuckerzusatz)	
Vollreis, Kochwasser verwertet	
Vollkornpudding mit (Trocken-)Früchten, Rosinen, ohne Fabrikzucker	
Vollkornteigwaren, Kochwasser verwertet	
Vollkornpfannkuchen (ohne Fabrikzucker)	
Soßen mit Vollgetreideschroten	
pasteurisierte Milch	
gekochte Milch	
Trockenmilch (z. B. für Säuglinge, Marke ....)	
Kondensmilch	
Vollkornbreie, auch aus Haferflocken, Milch mitgekocht (ohne Fabrikzucker)	
Vollkornkuchen, z. B. mit Rosinen (ohne Fabrikzucker)	
Kindergemüse, Konserven in Gläsern oder Büchsen	
Vollkorn-Kindernährmittel (ohne Fabrikzucker)	
Käse, wenn auch die Molke hineinverarbeitet wurde	
gekochter Fisch, Kochwasser verwertet, auch Konserven	
gekochtes Fleisch, auch innere Organe, Kochwasser verwertet, auch Konserven (außer Fleisch und innere Organe vom Schwein)	
gekochtes Fleisch vom Schwein, auch innere Organe, Kochwasser verwertet, auch Konserven	
gekochte und gebackene bzw. gebratene einschließl. der in Speisen verarbeiteten Eier	
gebratener Fisch	
gebratenes Fleisch, auch innere Organe, außer vom Schwein	
gebratenes Fleisch vom Schwein, auch innere Organe	
lang erhitzte Vollkornbrote (z. B. Pumpernickel)	
lang erhitzte Vollkornbreie (z. B. in Quelltopf warm gehalten oder lang gekocht)	
Summe (nicht eintragen)	

kennzeichnet. (Würden Sie alles nur ankreuzen, wäre das Ergebnis für Sie und uns wertlos.) Anhand Ihrer möglichst genauen Angaben können Ihnen Ratschläge über diejenige Ernährungs- und Verhaltensweise gegeben werden, welche der Gesunderhaltung der Zähne und damit auch weitgehend der Erhaltung der allgemeinen konstitutionellen Gesundheit am besten dienlich sind.

---

4. Teilwertnahrung (wesentliche Bestandteile des natürlichen Nahrungsmittels sind entfernt oder geschädigt, die ursprüngliche biologische Einheit des Naturproduktes ist zerstört):

- **Salzkartoffeln, Kochwasser weggeschüttet** . . . . ☐
- **Vollkornteigwaren und Vollreis, Kochwasser weggeschüttet** ☐
- **„Spätzle"** (schwäb. Gericht) **aus Vollkornmehl** . . . . ☐
- **gekochtes Trockenobst, Kochwasser weggeschüttet** . . . . ☐
- **gekochtes Gemüse, Kochwasser weggeschüttet** . . . . ☐
- **Gemüsekonserven** . . . . ☐
- **gekochter Fisch, Kochwasser weggeschüttet** . . . . ☐
- **gekochtes Fleisch, auch innere Organe, Kochwasser weggeschüttet,** außer Schwein . . . . ☐
- **gekochtes Fleisch, auch innere Organe, vom Schwein, Kochwasser weggeschüttet**
- **Wurst, Schinken, Speck** . . . . ☐
- **Käse, wenn die Molke weggeschüttet wurde** (z. B. Quark, „Emmentaler", „Edamer" usw., die meisten Hart- und Weichkäse, wenn nicht ausdrücklich anders auf der Packung gekennzeichnet) ☐
- **Butter** . . . . ☐
- **kaltgepreßte Pflanzenöle** . . . . . . ☐
- **naturreine Pflanzenfette** . . . . . . ☐
- **Speiseöle** . . . . ☐
- **Margarinen mit teils gehärteten Fetten** . ☐
- **Tierfette, z. B. Schweineschmalz** . . . . ☐
- **Obst- und Gemüsesäfte frisch** . . . . ☐
- **Obst- und Gemüsesäfte aus der Flasche** ☐
- **Buttermilch** . . . . ☐
- **Tee ungezuckert** . . . . ☐
- **Kaffee ungezuckert** . . . . ☐
- **Kochsalz** (NaCl) . . . . nur ankreuzen ☐
- **Jodsalz** . . . . nur ankreuzen ☐
- sonstiges Salz (außer Voll-Meersalz): .... ☐

Summe ☐
(nicht eintragen)

5. Fischgerichte, 6. Fleisch (Muskeln und innere Organe) außer Schweinefleisch und 7. Schweinefleisch und Schwein enthaltende Produkte werden bei der Auswertung der Karten herausgezogen.

8. Kariogene (Zahnfäule verursachende) Nahrung:

- **Wecken und Brezeln aus Feinmehl** . . ☐
- **Weißbrot** . . . . ☐
- **Mischbrot** . . . . ☐
- **Graubrot** (in manchen Gegenden als Schwarzbrot bezeichnet) . . . . ☐
- **Teigwaren** (Nudeln, Spaghetti, Hörnchen, auch als Nudel-Suppen) **aus Feinmehl** . ☐
- **„Spätzle"** (schwäb. Gericht) **aus Feinmehl** ☐
- **Mehlspeisen, auch Mehl-Suppen aus Feinmehl** . . . . ☐
- **Pfannkuchen und Knödel mit Feinmehl** . ☐
- **Soßen mit Feinmehl an Gemüse und Fleisch** . . . . ☐
- **Fertigsuppen mit Feinmehl** . . . . . . ☐
- **Breie und Suppen ohne Fabrikzucker aus Grieß (außer Vollkorngrieß), Stärke, Feinmehl, poliertem Reis, Zwiebackmehl** ☐
- **stärkehaltige Fertignahrung für Säuglinge** (außer Vollkornprodukten) **ohne Fabrikzucker** („Kindernährmittel" ohne Zuckerzusatz) . . . . ☐

Summe ☐
(nicht eintragen)

9. Stark kariogene (stark Zahnfäule verursachende) Nahrung:

- **Kuchen, Torten, süße Feinmehlbrötchen** . ☐
- **Vollkornkuchen mit Fabrikzucker** . . . ☐
- **Feingebäck aus Feinmehlen** (Kekse, Patisserie etc.) . . . . ☐
- **Bonbons, Schokolade, Pralinen etc.** . . ☐
- **Speiseeis** (Eiscreme, Sahneeis etc.) im Sommer . . . . ☐
- **Puddings** . . . . ☐
- **Getreideflocken roh mit Fabrikzucker** ☐
- **Nachspeisen (Desserts), die mit Fabrikzucker gesüßt sind** . . . . ☐
- **Breigerichte und Suppen, die mit Fabrikzucker gesüßt sind,** aus Grieß, Stärke, Feinmehl, Reis, Zwieback, auch aus Haferflocken und Vollkornschroten . . ☐
- **Säuglingsnahrung** („Kindernährmittel") **mit Fabrikzucker** (auch Milchzucker, Traubenzucker, Fruchtzucker) . . . . ☐
- **Marmeladen** . . . . ☐
- **Honig, in klebriger Form genossen, erhitzter Honig in jeder Form** . . . . . ☐
- **Obst, roh, gekocht, sterilisiert, mit Fabrikzucker** . . . . ☐
- **Milch,** roh, pasteurisiert, gekocht, **mit Fabrikzucker oder einem fabrikzuckerhaltigen Zusatz gesüßt** . . . . ☐
- **Tee mit Fabrikzucker gesüßt** . . . . . ☐
- **Kaffee mit Fabrikzucker gesüßt** . . . . ☐
- **gezuckerte Säfte (frisch oder sterilisiert) und Sirupverdünnungen** . . . . ☐
- **süße Limonaden und Colagetränke** . . ☐
- **Süßigkeiten als „Betthupferl" gegeben** . ☐

Summe ☐
(nicht eintragen)

10. Gewohnheiten, die neben denaturierter Kost die Gefahr von Kieferdeformationen in sich bergen:

Lutschen auf einem Finger nur ankreuzen ☐

Lutschen auf einem runden Schnuller . . . . nur ankreuzen ☐

Lutschen auf einem flachen Schnuller . . . . nur ankreuzen ☐

Flaschenschnuller rund . nur ankreuzen ☐

Flaschenschnuller flach . nur ankreuzen ☐

Hat als Kind gelutscht . . nur ankreuzen ☐

hat oft den Mund offen . nur ankreuzen ☐

schläft überwiegend mit offenem Mund . . . . nur ankreuzen ☐

schläft überwiegend auf dem Rücken . . . . nur ankreuzen ☐

schnarcht häufig beim Schlafen . . . . nur ankreuzen ☐

Nasenatmung häufig behindert . . . . nur ankreuzen ☐

Nasenpolypen entfernt . . nur ankreuzen ☐

Genußmittel:

(außer Kaffee, der weiter oben bereits registriert)

Weine . . . . . in ¼-Litern pro Woche ☐

Biere . . . . . ½ l-Flaschen pro Woche ☐

Liköre . . . . . Gläser pro Woche ☐

Schnäpse . . . Gläser pro Woche ☐

Zigaretten . . . . pro Woche ☐

Zigarren . . . . pro Woche ☐

Pfeifen . . . . pro Woche ☐

sonstiges: . . . . ☐

Medikamente, die innerhalb der letzten 12 Monate gereicht wurden (z. B. auch Lebertran, Vitaminpräparate etc):

nichtzutreffendes streichen

Medikament (innerlich): ....
gegebene Gesamtmenge:

.... Tabletten / Tropfen / Fläschchen

Medikament (innerlich): ....
gegebene Gesamtmenge:

.... Tabletten / Tropfen / Fläschchen

Medikament (innerlich): ....
gegebene Gesamtmenge:

....

Medikament (äußerlich): ....
gegebene Gesamtmenge:

....

Medikament (äußerlich): ....
gegebene Gesamtmenge:

....

verwendete Zahnpasta: ....
Die Zähne werden morgens / mittags / abends / vor den Mahlzeiten / nach den Mahlzeiten / geputzt (bitte Zutreffendes unterstreichen), also pro Woche . . . . ☐

Krankheiten, die innerhalb der letzten 12 Monate durchgemacht wurden:

....
Bezeichnung

.... **Tage**
Dauer insgesamt

....
Bezeichnung

.... **Tage**
Dauer insgesamt

....
Bezeichnung

.... **Tage**
Dauer insgesamt

Welche chronische Krankheit besteht (neben evtl. Zahnfäule) dauernd?

....
Bezeichnung

Diese Angaben sind nach bestem Wissen gemacht.

Datum: ....

....
Unterschrift
(bei Jugendlichen unter 14 Jahren von Vater oder Mutter).

Untersuchungskarte nach J. G. Schnitzer

Blatt C 2

Zur Kontrolle und Unterstützung von Maßnahmen gegen die Ursachen des Gebißverfalls und allgemeinen Gesundheitsverfalls.

Diese Karte bildet zusammen mit den aufklärenden Merkblättern die Grundlage der sogenannten „Aktion Mönchweiler", die von Dr. Johann Georg Schnitzer, St. Georgen / Schwarzwald, in Mönchweiler mit dem Ziel der Wiedergesundung der nachkommenden Jugend im März 1963 in die Wege geleitet wurde. In der jetzt in dieser Form vorliegenden Karte wurden die in Mönchweiler gewonnenen Erfahrungen bereits mitverarbeitet.

Die Merkblätter sind ebenso wie diese Karte einzeln (ab 50 Stück) beim Schnitzer-Verlag, D-7742 St. Georgen im Schwarzwald, erhältlich.

Herausgeber: Dr. Johann Georg Schnitzer.

, den

ausgewertet von:

Auswertungsliste

Gesundheit für unsere Jugend

Altersgruppe Jahre Seite

Untersuchung vom bis

ausgeführt von

Alter	Male wöchentlich genossen										Schäden am Kauorgan												
Jahre/Mon.	1. Vollwertige, lebende Nahrung	2. Weitgehend vollwertige Nahrung	3. Nicht mehr vollwertige Nahrungsmittel	4. Teilwertnahrung	5. Fisch	6. Fleisch außer Schwein	7. Schweinefleisch und -produkte	8. Kariogene (Zahnfäule erzeugende) Nahrung	9. Stark kariogene Nahrung	10. Gewohnheiten mit der Gefahr von Kiefermißbildungen	11. Von Karies befallen	12. Karieseinheiten insgesamt	13. Verlorene Zähne Einheiten	14. Zahnflächen ungefüllt	15. Zahnflächen gefüllt	16. Zahnbeläge	17. Zahnfleischerkrankungen	18. Mandeln dick oder entfernt	19. Kiefermißbildungen außer 20, 21	20. Distalbiß, Progenie	21. Offener Lutschbiß	22. Leiden an Kiefermißbildungen	Nr.

Diese Auswertungsliste C 3 ist beim W. Schnitzer Verlag, 7742 St. Georgen im Schwarzwald, ebenso wie alle anderen Merkblätter und Schriften dieses Aufklärungssystems ab 50 Stück einzeln erhältlich.

Jede dieser Listen umfaßt 30 Zeilen, ermöglicht also die Auswertung von 30 Untersuchungskarten. Man besorge sich aber die Auswertungslisten nicht zu knapp, da es zweckmäßig ist, nach Auswertung einer Altersgruppe für die nächste Gruppe mit einer neuen Liste zu beginnen.

Beispiel einer an die Tagespresse zu gebenden Meldung zur Bekanntmachung von Untersuchungstermin und -ort

Man gibt einen entworfenen Text gleichzeitig und gleichlautend, ca. 3–4 Tage vor Beginn der Untersuchungen, an die verschiedenen örtlichen Zeitungen. Ein Beispiel:

„Diesjährige kostenlose Untersuchung der Kinder und Jugendlichen von 0 bis 21 Jahren und Beratung der Eltern auf dem Rathaus
vom 20. bis 24. Juli

Im Rahmen unserer Aktion „Gesundheit für unsere Jugend" führen wir die diesjährige kostenlose Untersuchung und Beratung im Trausaal des Rathauses durch. Da die Gesundheit der Zähne exakter Gradmesser der ganzen konstitutionellen Gesundheit ist, und Maßnahmen zur Gesunderhaltung der Zähne der Gesundheit des ganzen Organismus dienen, wird empfohlen, die Untersuchung keinesfalls zu versäumen.

Durch die freundliche Genehmigung des Kreisschulamtes ist es möglich, die Schüler klassenweise zur Untersuchung abzurufen. Deshalb sind die Untersuchungszeiten folgende:

Montag, 20. Juli bis Freitag, 24. Juli:

8.00 – 12.00 Uhr	Untersuchung der Schulklassen
14.00 – 18.00 Uhr	Untersuchung der Kinder von 0–7 Jahren, der Jugendlichen von 14–21 Jahren, der auswärts zur Schule gehenden Schüler; Beratung der Eltern auch der vormittags klassenweise untersuchten Schüler.

Wir weisen besonders darauf hin, daß gerade bei den Säuglingen und Kleinkindern die Teilnahme besonders wichtig ist, weil dort die beste Chance für eine weitgehende Gesunderhaltung der noch in Entwicklung befindlichen Zähne besteht. Aber auch bei den Kindern und Jugendlichen kann durch geeignete Maßnahmen ein weitgehender Stillstand des bisherigen Gebißverfalls erreicht werden. Es besteht während der Untersuchung Gelegenheit zu jeder diesbezüglichen Frage."

Gleichzeitig ist es wichtig, die Schulen, das Gesundheitsamt, die Stadt- oder Gemeindeverwaltung darum zu bitten, zu einer Teilnahme an der Untersuchung aufzurufen. In den Schulen kann in den einzelnen Klassen vom Lehrer darauf hingewiesen werden. Außerdem werden die Mütter kleiner Kinder mit dem Blatt B 4 zusätzlich angesprochen, das am besten zusammen mit der Untersuchungskarte und dem Blatt A 10 zugestellt wird.

Für die schulpflichtigen Kinder kann die Schule, nach vorheriger Abstimmung mit dem Schulamt, die Ausgabe der Untersuchungskarte und die Überwachung des richtigen Eintragens der Ernährungsgewohnheiten durch die Eltern oder größere Jugendliche selbst übernehmen.

Während der Untersuchungstage sollte ein weiterer Hinweis in der Tagespresse erfolgen, da die Leute sehr vergeßlich sind.

Nach Abschluß der Untersuchung erfolgt die Auswertung mit Hilfe der Auswertungslisten C 3. Die Veröffentlichung des Untersuchungsergebnisses erfolgt im ersten Jahr mit dem Blatt A 11, in den weiteren Jahren mit dem Blatt A 27. Die hauptsächlich vorgefundenen Ernährungsfehler können auch in der örtlichen Tagespresse erläutert und den Eltern positive Ratschläge gegeben werden.

Autor dieser Schrift: Dr. Joh. Georg Schnitzer, 7742 St. Georgen/Schwarzwald

Papierfarbe dieser Schrift: Weiß

Rückgang der Zahnfäule in Mönchweiler im Schwarzwald

nach 5 Jahren Aufklärung der Bevölkerung mit dem von Dr. J. G. Schnitzer entwickelten System und der beginnende Wiederanstieg sogleich nach Einstellung der Aufklärung

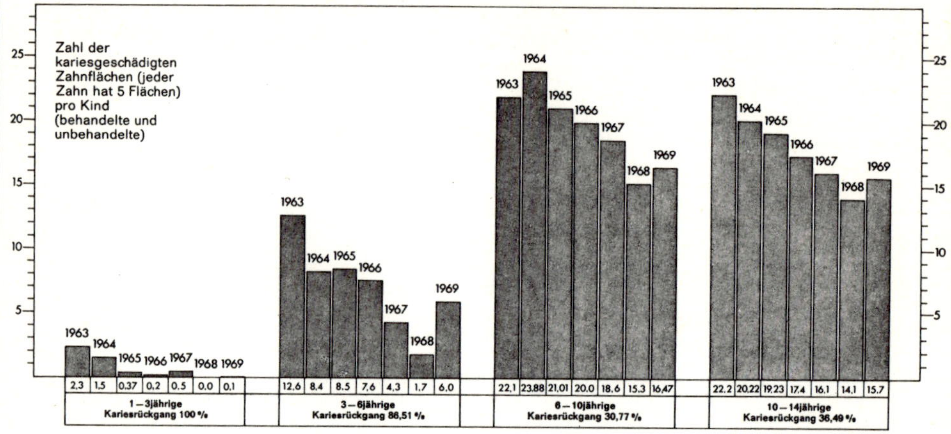

Ergebnis des 6jährigen wissenschaftlichen Experiments, welches Dr. J. G. Schnitzer mit diesem Aufklärungswerk von 1963 bis 1969 in Mönchweiler durchführte. Es sollte klären, ob durch Information über natürliche Ernährung ein Rückgang der Zahnfäule (Zahnkaries) erzielt werden kann. Die Tabelle zeigt, daß schon 1 Jahr nach Beginn der Aufklärung der Kariesbefall zurückzugehen begann. Er wurde jedes Jahr geringer, solange die Aufklärung fortgesetzt wurde. Der in 5 Jahren in den einzelnen Altersgruppen erzielte maximale Kariesrückgang ist am unteren Rand der Tabelle vermerkt. 1968 wurde die Aufklärung eingestellt; bereits 1969 nahm die Zahnkaries wieder zu. Damit war die direkte Abhängigkeit der Zahngesundheit – einem Gradmesser der allgemeinen konstitutionellen Gesundheit – vom Ernährungswissen und Ernährungsverhalten nachgewiesen.

Informationen über das Schnitzer-System – Schlüssel zur Gesundheit, Riegel gegen Zivilisationsschäden

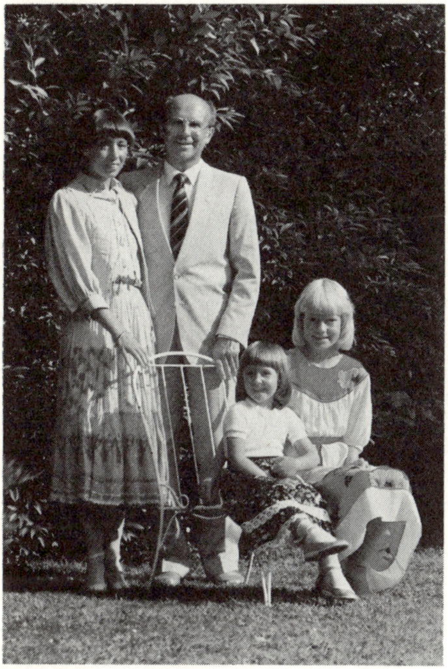

Ehepaar Schnitzer
mit Töchtern Britta und Nicole
(Aufnahme Herbst 1981)

Das Schnitzer-System eröffnet Ihnen einen natürlichen Weg zu dauerhafter Gesundheit, den Sie in Ihrem Haushalt, in Ihrer Familie auch praktisch verwirklichen können. Dies ist kein Zufall, sondern das Ergebnis unserer jahrelangen Anstrengungen für Sie. Wir gehörten zu den ersten, die das ganze Ausmaß der Krankheitslawine erkannten, welche auf die Bevölkerungen der zivilisierten Länder zurollen mußte. Schon im Jahre 1964 sagte Dr. Schnitzer in einem grundlegenden Schreiben an den Gesundheitsausschuß des Deutschen Bundestages, die Regierung und die Abgeordneten der Länder- und des Bundesparlaments die heutige

Entwicklung und ihre Folgen für Umwelt und Gesundheit, die Probleme der Renten- und Sozialversicherungen und den Verlust der Konkurrenzfähigkeit der Wirtschaft auf den internationalen Märkten gegenüber gesünderen Völkern voraus. Als hierauf keinerlei nennenswerte Reaktion erfolgte, machten wir uns selbst an die Arbeit – allein, damals von den Mitmenschen zum Teil noch belächelt, und ausschließlich auf die geringen selbst erarbeiteten Mittel angewiesen.

Dabei nahmen wir uns vor, uns weder in fruchtloser Kritik der Zeitumstände noch in unbrauchbaren theoretischen Ratschlägen zu verausgaben. Das Ergebnis unserer Arbeit sollte vielmehr sein, daß moderne Menschen, soweit sie den Willen dazu haben, auch in der Hochzivilisation ihre Gesundheit mit natürlichen Mitteln wiederherstellen und fortan erhalten können. Dieses Ergebnis liegt heute in Form des „Schnitzer-Systems zur Wiederherstellung der natürlichen Gesundheitsgrundlagen" vor. Es macht Ihnen die Herstellung Ihrer Gesundheitsgrundlagen nicht nur praktisch möglich, sondern sogar ausgesprochen leicht:

Ein umfangreiches Wissen über die Grundlagen und die Anwendung einer urgesunden Ernährung vermitteln Ihnen die Bücher und Schriften unseres Verlages, z. B. „Intensivkost – Normalkost" mit 14-Tages-Fahrplan für beide Kostformen, Backen mit Vollkorn, Kursbuch der gesunden Ernährung mit Kapitel über die Ernährung von werdenden Müttern, Säuglingen und Kleinkindern etc.; unsere weiterführende Literatur erlaubt Ihnen die Einarbeitung in Spezialgebiete wie Heilbehandlung der Zuckerkrankheit, Magen- und Darmerkrankungen, Kostumstellung zur Krebsprophylaxe, Maßnahmen bei Zahnkaries und Parodontose, die Frage vollwertiger pflanzlicher Eiweißversorgung, die Kompostierung von Küchen- und Siedlungsabfällen und vieles mehr.

Besonders rasch und gründlich erlernen Sie die richtige Zubereitung der Schnitzer-Kost in einem unserer verschiedenen Kurse: Einführungskurse „Intensivkost / Normalkost'', Backen mit Vollkorn für Hausfrauen und Hobbybäcker oder Spezialkurse für Diabetiker und andere Patienten.

Ausgesuchte Vollgetreide aus naturgemäßem Anbau, keimfähig, mahlfertig gereinigt, versorgen Sie als Grundnahrungsmittel mit den so wichtigen und wertvollen Vitalstoffen. Eine Analyse der Prüfung auf Pestizide und kritische Schwermetalle liegt generell jedem Gebinde bei. Sogar durch ein bequemes Getreideabonnement können Sie Ihre regelmäßige Versorgung mit diesen Getreiden sicherstellen. Nur im ganz frisch und schonend gemahlenen Korn sind auch die licht- und sauerstoffempfindlichen Vitalstoffe noch voll enthalten. Unsere über 10 verschiedenen Haushalts-Steingetreidemühlen und Mahlansätze an Küchenmaschinen ermöglichen Ihnen dieses unerläßliche frische Mahlen der Getreide unmittelbar vor der weiteren Zubereitung. Sie sind nicht nur nach mechanischen, sondern auch nach optimalen gesundheitlichen Gesichtspunkten konstruiert.

Auch nützliche Hilfsmittel zur rationellen Anwendung einer solchen Ernährung sind dabei nicht vergessen worden.

Die Abhandlung von Dr. J. G. Schnitzer „Warum werden wir krank?" sowie eine ausführliche Beschreibung aller Bücher, Getreide, Getreidemühlen und Hilfsmittel finden Sie in der kostenlosen Informationsbroschüre

„Das Schnitzer-System zur Wiederherstellung der natürlichen Gesundheitsgrundlagen"

(80 Seiten, farbig illustriert).

Fordern Sie diese unverbindlich an bei:
Schnitzer KG,
Feldbergstraße 11,
D-7742 St. Georgen / Schwarzwald,
Telefon (07724) 6001 – 6003.

Wenn Ihnen also noch etwas zur praktischen Verwirklichung fehlt, finden Sie es in dieser Schrift, die viele Ihrer vielleicht noch offenen Fragen beantwortet und Sie über den jeweils neuesten Stand unseres Systems informiert. Denn wir entwickeln dieses ständig weiter, um immer mehr Menschen den Nutzen daraus für ihre Gesundheit zugänglich zu machen.

Wir wünschen Ihnen eine erfolgreiche und glückliche Zukunft – und als deren wichtigste Voraussetzung jene vitale Urgesundheit, die mit dem Schnitzer-System für viele Menschen schon Wirklichkeit geworden ist.

Dr. Johann Georg Schnitzer
Mechthilde Schnitzer
und alle Mitarbeiter